中高级护理员教程

ZHONG-GAOJI HULIYUAN JIAOCHEGN

郭豫学　鲁丽萍 ◎ 主编

甘肃科学技术出版社

（甘肃·兰州）

图书在版编目（CIP）数据

中高级护理员教程 / 郭豫学，鲁丽萍主编． -- 兰州 ：
甘肃科学技术出版社，2019.9（2023.12重印）
ISBN 978-7-5424-2696-3

Ⅰ．①中… Ⅱ．①郭… ②鲁… Ⅲ．①中年人－护理
－技术培训－教材 ②老年人－护理－技术培训－教材
Ⅳ．①R473

中国版本图书馆CIP数据核字（2019）第206960号

中高级护理员教程

郭豫学　鲁丽萍　主编

责任编辑　陈学祥
助理编辑　于佳丽
封面设计　麦朵设计

出　版　甘肃科学技术出版社
社　址　兰州市城关区曹家巷1号　730030
电　话　0931-2131572　（编辑部）　0931-8773237　（发行部）

发　行　甘肃科学技术出版社　　印　刷　三河市铭诚印务有限公司
开　本　787毫米×1092毫米　1/16　印　张　26.75　插　页　2　字　数　680千
版　次　2019年9月第1版
印　次　2023年12月第2次印刷
印　数　1001~2050
书　号　ISBN 978-7-5424-2696-3　定　价　168.00元

编　委　会

前　言

　　人口老龄化是当今世界大多数国家面临的共同问题。截至2016年底，全国60岁及以上老年人口达2.3亿，占总人口的16.7%，其中80岁以上高龄老年人口数量达到2400万，且60岁及以上老年人口每年以1000万左右的速度增加。甘肃省是典型的未富先老省份，现已进入人口老龄化快速发展阶段。截至2016年底，甘肃省60岁以上人口达到408万，占常住人口的比例达到15.6%，年均增速达到5%，预计到2020年将突破424万。

　　满足数量如此庞大的老年群众养老服务需求，妥善解决人口老龄化带来的社会问题，事关国家发展全局，事关百姓福祉。解决好养老服务问题，实现老有所养，不仅关系3亿多老年人，特别是尽可能满足4000多万失能、部分失能老年人的养老需求，是重大民生工程、民心工程。与此同时，我国失能和完全失能的老人有3300万人，到2030年时，我国将进入人口老龄化的高峰期。与此相对应，2011年，我国注册护士总数仅为224.4万，每千人口护士数仅为1.66。在全面建成小康社会的过程中，面对庞大的老龄群体和人口老龄化速度不断加快的形势，积极应对老龄化时代的到来，确保老年人过上"健康、有保障、有尊严"的"老有所养"幸福生活，迫切呼唤加快建设针对老年人特点的专业化医疗卫生服务体系，迫切呼唤加快培养培训一支适应老年护理、康复促进、临终关怀需要的特殊性老龄医疗护理服务机构和队伍。

　　目前，我国正加速进入老龄化社会，如何实现"老有所养，老有所依"，已成为当前亟待解决的重大社会问题。"医养结合"养老事业的发展对高素质专业养老护理人才的培养提出了挑战。养老问题是关系到千家万户的普遍问题，老年医学发展更是涉及老年人生活质量、生命质量的重大课题。在这个庞大的群体中，不少人不同程度地患有慢性病、老年病等各种疾病，失能、半失能老人比例达到18%左右，促进医疗卫生与养老服务融合发展，是推进养老服务业发展的一项非常重要的内容。为此，我们认真落实中央和省委省政府关于医养结合的一系列决策部署，积极推动完善以居家为基础、社区为依托、机构为补充、医养相结合的养老服务体系建设,与甘肃省卫健委等部门联合下发了《关于加快推进医疗卫生与养老服务相结合的实施意见》和医养结合机构设立许可等政策性文件,甘肃省第三人民医院为省级医养结合试点单位。

令我们欣慰的是,在甘肃省民政厅的大力支持下,甘肃省第三人民医院成为全省养老护理员培训基地,迈出了全省护理员工作向专业化、知识化、技能化、科学化推进的第一步。甘肃省第三人民医院是一所以老年病、慢性病、职业病为特色的专科医院,在长期发展中,广大医护人员本着向患者高度负责、为群众悉心服务、给社会尽力造福的理念,积累了丰富和深厚的医护知识经验,医院人性化、个性化、专业化的服务,得到了广大患者和社会的广泛认可和高度好评。依托这样的雄厚基础、这样的专业水平、这样的服务情怀,甘肃省第三人民医院及时组织了一批富有临床护理实践经验和深厚理论知识的专家骨干,历尽辛苦,终于将这本饱含智慧、经验和爱心的《中高级护理员教程》,奉献给有志于老年人专业护理事业的广大读者。本书的编写、出版和发行,填补了甘肃省护理员队伍建设培训教材的空白,必将有力促进甘肃省护理事业科学化、制度化、规范化发展。

本书共68万字,其中主编郭豫学编写了前言和第二、三、十七、十八、二十章的内容,共编写12.4万字;主编鲁丽萍编写了第九、十四、十五、二十一章的内容,共编写12.5万字;副主编王倩编写了第四、二十二章的内容,共编写12.1万字;副主编李芳编写了第五、六、七、十、十二章的内容,共编写12.1万字;副主编陆玉琴编写了第八、十一、十三、十六、十九章的内容,共编写12.4万字;其他编委共同编写剩余相关内容;副主编陈旭生负责校验、主审等工作。

衷心希望这本集中、高级护理员的职业素质要求、老年人的心理、生理特点与日常照护、老年人的能力评估、居家养老等护理技能、常见疾病护理、康复护理、急救知识和法律法规等为一体的专业教材,能很快成为护理员培训工作的规范性标准,能充分发挥指导老年人专业护理事业更好更快发展的积极作用。

借此机会,向为本书出版发行做出贡献的全体创作人员和工作人员致以衷心的感谢和诚挚的祝贺!

郭豫学

二〇一九年八月

目　录

第一章　中高级护理员的职业素质要求

第一节　中高级护理员职业资格

老年护理师的职业资格是从事养老及老年人护理服务所必备的知识、技术和能力的基本要求,反映了老年护理师为适应养老职业劳动需要而运用特定的知识、技术和技能的能力;因此,老年护理师的职业资格要求应与养老护理员(高级技师)国家职业技能标准的具体要求密切结合,更直接、更准确地反映特定职业的实际工作标准和操作规范,以及老年护理师从事该职业所应达到的实际工作能力水平。

▼申请资格▼

凡遵守国家法律、法规,恪守职业道德,具备下列条件之一者,可以申请参加老年护理师职业资格考试:

1.取得本职业技师资格证书后,连续从事本职业工作3年及以上,并做出突出贡献,经老年护理师的正规培训达规定的标准学时数,并取得结业证书;

2.取得本职业技师资格证书后,累计受聘5年以上者;

3.取得本职业高级职业资格证书的高级技工学校本职业(专业)毕业生,连续从事本职业工作2年以上;

4.中专及以上具有医学相关背景的毕业生,从事本职业工作1年以上。

上述申请条件中有关学历或学位的要求是指经国家教育行政主管部门承认的正规学历或学位;有关高级职业资格证书的要求是指按照国家职业标准,经政府认定的考核鉴定机构评价和认证的职业资格证书。

按照国家职业标准的老年护理师资格的要求,各科目的成绩达60分及以上者为合格,授予老年护理师证书。老年护理师考试成绩实行两年为一个周期的滚动管理办法。

第二节 中高级护理员岗位职责

岗位职责是指按照一个岗位所要求的需要去完成的工作内容以及应当承担的责任范围。

一、老年护理师主要从事工作内容

1.在养老机构、社区日间中心、居家为完成综合的、较复杂和连续的老年护理技术性服务；

2.老年人能力评估；

3.老年人护理服务等级划分及服务流程确定；

4.老年人健康教育的实施与评价；

5.养老护理员的培训及业务指导；

6.老年护理服务质量管理；

7.参与老年人护理服务的相关研究。

二、老年护理师的基本要求

按照老年护理师岗位职责所涉及的主要内容，并且结合其在养老机构、社区、居家的实际工作情况制订出老年护理师应具备的基本知识、技术和技能，以便其能够在工作中正确执行各种规范以保证高质量的服务。老年护理师的基本要求包括：

1.具有养老护理方面较高的专业理论知识，并掌握与养老护理有关理论知识和操作技能；

2.具有高水平的养老护理专业技能和综合操作技能；

3.在养老护理服务中在技术攻关、工艺革新和技术改革方面有创新，并能够独立处理和解决养老护理服务中高难度、高复杂性的技术问题；

4.能组织开展对各级养老护理员的专业技术培训；

5.能组织、指导下级养老护理员进行工作；

6.具有一定的管理能力。

第三节　中高级护理员职业道德

一、职业道德基本知识

1.道德

道德是社会、阶级调节人与人之间、人与社会、人与自然之间各种关系的行为规范的总和。由社会舆论、传统习惯、所受教育和信念来维持。既渗透各个方面又在各方面显现出来,如思维、言论、行为等,最终成为其行为的准则和评判标准。

2.职业道德

职业道德是同人们的职业活动紧密联系的符合职业特点所要求的道德准则、道德情操与道德品质的总和,它既是在职业活动中的行为标准和要求,又是职业对社会所担负的道德责任与义务。职业道德属于自律范围,它通过公约、守则等对职业生活中的某些方面加以规范。

(1)特点。职业道德特点是在道德的基础上突出了行业性、连续性、实用性、规范性、社会性和周期性。

(2)社会作用。通过个人的道德规范,调节、提高从业人员的素质,并用自己的行为服务于社会,以促进整个社会的道德水准。

(3)主要内容。职业道德主要包含的内容是:爱岗敬业,诚实守信,办事公道,服务群众,奉献社会,素质修养。职业道德是一种职业规范,被社会普遍认可,是长期以来自然形成的,没有确定形式,通常体现为观念、习惯、信念等;职业道德依靠文化、内心信念和习惯,通过员工的自律实现,大多没有实质的约束力和强制力。职业道德标准多元化,代表了不同企业可能具有不同的价值观,承载着企业文化和凝聚力,影响深远。

二、老年护理师职业道德

1.热爱养老护理工作、忠于职守、对工作负责,对老年人热忱。

2.以人为本,尊老敬老,根据老年人生理、心理、社会等方面需求的特点,在尊重老年人的前提下,为老年人提供全方位的护理服务。

3.尊重老年人的权利,平等待人,注意保护老年人的隐私,做老年人利益的忠实维护者。

4.在专业技术方面,求实进取,对护理服务技术精益求精。

5.对同事以诚相待,互敬互让,助人为乐,通力合作。

6.举止端庄,文明礼貌,遵章守纪。

7.廉洁奉公,不接受老年人及其家属馈赠,不言过其实,不弄虚作假。

8.以奉献为本,自尊自爱,自信自强。

第四节 老年护理服务中的伦理与法律问题

一、老年护理服务中应遵循的伦理学原则

1.伦理学基本原则

(1)尊重原则。在为老年人提供护理服务中的尊重原则主要是指对老年人的自主性的尊重。也就是说护理人员应当尊重有自主能力的老年人自我选择、自由行动或按照个人意愿自我管理和自我决策的权利和行为。因此,如何尊重老年人的自主性,老年人的自主性有哪些限制等问题就成为实践过程中需要着重考虑的问题:①尊重老年人知情同意的权利。②尊重老年人的自主性。③尊重老年人的隐私权。

(2)不伤害原则。不伤害是指在护理过程中不使老年人受到伤害,包括身体伤害(如疼痛、并发症、损伤、残疾和死亡等)和精神、社会伤害(如精神痛苦、经济损失和受侮辱歧视等)。不伤害的义务既包括避免或减少实际的伤害,同时也意味着避免或减少伤害的风险,即在护理过程中,应将风险降到最低。

(3)有利原则。"有利",从狭义来讲,是指护理人员履行对老年人有利的行为。从广义来讲,是指护理人员的行为不仅对老年人有利,还有利于促进社会人群的健康。护理人员在护理过程中,应当力促将风险最小化。因此,在护理过程中,也需要评估风险受益的比例,即如果老年人面临风险的同时也能获益,那么,哪些是可接受的风险受益比? 当风险受益比低到何等程度时需要考虑放弃此种风险?

(4)公正原则。公正是指不偏私、不偏袒和正直。所谓社会公正,主要指对一定社会结构、社会关系和社会现象的一种伦理认定和道德评价,具体表现为对一定社会的性质、制度以及相应的法律、法规、章程和惯例等的合理性和合理程度的要求和判断,社会公正是衡量社会合理性和进步性的一个标志。个人公正,既指个人行为的一种根本原则,也指个人的一种优良品德,主要表现在个人为人处世中,能以当时社会的法律、规章和惯例等为标准,严格规范自己的行为,正直做人,办事公道,能够保持自己行为的合法性、合理性和正当性。

2.常见伦理问题及其防范

由于机构内养老护理服务与医疗机构内护理服务在工作场所、工作特点、工作内容和工作任务方面的明显差异,在养老护理服务实践中的护理人员与老年人的关系完全也有别于医院,各类老年人是主要服务对象。护理人员与老年人的接触更加密切、直接和频繁。

由于养老机构内护理服务特点,必然会产生一些无法回避的法律和伦理方面的问题,对这些问题如果认识不足、处理不当都会直接影响老年人护理服务质量,易导致纠纷。

(1)常见的问题。在长期照护老年人的过程中可能会出现以下问题:不配合、意外、违约、泄密、事故、差错和纠纷。

(2)防范策略。①尊重服务对象的人格:在护理服务中,护理人员会接触到一些特殊的老年人,如长期患慢性病的老年人、精神行为问题老年人等,护理人员在工作中应以人道的需要行事,有爱心、耐心和同情心,要尊重这些特殊老年人,不能因为他们疾病的特殊性而损害他们的人格和尊严。②尊重服务对象的权利:由于在养老机构这个特定环境,护理人员应注意尊重老年人的权利,保护他们的合法权益不受到侵害。③公正地对待每一位服务对象:护理人员在单独护理老年人时,对老年人的家庭背景、社会地位、经济状况等比较了解,因此,护理人员应培养自己的慎独意识和慎独行为,对每一位老年人都应认真负责,慎独尽责,做到一视同仁,严格按照操作规程和职业伦理道德规范做好各项工作。④有高度的责任感和严格的自律:高度的责任感体现在对老年人的亲情,对患慢性病等老年人的心灵安抚,对逝者的临终关怀和善后处理。由于养老机构中护理的老年人在很多情况下是健康人群、患病和失能老人都住在一起,老年护理师以整个机构利益为重,对机构的所有老人负责。⑤坚持团结协作精神:在护理服务工作中,与相关人员建立团结协作关系,护理人员、医技人员的同心协力,树立整体观念,技术上相互搭配,工作上密切合作。

二、老年护理服务与法律法规

1.了解老年人相关的法律法规

在我国的法律体系中,保护老年人合法权益是立法的一项重要原则。在宪法、民法、刑法、行政法、继承法、婚姻法及地方性法规中都有关于老年人权益保护的相关法律规定。《中华人民共和国老年人权益保障法》1996年正式出台,成为我国老年人权益保障的重要里程碑。2000年,国务院发布了《关于加强老龄工作的决定》;2006年,全国老龄委办公室、国家发展改革委、教育部、民政部等十部委联合下发了《关于加快发展养老服务业的意见》;2008年全国老龄委办公室、国家发展改革委等十部委联合下发《关于全面推进居家养老服务工作的意见》。其中《中华人民共和国老年人权益保障法》经1996年8月29日八届全国人大常委会第21次会议通过;根据2009年8月27日十一届全国人大常委会第10次会议《关于修改部分法律的决定》修正;2012年12月28日十一届全国人大常委会第30次会议修订,2012年12月28日中华人民共和国主席令第72号公布。《老年人权益保障法》分总则、家庭赡养与抚养、社会保障、社会服务、社会优待、宜居环境、参与社会发展、法律责任、附则等9章85条,与老年人分开居住的家庭成员,应当经常看望或者问候老年人(常回家看看),不常看望老人将违法,自2013年7月1日起施行。护理人员应对涉及的相关内容进行学习。

2.老年人权益保护中存在的问题

老年人的数量将持续急速增长,迅速成为庞大的需要社会关注和关心的弱势群体。在我国现阶段以及今后的较长一段时间,养老主要还需依靠家庭。老年人的财产所有权、婚姻权利的保障虽然在法律中都有明文规定,但是因违法而产生的法律责任则缺乏可操作性,因此,在实践中老年人权益受到侵害的现象还时有发生,护理人员在工作中可能遇到的问题包括:老年人的赡养问题、老年人的财产保护问题以及老年人的婚姻问题。面临这些问题时,需要对相关的法律法规有所了解,以便选择合理合法的策略帮助老年人。

3.处理策略

(1)加大宣传力度,树立维权意识。

(2)管理部门应制订相关的社会福利政策、法规和规章。在完善配套法规的基础上,政府还要制订社会福利机构的规划,使社会福利机构和社会福利事业发展适应老人的需要。

(3)建立制度标准,确保规范运营。建立、健全养老服务相关法规和准入、退出、监管制度、规范养老服务市场行为。加快出台和完善养老服务的相关服务标准、设施标准和管理规范。

(4)司法服务机构,为老年人维权提供切实保障接纳法律专业的大学生为法律志愿者,在机构开展法律服务。一方面可以为大学生创造一个锻炼自我、提升自我的社会实践机会。另一方面也为老年人、机构服务人员提供解答法律疑问和援助的机会。其次,机构可以与当地司法局联系,设立"法律援助中心联系点",专门受理严重侵犯老年人权益的案件,特别针对一些经济贫困、无诉讼能力的老年人,为其提供法律援助,帮助老年人打官司、讨公道,以维护老年人的合法权益。

(5)加强学习,将法律法规相关内容纳入岗位培训,建立长效机制。

三、《老年人权益保障法》的要点解析

1.老年人的权益

根据《老年人权益保障法》的规定,老年人享有九项合法权益(利)。

(1)政治权利:信仰、结社权利,政治地位、名誉、身份等。

(2)人身自由权:活动范围不受限制、来去自由,不准歧视、侮辱、虐待和遗弃老年人。

(3)社会经济权利:有物质帮助权,有享受社会经济发展成果权,有休息、休假权,领取离退休金等的权利。

(4)赡养权:享受子女的抚养,包括老年人抚养过继子女、孙子孙女(父母先于祖父母去世的)。

(5)财产所有权:老年人有权依法处置个人的财产。

(6)婚姻自由权:主要指老年人的再婚自由,子女亲属不得以任何理由阻挠干涉。

(7)居住权(住房):保障老年人有自己的住房,老年人的自有住房受法律保护,子女和亲属不得侵占,不能擅自改变其产权关系和承租关系。并且对老年人自有的住房,赡养人有维修的义务。

(8)继承权:老年人有继承父母或子女遗产的权利。

(9)文化教育权:老年人有终身受教育的权利。

2.老年人的赡养

老年人养老主要依靠家庭,家庭成员应当关心和照料老年人。赡养人应当履行对老年人经济上供养、生活上照料和精神上慰藉的义务,照顾老年人的特殊需要。

赡养人是指老年人的子女以及其他依法负有赡养义务的人。赡养人的配偶应当协助赡养人履行赡养义务。

赡养人对患病的老年人应当提供医疗费用和护理。赡养人应当妥善安排老年人的住房,不得强迫老年人迁居条件低劣的房屋。老年人自有的或者承租的住房,子女或者其他亲属不得侵占,不得擅自改变产权关系或者租赁关系。

赡养人不得以放弃继承权或者其他理由,拒绝履行赡养义务。赡养人不履行赡养义务,老年人有要求赡养人付给赡养费的权利。赡养人不得要求老年人承担力不能及的劳动。老年人与配偶有相互抚养的义务。由哥、姐抚养的弟、妹成年后,有负担能力的,对年老无赡养人的兄妹有赡养的义务。赡养人之间可以就履行赡养义务签订协议,并征得老年人同意。居民委员会、村民委员会或者赡养人所在组织监督协议的履行。

3.老年人婚姻与财产处理

老年人的婚姻自由受法律保护。子女或者其他亲属不得干涉老年人离婚、再婚及婚后的生活。赡养人的赡养义务不因老年人的婚姻关系变化而消除。婚姻自由这里面包含了多项内容,如老年人恋爱结婚自由、离婚自由、再婚自由。

老年人有权依法处分个人的财产,子女或者其他亲属不得干涉,不得强行索取老年人的财物。老年人有依法继承父母、配偶、子女或者其他亲属遗产的权利,接受赠予的权利。

4.老年人的养老金

国家建立养老保险制度,保障老年人的基本生活。老年人依法享有的养老金其他待遇应当得到保障。有关组织必须按时足额支付养老金,不得无故拖欠,不得挪用。国家根据经济发展、人民生活水平提高和职工工资增长的情况增加养老金。

5.老年人的医疗

国家建立多种形式的医疗保险制度,保障老年人的基本医疗需要。有关部门制定医疗保险办法,应当对老年人给予照顾。老年人依法享有的医疗待遇必须得到保障。

老年人患病:本人和赡养人确实无力支付医疗费用的,当地人民政府根据情况可以给予适当帮助,并可以提供社会救助。

医疗机构应当为老年人就医提供方便,对70周岁以上的老年人就医,予以优先。有条件的地方,可以为老年病人设立家庭病床,开展巡回医疗等服务。提倡为老年人义诊。

6.老年人的住房

老年人所在组织分配、调整或者出售住房,应当根据实际情况和有关标准照顾老年人的需要。新建或者改造城镇公共设施、居民区和住宅,应当考虑老年人的特殊需要,建设适合老年人生活和活动的配套设施。

7.老年人参与社会发展

国家和社会应当重视、珍惜老年人的知识、技能和革命、建设经验,尊重他们的优良品德,发挥老年人的专长和作用。国家应当为老年人参与社会主义物质文明和精神文明建设创造条件。根据社会需要和可能,鼓励老年人在自愿和量力的情况下,从事下列活动:对青少年和儿童进行社会主义、爱国主义、集体主义教育和艰苦奋斗等优良传统教育,传授文化和科技知识;提供咨询服务;依法参与科技开发和应用;依法从事经营和生产活动;兴办社会公益产业;参与维护社会治安、协助调解民间纠纷;参加其他社会活动。

8.老年人权益受侵害的处理

老年人合法权益受到侵害:被侵害人或者其代理人有权要求有关部门处理,或者依法向人民法院提起诉讼。人民法院和有关部门对侵犯老年人合法权益的申诉、控告和检举,应当及时受理,不得推诿、拖延。不履行保护老年人合法权益职责的部门或者组织,其上级主管部门应当给予批评教育、责令改正。

国家工作人员违法失职,致使老年人合法权益受到损害的,由其所在组织或者上级机关责令改正,或者给予行政处分;构成犯罪的,依法追究刑事责任。

老年人与家庭成员因赡养、抚养或者住房、财产发生纠纷,可以要求家庭成员所在组织或者居民委员会、村民委员会调解,也可以直接向人民法院提起诉讼。

以暴力或者其他方法公然侮辱老年人、捏造事实诽谤老年人或者虐待老年人,情节较轻的,依照治安管理处罚条例的有关规定处罚;构成犯罪的,依法追究刑事责任。

暴力干涉老年人婚姻自由或者对老年人负有赡养义务、扶养义务而拒绝赡养、扶养,情节严重构成犯罪的,依法追究刑事责任。家庭成员有盗窃、诈骗、抢夺、勒索、故意毁坏老年人财物,情节较轻的,依照治安管理处罚条例的有关规定处罚;构成犯罪的,依法追究刑事责任。

第二章　人口老龄化和老年照护

第一节　我国人口老龄化的现状及趋势

进入21世纪以来,我国人口老龄化的程度不断加剧,这已经成为当前我国最重要、最突出的基本国情之一。如何应对人口老龄化的挑战,不仅关系到每个个体的生活状态,更会影响整个国家和社会的健康发展。

一、人口老龄化的基本内涵

人口老龄化是世界范围内普遍存在的社会现象,主要是指某一国家或地区的老年人口在总人口中所占比例不断上升的过程,是对在人口总数中老年人口比例动态上升趋势的描述,反映特定人口年龄结构变动的一种概念。按照当今学术界的统一标准,当60岁以上人口占人口总数的10%或者65岁以上人口占人口总数的7%,则意味着这一国家或地区已经开始进入老龄化社会。

人口老龄化问题在全球普遍存在,无论发达国家,还是发展中国家,都会受其影响。发达国家的人口老龄化问题出现早,发展慢;相对而言,发展中国家的人口老龄化问题出现较晚,但发展速度更快,从而造成了全球人口老龄化发展的不平衡性,这与各国的经济、文化、社会及历史等多方面的因素密切相关。

二、我国人口老龄化的现状

截至2015年底,全国60岁及以上老年人口22 200万人,占总人口的16.1%,其中65岁及以上人口14 386万人,占总人口的10.5%。与此同时,失能、半失能老年人的比例高、增长快,导致老年长期照护需求激增。

(一)我国人口老龄化的特点

1.我国老年人口规模庞大且发展迅速

我国人口基数庞大,第六次全国人口普查数据显示,我国总人口为13.4亿人,60岁以上老年人口占总人口的13.3%。据预测,2020年60岁以上老年人口将达到2.5亿;2050年人口老龄化达到高峰,60岁以上老年人口将占总人口的35%。我国人口老龄化进程加快是从20世纪70年代末开始的,以后以每年3.2%的速度递增。发达国家大多用了45年以上的时间,而中国只用20多年就完成了这个历程,并且将长时期保持很高的递增速度,是老龄化发展速度最快的国家之一。

2.我国各地区老龄化发展不平衡

我国人口老龄化发展具有明显的由东向西的区域梯次特征。经济发达、人口密集的东部沿海地区老龄化程度最高,中部次之,西部经济欠发达地区最低。最早进入人口老龄化行列的上海和最迟进入人口老龄化行列的宁夏比较,时间跨度长达33年。城乡之间的老龄化发展也存在差异。由于我国城市化加速,农村大量青壮年劳动力迁移流动到城市,使农村人口老龄化程度和速度都高于城市。

3.未富先老,经济压力巨大

我国是一个发展中国家,在经济刚起步阶段就出现了人口老龄化问题,经济发展水平滞后于老龄化进程,是典型的"未富先老"国家。发达国家先有经济的高速发展和物质财富的充分积累,然后才进入老龄化社会,即"先富后老",国家有足够的物质条件解决养老问题。而我国是在经济不发达情况下提前进入老龄化社会,因此,要解决众多人口的养老问题还缺乏雄厚的物质基础,超前的人口老龄化会对未来社会经济发展产生深刻的影响和沉重的压力。

(二)我国人口老龄化的原因

1.人口惯性的影响

我国有过两次生育高峰,分别出现在20世纪50年代中期和60年代中期至70年代初,使全国的总人口几乎增加了一倍。而在这两次生育高峰中出生的人,从21世纪初开始逐渐步入老年,因此,此时我国也开始进入了老龄化社会。同时受到国家计划生育政策的影响,人口出生率降低,使得老年人口的比例在很长时间内居高不下,强大的人口惯性影响在未来的几十年内将发挥巨大作用。

2.生育率低

受我国巨大的人口压力和优生优育观念的影响,使得人们的生育观念发生了重要改变。同时,响应国家计划生育政策的号召,大多家庭选择只生育一个孩子,人口出生率逐渐降低,老年人口所占比例越来越高。

3.平均寿命延长

随着我国社会经济的快速发展,人民生活水平日益提高,医疗卫生条件不断改善,我国人口平均寿命不断延长。因此,老年人口比重逐渐增加,人口老龄化将长期对我国产生重大影响。

三、我国人口老龄化发展趋势

21世纪的中国将是一个不可逆转的老龄化社会。从2001年到2100年,中国的人口老龄化可以分为三个阶段。

第一阶段,从2001年到2020年是快速老龄化阶段。在这一阶段,中国将平均每年新增

500多万老年人口,年均增长速度达到3.28%。到2020年,老年人口将达到2.48亿,老龄化水平将达到17.17%。其中,80岁及以上老年人口将达到3067万人,占老年人口的12.37%。

第二阶段,从2021年到2050年是加速老龄化阶段。伴随着20世纪60年代到70年代中期第二次生育高峰人群进入老年,中国老年人口数量开始加速增长,平均每年增加620万人。到2023年,老年人口数量将增加到2.7亿,与0~14岁少儿人口数量相等。到2050年,老年人口总量将超过4亿,老龄化水平推进到30%以上。其中,80岁及以上老年人口将达到9448万,占老年人口的21.78%。

第三阶段,从2051年到2100年是稳定的重度老龄化阶段。2051年,中国老年人口规模将达到峰值4.37亿,约为少儿人口数量的2倍。这一阶段,老年人口规模将稳定在3亿~4亿,老龄化水平基本稳定在31%左右,80岁及以上高龄老年人占老年总人口的比重将保持在25%~30%,进入一个高度老龄化的平台期。

我国人口老龄化趋势可以概括为四点:第一,人口老龄化将伴随21世纪始终。第二,2030年到2050年是中国人口老龄化最严峻的时期。第三,重度人口老龄化和高龄化问题将日益突出。第四,中国将面临人口老龄化和人口总量过多的双重压力。

四、人口老龄化带来的挑战和应对策略

(一)人口老龄化带来的挑战

1.人口老龄化给社会养老带来挑战

老年人口数量大、增速快,对社会养老资源的需求将呈快速增长的趋势。尤其在农村,老龄化速度快,老年人一旦失去劳动能力而子女又赡养不起或者无子女赡养,就需要养老院、敬老院等养老机构来承担养老任务,并需要发展社会保障,建立更加完善的社会养老保险体系。

2.人口老龄化给家庭赡养功能带来挑战

长期以来,家庭始终为养老主流阵地,发挥着其他社会机构无法替代的赡养功能。当年迈的父母不能继续以自己的劳动养活自己时,赡养老年人就成为每一个子女义不容辞的责任。然而,中国老龄化使家庭结构发生了明显变化。传统社会的家庭往往是老年人少而子孙多,而现代社会的家庭则是老年人多而子孙少,这种家庭结构会给家庭养老带来极大压力。农村"留守老年人"养老问题尤为突出。

21世纪以来我国老年抚养比例持续上升,这意味着需要更多更完善的针对老年人的医疗保障、生活照护和精神关怀。在经济尚不发达的情况下如何妥善解决如此规模和增长速度的老年人赡养问题,将是社会养老的一个巨大难题。

(二)人口老龄化的应对策略

1.充分发挥政府在完善医疗制度方面的主导作用

政府应当不断建立健全社会医疗保障体系,积极完善医疗保险和医疗救助制度,确保

老年人的基本权利,不断满足老年人的基本医疗需求,确保绝大多数老年人确实"老有所医"。

2.逐步建立和完善老年人口的医疗护理制度

我国社会人口老龄化程度不断加重,对社会和家庭养老提出了巨大挑战。传统家庭对老年人护理保障的能力和措施明显不足,而专业的护理机构所收取的费用又是普通家庭难以承受的。这些都会影响到老年人的生活质量以及医疗照护水平。因此,逐步建立和完善老年人口的医疗护理制度是人口老龄化加速发展这一社会现状的迫切需要。

3.加快社区医疗预防保健体系建设

在人口老龄化进程加快的社会现状下完善医疗卫生制度,必须加强以社区服务为基础的老年人医疗预防保健体系建设,逐步建立起集预防、保健、治疗和健康教育等多方面为一体的综合性社区老年医疗服务体系,不断提高老年人的医疗预防保健意识,改善老年人的身体素质。同时,还要进一步加强对社区卫生服务行为的规范和管理,逐步改善社区卫生服务条件,充分利用各类社区卫生资源,进一步降低老年人的医疗保健成本。由此可见,不断加快以社区服务为基础的医疗预防保健体系建设,是人口老龄化现状下健全和完善现代医疗卫生制度的必由之路。

第二节 老年照护的相关概念、重要理念与原则

随着我国老龄化程度的加剧,老年照护的服务需求日益增加,但由于我国社会保障制度尚不完善,同时在老年照护方面缺乏丰富经验,使得我国老年照护服务发展严重滞后,不能适应不断增长的老年照护服务需求。因此,不断完善和健全老年照护服务体系,越来越受到社会的重视。

一、老年照护的相关概念

(一)健康、老化和健康老化

个体的衰老是生命的自然过程,要做好老年照护工作,就要正确认识健康、老化及如何促进健康老化。

1.健康

WHO将健康定义为不仅没有疾病和身体虚弱,而且还要有完整的生理、心理和社会的安适状态。所谓安适是生命充满活力和完美感觉的主观感受。因此,健康不是绝对的,患病时也并非完全失去健康。

2.老化

老化即个体衰老或功能衰退的过程,指人体随着年龄的增长在生理上所产生的变化。

衰老是不可逆的自然规律,每个人都无法逃避,但老化来临的迟早和衰老速度的快慢却因人而异。个体老化又以其产生的原因而分为正常老化和病理性老化,前者指个体在没有疾病的情况下因年龄增长而自然产生的机体功能衰退,后者指个体因患病或意外伤害所产生的机体功能衰退或丧失。

3.健康老化

延缓正常老化过程和防止病理性老化,从而使个体能够健康地进入老年,而且在进入老年之后还能相应地延长老年时期的健康岁月,在躯体、社会、经济、心理和智力五种功能方面,能较长时期地保持良好状态。这种在老年期的余寿阶段中,身心健康的岁月延长,带病的时间缩短,保持劳动力和社会参与的时期延长,生活不能自理和病残的岁月缩短,就是健康老化的真正内涵。

(二)养老

养老即老年支持。老年人随着年龄增长,躯体功能逐渐衰退,日常生活自理能力减弱,需要外界的支持。养老包括经济供养、生活支持和精神慰藉三个基本内容。

1.经济供养

即经济支持,包括两个方面,即货币支持和实物支持。货币支持包含收入方面的支持以及医疗费用方面的支持。实物支持包括食物、衣服、日用品、住房等方面的支持。

2.生活支持

包括日常生活支持和社会生活支持。

(1)日常生活支持包括三个方面内容:①躯体功能方面的支持,包括在吃饭、穿衣、洗澡、如厕、大小便控制等方面的支持。②日常生活方面的支持,包括在做饭、洗衣服、打扫卫生、采购物品、外出、管理钱物、打电话等方面的支持。③健康维护方面的支持,包括在就诊、体检、健康宣传、健康教育、保健等方面的支持。

(2)社会生活支持包括在文化娱乐、劳动就业、社会活动及社会交往等方面的支持。

3.精神慰藉

即心理情感支持,包括多种方式,如倾听诉说、交谈、陪伴、咨询、关心、宽慰等。

(三)照料、护理和照护

说到养老问题通常会涉及三个概念:"照料""护理"和"照护"。人们往往会混为一谈,其实三者是有区别的。

1.照料

照料是指在日常生活方面的服务,通常在研究社会问题时使用。

2.护理

护理是指诊断和处理人类对现存的或潜在的健康问题的反应,这是1980年美国护士学会对护理的定义,通常是在研究医疗保健问题时使用。

3.照护

照护是一个综合概念,包含照料和护理的全部内容,是指对因高龄、患病导致生活不能自理或只能半自理甚至生活不便的老年人的生活照顾和医疗护理。广义的照护不仅指因生理疾病所需要的照护,而且还包括因健康所引起的心理和社会适应性等方面的疾患和受损所需要的照护。

二、老年照护的重要理念

(一)整体照护的理念

在老年照护过程中,不仅要关注老年人的身体健康,还要注重心理和社会等全方位的健康。照护工作不只是为老年人提供单纯技术性的照护,还应该了解他们复杂的心理活动,尊重并理解他们,及时给予安慰、支持和心理疏导,调整不良情绪,解除或缓解各种压力,使老年人处于最佳的心理状态。

(二)持续照护的理念

老年照护是一个持续性的过程,从开始照护的那一刻起,一直到生命的终止。要做好医院照护、家庭照护、社区照护等多方面照护的无缝衔接。

(三)重视自我照顾的理念

传统观念一直把老年人看成衰弱、无价值的社会边缘人群,是家庭和社会的负担。但现代老年照护是以老年人为主体,从老年人身心社会文化需求出发。绝大多数老年人都有自我照顾的需要,经由自我照顾而满足自身生活需求有助于其生理、心理及社交的健康。因此,老年照护应重视强化个体自我照顾能力,在尽可能保持个人独立及自尊的情况下提供协助,适时给予高质量、个性化的老年照护,真正提高老年人的生活质量。

(四)重视安宁疗护的理念

临终老年人虽临近死亡,但其仍有思维、意志、情感、个人的尊严和权利。安宁疗护强调临终老年人的个人尊严不应以生命活力的降低而递减,个人的权利也不可因身体衰竭而被剥夺。照护者应注意维护和保持临终老年人的价值和尊严,尽量满足其合理要求,使其能安详舒适地度过人生的最后阶段。安宁疗护应充分显示人类对生命的尊重与热爱。

(五)重视健康教育的理念

我国大多数老年人文化程度偏低、生活观念传统陈旧,缺乏保健意识及常见病、慢病常识,许多人有不良生活方式和行为习惯。健康教育应从老年人的常见疾病、老年人用药、老年人生活卫生、心理卫生、饮食营养、保健、家庭护理和体育锻炼等多方面着手,力争达到无病早防、有病早治的目的。

三、老年照护的原则

老年照护工作有其特殊的规律和专业的要求,为了实现照护目标,在照护实践中应遵循相关的照护原则。

(一)满足需求

人的需要满足程度与健康成正比。因此,首先应满足老年人的多种需求。照护者应当增强对老化过程的认识,将正常及病理性老化过程,老年人独特的心理社会特性与一般的照护知识相结合,及时发现老年人现存的和潜在的健康问题和各种需求,使照护活动能够满足老年人的各种需求,真正有助于其健康发展。

(二)整体照护

由于老年人在生理、心理、社会适应能力等方面与其他人群有所不同,尤其是老年人往往有多种疾病共存,疾病之间彼此交错和影响。因此,照护者必须树立整体照护的理念,研究多种因素对老年人健康的影响,提供多层次、全方位的照护服务。这就要求照护者对老年人全面负责,在照护过程中注重其身心健康的统一,解决其整体健康问题。

(三)个体化照护

衰老是全身性的、多方面的、复杂的退化过程,老化程度因人而异。影响衰老和健康的因素也错综复杂,特别是出现病理性改变后,老年个体的状况差别很大,加上性别、病情、家庭、经济等各方面情况不同,因此,既要遵循一般性照护原则,又要注意因人施护,执行个体化照护的原则,做到针对性和实效性照护。

(四)早期防护

衰老起于何时,尚无定论。一些老年病发病演变时间长,如高脂血症、动脉粥样硬化、高血压、糖尿病、骨质疏松症等一般均起病于中青年时期。因此,一级预防应该及早进行,老年照护的实施应从中青年时期开始入手,进入老年期后应更加关注。要了解老年人常见病的病因、危险因素和保护因素,采取有效的预防措施,防止老年疾病的发生和发展。对于慢病患者、残疾老年人,根据情况实施康复医疗和护理的开始时间也应越早越好。

(五)持续性照护

老年疾病病程长、并发症多、后遗症多,多数老年人的生活自理能力下降,有的甚至出现严重的生理功能障碍,对照护工作有较大的依赖性,需要持续性照护。因此,开展长期照护是必要的。对各年龄段健康老年人、患病老年人均应做好细致、耐心、持续性的照护,减轻老年人因疾病和残疾所遭受的痛苦,缩短临终依赖期,在生命的最后阶段提供系统的照护和社会支持。

第三节　老年照护服务模式的分类与发展

随着全球老龄化的加剧,老年照护服务需求日益增加。老年照护服务模式是当今社会老年人实现健康生活的必要保障,且随着全球老龄化问题的日益严重而显示出越来越独特的作用。为了适应不断增长的老年健康服务需求,建立具有中国特色的老年照护服务模式是人心所向、大势所趋。

一、老年照护服务模式的分类

(一)服务场所分类

根据为老年人提供照护服务的场所,老年照护分为:居家式、社区式及机构式照护三种。

1.居家式照护

包括居家服务、居家护理、家庭随访、社区工作员探访、居家物理治疗、居家职能治疗、居家营养、居家呼吸治疗、居家乐事服务、居家沐浴、走动式居家服务等。

2.社区式照护

包括日间托老、日间照护、住宅修缮补助、关怀访视、电话问安、送餐服务、中低收入补助、健康促进活动、老年人文体活动、社区关怀站点服务、独居老年人关怀、社区职能治疗、心理指导、辅具租借补助、家庭托管、社区安宁疗护等。

3.机构式照护

包括慢病房、安养机构、养护机构、长期照护机构、护理之家、康复医疗、重残养护机构、生活单位型机构、临时收容所、庇护所等。

(二)服务时期分类

根据为老年人提供照护服务的时期,老年照护又可分为急性期照护、中期照护和长期照护三大类。

1.急性期照护

急性期照护是指患者在疾病急性期治疗期间所得到的照顾与护理。提供照护的人员主要为在临床工作的专业护理人员,即提供传统的医疗护理服务。急性期照护的主要目的是帮助患者在疾病治疗期间处理现存的或潜在的健康问题,促进康复,使患者早日出院。

2.中期照护

(1)中期照护的定义:中期照护是2010年英国卫生署在国家卫生服务(NHS)计划中以官方健康照护政策提出的,指在患者疾病急性期与恢复期之间,慢性功能缺损患者入住机构协助末期患者达到最佳的舒适状态的照护。其发展是建立在国家老年健康服务架构的基础之上。英国卫生署将中期照护定义为通过扩大和发展社区健康和社会公共服务,以"贴近家庭的照护"为目标的服务模式。

(2)中期照护的模式:中期照护是一种探索新型工作方法的宝贵工作系统,采用多学科跨专业的工作模式,更趋向于无分级的管理模式,由不同专科的人员进行相互监督。以综合的老年评估为基础,对实施中期照护的人群进行短期的干预,使其保持或重建独立居家生活能力。执业医生有时更像是中期照护的看门人,按照中期照护的准入、准出标准,将各病种、各种病情的患者纳入、转出中期照护,这种照护模式可以在很多地方进行,比如:患者家、疗养院、医院和社区中心。在美国,中期照护被称作急性期后照护(PAC),主要是指急性病房出院后对患者的照护,以协助患者尽快恢复功能并顺利回到社区,避免短期再入院为目标。美国卫生保健研究与质量机构报道,PAC在美国住院患者使用率已大幅上涨,超过1/3的成年患者出院后使用PAC,其中30%为专业护理机构(SNFS),17%为中间康复设施(IFRS)和53%的家庭保健(HHC)。在加拿大,中期照护作为延续急性医疗的人性化照护,其目标包括疼痛控制、增进日常生活功能、控制并发症及降低死亡率;在日本,中期照护主要采用急性期后医疗体系,重点在于急性医疗之后的出院准备,根据患者功能状态以制订适合的后续治疗计划,并以完整的中期照护来衔接长期照护。

3.长期照护

(1)长期照护的定义:长期照护的概念有多种解释。在美国,rene hancock group 长期照护保险的词汇表中是这样解释的:长期照护是提供给体力上和精神上不能独立照料自身的人们以广泛的医疗和非医疗服务。我国倾向于将长期照护定义为:为失能或失智者提供不同程度的健康护理、个人照料和社会服务,使其尽可能独立、自主,具有自尊,享受有品质的生活。

长期照护的概念起源于西方发达的老年社会,其服务对象是患有慢病和残障的人,而老年人则构成此类人中的绝大多数。长期照护的目标是满足那些患有各种疾患或身体残疾的人对保健和日常生活的需求,其内容包括从饮食起居照料到急诊或康复治疗等一系列正规和长期的服务。长期照护的时限暂无统一标准,是相对于临时照护、短期照护和中期照护而言的。有观点认为较为合理的长期照护应在6个月以上。

(2)老年长期照护的定义:老年长期照护是涵盖老年人日常生活服务和医疗服务的一种照料服务,具体是指老年人由于生理或心理受损,生活不能完全自理,因而在一定时间内甚至终身都需要他人在日常生活中给予广泛帮助,包括日常生活照料、医疗护理和社会服务。医疗护理包括在医院中的临床护理,愈后的康复护理和临终关怀等。老年长期照护疾病转归的程度依其原因而彼此不同,有的时好时坏,有的基本维持原状,而大多数则是愈来愈坏,也有一些个案例外,会发生戏剧性的复原。

(3)长期照护服务的特点。

① 正规和专业。这是长期照护最显著的特点。提供照护的场所可能是有专门设施的机构,例如医院、护理院和社区护理机构等,也可能是家庭。以家庭为场所的长期照护服务应由有组织和经过培训的居家照护服务者来提供,这是因为仅依靠传统的非专业照护,如一般家庭照护,已经不足以使患病或失能老年人维持正常的生活状态。但由于我国目前还没有建立比较完善的老年长期照护服务体系,因此我国的老年长期照护服务还未完全步入正轨。

② 持续时间长。长期照护一般持续时间很长,数月或数年,甚至是无期限的。长期照护者通常患有短期内难以治愈的多种疾患或长期处于残疾和失能状态。

③ 具有连续性。老年人因患病或失能程度或其他治疗的不同而需要不同的照护。如一位老年人因患病住进了医院,急性期在医院接受手术治疗后,还需要到中期照护机构接受综合性的医疗、康复和护理服务;有些人恢复得比较缓慢或者难以完全治愈,在这种情况下,他们可能需要家庭病床服务或住进护理院,接受长期照护服务;经长期照护的部分患

者,如处于生命末期,便应接受临终关怀与舒缓治疗服务。

④ 医疗护理和生活照料相结合。长期照护所提供的服务,已经超出了传统医疗护理或单纯生活照料的范畴,它是两者有机的结合和应用。在护理院和养老院服务中这个特点比较明显,社区服务中的上门服务和对长期住院患者的照护也属于长期照护的范围。正如前面谈到的,有些老年人,特别是高龄老年人,处于患病和日常生活能力退化两种状况同时存在且相互影响的状态,单一的医疗保健服务不能满足他们的需求,他们需要的是集医疗和生活照护于一体的综合性服务。

二、老年照护服务模式的国际、国内进展

(一)中期照护国际、国内发展状况

目前国外急性病中期照护主要类型有居家医院(hospital-at-home,HAH)、护士主导的病房(nurse-led units,NLUS)、社区中期照护机构。

1.居家医院

是英国最为流行的一种中期照护模式。它被定义为卫生保健专业人员在患者家中提供积极治疗的服务。一般是对出院患者进行6周干预,内容包括:提供最大限度的支持照护和康复护理,有时是24h,但大多通常是12h(早8点~晚8点)。居家中期照护尤其强调以患者为中心,通常以社区老年医学专家或专科护士进行的常规系统评估为基础,全科医生进行偶尔的复查访视。

2.护士主导的病房

是指患者治疗和照护过程直接在护士控制下进行的健康照护机构,主要分布于大型综合医院或专科医院的中期照护病房,主要承接手术后、急性期后具有康复潜能的患者,这一模式所提供的护理水平和资源低于ICU而高于普通病房,为患者提供一系列比普通病房更加精细的监护和护理,有效减少了患者非计划性再次入住ICU的次数,在降低ICU床位利用率的同时降低患者死亡率。同时中期照护单元(intermediate care unit, IMCU)是一个确保能为病情恶化患者提供及时有效护理的渐进式护理服务单元,专业化中期照护病房(心血管疾病、呼吸疾病、脑卒中中期照护病房)可以直接治疗患者,无需将患者转入ICU。在英国,以护士主导的重症患者的中期照护又称为高依赖护理(HDC),为病情好转的危重患者或无须长期进行危重护理的患者提供一种低于危重护理等级和费用支出的照护服务。有一些医院将中期照护病房与ICU设置在一个区域,有一些医院则将两者作为不同的病区,安排在不同区域。

3.社区中期照护机构

主要包括社区医院(community hospitals, CHS),是指在有病房且具备康复服务功能的社区卫生服务机构进行的中期照护,这是一种长期建立的健康照护机构,可以宽泛地定义为基于地区的大范围向门诊和住院患者提供服务的小型医院,他们所提供的多学科综合照护,其潜在角色即是中期照护;此外,老年日间病房(the geriatric day hospital, GDH)主要是

指在医院或社区开展中期照护,在英国已经被广泛应用于老年人群,采用多学科人员结构,主要着重强调患者的康复护理;另外,短期入住护理机构或医护疗养院(nursing home-based IC)在英国也已经成为一种流行的中期照护模式。

国内近年来积极探索延伸护理,中期照护在我国刚刚起步,浙江大学第一附属医院、鼓楼医院逐步建立了颇有特色的中期照护模式。一些学者提出老年综合评估对老年急性后期和亚急性期的中期照护具有重要的指导作用和临床应用价值。还有学者对老年慢性阻塞性肺疾病急性加重期患者中期照护模式进行了探索,明确了中期照护准入、准出标准,团队成员及职责,患者流转的流程及实施方案,给其他老年慢病急性发作中期照护模式、流程及实施提供了有力的依据和参考。

(二)长期照护国际、国内发展状况

许多发达国家已经初步建立起以长期照护保险为核心,以服务机构为主体,以服务标准和规范为准绳,并辅之以家庭成员、社会工作者和志愿者共同参与的长期照护服务体系,成为整个社会保障的最后一道防线。

1.英国的老年长期照护服务

英国于1991年发布了《社区照护白皮书》,现已建成分工明确、条理清晰的老年照护服务体系。其照护模式为基本安全网模式,这种模式下的筹资通常由国家和(或)地方的税收以及使用者自付的费用组成,只有少数人可以获得享受公共资源的资格。照护服务内容包括日常生活照护、医疗照护以及社会服务等,其中强调家庭成员的照护。照护的对象主要是老年人和失能者。照护服务的质量具有严格的控制措施,如英格兰由中央政府出资支持社会护理监察委员会、一般性社会护理委员会及卓越社会护理研究所进行监管。

2.美国的老年长期照护服务

美国商业照护保险发达,是基于社会安全网的自愿性质与强制性质相结合的医疗照护模式。美国目前的长期照护服务机构主要有营利性的私立服务机构、非营利性的服务机构、慈善机构举办的服务机构和政府公立的服务机构等。为了适应老年人失能水平,其服务内容较为复杂,包括个人照护、健康照护、社会心理服务、居住照护、看护服务和安宁疗护服务等,能基本满足失能群体的生理需求、情感需求、精神需求及社会活动需求。在长期照护服务费用上,有医疗保险、医疗救助、个人储蓄、家庭资助、健康保险、长期照护保险和反向贷款等多种选择。

美国长期照护有其专门的管理和服务机构。其中,美国卫生部负责联邦长期照护服务事务,各州卫生部门负责长期照护服务机构的资格审查等。美国住房与城市发展部、农业部分别设立了推动长期照护服务的项目,美国老龄署和相关的非政府组织如美国退休者协会、美国健康照料协会、美国老龄居家服务协会、美国安宁疗护协会等为老年人提供长期照护的信息咨询和投诉服务。还有遍布美国社区的小型服务机构为老年人直接提供相关的服务。总之,美国长期照护服务的管理规范,服务方便。

为了应对长期照护服务质量下降、药物滥用、长期照护服务成本昂贵、非专业性的家庭照料者负担沉重以及长期照护服务人员缺乏等问题,美国一是积极地进行探索和改革,鼓励各类长期照护服务机构为老年人提供多种选择,以满足老年人的各种服务需求;二是对专业化要求越来越高,使长期照护服务发展越来越成熟,越来越规范;三是让居家照护服务成为主流,提供高科技居家服务或者设置没有围墙的医院,即运用现代科技手段为居住在家的老年人提供各种长期照护服务。

3.德国的老年长期照护服务

德国是现代社会保险制度的发源地,也是社会安全网最完整的国家。为了应对预期的长期照护服务的迅猛增长,德国于1995年制定了长期照护保险制度,并于1996年7月全面实行。其长期照护服务模式强调风险共担,由个人、企业与国家共同承担保险费用,提供服务或现金津贴给经过评估的各级失能人口。

德国的长期照护保险体制包含公共长期照护保险和私人长期照护保险,前者覆盖了德国90%的人口。其主要目的是扩大居家照护和社区照护,发展市场竞争来提供服务;减少机构照护,鼓励居家和社区照护的模式。除了正式保险制度提供长期照护外,还有一些非正式制度提供养老互助服务:一是老年人与老年人互助模式,即由低龄老年人帮助高龄老年人;二是老年人与单亲家庭互助模式,这种模式主要是将有照顾孩子需求的单亲家庭与有照顾需求的老年人结合起来的"三代同堂"的特殊照顾模式,在一定程度上能满足部分失能老年人的情感需求和精神需求;三是老年人与大学生互助模式,即将有住宿需求的在校大学生与有房子有照顾需求的老年人结合起来的互助形式,由民政局与大学服务中心介绍大学生到孤寡老年人家居住,可免去房租,但大学生要承担部分照顾老年人的义务等。

4.日本的老年长期照护服务

日本在1997年制定了《公共护理保险法》,2000年4月1日实行了长期照护保险(LT-CI),由国家强制实行,市町村具体运营,被保险人无论身体状况好坏均要参加。日本的长期照护也是基于社会保险的筹资模式,由政府和个人共同承担保险费用,其中经过评估的失能老年人及因限定疾病引发障碍需要照护者,接受服务时需缴纳10%的费用。

日本是老龄化程度最高的国家,其长期照护服务也最为完善,由直接护理、社会福利与医疗保健等综合性指标构成。不仅涵盖来访护理、来访看护、居家康复训练、居家护理、认知症老年人的生活护理指导、居家疗养指导等居家护理项目,还涉及老年人保健设施等设备护理项目。日本有严格的人力资源培训与考核机制,护理保险管理师根据使用者的情况拟定计划,为认定的访视与护理费用进行核算与管理,护理保险管理师由具有医疗、保健、福利等工作经验的人员经过国家统一培训和认证考试后予以承认,照护护士具体承担照顾老年人的工作,也必须经过专业知识和技能的培训,到指定机构进行临床实践,还要通过国家资格认证考试。

5.加拿大的老年长期照护服务

加拿大长期照护服务由公共部门的工作人员、国家资金资助建立的社区机构的工作人员或私营部门的家庭护理人员来提供,包括安宁疗护、居家照护以及机构照护等。安宁疗护是指对那些身患绝症的个人和家庭成员提供的照顾,这种类型的护理重点是坚持最好的服务和质量,为被护理人员在生命剩余的时间里提供一个舒适和没有任何压力的环境居家照护包括单一功能项目服务、单一功能项目及某些专业性服务、单一功能项目及所有专业性服务、单一功能项目及专业性服务和居家支援4种服务模式；机构照护是指个人由于身体、生理或心理等原因而需要得到公共或私营的护理机构的照顾。

6.韩国的老年长期照护服务

在韩国，长期照护保险的筹资渠道来源主要有两种，一是中央政府和地方政府的投入，约占资金总额的20%；二是从医疗保险中提取6.5%左右的比例列入长期照护保险资金。参保人员在享受长期照护服务时，需要承担15%~20%的共付比例。其服务体系主要是居家服务和专业服务机构提供的服务。在申请加入长期照护保险前，必须由专门的评估委员会对申请人的身体和认知状况进行详细评估，评估确认符合条件并分级后方能入保。长期照护服务采取按服务单元进行付费的方式，在专业机构接受护理和居家护理的报销比例分别为80%和85%。另外，对于居住在偏远地区、不具备上门服务条件和没有服务机构的地区，由长期照护保险给予参保人一定的现金补贴。

7.我国的老年长期照护服务

我国的老年长期照护服务在20世纪末有了一定的发展，上海、广州、北京和青岛等较发达城市在借鉴国外老年护理服务体系建设经验的基础上，结合我国国情建立了具有一定规模的老年护理院和养老院等服务机构，也陆续兴办了一些商业化的养老服务机构并提供一定的保险服务，引领了我国老年长期照护服务事业的发展。但由于我国长期照护服务起步晚，目前虽具有一定数量的养老院和护理院，但真正做到医养结合的疗养机构少之又少，各疗养机构以提供生活照顾服务为主，缺少医疗护理服务和照护标准。而且我国长期照护服务缺少国家宏观政策的引领和专项资金的支持，使其整体发展举步维艰，体系建设远不能适应快速增长的老年长期照护服务需求。因此与发达国家相比，我国长期照护服务发展相对滞后。

第四节　老年照护的范围与执业标准

老年照护是涵盖老年人日常生活服务和医疗服务的一种照料，具体含义是指老年人由于生理、心理或社会问题，在一段时间内或终身需要他人在日常生活中给予帮助的一种模式，包括日常生活照护、医疗护理照护和社会支持照护。为了满足老年人及家属的照护需求，并达到持续性、整体性的照护目标。老年照护者需明确照护的范围和执业标准，从而为老年人提供精确和优质的照护服务。

一、老年照护的范围

老年照护服务范围横跨慢性与亚急性医疗、社区服务、机构式服务和家庭照护，其服务对象包括健康老年人、亚健康老年人、急性病老年人、慢病老年人、出院后老年人和长期失能老年人,提供的服务包括生活照护服务、医疗护理服务和长期照护服务。目前照护服务项目繁多,大致分为生活照护类、医疗护理类、精神慰藉类,主要包括:

1.住院延伸服务。主要为侧重非治疗性的健康照料服务,包括居家护理技术指导、社区医院照料、养老机构的追踪照护、康复护理等。

2.急性住院照护。包括内外科住院照护、康复住院照护、跨专业团队照护、疾病健康咨询服务等。

3.走动服务。包括各类门诊、社区诊所、心理咨询、日间医院、日托服务等。

4.居家照护。主要为居家期间个人日常照料,包括居家护理服务、安宁疗护、家庭医生、医疗器材服务、居家探视、卫生整顿及生活照料、居家照护者培训等。

5.外展服务。包括代办服务、陪同看病服务、紧急救援系统、交通服务、社区小饭桌等。

6.住所服务。提供持续照顾服务的退休社区、养老院、老年人独立住宅、共居设施、安养所等。

7.社会心理服务。即提供咨询、精神慰藉、退休规划等。

二、老年照护的执业标准

老年照护是老龄化社会背景下的一种新兴职业,目前我国约有3250万老年人需要不同形式的长期护理,照护服务市场供不应求,发展前景广阔,但服务人员的素质参差不齐、服务行为不规范、护理质量不高等问题也较为普遍,老年照护的数量和质量远不能满足市场需要,因此加强老年照护人员的专业化、正规化培训,实行统一的职业资格准入制度,对规范养老市场有重要意义。职业标准可以被用来作为护理人员在特殊专业领域中确认个人责任的指引,它是一个概念框架,提供老年专科护理人员独特的工作和贡献,同时职业标准着重职业内容,提供了价值导向,明确职业中最重要的因素。2011年我国修订了《养老护理员国家职业标准》,正式将养老护理纳入职业范畴。

(一)老年照护人员基本要求

1.遵守职业道德,遵守以人为本、敬老爱老、敬岗爱业、自律奉献的基本职业操守,遵循基本的服务礼仪规范,包括服务用语规范、着装规范、沟通交流规范等。

2.掌握养老护理基础知识,如老年人身心特点、日常照护知识、常见病护理知识、营养与膳食服务知识、心理护理知识、安全卫生与环境保护知识、消毒隔离及意外事件预防知识。

3.掌握老年人照护的基本技能,如饮食照护、排泄照护、睡眠照护、清洁卫生照护、心理照护、安全保护、应急救护、功能锻炼、安宁疗护等。

4.掌握相关法律法规知识,如老年人权益保障法、劳动法、消防法等。

(二)老年照护人员职业鉴定范围

目前老年照护人员职业分为四个等级,即初级、中级、高级和技师,各等级知识和技能要求依次递进,高级别涵盖低级别的要求。各级养老护理员职业鉴定范围及比重见表2-4-1和表2-4-2。

表2-4-1 各级养老护理员职业鉴定范围及比重(基础知识)

项目		初级(%)	中级(%)	高级(%)	技师(%)
基本要求	职业道德	5	5	5	5
	基础知识	20	15	15	10
相关知识	生活照护	50	30	15	—
	基础照护	20	40	40	25
	康复照护	5	10	10	20
	心理照护	—	—	10	20
	照护管理	—	—	—	10
	培训制度	—	—	5	10

表2-4-2 各级养老护理员职业鉴定范围及比重(操作技能)

项目		初级(%)	中级(%)	高级(%)	技师(%)
技能要求	生活照护	60	40	20	—
	基础照护	30	45	40	40
	康复照护	10	15	15	20
	心理照护	—	—	15	20
	照护管理	—	—	—	10
	培训制度	—	—	10	10

(三)美国老年护理标准

美国护理学会于1987年制定了老年护理标准,明确护理人员在提供老年护理服务需承担的责任,下面介绍该标准具体内容,为我国老年护理标准提供参考。

1.老年护理服务的组织:所有的老年护理服务必须是有计划、有组织的,且是由专业护理人员管理,执行者需具有学士及以上学历且具有老年护理及老年长期照护或急救机构的相关工作经验。

2.理论基础:老年护理人员参与理论的发展和检验,并以此作为临床决策的基础,护理人员使用理论概念指引有效的护理工作。

3.收集资料:老年人的健康状况需要定期进行完整、详尽、正确、系统的评估。在健康评估中所获得的资料可以和健康照护小组成员共享,也包括老年人和家属。

4.护理问题:护理人员根据健康评估资料为老年人提出正确的护理问题。

5.护理计划:护理人员与老年人及照护者共同制订护理计划:计划应包括共同的目标、

优先顺序、护理方式和评价方法,达到满足老年人治疗性、预防性、恢复性和康复性的需求。护理计划可帮助老年人达到和维持最高程度的健康、安宁、生活质量和平静的死亡,并提供给老年人不同情境下的持续照顾,且在必要时可以修改。

6.护理措施:护理人员按照护理计划为老年人提供护理措施,以恢复老年人的功能性能力并且预防并发症或残障的发生。护理措施必须针对护理问题且以老年护理理论为指导。

7.护理评价:护理人员持续地评价老年人及其家属对护理措施的反应情况,以决定实现目标的进度,并根据评价结果及时修正护理问题和护理计划。

8.团队协作:护理人员与健康护理小组成员合作,在各种不同情况下给予老年人照顾服务。小组成员定期评价反馈老年人及其家属对护理计划执行的有效性,并根据需要及时改变、调整护理计划。

9.护理研究:护理人员参与科学研究,以发展系统的老年护理理论知识,宣传研究成果并应用于临床。

10.护理伦理:护理人员使用美国护理学会制定的《护理人员守则》作为临床伦理抉择的指引。

11.专业发展:护理人员承担专业发展的责任,并且应对健康照护小组成员的专业成长做出贡献。护理人员参与团队的评价以及其他评价方式,确保老年护理的工作质量。

第五节　老年照护者的职业需求、作用及团队支持

随着老龄化社会的到来,越来越多的护理人员加入到老年照护者的行列。老年照护者不仅是传统意义上的照顾者,还承担着咨询者、教育者、协调者、管理者和研究者的任务。老年照护的服务场所也进一步扩展至家庭、养老院、日间照顾中心、敬老院、康复部门、保护性服务机构和老年人门诊等。照护场所和照护内容的扩展,使老年照护者的职业需求进一步提高。

一、老年照护者的职业需求及作用

(一)提供医学护理服务的能力

主要包括对各种慢病的护理、常见留置管道(如引流管、静脉通道、胃管、导尿管、造瘘管)的护理、常见护理操作(如换药、服药、吸氧、吸痰、鼻饲、口腔护理、会阴护理、皮肤护理)、常见老年综合征和老年照护问题的护理等。

(二)提供日常生活照护服务的能力

一是提供生活照顾,满足老年人的基本生活需求,包括日常生活起居、协助翻身或下

床、移位、如厕、梳洗和大小便等;二是提供生活服务,如购物、洗衣、理财、备餐、使用交通工具等方面的照护;三是提供清洁照护,包括头颈部清洁、四肢躯干清洁、排泄清洁、指甲修剪、衣服和寝具更换等。

(三)提供康复照护的能力

主要是针对脑血管后遗症老年人进行肢体、语言、心理等康复照护服务,提高老年人生命质量。

(四)提供自理照护的能力

老年人易产生孤独、沮丧、愤怒、抑郁等情绪,老年人家属内心也承受着严重的刺激和压力。学习一些心理学知识,掌握一些沟通技巧,提供心理照护,给老年人及家属以心理支持,经常与老年人及家属谈心,促进护患良好的互动,为老年人创造健康、融洽的生活氛围。

(五)提供安宁疗护服务的能力

在老年人生命最后的时刻,给予最温情的照护。一是维护身体舒适,给予生活照护和心理支持,控制疼痛;二是维护老年人尊严,维护和支持老年人权利,保留其隐私,让老年人参与护理方案制订,并选择死亡方式等;三是提高临终生活质量,不能消极等待死亡,不可出现态度、语言生硬,操作粗鲁;四是共同面对死亡,死亡是一种自然的生命现象,需指导老年人树立正确死亡观,坦然面对,维护生命最后的价值。

二、老年照护的团队支持

高质量的老年照护是多学科人员相互协作、共同努力的结果。团队各成员具有同等地位且独立地在其专业领域中设立治疗目标、计划及提供服务。老年照护团队由医生、护理人员、社会工作者、康复师、营养师、药学师和志愿者等多学科成员共同组成。根据团队的目的、目标及规范等制定团队服务内容,成员间沟通方式一般包括会议渠道和非正式渠道,如:病历记录、电话、电子记录及书面便条等,使团队成员都能快速掌握老年人目前的照护状况,为老年人提供及时、合理的医疗照护。

(一)老年专科医生

专科医生的主要职责包括:

1.对接受长期照护服务的老年人进行综合评估,根据评估结果制订和调整治疗方案,为照顾对象提供医学治疗建议。

2.治疗和管理老年人并存的多种疾病,处理各种并发症,负责控制老年人症状。

3.坚持定期的访视制度,及时处理发现的问题,预防不良事件的发生。

4.关注老年人生活环境和精神心理需求,必要时协同消除对疾病的不良影响。

5.及时进行老年人病例资料采集,确保老年人病历资料的完整性。

(二)护理人员

护理人员在照护中承担主要角色,除直接提供照护外,还是老年人的管理者及协调者,是老年人、照护者及照护体系间的桥梁,协调并帮助整合照护资源。护理人员主要包含三类:助理护士、注册护士和专科护士(临床护理专家),三类人员分工不同。

1.注册护士

注册护士须具备护士执业资格证书,拥有从事护理工作的资格,主要职责包括:

(1)完成日常护理工作,观察老年人病情变化,落实护理措施,确保老年人舒适。

(2)对老年人进行连续性评估,发现现存的或潜在的护理问题。将针对老年人的评估结果在团队会议上讨论,及时修改照护计划。

(3)分享所掌握的资料,整合来自医疗、康复、营养等多学科成员的意见.针对护理问题参与规划和制订方案。

(4)掌握老年人的心理特点,针对老年人心理特征提供情感支持。

(5)为老年人提供健康教育及支持。

2.临床护理专家

临床护理专家是老年人照护团队中的协调者。其主要职责包括:

(1)定期组织召开团队会议,进行团队成员间的协调工作。

(2)组织指导注册护士及助理护士拟定老年人护理计划及护理措施,提高老年人生活质量。

(3)进行老年人症状管理的随访,与老年人充分沟通,了解老年人的身心需求,并给予协调及落实处理。

(4)解决疑难护理问题,提供高质量的护理。

3.助理护士

助理护士主要是在注册护士的带领下对老年人进行生活护理,主要职责包括:

(1)基础护理工作。包括整理或更换床单位,保持老年人的清洁卫生,测量和记录老年人的生命体征,协助老年人更换卧位,留取尿、便和痰标本,协助老年人进食和活动,护送老年人检查和专科治疗等。

(2)非技术性护理工作。包括整理、清洁、维护各类护理仪器、设备和用品,参与环境的管理,保持老年人房间的整洁、干净与通风,做好接听电话、会诊、复查等的联系工作,并协助老年人办理各类手续。

(3)工作中随时观察老年人的情况,发现问题及时汇报。

(三)社会工作者

社会工作者通常简称为"社工",是指在社会福利、社会救助、社会慈善、残疾康复、优抚安置、医疗卫生和司法服务等机构中,从事专门性社会服务工作的专业技术人员。社会工作者的主要职责为:

1.协助老年人入院和转诊咨询服务,协调老年人及家属与医护人员的沟通,处理因疾病引发的情绪与适应问题,提供与疾病相关的家庭问题磋商。

2.评价老年人生活状况,包括生活方式、家庭、经济、雇佣史、社区资源等情况,评估老年人的健康状况,了解其身体、心理、社会、文化、环境和精神状况。

3.为老年人提供社会心理支持服务,缓解老年人心理压力,帮助老年人、家属和护理人员正确对待疾病和生活。

4.协助贫困老年人经济补助的申请,解决交通运输方面的需求以及语言上的障碍。

5.负责为老年人提供解决生活问题的方案,如联系服务人员或老年公寓等。

(四)康复师

根据康复师制订的方案对老年人进行具体的康复治疗和康复训练。根据治疗目标的不同又可以将康复师分为物理治疗师、职业治疗师、语言治疗师和音乐治疗师。主要职责为:

1.物理治疗师。主要通过物理因子(光、热、水、力等)改善老年人的身体功能、缓解疼痛、预防或减少疾病对老年人活动的影响。负责老年人活动能力的训练,包括上、下肢肌肉力量的训练,日常生活活动能力的训练和心肺功能的训练等。

2.职业治疗师。主要是帮助建议辅助治疗工具的使用、改造日常生活用品及环境,解决和降低老年人日常生活中存在的问题和风险,以提高老年人日常生活活动能力,解决老年人吃饭、穿衣、洗浴、打扫卫生和购物等服务需求问题。

3.语言治疗师。对有语言障碍和吞咽功能障碍的老年人进行有针对性的训练,改善老年人功能。

4.音乐治疗师。组织进行相关娱乐活动,如唱歌、跳舞、体操、棋牌等,为老年人提供相互交流和学习的机会。

(五)营养师

营养师能够科学地帮助老年人解决营养健康方面最迫切的问题,指导老年人合理饮食,提高老年人的健康水平和生活质量。营养师的主要职责为:

1.及时评估老年人的营养状况,为老年人制订合理的营养支持计划,并跟进反馈疗效。

2.科学合理地解决老年人提出的营养问题,给予专业的饮食指导。

3.积极参与团队查房工作,善于与医生护士沟通,共同为老年人制订照护方案。

4.指导与营养相关的各项工作。

(六)药剂师

药剂师的主要职责为:

1.为老年人提供在治疗和症状控制等方面用药的各种信息,宣教药理机制和作用,指导并保证老年人用药安全。

2.参与临床药物治疗方案的设计与实施,协助临床医生科学选药、合理用药,尽量避免或减少老年人的药源性损伤。

第六节 老年照护的历史发展与展望

一、中期照护的历史发展

在英国,老年人群是人口增长速度最快的人群,这使得医疗费用支出迅速增长。英国的国家健康和社会服务规划非常艰难,不仅仅是因为庞大的经济支出,还取决于政府对待养老问题的态度和国家对残疾、发病及死亡率人力成本测量的结果。2000年,英国调查发现,很大数量的老年人在医院住院的时间长于他们实际需要住院的时间,而这些老年患者住院的主要目的在于得到更好满足其需求的、类似于以社区为基础的服务。这一发现促使了一项新的医疗政策——中期照护服务孕育而生。其目标在促进疾病更快地治愈、帮助患者及时出院、预防不必要的慢病急性发作入院和帮助患者培养最大限度的独立生活能力。

在英国过去的医疗服务体系中,医生对于亚急性老年人的健康服务参与态度较不积极,主要是因为英国明确的分层医疗与转诊系统,医院内工作的医生较少参与院外的健康照护服务,社区群众的健康问题则由基层医生担负,但其对于复杂的老年医学内容无法全部掌握,因此,造成许多老年人长住医院或是入住养老机构。但是,在中期照护的发展中,英国皇家医学院建议医疗必须要进入中期照护体系,并且要以适当的临床技巧与训练来提供临床照护指引,这是英国健康照护体系一个崭新的改变,英国也计划扩大老年医学专科医师的培训规模,以推动中期照护的政策落实。

在中国,中期照护在台湾地区推行及发展已有十余年,主要是在急性医疗与出院返家期间,依据患者的服务需求提供持续性照护,帮助其恢复最佳的生活功能状态,促进身心功能最大程度的恢复。经过多年的发展,许多台湾地区的专家建议,中期照护的发展应以社区医院为主体,为患者提供更全面的照护,实现医疗护理服务的延伸。

二、老年中期照护的展望

我国已"跑步"进入老年社会,随着生活节奏的加快和老年人对生活质量的日渐重视,人们传统观念里居家为主的养老模式已经不能满足老年照护的需求。因此,为提高老年护理质量,合理整合利用国家卫生资源,探索并实施中期照护模式是必要且亟须的。

(一)逐步建立多样化的中期照护服务

参照国外中期照护机构经验,结合我国医疗保健制度,根据各类急性病患者生理、心理、社会功能情况制订中期照护准入、准出标准及患者在急性期—中期—长期照护间的流转流程,一方面满足患者康复需求,另一方面有效分流符合各层级收治条件的患者,整合医疗资源。根据各类急性病患者中期照护需求,梳理各病种中期照护关键技术,一方面,制订相应的管理规范,建立中期照护网络平台,为患者提供规范、舒适、易于获得的中期照护服务体系,另一方面,联合医疗、护理、营养、康复、照护等相关专业,形成专业化中期照护团队,护理人员作为多学科团队中的协调者,应充分发挥沟通和平衡作用,确保整个照护服务的科学性和高效性。

(二)紧密衔接急性期医疗与长期照护服务

国外中期照护的范畴非常广泛,包括医院内中期照护病房、居家医院、日间康复、社区医院等。一方面,我国人口老龄化加速,随着疾病谱变化,非传染性疾病发病率增高,各类慢病急性发作、急性病治疗后,如没有合适的中期照护,患者可能长时间入住监护室。国外相关研究表明,急性期后患者入住院内中期照护单元与在监护室治疗死亡率无统计学差异,而在中期照护单元可以减少周围病情恶化患者对该患者的心理影响,更有利于患者康复。因而建议以医院专科为依托,建立院内中期照护单元,帮助患者由急性期医疗向长期照护平稳过渡。另一方面,一部分患者急性期医疗救治后,由于没有中期照护衔接,不得不延长在大型医院的住院时间,以确保得到相应的康复照护。因此可以结合我国国情,顺应分级诊疗制度,利用已经较为成熟的二级医院、社区医院、社区服务机构建立健全社区中期照护服务体系,以有效整合医疗卫生资源。

三、长期照护的历史发展

(一)国外长期照护的发展历史

20世纪60年代,瑞典将社区照顾作为老年福利政策中最关键的部分加以强调和实施,开启了老年长期照护的先河。20世纪80年代末和90年代初,美国长期照护保险发展迅速,成为美国健康保险市场上最重要的产品之一。1991年,英国发布了《社区照护白皮书》,强调建立以"促进选择与独立"为总目标的老年照护体系。1994年,德国正式立法通过《护理保险法》,使社会性护理保险成为并列于健康保险、意外保险、年金保险及失业保险之外的第五种社会保险。1998年,日本颁布了《护理保险法》,实施强制性互助型的护理保险制度。上述国家在老年长期照护服务方面取得的成功经验值得我国研究、应用和推广。

(二)国内长期照护的发展历史

我国是一个以"儒家文化"为主导的传统国家,大部分老年人在家庭养老。但随着经济发展及老龄化步伐的加快,传统养老方式正在逐渐弱化。由于家庭支持系统被"4-2-1"型家庭结构和"空巢家庭"的存在所破坏,自我照顾方式由于慢病高发和经济条件而受到限制,社会支持系统也因不充足的老年照护设施和不完备的法律、法规和保险制度而难以满足老年照护服务需要,所以构建具有中国特色的老年长期照护服务体系逐渐进入国家和政府重要的议事日程。

从20世纪末开始,上海、广州和北京等国内较发达城市在借鉴国外老年护理服务体系建设经验的基础上,结合我国国情开始兴办福利院、敬老院和老年护理院,也陆续兴办了一些商业化的养老服务机构并提供一定的保险服务,使得老年长期照护事业得到了一定程度的发展。但由于没有国家宏观政策的引领和专项资金的支持,我国老年长期照护的整体发展举步维艰,体系建设远不能适应快速增长的老年长期照护服务需求,尤其是在经济欠发达地区,受经济落后、家庭养老功能弱化、农村劳动力输出、社区养老服务功能不健全等影响,老年长期照护的供需矛盾进一步加剧。因此,大力发展老年长期照护,加快老年长期照护的社会化进程,是我国应对人口老龄化挑战的迫切要求,对构建和谐社会和实现中华民族伟大复兴具有重大的现实意义。

四、老年长期照护的展望

(一)老年长期照护服务需求持续增长

《中国老龄事业发展报告(2013)》指出,2013年中国老年人口数量将超过2亿,预计到2050年60岁及以上老年人将达到4.8亿,80岁及以上老年人将超过1亿。在这样的背景下,老年人口中需要长期照护的人数将持续增长,以老年人口中9%需要长期照护的比例推算,目前需要为1800万老年人提供长期照护服务,预计到2050年需要为4300万老年人提供长期照护服务。

(二)逐步建立和完善老年长期照护服务制度

2012年新修订的《老年人权益保障法》首次明确规定:"国家逐步开展长期照护保障工作,保障老年人的护理需求"和"对生活长期不能自理、经济困难的老年人,地方各级人民政府应当根据其失能程度等情况给予护理补贴"。在社会保障制度不断完善的前提下,我国将会出台长期照护的法律和制度,全面推进老年照护方面的人才培养、家庭成员照护政策支持、老年照护和服务的科学研究、长期照护需求常规统计制度的建立、老年照护需求与服务的评估等工作,来缓解每个人在老年阶段可能遭遇的长期照护的顾虑,保障失能老年人及其家庭的生活质量。

(三)逐步建立老年长期照护服务机构

《中国老龄事业发展"十二五"规划》中指出,国家将优先发展护理康复服务。在规划、完善医疗卫生服务体系和社会养老服务体系中,加强老年护理院和康复医疗机构的建设。政府重点投资兴建和鼓励社会资本兴办具有长期医疗护理、康复促进、临终关怀等功能的养老机构。根据《护理院基本标准》加强规范管理,地(市)级以上城市至少要有一所专业性养老护理机构。

(四)逐步建立老年长期照护保险制度

《国务院关于促进健康服务业发展的若干意见》(国发〔2013〕40号)中指出,我国将积极开发长期照护商业险以及与健康管理、养老等服务相关的商业健康保险产品。《中国老龄事业发展"十二五"规划》也指出,我国将研究探索老年人的长期照护制度,鼓励、引导商业保险公司开展长期照护保险业务。

第三章　老年人护理基本知识

学习目标：

1.掌握人体外观的基本结构。

2.掌握人体骨架、肌肉和内脏的基本组成。

3.掌握老年人心理特点、常见影响因素、常见心理问题的表现和日常护理措施。

4.掌握老年人各系统生理特点、患病特点及常见健康问题的日常护理措施。

5.思考如何延缓老年人生理、心理功能的衰退。

第一节　人体结构

一、人体外观

人体结构从外观上看，由头部、颈部、躯干(包括胸部、腹部)、四肢构成。

1.头部

由颅部和面部两部分组成。颅部由颅骨和颅内组织组成。颅骨外由毛发和皮肤包裹，颅内有脑及被膜，是人体重要的神经中枢。面部有眼、耳、鼻、口等特殊的感觉器官，同时口、鼻是消化道、呼吸道的入口。

2.颈部

上承头部，下接躯干，前方正中有呼吸道和消化道的颈段，两侧有大血管、淋巴管和神经，后方以脊柱颈段为支柱。颈部肌肉可使头部灵活运动，并参与呼吸、吞咽和发音等活动。在颈部最前端的皮下还有甲状腺，是维持人体基础代谢的内分泌腺体。

3.胸部

胸部以胸廓为支架，胸腔内有心、肺、大动脉、大静脉、食管及气管。胸廓后面由脊柱的胸段构成，两侧各有12条肋骨，前面由胸骨连接，呈桶状，是参与呼吸的重要动力器官，同时对保护心脏和肺脏起到了重要的作用。胸部体表有乳房。

4.腹部

腹部中央有肚脐，腹腔内有肝、胆、胰、胃、肠，是重要的消化器官;有肾脏、输尿管，参与尿的生成和排泄;盆腔及会阴部,女性有膀胱、子宫、输卵管、尿道,男性有膀胱、睾丸、输精管、尿道等泌尿生殖器官。

5.脊柱

位于躯干后部中央,构成人体的中轴,有支撑体重,承托头颅,容纳和保护脊髓、神经根等作用。

6.背部、腰部

背部、腰部位于躯干背面,背部有肩胛骨、肋骨、脊柱胸段,为骨性支架,构成胸腔的背面,保护胸腔内脏器;腰部有脊柱腰段,为骨性支架,有较为丰厚的肌肉组织,是腹部的背面,保护腹腔内脏器,也使腰部有较好的活动度。

7.四肢

分上下肢,左右对称,上肢可分为肩胛、肩、上臂、肘、前臂、腕及手(包括掌、指)。下肢包括臀部、大腿、膝、小腿、踝及足。

二、人体骨架组成

人体全身共有大小骨头 206 块,由相关的软骨及关节连结成一个整体。人体骨架见图3-1-1。

骨骼依形态又可分为长骨、短骨、扁平骨等。骨与骨之间借助结缔组织、软骨和骨相连结,构成人体的骨性支架,起到支撑重力、保护脏器的功能。关节是骨与骨连结的地方,关节是人体运动的基本结构。

骨骼、关节和肌肉构成机体的运动器官,在正常的神经系统支配下,机体才具备运动的基本功能。

另外,骨骼也是造血器官,主要是长骨的骨髓制造红细胞、血小板及部分的白细胞。

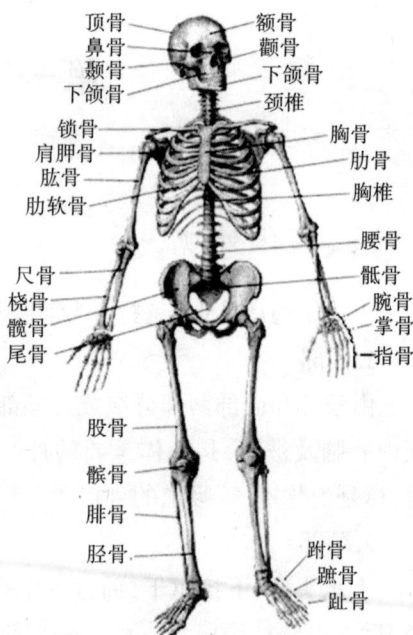

图3-1-1 全身骨骼图

三、人体肌肉组成

人体肌肉有支配运动的骨骼肌、分布于内脏和血管壁的平滑肌及构成心壁的心肌。前者在神经系统的支配下,肌收缩牵拉骨骼产生运动,受意识控制,故又称随意肌。后两者不随人的意志而收缩,故又称为不随意肌。

人体骨骼肌有600块之多,约占体重的40%。骨骼肌按形态可分为长肌、短肌、阔肌和轮匝肌,长肌多见于四肢,短肌多分布于躯干的深层,阔肌多分布于胸、腹壁,轮匝肌多呈环形,位于腔道开口处。人体主要骨骼肌见图3-1-2。

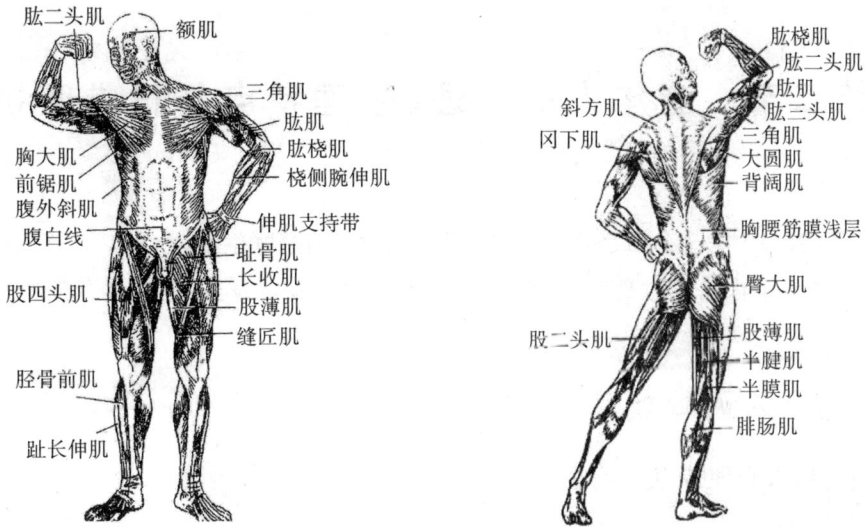

图 3-1-2　人体肌肉分布

四、人体内脏组成

人体内脏主要分布在胸腔、腹腔、盆腔内。胸腔内有心、肺,有出入心脏的大动脉、大静脉、食管的胸腔段、气管等;腹腔内有胃、肠、肝、胆、脾、胰、双肾、输尿管,盆腔内有膀胱,女性有子宫、卵巢及输卵管等(见图3-1-3)。

呼吸系统器官有鼻、咽、喉、气管、支气管、肺;消化系统器官有牙齿、舌、咽、食道、胃、小肠、大肠、肝胆、胰腺等;泌尿系统器官有肾、输尿管、膀胱、尿道;循环系统器官有心脏、动脉、静脉和毛细血管;生殖系统器官,女性有子宫、卵巢、输卵管,男性有睾丸、输精管等。其中每一系统的器官大都兼有其他功能,如肝脏是重要的消化器官,它分泌胆汁帮助脂肪消化吸收及脂溶性维生素的吸收,同时也是机体代谢、解毒、排泄和内分泌的重要器官;肾脏是泌尿的重要器官,同时也是内分泌器;胰腺是消化器官,分泌胰蛋白酶、胰脂肪酶、胰淀粉酶帮助消化,同时也分泌胰岛素,参与物质代谢。

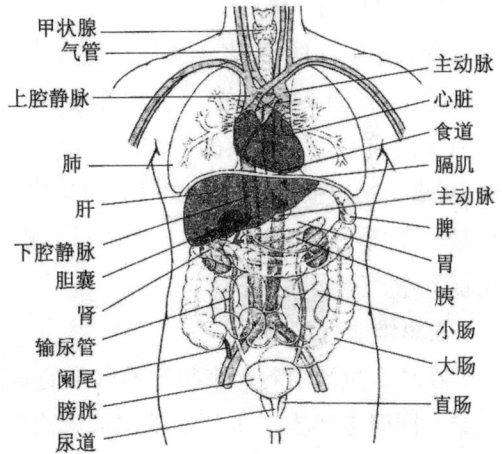

图 3-1-3　人体内脏图

第二节　老年人的心理、生理特点与日常照护

随着年龄的增长，老年人各器官功能逐步衰退，又因家庭生活、社会生活、经济条件、人际环境、身体健康状况等的变化，老年人的心理、生理也随之发生变化，具有自身的一些特点。

一、老年人的心理特点与日常照护

(一)老年人心理特点

1.感觉、知觉减退

老年人感觉和知觉出现不同程度的减退，表现为视觉、听觉下降，味觉、嗅觉、皮肤触觉和温觉功能减退等，对老年人心理产生影响，使老年人易产生丧失感、隔绝感、衰老感等，也易出现老年人对外界信息的误解而引发矛盾，进而导致各种心理问题。

2.记忆能力下降

随着年龄的增长，老年人记忆能力下降主要表现为：机械记忆能力下降，老年人对需要机械记忆的，如某些历史年代、门牌号码等缺乏意义联系材料的记忆能力下降，对与生活事件有关的或有逻辑联系的内容记忆保持较好。老年人记忆的另一个特点是：往事记忆清晰，近事记忆模糊。老年人对过去的某些事件可以进行非常生动的描述，但对于"有无对人说过"这件事很快忘记，导致老年人反复唠叨往事。总的来说，老年人的记忆能力并非全面均衡下降。

3.思维能力下降

在日常生活中看起来很容易解决的事情，老年人往往考虑很久才做出回答，而且难免出错。同时老年人对事物的认识或解决问题的方法常带有倾向性，解决问题的灵活性不够。在快速变化的现代社会中，易与年轻人之间形成代沟，造成老年人的"落伍"感。此外，老年人由于退休等原因，思维的主动性降低，想象能力弱化，在生活、工作中缺乏创造性。

4.情绪改变

老年人情绪趋向不稳定，常表现为易兴奋、激惹、喜欢唠叨、与人争论，一旦强烈的情绪发生后需较长的时间才能平静下来。老年人在感情上变得比较脆弱，不喜欢听坏的或悲惨的事情。在生活中不愿谈生病、长肿瘤这类话题，不愿被别人说自己老了、快死了之类的话。

此外，老年人做事比较小心，容易出现担心、焦虑、抑郁心理。不喜欢听打打杀杀、恐怖、血腥的事情，看电视也是喜欢轻松欢乐的节目。有些老年人可出现心理行为的退化现象，表现得像儿童一样的幼稚、天真。

5.老年人的个性变化

老年人的个性心理特征个体差异较大,一般可分为以下几个类型:

(1)快乐型。这类老人通常身体健康,长寿者较多。他们能较好顺应退休后的角色,热爱自身,热爱生活,常以自己感兴趣的活动来度过闲暇时间。

(2)慈祥型。这类老人性情平和,胸怀宽广,乐于助人,人际关系较好,善于控制和调节自己的情绪,精神生活充实。

(3)孤独型。这类老人性格多内向,常常自责,很少向外表露自己,对一切事情持悲观态度。

(4)暴躁型。这类老人性格外向,脾气急躁,常常为小事而与他人争吵,造成人际关系不良。由于别人的"敬而远之",使他们日益孤独,加上情绪不稳,易患心血管系统疾病。

(5)猜疑型。这类老人平时较少与他人接触交往,对现状不满,郁郁寡欢,嫉妒心强。

后三种类型为适应不良的个性类型,容易使老年人产生人格障碍,如孤独、固执、抑郁、强迫、自卑、幼稚化等。

(二)影响老年人心理变化的常见因素

1.生理功能衰退

随着年龄的增长,老年人的生理机能出现明显的衰退,特别是大脑功能的衰退、感官系统功能的下降,对老年人的心理会产生很大的影响。由于身体功能的衰退,如牙齿的脱落、头发变白、性功能减退、行动迟缓、生活不能完全自理等,使老年人产生了消极心理,加上周围人也把其当作"老人"来看待,更加重了这种心理。老年人一旦强烈地意识到自己已经"老"了后,便会对一般日常生活失去积极性,对平时的生活不再感到满足,丧失对未来的憧憬和希望,从而加速身体的衰退,反过来又进一步影响心理状况,进入恶性循环。

2.离退休

老人因离退休从紧张而有规律的工作状态变为自由的赋闲状态,人际交往的范围大大缩小,来自单位同事、上下级之间的关心和帮助也随之减少,同时也因身体或疾病原因而远离社会,容易使老年人心理变得不稳定,如果不能很好地调节和适应,就会导致如离退休综合征、焦虑、抑郁等心理问题。

3.家庭矛盾

离退休后,经济收入减少,家庭重心发生改变,老年人的家庭角色随之转换,原有的家庭关系会有所改变,家庭中会出现新的矛盾,家庭矛盾对老年人的心理健康将产生较大的影响。

4.丧偶

丧偶是重大的生活事件,对老年人的生活破坏最大,所带来的心理问题也最不易克服。"少年夫妻老来伴",几十年的夫妻生活,一种相互关爱、相互支持的平衡状态突然被打破,会使老年人感到生活无望、乏味,甚至一蹶不振、积郁成疾。

5.其他

如社会文化因素和死亡的威胁。老年人受到社会的尊重,这是使老年人人格稳定的重要因素。但如果老年人得不到社会、家庭应有的尊敬,被周围人所冷落,会使老年人丧失自信心,变得意志消沉。此外,由于同龄人的相继去世,再加上自身又患各种疾病,老年人会从心理上感到自己正在与死亡接近,从而导致心理问题的产生。

(三)老年人常见心理问题

1.老年抑郁症

老年抑郁症是老年期最常见的心理问题,表现为情绪低落、郁郁寡欢,终日唉声叹气,孤独绝望,反应迟钝,觉得生活没有意义,生不如死,活动减少,主动性差,还有食欲下降等生理表现,部分病人表现出精神不定,或出现自杀企图和行为。抑郁情绪很容易被忽视,往往发现老人有自杀企图时,才引起重视。

2.焦虑症

急性焦虑发作一般可以持续几分钟或几小时,以不安、惊恐为突出表现,经过一段时间后会逐渐趋于缓解。老年人慢性焦虑表现为敏感、易激怒,遇到稍不如意的事就心烦意乱,注意力不集中,有时会生闷气、好发脾气,还可伴有腹胀、恶心、食欲下降、睡眠障碍等。老年人严重焦虑状态可使血压升高而诱发心脑血管意外,应及时就医。

3.疑病症

患疑病症的老人由于对自己的健康状况或器官的某些功能过分关注,怀疑自己患某种躯体疾病或精神疾病,经常诉说某些不适,但与实际情况并不相符,多次求医就诊而又不相信医生的结论,常感周围的人不理解、不同情他的疾病。疑病症状多种多样,有轻有重,轻者可仅为全身不适、疼痛,严重者卧床不起,呻吟不已,情绪抑郁、焦虑等。

4.孤独感

孤独是老年人认为自己被世人所拒绝或遗忘而产生与世人隔绝开来的主观心理感受。退休在家,活动范围变小,生活节奏变慢,使老人感到空虚、孤独。儿女成婚"离巢",或虽然共处一室,但由于代沟,家庭成员间共同语言较少,缺乏沟通,家庭关系趋于松散。另外,丧偶等因素也会造成老年人心理上的孤独感。有的老人因此大量地吸烟、酗酒,甚至产生冒险行为,严重时还有可能自杀。长期孤独会严重影响老人的身心健康。

5.睡眠障碍

老年人睡眠障碍最常见的是夜间失眠,表现为:

(1)睡眠时间缩短,睡眠时间随年龄的增加而缩短。老年人一般夜间睡5~7h,白天可小睡一会儿。失眠老人晚间睡眠时间少于正常,并伴有一系列如头昏、疲劳、记忆力衰退等不愉快的体验。

(2)入睡困难,入睡时间比平时多1个小时以上。

(3)早醒,比平时提前醒来1个小时以上。

(4)睡眠浅,易醒。老年人慢波睡眠增加,快波睡眠时间缩短,睡眠浅,觉醒次数增加,且不能很快再入睡。

(5)病态的假性失眠。个体持续一周以上具有睡眠时间大大减少的主观体验,但实际睡眠时间并未明显减少,或完全没有减少,又称缺乏睡眠感。

失眠虽不构成生命威胁,但可引起情绪不稳定、容易激动、烦躁不安、好发脾气以及精神不振、食欲下降、抵抗力下降等,影响老年人的身心健康。

失眠原因复杂,常见有环境改变、情绪因素、药物原因、饮酒、喝浓茶或咖啡、镇静药戒断、中枢神经系统病变等。

治疗失眠首先要保持一个宁静的心境、愉快的心情,创造良好的睡眠环境,改变不良的生活方式,适当遵医嘱使用镇静催眠药物。

6.空巢综合征

子女成年后相继离开家庭,形成老年人独守“空巢”,与老人原来期望的“儿孙绕膝”的天伦之乐相差甚远,一生的辛劳换来了如此结局,老人会产生怨恨、失落、孤独、抑郁等消极心理,再加上体弱多病、行动不便等,更加重了心理上的不适,久之,使机体免疫力下降,为疾病敞开了大门。

7.高楼住宅综合征

高楼住宅综合征是一种因长期居住于城市的高层闭合式住宅里,少与外界接触,很少户外活动,从而引起老年人生理、心理异常的一组症候群。老年人表现为性情孤僻、急躁、压抑、难与人交往及身体上的虚弱、抵抗力下降、骨质疏松等,甚至可因丧失生活的意义而自杀。

8.自我意识障碍

自我意识是个体对自己的认识和态度,由自我认识、自我体验与自我调节与控制构成。自我认识即认识到自己是一个怎样的人,自己的优点和缺点是什么,长处和短处是什么,形成正确的自我概念。认识自我之后,能否愉快地接受自己,对自己是喜欢还是讨厌,这属于自我体验。当自我与环境相互作用时,能否调节自我去更好地适应环境,当发现自己的短处和缺点以后,是否能控制自我,并进一步完善自我,这是自我调节与控制。

老年人的自我意识容易在自我认识、自我体验和自我调控等方面出现障碍,出现自我扩大、过度自责、自我厌恶和自我失控等各种不健康的心理行为。

自我扩大即是老年人盲目地夸大自己的能力和成绩,过分地以自我为中心,认为自己了不起,坚信自己所关注的问题意义深远,见解独到,渴望别人关注和欣赏,希望别人特别地看待自己,不能接受别人的建议和批评。自我扩大的老人大多自尊心极强,他们一方面对自己的才能夸大其词,自吹自擂,希望受到别人的特别关注,另一方面又不尊重他人,对他人往往不屑一顾,因而无法赢得他人的尊重。老年人自我扩大与情绪反常高涨有关。在强烈反常的情绪之下,会扰乱思维的指向性和正常的逻辑性,抽象概括过程会受到歪曲,可能做出错误的判断和推理。

过度自责的老人认为自己一无是处,总是不能容忍自己的缺陷,甚至将自己的缺点扩大化,认为这些缺点是不能接受的。有的不仅否认自己的工作成绩,责备自己工作中的不足,而且无休止地挑剔自己工作、生活中的毛病;有的坚信自己犯了严重的错误,将许多事情的全部责任都拉到自己的身上来,有的甚至毫无根据地认为自己犯了不可饶恕的罪行,连累了亲友,使国家和人民遭受重大损失,认为自己死也不能补偿罪过,严重时有可能自伤或自杀。过度自责常与情绪反常地消极、低沉和沮丧有关。

自我厌恶包括自我烦恼、自我悲观、自我讨厌、自我憎恨和自我绝望。这些老人通常处事谨慎，处处提防自己的行为出格，生活中一味退缩，过度忍让，对前途缺乏信心，悲观失望，听天由命，表现出自暴自弃，经常用愤怒和不满来掩饰自己的失意。有些老人对自己的言行严重不满，认为自己发生了过错行为，甚至犯了罪，带有严重的过错感和罪恶感，因而在良心上与自己过不去，经常强烈地谴责自己、憎恨自己。随着子女离家、退休、配偶死亡等情况的发生，老人感到自身前景凄凉，便会产生厌世心理，盼望尽早离开人世。

自我失控表现在认知、情绪和行为上。认知方面，有些老年人不读书、不看报，两耳不闻窗外事；而有些老年人却对什么都感兴趣，到处打听一些与自己无关的没必要知道的事情，生怕遗漏一点信息。情绪失控上，有些表现为情绪低落，郁郁寡欢，对什么刺激都激不起兴趣；有些表现为情绪过度兴奋，对微小的刺激做出强烈的行为反应，不是怒发冲冠，就是拳脚相加，大动干戈；还有些是情绪表现不适当，该高兴时反而悲伤不已。行为失控表现为老人没有明确的目标，优柔寡断，患得患失，不能做出决定，或做出决定而不能付诸行动，有的处事武断，不顾他人意见，一意孤行，常与他人发生冲突。

老人自我意识障碍，不能正确认识自我、接纳自我和控制调节自我，会严重影响心身健康。

（四）老年人心理护理

1.尊重、理解老年人

照护者应了解老人的个性特点、生活习惯、文化背景，尊重他们在人生历程中形成的观念，不刻意改变他们对事物的看法，学会理解他们。经常沟通，交流思想，促进相互理解。与老人交谈时应面对老人，说话速度要慢，咬字清楚，环境安静，必要时辅以书面交流或手势。

2.耐心倾听

倾听是一种艺术，其本身就具有治疗效应，倾听是心理护理的重要措施，比滔滔不绝的解说教导更有效果。倾听也要注意技巧，倾听老人诉说时应目光专注地看着对方，适时给出回应，比如点头或"嗯"，表示你正在专心倾听；不急于发表观点；无论对方说的事情在你看来多么可笑幼稚，向你诉说都是表示对你的信任，不要嘲笑他，也不要带着高姿态评点他的事；即使你不赞同他的想法，也要给予他想要的理解和安慰；重视老人的感受。

3.调整老人心态，增强自信

照护者应合理安排老年人的生活，帮助老人量力选择需要，适当降低生活的目标，扬长避短，争取达到现实的目标，以增强自信。避免"没用""不行"等消极语言，以免强化其负性情绪。发挥老人主观能动性及支持系统的作用，建立积极的心理暗示，避免使老人产生依赖，失去自我主见、事事都要他人来做主。诱使老人以自我欣赏的方式，体验身体健康的愉悦，如"今天精神不错""脸色很好"等来暗示老人，避免总是暗示自己身体这里不行、那边疼痛等。

4.鼓励参加各种兴趣活动和一些社会活动

帮助老人投身于感兴趣的活动,如钓鱼、画画、书法、摄影、养花、旅游、跳舞、布置家庭环境、社区聚会等等,通过参与一些兴趣活动、社会活动和娱乐活动等,起到锻炼身体、放松精神、结交朋友、排遣烦恼、调节情绪的作用,同时还能开阔心胸,让老年人体会到自身的价值和生活的意义,从中得到快乐,以积极的心态应对衰老。

5.教会老人心理调适的一般方法,避免大喜大悲

随着年龄的增大,血管硬化,老年人在强烈的情绪下易出现心脑血管意外。而在老年人的生活中,难免会遇上一些喜事或者伤心事,照护者应根据老人的生活习惯、文化背景教会老人　些有效的应对方式,如松弛疗法、精神胜利法、合理化等,避免大喜大悲等强烈的情绪带来的危险。

二、老年人的生理特点、患病特点及日常照护

随着年龄的增长,人体器官结构逐渐老化,功能逐渐退化,老年人身体会发生一系列的变化。了解老年人各系统的变化特点,才能为老年人提供全面优质的照护。

(一)老年人的生理特点

1.老年人感官系统特点

(1)皮肤:老年人皮肤弹性差,皱纹多而深;皮脂腺分泌减少,使皮肤表面干燥、粗糙、无光泽;汗腺分泌功能下降,体温调节能力下降;皮肤色素沉着,出现老年斑;皮肤感受器敏感性降低,对冷、热、痛等反应迟钝;皮肤的毛细血管减少,皮肤血供变差。老年人皮肤的屏障功能减弱,由于感觉迟钝,躲避危险的能力降低,易受各种因素损伤,如烫伤、冻伤、压疮等,而且皮肤受伤后不易愈合。

(2)眼睛:老年人对光线的适应能力降低;晶状体逐渐变黄,吸收光线中的短波,导致对蓝、绿、紫的色觉能力降低,并使进入视网膜的光线减少,影响视觉,称为"黄色滤镜作用";眼底血管硬化,视网膜变薄,黄斑变性,视细胞减少等,导致老年人出现老花眼;调节远、近视力的能力下降;对强光敏感;对蓝、绿、紫的色觉能力降低;视野缩小;易发生青光眼、白内障、老年性视网膜病等。

(3)耳:老年人耳郭弹性减退,表面皱襞变浅,辨别声音方向的能力降低;耳垢变稠,易堆积而堵塞耳道,鼓膜、听小骨等弹性降低,传音能力降低;内耳听细胞萎缩,听神经功能减退,感音功能降低,导致老年人听力下降,甚至出现传导性或神经性耳聋。

(4)味觉和嗅觉:老年人唾液分泌减少,味蕾逐渐萎缩且数量减少,味觉敏感性降低,味觉减退;嗅黏膜萎缩,嗅觉降低,食欲下降。

(5)前庭和运动位置觉:老年人前庭及运动位置觉功能减退,身体平衡能力降低,易摔倒。

2.老年人运动系统特点

(1)骨骼:骨骼是身体的支架、运动的器官,同时保护着机体重要的脏器。由于骨质疏

松及骨骼的退行性变,可导致老年人脊柱弯曲,身高变矮,牙齿松动、脱落,骨骼变脆易骨折等。

老年人骨质疏松较为常见,与性激素水平降低、钙的摄入不足或吸收不良或钙丢失过多、缺少户外活动、长期卧床等有关。

(2)关节:随着年龄的增长,关节发生退行性改变,发生软骨变性和骨质增生,使关节弹性、韧性、灵活性、活动度降低,同时由于骨质增生形成骨刺,造成关节疼痛、僵硬,活动范围受限。

(3)肌肉:肌纤维萎缩,肌肉体积变小,收缩强度、持久性、敏捷度下降,肌肉反射减弱,导致老年人动作迟缓、笨拙,易疲劳,容易出现腰酸腿痛。长期卧床或活动受限则可进一步导致肌肉萎缩。

老年人骨关节及肌肉的老化,使老年人的外形及运动能力发生改变,影响老年人的整体工作能力和对外界环境的适应能力,使老年人出现驼背、腰背酸痛、关节疼痛、活动受限、容易跌倒,容易发生骨折等。

3.老年人循环系统特点

(1)心脏:老年人心肌纤维老化,心肌收缩力下降,心输出量减少,代偿和储备功能下降,容易出现心慌、胸闷等症状。心脏传导功能变差,容易出现心律失常。肥胖、吸烟和缺乏运动加速心脏的老化。如果老年人能坚持适当的体育运动,使心脏功能得到合适的锻炼,那么心脏的一系列变化是可以得到延缓和改善的。

(2)血管:老年人血管壁硬化,弹性降低,管腔变小,周围血管阻力增加,容易引起高血压、脑血管意外、冠心病等。

(3)心血管调节能力:中枢神经功能减退,植物神经反应性降低;血管硬化,血管舒缩的反应性降低,心功能储备降低等因素的影响,老年人心血管调节能力降低,容易发生体位性低血压,尤其是老年高血压患者在服用降血压药物时更易发生。同时,老年人的血压易波动,气候变化、疲劳、焦虑、激动、紧张,甚至体力和精神上的微小刺激都可引起血压的升高而导致脑溢血、心肌梗死等并发症。

4.老年人呼吸系统特点

(1)呼吸道:老年人呼吸道黏膜萎缩,纤毛活动减少,咳嗽反射减弱,加温和湿化功能减弱,呼吸道变得比较干燥,容易发生呼吸道分泌物潴留;防御能力降低,易出现呼吸道感染;气管软骨钙化,弹性降低,喉部肌肉和弹性组织萎缩,吞咽与呼吸的协调性变差容易引起误吸。

(2)肺:老年人肺泡弹性下降,终末细支气管和肺泡塌陷,导致肺不能有效扩张,使肺通气不足。由于弹性纤维和胶原纤维减少,肺弹性回缩能力减弱,再加上呼吸道感染、分泌物潴留等因素导致气道不完全阻塞,易使老年人出现肺气肿、肺功能下降。老年人容易出现胸闷气促等缺氧症状。

(3)胸廓:肋软骨钙化使肋骨的活动能力下降,肋间肌和辅助呼吸肌萎缩,胸壁肌肉弹性降低,收缩力下降,胸廓变僵硬,使老年人胸廓的顺应性降低,影响胸廓的呼吸运动,进而影响肺功能,老年人常因肺气肿而出现桶状胸。

5.老年人消化系统特点

(1)口腔:老年人牙根萎缩,牙齿咬合面逐渐磨损,牙釉质变薄,对冷、热、酸、甜等刺激敏感,易产生酸痛;牙槽骨萎缩,牙齿松动脱落,使咀嚼功能下降,直接影响老年人进食的方式和食物的种类,影响营养物质的摄入;老年人唾液腺萎缩,分泌减少,影响了口腔的自净功能,同时由于老年人牙齿萎缩,食物残渣易残留,容易引起口腔炎症;老年人味蕾萎缩而使味觉减退,影响食欲,同时使老年人的口味偏厚,导致过分使用盐等调味品,进而影响身体的健康。

(2)咽、食管:老年人支配咽部、喉部活动的神经、肌肉协调性变差,易致吞咽困难,易发生误吸。食管平滑肌纤维萎缩,蠕动功能减弱,再加上唾液分泌减少,吞咽功能变差,易发生噎食。肛门括约肌松弛,胃内容物易反流至食管,引起反流性食管炎。

(3)胃肠道:老年人胃肠黏膜萎缩,消化液分泌减少,消化吸收功能下降,易引起营养失调。胃蠕动功能下降,胃排空延缓,引起上腹饱胀,食欲下降;肠蠕动功能下降,易引起便秘。

(4)消化腺:老年人肝脏萎缩,体积变小,结缔组织增生,肝实质变硬,导致肝脏合成蛋白质的能力下降,肝内各种代谢酶活性降低,肝脏功能下降;胆汁分泌减少,胆囊不易排空,胆汁变稠,胆汁中胆固醇含量较高,胆道系统容易形成结石;胰腺分泌胰酶减少,胃肠黏膜分泌消化液功能下降,使消化功能降低。

6.老年人泌尿系统特点

(1)肾脏:老年人肾脏逐渐萎缩,重量减轻,肾脏功能减退,表现为老年人肾小球滤过率下降;抗利尿激素分泌减少,尿液浓缩功能下降,夜尿增多;水、电解质调节功能降低,易脱水,限钠盐时易出现低钠血症,过度钠负荷时又易致水钠潴留;老年人对药物的排泄功能降低,易引起药物在体内蓄积中毒,老年人用药宜遵医嘱适当减量或延长给药间隔。

(2)输尿管:老年人输尿管肌层变薄,输尿管张力减弱,尿液进入膀胱的流速减慢,易产生尿液反流而引起泌尿道感染。

(3)膀胱:老年人膀胱肌肉萎缩,肌层变薄,纤维组织增生,膀胱容量减少,收缩能力减弱,排尿后残余尿量增多,常出现尿频现象;同时由于膀胱逼尿肌肌束局限性肥厚,在膀胱内形成憩室,常是老年人易产生泌尿系统感染的重要原因。

(4)尿道:老年人尿道平滑肌萎缩,尿道括约肌松弛,控制排尿能力降低,易出现尿失禁。老年女性因雌激素减少,尿道黏膜萎缩、松弛,可发生尿道隔膜脱垂而引起排尿困难;老年男性则因前列腺增生,压迫尿道而产生排尿困难、尿潴留等。

7.老年人神经系统、内分泌及免疫系统特点

(1)老年人神经系统特点:老年人大脑萎缩,神经细胞减少,脑动脉硬化,脑血供减少,直接影响大脑功能,再加上老年人身体机能的老化和疾病因素,促进了大脑的老化。大脑的老化加速身体各系统功能衰退,促进躯体的老化,而身体各系统的功能衰退和疾病,又可促进神经系统的老化。懒于动脑的老年人,大脑老化速度更快。参与社会活动,积极用脑,

对延缓神经系统老化,保持老年人良好的神经精神健康具有重要意义。

(2)老年人内分泌系统特点:老年人肾上腺功能减退,性腺萎缩,性激素减少,性功能下降,骨组织及脂类代谢受影响,易引起动脉硬化和骨质疏松,特别是女性绝经后冠心病发病率明显增高。老年人甲状腺萎缩,使老年人基础代谢率降低、怕冷、心跳减慢、倦怠等;老年人肾上腺皮质功能减退,应激能力降低,不能耐受内外环境的刺激,如手术、感染、创伤及心理应激等;老年人胰岛功能减退,胰岛素生物活性降低,易患2型糖尿病。

(3)老年人免疫系统特点:老年人免疫防御功能、免疫自稳功能、免疫监视功能下降,易患各种感染性疾病、恶性肿瘤及自身免疫性疾病。

(二)老年人患病特点

老年人由于生理、心理等的改变,同样疾病发生于老年人身上,与青壮年相比,表现不尽相同,治疗护理也有区别。老年人患病的特点有:

1.症状体征不典型

由于神经系统、感觉系统的老化,导致老年人对各种刺激反应不敏感,患病后自觉症状比较轻,不易及时发现。老年人对疼痛的敏感性低,据统计有35%~80%的老年冠心病患者发生心肌梗死时无疼痛或疼痛不剧烈;老年人发生急腹症时腹痛及腹肌紧张等表现不明显,常易发生误诊。老年人患病的症状和体征不典型,会影响老年人疾病的早期发现,并给临床的早期诊断和及时、正确地治疗带来困难。因此,照护者应了解老年人患病的特点,善于观察,重视老人的主诉,对老年人疾病的早期发现具有重要作用。

2.常常同时患多种疾病

老年人易患各种慢性疾病,且常常同时患多种疾病。如同时患糖尿病、高脂血症、冠心病、高血压、白内障、骨质疏松等疾病,这些疾病相互关联,相互影响,使病情复杂多变,给治疗、照护增加很大的难度。因此对老年人应综合考虑,制定周全的治疗和照护计划,确保治疗效果,促进老年人康复。

3.易发生水和电解质紊乱

老年人去脂组织萎缩,储水量降低,抗利尿激素分泌减少,易发生脱水。同时,老年人口渴中枢敏感性降低,皮肤老化而弹性差,发生脱水后症状不明显,不易及时被发现。老年人肾功能减退,体液调节功能下降,在有禁食、呕吐、腹泻、烧伤及使用利尿剂等情况下,易发生低血钾、脱水和代谢性酸中毒;而在过多水钠负荷时,易发生水钠潴留。

4.病程长、病情重、恢复慢、并发症多

老年人易患慢性病,起病隐匿,当症状明显时,病情往往已发展到晚期严重阶段。老年人患病后病情恢复慢,常难恢复到患病前的健康状态。同时老年人组织器官功能减退,储备能力和代偿能力差,常易发生各种并发症,出现脏器功能衰竭。老年人内分泌功能改变、运动机能减退、户外活动减少以及胃肠道和饮食方面等因素影响,易发生骨质疏松,骨质疏松易致骨折,骨折后不易愈合,长期卧床易出现肌肉萎缩、压疮、静脉血栓、尿路感染、尿路结石、肺炎、便秘等并发症。老年人也易出现脑血管意外、心力衰竭、肾功能衰竭、肝功能衰竭等。

5.易引起药物的毒性反应

老年人肝功能减退,经肝代谢的药物代谢速度减慢;老年人肾功能减退,经肾排泄的药物易蓄积体内;同时,老年人药物吸收及吸收后分布与年轻人不同;另外,老年人常用药较多,药物之间可相互作用,故老年人容易导致药物的毒性反应。因此,老年人用药常需减量或延长给药间隔。老年人用药在可用可不用的情况下尽量不用,对肝肾功能影响较大的药物应避免使用。

6.易发生意识障碍

老年人大脑萎缩,中枢神经功能减退,常使老年人患病时容易发生意识障碍或出现神经精神症状。任何急性病引起的高热、脱水、失血、电解质紊乱、低血压、低血糖、休克以及脑血管意外、心律失常、心肌梗死、败血症、肾功能衰竭等都可引起老年人意识不清;某些药物如镇静剂、中枢兴奋药等也可造成老年人的医源性意识障碍。

(三)老年人日常照护

1.日常饮食

为老年人提供合理膳食:①供给适当的能量以维持体重,供给足够的优质蛋白质,适当限制脂肪的摄入,增加富含膳食纤维和各种维生素、矿物质的食物。②老年人咀嚼和消化功能降低,食物加工宜细、软、松,采取烩、蒸、煮、炖、煨等方式烹调,使食物易于咀嚼和消化,同时注意食物的色、香、味,增进食欲。③合理用膳制度,避免过饱。④避免滥用保健品。

老年人的一日膳食组成应包括谷类250～300g、瘦肉类及鱼类100g、豆类及其制品100g、新鲜绿色蔬菜300g左右、新鲜水果100g左右、牛奶200ml、烹饪油20g左右、食盐低于6g、食用糖少于20g、胆固醇控制在300mg以内,少量饮用酿造酒或不饮酒。

谷类食物视活动情况而增减,其中可经常以一些粗粮或薯类代替部分谷类食物。尽量少吃动物性脂肪,少吃含胆固醇多的食物,如鱼子、蟹黄、蛋黄、奶油、动物内脏等。适当吃一些硬壳类食物,如核桃、瓜子、花生等,可提供机体所需的必需脂肪酸及微量元素等。

平时注意口腔卫生,餐后刷牙,保护好牙齿。牙齿脱落者,安装合适的假牙,并正确佩戴保养。

老年人嗅觉、味觉功能下降,避免过多使用糖、盐、酱油等调味品,可适当使用姜、蒜等来调味,以增加老人食欲。

2.日常活动与体育锻炼

(1)日常活动:尽可能长久地维持老年人的社会活动和日常生活能力是日常照护的重点内容之一,良好的社会活动能力和日常生活能力的保持,是老年人生活质量的保证,也是延缓各系统功能衰退的重要措施。

应尽可能地让老人参加一些老年活动,相互间交流思想,获得心理支持,使老人重新进行自我调适,使晚年生活过得有意义。平时多开展一些有益于身心健康的活动,如棋类活动、编织、读报、听广播、看电视等,尽可能地让老年人自己料理生活,如买菜做饭、收拾房间、做好个人卫生等,使老年人尽可能地达到自理生活,不可图省事而一切包办,避免过度照顾而加速老年人身体功能的衰退。

（2）体育锻炼：合适的体育锻炼可以促进人体新陈代谢,增强和改善心肌功能,增加心力储备及血管弹性,促进血液循环,同时增加肺活量,降低血胆固醇,改善组织供氧,也能消除紧张,改善精神抑郁状况等。应根据老年人自身的要求和身体状态选择合适的锻炼强度和运动种类。

适宜于老年人运动的种类有步行、慢跑、游泳、骑自行车、太极拳、跳舞、气功、球类活动、健美操等。

3.清洁卫生

协助和督促老人做好个人卫生和环境卫生,定期更换衣被,保持衣被整洁、舒适。每天清晨洗脸、梳头,保持良好的精神面貌。每晚洗脚,促进睡眠。每周沐浴1~2次,冬天可适当减少洗澡次数,浴后涂润肤油,保持皮肤清洁湿润。老人洗浴选择中性护肤浴皂或不用肥皂,勿使用碱性大的肥皂,避免皮肤疹痒。

4.安全护理

老年人由于感觉系统、神经系统、运动系统等功能下降,容易导致各种意外事故,在日常照护工作中应特别注意预防。

避免给老人带刺、带骨的食物。教会老年人注意食品存放时间,勿以嗅觉、味觉来判断食物是否变质,避免食用变质食物而引起食物中毒。

避免老人从事力所不能及的活动,如爬高、搬重物等;日常活动或体育锻炼时动作柔和,避免突然转身、闪避、跳跃等;从卧位或蹲位站立时,动作要慢,预防体位性低血压;地板防滑,桌椅不摇晃,走廊、浴盆、便池边安装扶手,照明设施良好且方便;老人房内物品放置有序并相对固定,方便取用;衣、裤、鞋大小合适;雾天、阴雨天、黄昏外出应有人陪伴,上下公交车、上下台阶要防止踏空,避免老人跌倒。

帮助老人佩戴合适的眼镜和助听器,使用合适的助行工具。

失智老人应专人护理,妥善保管药品、物品,避免误服、中毒、触电、自伤或伤人、走失等意外事件发生。

5.坚持学习

老年人应坚持学习,积极思维,过富有生气的生活,要避免脑力退休,防止大脑的"废用性萎缩"。可以让老年人写日记、写回忆录,或根据老人的兴趣,培养其爱好,如学习书法、绘画、养殖花卉、烹调、缝纫等。但要注意科学用脑,按照大脑兴奋抑制的规律,做到劳逸结合。

6.促进睡眠

（1）创造良好的睡眠环境和条件。每个人都有自己的生活方式,照护者应根据老年人的生活条件和文化背景,为其提供一个安静、舒适、整洁、安全的睡眠环境。

（2）解除身体上的不适。老年人身体上的舒适是其得到充分休息的主要保证。对于疼痛、肌肉紧张等不适或痛苦,可通过合理止痛、按摩、保暖等措施,使肌肉松弛,消除不适感,促进睡眠。

(3)满足老年人的睡眠习惯。尊重老人睡觉之前的各种习惯,有的老年人喜欢吃点心或热饮料;有些喜欢听广播、阅读或看电视;有些则喜欢温水沐浴等等。只要不影响疾病的治疗与护理,照护者应尽可能尊重他们的睡眠习惯。

(4)合理安排睡眠与活动。帮助老年人建立有规律的日常生活,养成良好的睡眠习惯。鼓励并帮助老年人日间进行适度的活动,如散步、打太极拳、看书、听音乐、与他人进行信息交流等,使其在白天保持清醒。睡眠前要避免饥饿或吃得过饱,避免饮用浓茶或咖啡,避免剧烈活动等。劝告老年人每天按时起床,以强化一日的生理节律。

(5)心理行为治疗。帮助老年人解除恐惧、焦虑等负性情绪,改善人际关系,使其保持良好的心态,以促进老年人的睡眠。

(6)诱导睡眠。睡前热水泡脚,做轻微的活动,如散步,做深呼吸并放松肌肉练习,或根据老年人的习惯,播放轻松的音乐和录音故事等,以诱导老人入睡。

(7)必要时按医嘱适当使用安眠药。

7.预防误吸、呛咳、噎食

(1)坐位进食。老人进食尽量取坐位,卧床老人侧卧并抬高床头,切忌仰卧位进食。

(2)集中注意力、缓慢进食。小口进食,细嚼慢咽,进食期间集中注意力,勿谈笑或一边吃饭一边看电视。

(3)注意食物性状。老人食物应细软,避免食用过于干燥、粗糙的食物,避免进食粉状食物。吃干食易噎食者,备水或汤类;喝稀食易呛咳者,应将食物加工成糊状。在进食蛋黄、栗子、糯米团子等食物时,更应小口缓慢进食。

8.预防体位性低血压

(1)缓慢起床。老年人突然改变体位,如从卧位突然站立,特别是清晨或晚间起床过快,易发生体位性低血压使老年人产生晕厥而跌倒。因此,老年人起床宜慢,可用三个半分钟:床上肢体活动半分钟,床上坐半分钟,床沿腿下垂坐半分钟。

(2)从蹲位到站立宜慢。从蹲位突然站立,甚至从低坐位突然站立也会出现体位性低血压的情况,因此,老年人应尽量避免长时间蹲位,从蹲位或低坐位到站立的速度要慢,应扶墙或借助其他物体慢慢起立,防体位性低血压。

(3)平时坚持参加适宜的体育锻炼,以增加心血管的储备功能和反应性。

(4)避免长时间站立。高龄老人不宜长时间站立,特别是服用抗高血压药物的老年人不宜长时间站立,在调整药物或联合用药时更要注意预防体位性低血压。

9.预防心脑血管意外

(1)避免任何可使血压突然升高的因素。老年人动脉硬化,凡影响血压或脑血管血流供应的各种原因都可成为脑血管意外的诱因,老年人应尽量避免这些因素,如过度疲劳、情绪激动、用力过猛(如搬运重物、用力大小便等)、体位突然改变、饮酒过量、饮食过饱、受寒、看情节惊险的电视节目等。

(2)多饮水。如饮水不足,则引起血液浓缩,容易引发血管内血栓形成;如发生在脑血管则导致脑梗死,如发生在心脏的冠状动脉则可引起心绞痛或心肌梗死。平时应经常督促老人饮水,在夏天或出汗多时更要注意补充水分。

(3)遵医嘱积极治疗糖尿病、高血压等慢性病。

10.防治便秘

(1)养成每日定时排便的习惯。即使无便意,仍要定时如厕,久之可形成反射性排便习惯。老年人最适宜的排便时间是在早餐后,因为餐后胃肠活动最活跃,容易形成排便反射。

(2)创造安全舒适的排便环境。提供坐式便器,耐心排便,排便时不看书报或听广播,注意力集中。同时可用双手沿结肠走向,自右上腹向左上腹、左下腹方向作腹部按摩,促进肠蠕动。

(3)增加膳食纤维摄入。在饮食上应增加膳食纤维的供给,多吃蔬菜、水果、粗粮,以增加粪量、软化粪质,刺激肠蠕动,缩短粪质在肠道的停留时间,有效防止和治疗便秘。也可多吃一些润肠的食物,如蜂蜜、香蕉、芝麻、核桃等。

(4)多饮水。足够的饮水量,可以减少粪质中水分的吸收,软化大便。另外,早晨起床后喝一杯水,可起到刺激肠蠕动、促进排便的作用。

(5)增加体力活动,加强锻炼。运动可以增强肌肉张力,促进肠道血液循环,促进排便。此外,每日有意识地舒缩肛门和会阴,以锻炼肛门外括约肌、肛提肌及耻骨直肠肌的收缩能力,促进排便。

(6)去除影响老人排便的各种因素。药物、环境、心理因素均可影响排便,了解老人情况,耐心照顾,及时消除影响因素,避免不良情绪及环境因素对排便的抑制。

(7)协助排便。粪便秘结、不能自行排出时,嘱不要用力大便,可用开塞露或甘油栓进行简易通便,对以上处理无效时可到医院进行灌肠等处理。

11.防治骨质疏松

(1)多做户外活动,经常接受阳光照射。阳光照射皮肤可使皮肤中的7-脱氢胆固醇转变为维生素D,活化的维生素D可促进肠道及肾小管对钙、磷的吸收,促进骨钙沉积。但过多接受紫外线照射,易诱发皮炎、皮肤癌、白内障等疾病。老年人可在上午9时太阳光比较柔和时晒晒太阳,不会对人体造成危害,同时多吃富含维生素C的蔬菜、水果,可增强皮肤抗紫外线损害的能力。避免在烈日下暴晒。

(2)坚持运动。老年人坚持适宜的运动,可以锻炼骨骼及肌肉组织,促进骨骼的血液循环,防止骨骼废用性脱钙而造成骨质疏松,有利于骨钙沉着,同时运动还可以增加关节肌肉的力量和灵活性,减少跌倒引起的骨折。

(3)补钙。进食富含钙质的食物,如牛奶、豆类及其制品、小虾皮等,牛奶含钙丰富且易吸收,是较好的补钙食品。此外,可以根据具体情况服用一些钙制剂。

12.功能锻炼

(1)预防听力下降。教会患者用手掌按压耳朵和用食指按压、环揉耳屏,每日3~4次,每次20~30次,以增加耳膜活动,促使局部血液循环,防止听力进一步下降。

（2）排尿功能训练。

① 排尿控制训练：即做排尿与终止排尿交替进行的练习，排尿时进行"排尿—终止排尿—排尿—终止排尿—排尽尿液"的训练，老人每次排尿都做这样的练习，长期坚持，能较好地提高控制排尿的能力，减少或控制尿失禁现象。

② 盆底肌肉锻炼：收缩肛门及臀部肌肉5s，放松5s，再重复收缩、放松，每次练习15min左右，每日数次，以锻炼盆底肌肉，较好地协助和控制排尿。

（3）呼吸功能锻炼。

①腹式呼吸训练：嘱老人将一只手轻按上腹部，在吸气时让腹部对抗手的压力慢慢隆起，呼气时腹部下陷，并用手轻轻下压，重复5~7次后休息片刻。老年人膈肌萎缩，腹式呼吸功能退化，如老人能够进行一定时间的腹式呼吸训练，重建腹式呼吸，提高膈肌的运动度，可明显增加肺的通气量，提高呼吸功能。

②缩唇呼吸：立位或坐位，用鼻深吸气后，将口唇缩成小孔状，用力将肺内气体从缩小的唇孔中呼出，也可用一个细管代替唇孔呼气。为增加呼出气的阻力，还可设计从细管吹气推动一个有一定重量的小球，此种训练可使支气管内压力上升，避免小气道在呼气时过早关闭，增加呼气量，减少残气量，同时有利于呼吸肌的功能锻炼。

第四章 居家照护基本知识及技能

第一节 清洁卫生

学习目标:
1. 能复述晨晚间照料的主要内容。
2. 能按照正确的步骤进行日常生活的照料。

一、清洁卫生专业知识

(一)日常生活的照料

清洁是每一位老人的基本需要,是保持和促进老人健康的重要保证。通过清洁可达到清除体表微生物及其污垢的目的,防止病原微生物的繁殖;清洁时按摩、揉搓皮肤表面可促进血液循环,有利于体内代谢废物的排出;清洁还可以使身体感觉舒适,心情愉快,满足人的自尊需要。因此,清洁不但是人的生理需要,也是人的心理需要。

1. 晨晚间照料

主要包括协助老人更衣(即穿、脱衣裤)、排便(排泄)处理、刷牙、漱口(不能自理者做口腔清洁)、洗脸、洗手、梳头、洗脚、会阴部清洁、整理床单位等。

2. 清洁口腔

(1)口腔的生理功能和特点

口腔有进食、咀嚼、品味、语言等功能,口腔内的腺体分泌消化液可帮助食物的消化完全吸收。同时口腔也是病原微生物侵入机体的途径之一。正常人的口腔内存在一定量的微生物,当健康状况良好时,饮水、漱口、刷牙等活动,对细菌可起到一定的清除作用,所以很少发病。老年人,尤其是患病时机体抵抗力下降;饮水少,进食少,消化液分泌减少,对口腔内细菌清除能力下降;进食后食物残渣滞留,口腔内适宜的温度、湿度使细菌易于在口腔内生长繁殖,常引起口腔内局部炎症、溃疡、口臭及其他并发症。

(2)口腔清洁的方法

①刷牙与漱口。养老护理员要鼓励自理的老人自己刷牙;半自理的老人刷牙时,养老护理员应扶助老人呈坐位或半坐位。对牙齿稀少或完全脱落且神志清醒的老人,在每次进

食后,要协助其进行漱口。不能起床的老人,要协助其用吸管吸水漱口刷牙,以使口腔清洁。

②棉棒(棉球)擦拭清洁口腔。适用于病情危重、卧床不能自己刷牙或存在意识障碍的老人。

③假牙的清洁。许多老人使用假牙,养老护理员要叮嘱老人在饭前、饭后漱口,每天清洁假牙,以防口腔感染;同时告诉老人不宜吃太硬或黏性较大的食物,以防损坏假牙;每半年或一年到专业医院复查一次,确保假牙佩戴舒适。

3.头发照料

老年人头发大多干涩、易脱落,做好头发的梳理、清洗,可清除污物,减少脱落,焕发青春活力;清洁头发,做到经常梳理,还可帮助疏通经络,促进血液循环,获得良好的保健效果。

根据老人的自理程度和病情,对头发的照料可采取梳头、坐位洗头、床上洗头等方法。

4.皮肤清洁

(1)皮肤的生理功能

皮肤具有保护机体、调节体温、吸收、分泌及感觉等功能。完整的皮肤是天然的屏障,可阻止微生物侵入。清洁的皮肤使老人身体舒适,心情愉快。

(2)老年人的皮肤特点

人到老年,由于皮肤逐渐老化,皮脂分泌减少,皮肤大多干燥,容易发生瘙痒;皮肤对冷、热刺激等感觉功能减弱;随着年龄的增长,皮肤抵抗力下降,使老人容易发生皮肤疾病,如出现老年斑、老年性湿疹、老年皮肤瘙痒症等。

(3)皮肤照料的要点

①外出回来后要注意洗脸洗手;沐浴时要用温水,不要使用碱性皂液。冬季洗澡每周一次即可,浴后适量涂擦乳液滋润皮肤。

②夏季出汗多时,要及时洗浴,保持皮肤的清爽;当紫外线照射强烈时,外出应戴遮阳帽或涂擦防晒用品,以防紫外线对皮肤造成损伤。

③多食含有维生素及矿物质的食物,做到均衡饮食。不吸烟,少饮酒,少吃含有咖啡因的饮品。每日应饮水6~8大杯,以利于促进人体内循环,加速细胞生长,保证皮肤水分充足。

④每天保证7~8h的睡眠,皮肤会在人体睡眠时产生细胞的自我更新。

⑤保持良好情绪状态,减少紧张与压力;适当做运动,以加速皮肤表面的血液循环。

5.整理床铺

(1)目的

为卧床老人勤换被服,随时保持床铺的清洁、干燥、平整、柔软,可使老人感觉舒适,预防并发症的发生并保持室内的整齐与美观。

（2）要求

①床单位（床和床上用品、床头小桌、椅）应每日进行清扫擦拭。

②被褥应经常置于太阳下暴晒，以保持清洁、松软，并可起到消毒杀菌的作用。

③每周要定期更换床单、被罩；对于大小便失禁的老人应随时更换污染的床单、被罩等物品。

（二）压疮的照料

1.压疮的概念

压疮是由于身体局部组织长期受压，血液循环受到阻碍，局部持续性缺血、缺氧、营养不良而导致局部软组织的溃烂和坏死。压疮也称压力性损伤。

2.引起压疮的常见原因

（1）老人长期卧床或长时间不改变体位，使局部组织受压过久，导致血液循环障碍。常见于昏迷、瘫痪、营养不良、水肿、极度消瘦和不能自理的老人。

（2）皮肤经常受潮湿、摩擦等物理性刺激，如大小便失禁、床单皱褶不平整、床上有碎屑，导致皮肤抵抗力降低，皮肤完整性被破坏。

（3）各种固定性的治疗或护理保护措施使用不当，如夹板、石膏绷带、约束具等医疗用具，其固定的松紧不适宜或衬垫不当，导致局部血液循环障碍。

（4）全身营养不良等。

3.压疮容易发生的部位

压疮易发于身体受压和缺乏脂肪组织保护、无肌肉包裹或肌肉层较薄的骨骼隆突处，如枕部、耳郭、肩胛部、肘部、骶尾部、髋部、膝关节内外侧、内外踝、足跟等部位。俯卧时还可发生在髂前上棘、肋骨突出部、膝部等处，如图4-1-1所示。

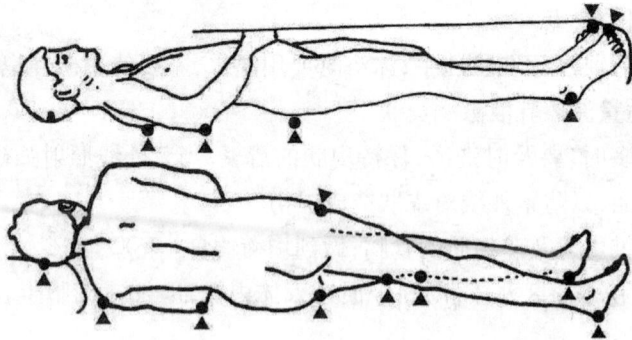

图4-1-1　压疮的易发部位

4.压疮的预防方法

压疮的预防，主要在于消除发生的原因。对老人进行日常生活照料时，要做到"五勤"，即勤翻身、勤擦洗、勤按摩、勤整理、勤更换。每天严格细致地检查和交接老人局部皮肤的变化和护理措施落实的情况。

（1）避免身体局部长期受压

①对长期卧床的老人要鼓励并协助其经常翻身，变换体位，使骨骼突出部位轮流承受

体重。翻身的时间应根据老人皮肤受压的情况而定。一般每2h翻身1次,必要时1h翻身1次,翻身时要将老人的身体稍抬起再翻转或挪动位置,避免拖、拉、推等动作,以免擦伤皮肤。

②保护骨隆突处和支撑身体空隙处。当老人的体位安置稳妥后,可在身体与床铺间的空隙处垫软枕、海绵垫等,条件允许可使用气垫褥、水褥等,从而减轻骨骼突出部位的压力,使支撑体重的面积加宽而均匀。

(2)避免潮湿、摩擦和身体排泄物的刺激

①经常保持床单的清洁、干燥、平整、无皱褶,及时清理床上的渣屑和废物。

②保持老人皮肤清洁、干燥。对大小便失禁、出汗多的老人要及时擦洗、清洁皮肤,及时为老人更换清洁、干燥的衣裤和被服。不可使老人直接卧于橡胶单或塑料单上,以防刺激皮肤。

③不可使用破损的便器,以免擦伤老人的皮肤。

(3)增进受压部位的血液循环

每天要认真检查老人全身的皮肤情况,尤其身体受压的部位。经常用温水为老人擦澡、擦背,经常用湿热的毛巾按摩压疮易发部位,以促进血液循环。

(4)增进营养的摄入

在老人病情许可的情况下,给予高蛋白、高维生素、高热量的饮食,并注意老人的饮食照料,以促进老人的食欲,增加营养的摄入。

二、清洁卫生操作技能

(一)头发照料

1.梳头法

(1)准备工作。纸巾、毛巾、梳子。

(2)操作程序。向老人解释→协助老人坐起→纸巾和毛巾围于老人肩上(卧床老人,可将纸巾和毛巾铺于枕巾上)→长发者将头发松散开→一手压住发根→另一手用梳子由发根梳到发梢(卧床的老人可先梳一侧,再梳理另一侧)→将脱落的头发包裹在纸巾中→撤下毛巾→整理衣服、床铺,如图4-1-2所示。

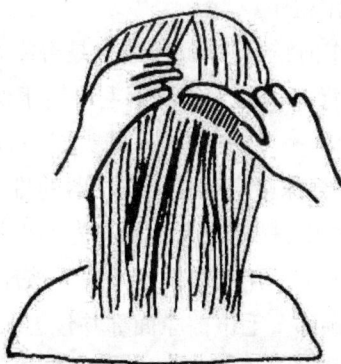

(3)注意事项。

图4-1-2　梳发方法

①梳头动作要轻,不可强拉硬拽,以免造成老人疼痛和头发脱落。

②如果头发缠绕成团不易梳通时,可涂抹少量白酒湿润后,再小心梳理。

2.坐位洗头法

(1)准备工作。

①物品：毛巾、洗发液、梳子、水盆、暖瓶、座椅、水壶（水温40~45℃）。

②环境：关闭门窗，调节室温至24~26℃。

（2）操作程序。向老人解释→搀扶老人坐在水盆前→将毛巾围于老人胸前和颈肩部→松开头发→叮嘱老人双手扶稳盆沿→闭眼→低头于水盆中→一手托住老人前额→另一手用热水淋湿头发→涂擦洗发液→揉搓头发并用指腹按摩头皮→用干净热水冲净头发→用胸前毛巾擦净面部及头发→头发梳理整齐（有条件者可用吹风机吹干头发）→搀扶老人回床休息→整理用物，如图4-1-3所示。

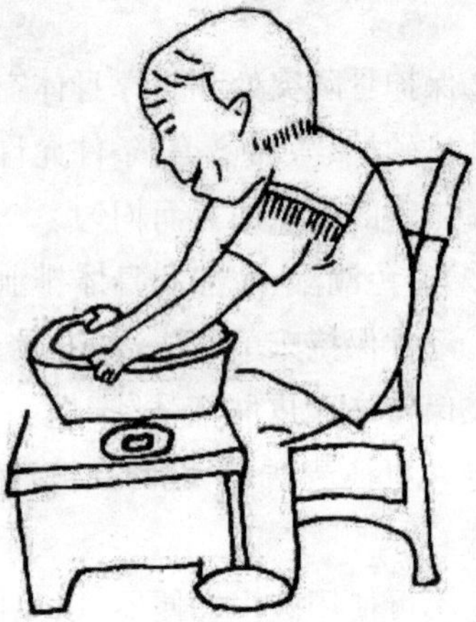

（3）注意事项。

图4-1-3　坐位洗发

①洗发过程中，随时注意老人的反应，询问其感受。如水温是否合适、揉搓是否恰当等，以便随时调整操作方法。

②注意室温、水温变化，及时擦干头发，防止老人着凉。

③操作动作要轻快，以减少老人的不适和疲劳。

3.床上洗头法

（1）床上洗发器洗头。

①准备工作。

a.物品：床上洗发器、毛巾2条、洗发液、梳子、水盆、水壶（水温40~45℃）、污水桶，必要时备电吹风。

b.环境：关闭门窗，调节室温至24~26℃。

②操作程序。

a.操作前：解释并询问老人是否需要便器→协助老人斜角平卧→头置于床边→枕头移至老人肩背部→橡胶单及干毛巾铺于枕头上→松开衣领向内折→另取一干毛巾折叠后围于老人颈部→一手托住老人的头部→另一手将床上洗发器垫于老人头下（老人的头枕于洗发器上）→棉球堵塞双耳→洗发器的排水管下接污水桶。

b.操作中：松开老人头发→先冲少量温水→询问老人水温是否合适→用热水冲湿头发→涂擦洗发液→用指腹揉搓头发并按摩头皮（力量适中，揉搓方向由发际向头顶部）→热水冲净→用颈部干毛巾擦净面部并包裹头发。

c.操作后：手托住头部→一手撤去洗发器→将枕头移回老人头下→取下耳内棉球→用包头毛巾擦干头发（必要时用电吹风吹干头发）→梳理整齐→撤去橡胶单及大毛巾助老人取舒适卧位→整理老人衣服和被褥→开窗通风，如图4-1-4、5所示。

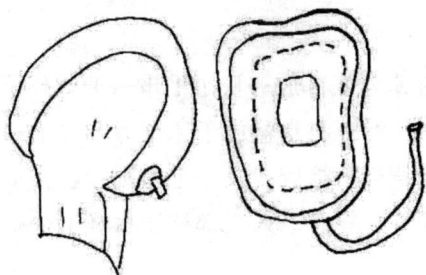

图4-1-4　床上洗发器　　　　　　　图4-1-5　床上洗发器洗头

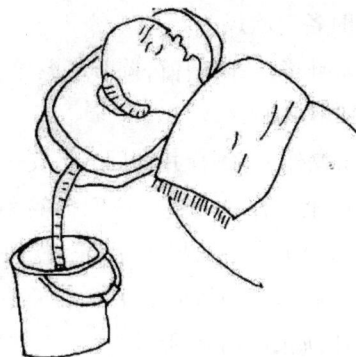

（2）马蹄形垫洗头。

①准备工作。

a.物品：马蹄形垫洗发器、毛巾2条、洗发液、梳子、水盆、水壶（水温45℃）、污水桶，必要时备电吹风。

马蹄形垫制作方法：用数张纸（可用废报纸代替）卷成筒状，外包浴巾再次卷起，围成马蹄形水槽，上覆盖大塑料布或橡胶单，如图4-1-6所示。

b.环境：关闭门窗，调节室温至24~26℃。

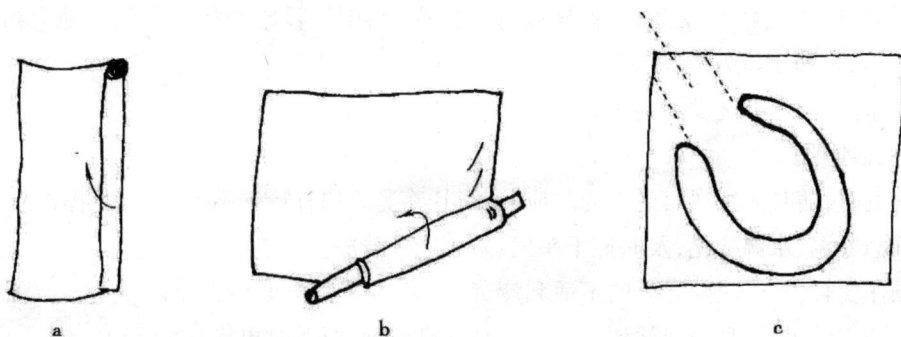

图4-1-6　马蹄形垫制作

a.数张纸卷起；b.放于浴巾上卷起；c.上覆塑料布

②操作程序。

a.操作前：解释并询问老人是否需要便器→同床上洗发器洗头方法，如图4-1-7所示。

b.操作中：同床上洗发器洗头方法。

c.操作后：同床上洗发器洗头方法。

（3）扣杯洗发。

①准备工作。

a.物品：小毛巾2块、毛巾2条、洗发液、梳子、水盆、水壶（水温40~45℃）、搪瓷杯、污水桶，

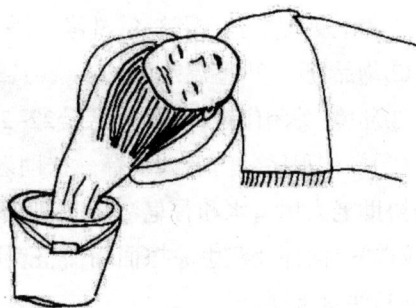

图4-1-7　马蹄形垫洗发

必要时备电吹风。

b.环境:关闭门窗,调节室温至24~26℃。

②操作程序。

a.操作前:解释并询问老人是否需要便器→在水盆底部放一块小毛巾→搪瓷杯倒扣在小毛巾上→杯底上垫一块四折的小毛巾(见图4-1-8)→将水盆放于床头旁方凳上→协助老人斜角平卧→头置于床边→枕头下移至老人肩背部→橡胶单及干毛巾铺于枕头上→松开衣领向内折→另取一干毛巾折叠后围于老人颈部→托起老人头部枕于水杯上→棉球堵塞双耳,如图4-1-9所示。

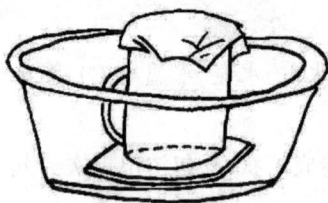

图 4-1-8 扣杯制作   图 4-1-9 扣杯洗发

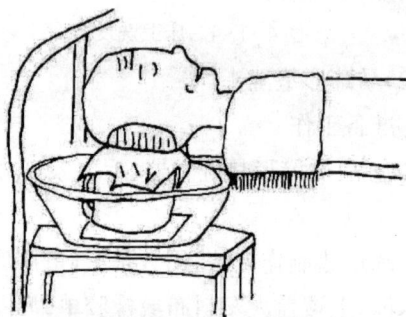

b.操作中:盆内污水较多时,置橡胶管于盆内,利用虹吸原理将污水引入地上污水桶内,其余步骤同床上洗发器洗头。

c.操作后:同床上洗发器洗头。

③注意事项。

a.洗发时,随时注意观察老人的反应,询问其感受。如有特殊不适,应停止操作。

b.注意室温、水温变化,及时擦干头发,防止老人着凉。

c.操作要轻快,以减少老人的不适和疲劳。

d.防止水流入眼、耳内或沾湿衣服、床单,如已沾湿,要及时更换。

(二)皮肤清洁

1.清洁面部、双手法

(1)准备工作。

①养老护理员:衣帽整齐,洗净双手。

②物品:脸盆内盛温水(42℃左右)、塑料布(橡胶单)、毛巾、香皂、面霜等。

③环境:关闭门窗,调节室温至22~26℃。

(2)操作程序。向老人解释→扶助老人坐起→盖被上铺塑料布(橡胶单)→水盆放在上面→协助老人用清水和香皂清洁面部、手臂和双手→清水洗净并擦干→撤去水盆与塑料布(橡胶单)→面部及双手涂擦面霜→整理用物。

(3)注意事项。

①水温不可过热,以防烫伤。

②脸盆要放稳并注意固定,避免倾倒沾湿被褥和衣物。

③鼓励自理老人自己清洗面部和双手。

2.足部清洁

(1)准备工作。

①养老护理员:衣帽整齐,洗净双手。

②物品:脚盆内盛温水(42℃左右)、塑料布(橡胶单)、毛巾、香皂等。

③环境:关闭门窗,调节室温至22~26℃。

(2)操作程序。向老人解释→掀开盖被→扶助老人取仰卧屈膝位(膝下可垫枕头)→足下铺塑料布(橡胶单)→裤管向上卷至膝部→放稳盛温水的脚盆→将　只脚放入水盆浸湿→涂擦香皂→用小毛巾清洗踝部、足底、脚面、趾缝→再用清水洗净→同法清洗另一侧→撤去水盆→擦干双脚→整理用物,如图4-1-10所示。

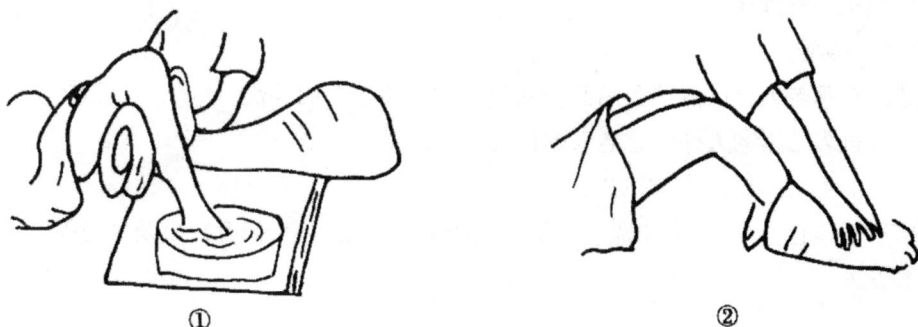

图4-1-10　足部清洁

(3)注意事项。

①水温不可过热,以防烫伤。

②脚盆要放稳,避免打湿被子,一旦弄湿及时更换。

③注意趾缝处要洗净。

3.女性老人会阴部清洁

(1)准备工作。

①养老护理员:衣帽整洁、清洗并温暖双手。

②物品:水盆内盛温水(42℃左右)、塑料布(或橡胶单)、中单(或一次性尿垫)、毛巾;对不能自理的老人需要准备冲洗壶(内盛温水)、清洁的衣裤和被单、浴巾、便盆等。

③环境:关闭门窗,调节室温至22~26℃,有条件时用屏风遮挡老人。

(2)操作程序。

①会阴清洁法。向老人解释→掀开盖被→被尾向上折叠→协助老人取仰卧屈膝位→裤子脱至膝部→臀下铺塑料布(或橡胶单)、中单(或一次性尿垫)→将毛巾浸湿→拧至半干→由会阴上部向下至肛门部擦洗→撤去塑料布(或橡胶单)、中单(或一次性尿垫)→穿好裤子→整理床单位和物品,如图4-1-11所示。

②会阴冲洗法。

a.向老人解释→掀开盖被→被尾向上折叠→扶助老人脱下一侧裤腿→取仰卧屈膝位→腿部盖浴巾。

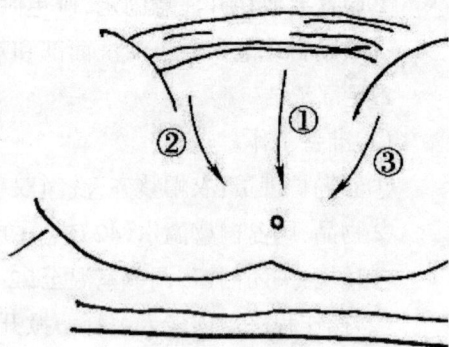

图4-11　会阴清洗

b.臀下铺塑料布（或橡胶单）、中单（或一次性尿垫）→一手托起老人的骶尾部→另一手将便盆放在臀下。

c.一手用小毛巾（或镊子夹持棉球）分开阴唇→另一手持冲洗壶自上而下冲洗会阴（或用小毛巾清洗）。

d.冲洗干净后用毛巾擦干→撤去便盆、塑料布（或橡胶单）、中单（或一次性尿垫）→为老人穿好裤子→整理床单位和物品。

（3）注意事项。

①鼓励自理老人自己清洗会阴部；不能自理者，给予会阴冲洗。

②不可过多暴露老人并注意老人的保暖。

③擦洗的毛巾不要过热，以防烫伤。

④操作动作轻稳，不可将冲洗液流至老人的腹部及被褥上，如有污染及时更换。

4.沐浴法

（1）淋浴。

①准备工作。

a.物品：淋浴设施（水温40℃左右）、毛巾、浴巾、浴液、洗发液、清洁衣裤、梳子、坐椅等。

b.环境：关闭门窗，浴室温度冬季以24~26℃为宜。

②操作程序。

a.操作前：向老人解释→携用物至浴室内→搀扶老人到浴室（或用轮椅运送）→调节水温（约40℃）→协助老人脱去衣裤（肢体有障碍时，应先脱健侧、后脱患侧）→搀扶老人坐在淋浴椅上。

b.操作中：为老人洗头→用浴液和清水洗净面部、耳后、颈部、双上肢、胸部、腹部、背臀部、双下肢、会阴部→洗净后关闭水龙头。

c.操作后：搀扶老人站起→用毛巾（浴巾）尽快擦干其身体→让老人坐在椅子上→协助更换清洁衣裤（肢体有障碍时，应先穿患侧、后穿健侧）→搀扶老人（或用轮椅运送）回床休息→盖好被褥→整理用物→刷洗地面→换下的衣裤进行清洗处理，如图4-1-12所示。

③注意事项。

a.浴室不要从内插门，以免发生意外时不能进入。可在门把手上悬挂示意标牌。

b.浴室地面应放置防滑垫，以防老人滑倒。

c.调节水温时，先开冷水，后开热水，避免老人着凉或烫伤。

d.老人淋浴时间不可过长,水温不宜过热,以免发生头晕等不适。

e.沐浴应安排在饭后1h,以免影响消化吸收。

f.随时询问和观察老人的反应,如有不适,应立即停止操作。

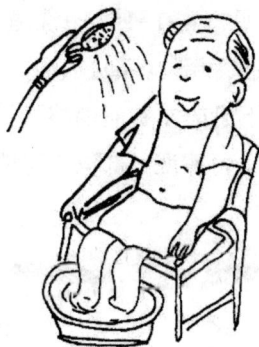

图4-1-12　淋浴

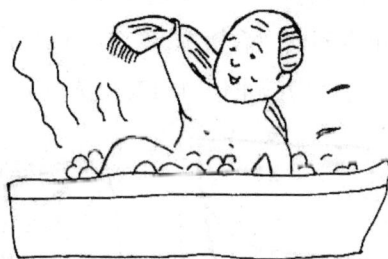

图4-1-13　盆浴

(2)盆浴。

①准备工作。

a.物品:浴盆设施(水温40℃左右、水量1/3~1/2浴盆)、毛巾、浴巾、浴液、洗发液、清洁衣裤、梳子、座椅等。

b.环境:关闭门窗,冬季调节浴室温度至24~26℃为宜。

②操作程序。

a.操作前:向老人解释→携用物至浴盆旁→用手测试水温(手感觉温热不烫手或根据老人的习惯)→搀扶老人进入浴室(或用轮椅运送)→扶助老人脱去衣裤(肢体有障碍时,应先脱健侧、后脱患侧)→搀扶老人进入浴盆坐稳(需要时将老人抱入)→叮嘱老人双手握扶手或盆沿。

b.操作中:叮嘱老人闭眼→用水冲湿头发→涂擦洗发液→用指腹揉搓头发并按摩头皮(力量适中,揉搓方向由发际向头顶部)→用清水冲净头发→用浴液清洁身体→依顺序清洗面部、耳后、颈部、双上肢、胸部、腹部、背臀部、双下肢、会阴部→再用清水洗净浴液。

c.操作后:扶助老人站起→干毛巾擦干身体→浴巾包裹并搀扶出浴盆→坐在座椅上→更换清洁衣裤(肢体有障碍时,应先穿患侧、后穿健侧)→搀扶老人(或用轮椅运送)回床休息→盖好被褥→整理用物→刷洗浴盆和地面→换下的衣裤进行清洗处理,如图4-1-13所示。

③注意事项:同淋浴。

(3)床上擦浴。

①准备工作。

a.物品:水盆(内盛温水40~45℃)、毛巾、浴巾、浴液、梳子、指甲剪、橡胶单、清洁衣裤、暖水瓶、污水桶等。

b.环境:关闭门窗,浴室温度冬季以24~26℃为宜。

②操作程序。向老人解释→携用物至床旁→松开盖被→需要放平床头与床尾→按需要给予便器。

a.面部清洁：浴巾铺于枕头上→毛巾盖在胸前→将小毛巾浸湿后拧干→对折成四层（见图4-1-14）→用小毛巾的四个角擦洗双眼（内眦和外眦）（见图4-1-15）→洗净小毛巾→将小毛巾包裹在手上（见图4-1-16）→分别用浴液、清水擦拭额部、鼻部、两颊、耳后、颈部（额部由中间向左右擦洗，鼻部由上向下擦洗，面颊由鼻唇、下巴向左右面颊擦洗，颈部由中间向左右擦洗）（见图4-1-17）→洗净毛巾→擦干脸上的水迹。每擦洗一部位需清洗毛巾。

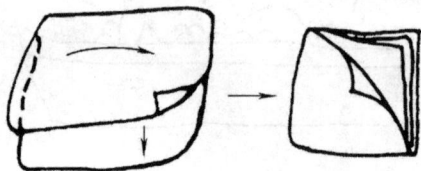

图4-1-14 折叠小毛巾

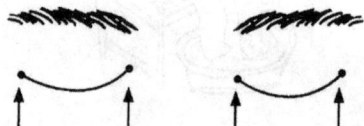

图4-1-15 擦拭双眼

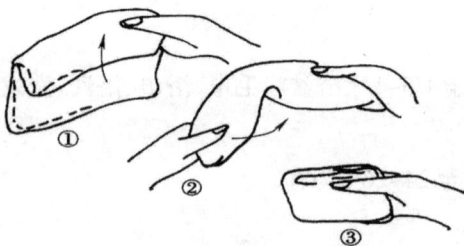

图4-1-16 小毛巾包手法

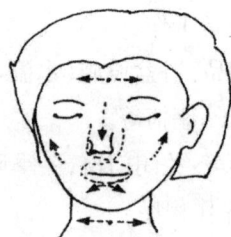

图4-1-17 面部擦拭顺序

b.手臂清洁：脱去老人一侧衣袖→暴露手臂→浴巾铺于手臂下→小毛巾浸湿→包裹在手上→分别用浴液、清水由前臂向上臂擦拭→洗毕用浴巾擦干→同法擦拭另一侧，如图4-1-18、19所示。

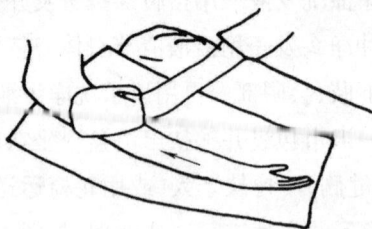

图4-1-18 床上手臂擦拭

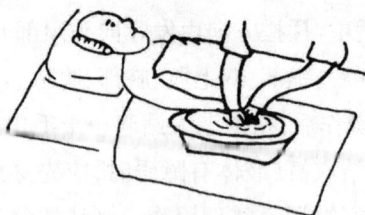

图4-1-19 床上洗手

c.胸部清洁：将老人盖被向下折叠→暴露胸部→用浴巾遮盖胸部→小毛巾浸湿→包裹在手上→分别用浴液、清水由颈部向下擦拭胸部及两侧→擦净皮肤皱褶处（如腋窝、乳房下垂部位）→擦洗中随时遮盖浴巾，如图4-1-20所示。

d.腹部清洁：将老人盖被向下折至大腿上部→浴巾遮盖胸腹部→浸湿的小毛巾包裹在手上→分别用浴液、清水由上腹部向下腹部擦拭→擦净肚脐皱褶处→擦洗中随时遮盖浴巾，如图4-1-21所示。

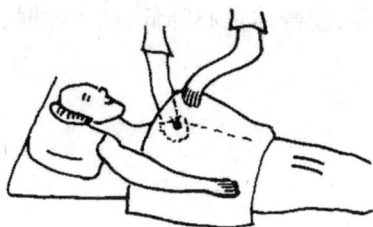

图4-1-20 胸部擦拭

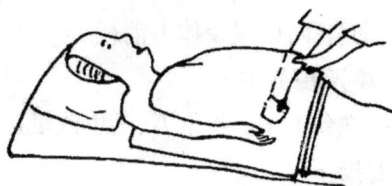

图4-1-21 腹部擦拭

e.背臀部清洁:协助老人翻身侧卧→背部朝向养老护理员→将背部一侧盖被向上折→暴露背部及臀部→浴巾铺于背部、臀部下→浸湿小毛巾包裹在手上→分别用浴液、清水由腰骶部螺旋形向上至肩部擦洗全背→擦洗臀部→用浴巾擦干→更换清洁上衣,如图4-1-22所示。

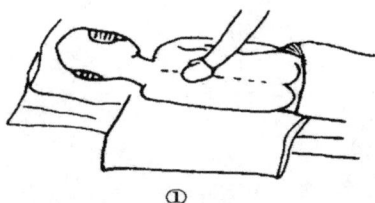

① ②

图4-1-22 背臀清洁

f.下肢清洁:协助老人取平卧位→暴露双腿→浴巾遮盖侧下肢→另一侧下肢屈膝→一手包裹潮湿的小毛巾→另一手扶住屈膝下肢的踝部(呈固定状)→分别用浴液、清水由小腿向大腿方向擦洗→用浴巾擦干→同法擦洗对侧下肢,如图4-1-23所示。

g.足部清洁:将老人盖被的被尾向上折→取一软垫在老人膝下→将橡胶单和浴巾铺于足下→水盆放在浴巾上→将老人一只脚浸于水中→用小毛巾清洗各邻位(注意脚趾缝)→洗后放在浴巾上→同法清洗另一侧→撤去水盆→用浴巾擦干双足,如图4-1-10所示。

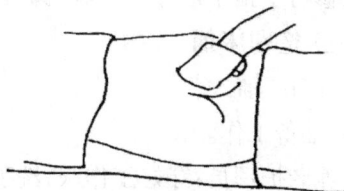

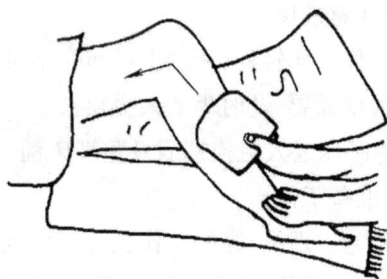

图4-1-23 下肢清洁

h.会阴清洁:将湿毛巾递给老人(能自己擦洗者)→叮嘱由会阴上部向下至肛门部擦洗。不能自理者,可用会阴冲洗法(同前所述),如图4-1-11所示。

③注意事项。

a.擦浴中,要随时遮盖老人身体暴露部位,以防着凉。

b.尽量减少对老人的翻动;操作动作要敏捷、轻柔。

c.及时调整水温,更换热水;清洗会阴部的水盆和毛巾要单独使用。

d.擦洗中经常与老人沟通;注意观察老人反应,如出现寒战、面色苍白等情况,要立即停止擦浴,让老人休息并注意保暖。

e.养老护理员为老人擦浴站立时,可两脚稍分开,使身体重心降低;端水盆时,尽量靠近自己的身体,以减少体力消耗。

5.修剪指(趾)甲

(1)准备工作。指甲刀、毛巾或纸巾。

(2)操作程序。

①可在老人沐浴后修剪(指甲较软,便于修剪)。

②平日如果老人指甲较硬,先用温水浸泡5~10min→在手下(或足下)垫纸巾→修剪指甲(先剪手指甲,后剪脚指甲)→修剪完毕用纸巾包裹碎屑弃掉→整理床铺。

(3)注意事项。

①不可修剪过深或过短,不可损伤皮肤,尤其对患有糖尿病的老人。

②修剪手指甲最好用圆剪,脚指甲最好用平剪。

(三) 整理床铺

1.清扫床铺

(1)准备工作。

①养老护理员:穿好工作服,洗手,戴帽子、口罩。

②物品:床刷、布套(消毒液浸泡后拧至半干)。

(2)操作程序。向老人解释→站在床的一侧(最好右侧)→折叠被子置于床尾→床刷套上半干的布套→清扫枕头下面→清扫床头至床尾被褥上的渣屑→转到床的另一侧→同法清扫→将枕头拍打蓬松→放回原处→取下床刷上的布套→清洗、消毒后晾干备用→整理物品。

(3)注意事项。

①操作动作轻稳,床刷上的布套不可过湿。

②根据需要,及时为老人更换被服。

2.为卧床老人更换被服及整理床铺

(1)准备工作。

①养老护理员:穿好工作服,洗手,戴帽子、口罩。

②物品:床刷、布套(消毒液浸泡后拧至半干)清洁大单、被罩、枕套,必要时备清洁的衣裤。

③环境:关闭门窗,冬季调节室温至24~26℃。

(2)操作程序。

①操作前:携用物至床旁→向老人解释→椅子放在床尾→物品按使用顺序码放在椅子上(先用的放在上面)。

②操作中(见图4-1-24)。

a.更换大单(褥单):站在老人右侧→松开被尾及大单→协助老人翻身侧卧(背向养老护理员)→枕头移向远侧→松开近侧各层被单→将污被单向上卷入老人身下→清扫褥垫上的渣屑→取清洁大单→清洁大单的中线对齐床中线→展开大单→远侧一半塞于老人身下

→近侧大单平整铺于床褥上→协助老人翻身侧卧于清洁大单上（面朝养老护理员）→枕头移至近侧→转至对侧（老人左侧）→松开各层被单→污单向上卷并从老人身下取出→放在床尾架上（或污衣袋内）→清扫褥垫上的渣屑→拉出塞在老人身下的清洁大单→平整铺好。

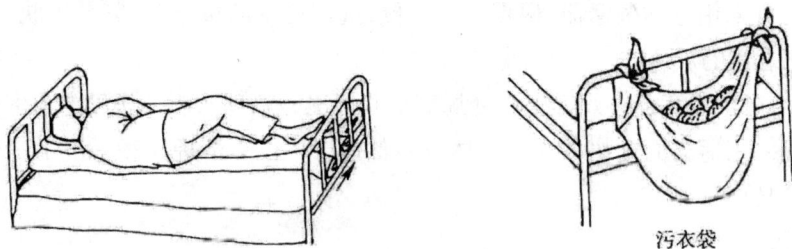

图4-1-24　为卧床老人更换被服及整理床铺

b.更换被套：松开棉被→撤出棉胎→置于床尾（呈S形）→清洁被套平铺于床上（在老人身上）→将棉胎装入被套→整理棉被→撤出（翻卷）污被套→放于床尾架上（或污衣袋内）→棉被两侧内折成被筒→被尾向下折叠平整。

c.更换枕套：手托起老人头部→另一手撤出枕头→在床尾更换枕套→同法将枕头放回老人头下（必要时，为老人更换衣裤）。

③操作后：整理用物→污被单、衣裤送去清洗→开窗通风→洗手。

（3）注意事项。

①清扫床铺时，能够下床活动的老人劝其暂时离开房间。

②随时注意老人安全与舒适，必要时可使用防护栏，防止老人坠床。

③操作动作轻稳，不要过多暴露老人身体并注意保暖。

（四）预防压疮的方法

1.准备工作

（1）养老护理员：衣帽整洁、清洗并温暖双手。

（2）物品：水盆（内盛温水42℃左右）、毛巾、浴巾、治疗碗（内盛30%~50%酒精约50ml）、乳液、软枕、海绵垫等。

（3）环境：关闭门窗，冬季调节室温至24~26℃。

2.操作程序

（1）协助老人侧卧→背部朝向养老护理员（翻身时应将老人抬起，避免拖、拉、推→翻身侧卧后应根据老人身体情况，需要时可先用枕头托于胸腹前及膝部，以保持体位稳定、舒适）。

（2）暴露背部及骶尾部位（要注意保暖，以免老人受凉）→检查受压部位血液循环情况→浴巾铺于背部、臀部下→用温热毛巾擦净全背皮肤（由腰骶部螺旋形向上至肩部）→双手掌心沾适量乳液或30%~50%酒精涂于背部→行全背按摩3~5min（先从老人骶尾部开始，沿脊柱两侧边缘向上按摩至肩部，行环形动作按摩，按摩后轻轻滑至臀部尾骨处，如此反复数次后,再用拇指指腹由骶尾部开始沿脊柱按摩至第7颈椎处,每次3~5 min,力量要足够地刺激肌肉组织)。

(3)对受压处局部按摩(用手掌大小鱼际沾少许酒精后紧贴皮肤,行环形动作按摩,压力要均匀,每次3~5min,注意皮肤如已有轻度压伤者,不可在受压处按摩,以防加重损伤)。局部按摩也可采用电动按摩器,根据不同部位,选用适宜的按摩头,紧贴皮肤进行,并随时询问和观察老人的反应。

(4)用浴巾擦净背部→观察受压处局部皮肤情况→整理衣服→协助老人恢复舒适体位→根据情况采用适当的支垫方法支持体位→整理床单位→清理用物→洗手→记录(翻身、皮肤受压情况)。

3.注意事项

(1)进行按摩时,掌根部要压住局部皮肤,避免摩擦皮肤表面。

(2)一般情况每2h为老人翻身1次,必要时1h翻身1次。

(3)不可将老人直接卧于橡胶单上,其上必须铺好中单或其他棉制物品。

(4)使用海绵垫等物品时,外面须加布套。

第二节 睡眠照料

学习目标:
能说出为老人创造良好睡眠的环境和生活方式的主要措施。

一、睡眠照料专业知识

(一)睡眠与健康的关系

1.睡眠是健康的需要

(1)睡眠是人体的基本生理需要,是人类赖以生存的必要条件,更是老人获得健康的必要因素。人每天大约有1/3时间在睡眠中度过,所以保证充足的睡眠是人体生命活动不可缺少的部分。

(2)充足的睡眠可以帮助老人消除疲劳,保护大脑神经细胞的生理功能,稳定神经系统的平衡,延缓衰老。如果长期失眠或睡眠不足,会加速神经细胞的衰老和死亡。所以高质量、有规律地充足睡眠,有助于老人的健康与长寿。

(3)环境的舒适程度也与老人的身心健康和疾病的康复有密切的联系。宽松、和谐、舒适的生活环境可使老人心情愉快,提高睡眠质量;同时还可增强战胜疾病的信心。老人休养的环境应做到安静、整洁、光线充足、空气流通、房间温度和湿度适宜。

2.影响老人睡眠质量的因素

(1)大脑老化。随着年龄的增加,进入老年期后,机体大脑皮层的抑制过程减弱,会使睡眠时间减少,睡得不深,容易被吵醒并且醒后不易再入睡,这是老年人大脑老化的表现。大多数老人每天睡6~7h,加上午睡0.5~1h就可满足机体的生理需要。

(2)下肢痉挛和小腿不适。老年人常有下肢肌肉周期性收缩,有时一夜可发生30次以上,使得老人感觉小腿不适,严重影响老年人的睡眠(多发生于高龄老人)。

(3)皮肤瘙痒。由于老年人的皮肤皮脂层逐渐变薄,使皮肤干燥、感觉神经末梢表浅,受外界轻微刺激即可引起瘙痒,也会影响老人进入深度睡眠。

(4)夜间尿频。老年人的膀胱生理性缩小、括约肌收缩无力,极易使膀胱饱满,尿液不容易完全排空;男性老人大多患有前列腺肥大,从而使夜间尿频,影响睡眠。

(5)疾病。当老人有饥饿或腹胀、关节肌肉等部位的疼痛,组织器官出现各种疾病时,都会影响正常睡眠。

(6)运动和活动。适当的运动或活动能促进睡眠;不运动、不活动或过度运动、劳累都会降低睡眠质量甚至使入睡困难。

(7)心理因素。情绪激动、低落或出现恐惧、焦虑、悲痛等心理状态时会影响睡眠;而舒畅、愉快的情绪能促进睡眠和提高睡眠质量。

(8)环境因素。空气污浊、灯光过强、环境嘈杂、房间温度过低或过高、床铺不舒适(被子不柔软、枕头高低和软硬不适度)等因素影响睡眠;环境和作息时间改变也会影响睡眠。

(9)睡眠节律及其他。更换睡眠地点、不安稳的旅途生活等,可破坏老人的睡眠节律;睡前饮用浓茶、咖啡等饮料,不适当服用安眠药,看兴奋刺激性的电视或杂志,都会影响老人的睡眠。

(二)促进睡眠的护理措施

1.仔细了解老人平日睡眠习惯

每晚需要睡眠几小时;每天几点就寝;早晨几点起床;睡前有没有特殊习惯,如喝热饮料、热水坐浴或背部按摩;睡前是否需要服用安眠药等。

2.安排舒适的睡眠环境

(1)室温和光线。① 根据老人要求和习惯,关闭门窗、调节室内温度。夏季最适宜的温度为25~28℃,冬季为18~22℃,相对湿度60%左右。② 拉上窗帘(最好深色)遮挡室外光线,关闭照明灯,可根据需要打开洗手间灯,创造舒适、安静、光线暗淡的睡眠环境。

(2)通风换气。在老人入睡前的1h,将卧室门和窗户打开,保证卧室空气流通和新鲜。一般通风时间大约为20min。

(3)安静。老人睡眠的环境要保持安静,不要有噪声;为老人做各项护理工作时要尽量集中时间,不要在老人睡眠时操作;养老护理员要做到走路轻、操作轻、关门轻、说话轻;保持房间通道的通畅。

3.促进老人身体的舒适,诱导睡眠

(1)做好洗漱照料。主动协助老人做好睡前个人卫生。清洁口腔;用热水洗脸、洗手、洗脚;排空大小便;清洗会阴部和臀部。老人双脚发凉时,要用热水泡脚,确保老人身体清爽、温暖和舒适。

(2)整理床铺。①铺好被窝,拍松枕头,枕头高低调节合适,一般最舒适的高度是6~9cm,或按照老人的习惯选择高度。②根据季节冷暖增减盖被,也可使用热水袋或其他方法温暖被窝,但要注意在老人入睡前将热水袋取出,以防发生意外。

(3)保持良好的睡眠姿势。①主动倾听老人主诉,协助老人采取适当体位;对有腰部疼痛或关节痛的老人,要确保身体在充分放松和体位舒适的情况下入睡,必要时对受压部位、头皮、颈部、肩部实施按摩,以减轻疼痛。②及时设法解除和控制老人身体的不适,如疼痛、气喘、胸闷、瘙痒等,无法解决的不适问题,应报告医生或护士。

(4)心理安慰。老人心理有压力会导致睡眠障碍,养老护理员要注意观察。如果老人有不愉快或烦心的事情,要及时与老人谈心,陪伴老人,耐心倾听老人的诉说,给予安慰,使老人的心理压力得以缓解。

二、睡眠照料操作技能

(一)准备工作

1.物品:水盆、热水、毛巾、枕头、棉垫、呼叫器、便器等。

2.环境:安静。

3.养老护理员:衣帽整洁,洗净并温暖双手,听取老人睡眠习惯和要求。

(二)操作程序

1.环境照料

向老人解释→征得同意后→打开门窗→通风20min左右→室内物品放置合理→关闭门窗→调节室温→拉上窗帘→根据习惯打开卫生间灯→关闭房间大灯、电视或收录机。

2.整理床单位

打开床盖→铺好被窝→拍松枕头→根据老人习惯调节枕头高度→依季节增减盖被→冬天可将热水袋放在被窝内→待老人入睡前取出→呼叫器放在枕旁→急救药品放在易于拿取的地方→依老人病情放好便器。

3.睡前个人卫生

协助老人漱口→刷牙→热水倒入水盆内→调节水温→解开老人领口和袖口→洗脸→洗手→换脚盆→洗足部(冬天可用热水泡脚)→协助排便(必要时)→更换水盆→洗会阴部、臀部→扶助老人脱衣上床入睡→协助老人取平卧位或侧卧位,如图4-2-1所示。

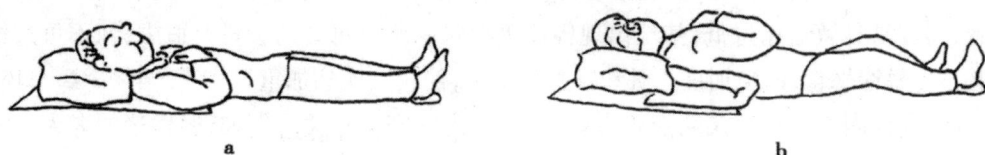

图 4-2-1　睡眠卧位

a.平卧位；b.侧卧位

（三）注意事项

1.随时观察老人病情变化和入睡情况。

2.动作轻稳,减少老人疲劳。

3.根据老人情况,在身体受压部位垫海绵垫等,如图4-2-2所示。

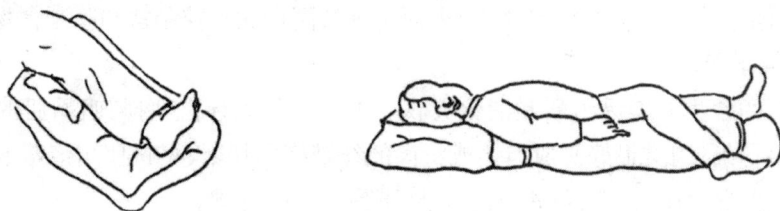

图 4-2-2　在身体受压部位垫海绵垫

4.主动询问老人睡前生活习惯及有无特殊嗜好。

第三节　饮食照料

学习目标:

1.能说出基本饮食的种类和适应对象。

2.能根据老人的自理情况正确进行进餐、饮水等操作。

一、饮食照料专业知识

（一）促进饮食营养的方法

1.饮食与疾病痊愈的关系

（1）进食时间。老人每天进食的时间是否相对固定、是否规律,直接影响体内胃酸分泌量,对胃溃疡病的老人直接影响消化性溃疡病的转归;规律的进食可促进溃疡创面的愈合。

（2）饮食量。每天、每次进食量的多少,直接影响老年人的健康。患糖尿病老人饮食量过多,会增加体内胰腺负担,使血糖增高,加重病情;饮食量过少,尤其是服用降糖药后不进食者,很容易导致血糖过低,甚至出现昏迷等症状。所以每餐的餐量要适中,切不可过饱,尤其不可暴饮暴食,以免加重心脏和肾脏的负担,使相关疾病加重。

(3)饮食内容。很多疾病能否痊愈,与进食内容密切相关。例如,肝昏迷的老人,一段时间内一定遵医嘱禁食蛋白质食物,否则会加重病情甚至威胁生命。

2.为老人制作饮食的要求

老年期,由于体内对食物消化、吸收的各个系统和器官发生了退行性改变,外加日常活动量和运动量的减少,机体所需要的能量也随之减少,使得老年人的饮食营养需求发生了变化,饮食的数量和种类由多变少,饮食的质量要求由低变高。因此,食物烹调时要做到:

(1)选择食物原料要荤素搭配,注意食物的质量、颜色、味道要新鲜;营养素要齐全;供给优质蛋白、低脂肪、低糖、低盐、高维生素和适宜含钙、铁的食物;主食应提倡米、面和杂粮混食,宜选用全麦谷类(如糙米、红米、全麦面包等);副食注意控制盐和腌制食物的摄入,如腊肉、咸菜、腐乳等。

(2)烹制的食物要容易咀嚼和消化吸收。由于老年人牙齿缺损,咀嚼肌的张力低下。因此,蔬菜要切细;肉类最好制成肉馅或将肉的纤维横向切断;尽量使用清蒸或炖煮、红烧的方法;尽量少吃油炸、烧烤、煎炒得比较硬、不易消化的食物。

(3)为吞咽困难的老人烹制食品时,应将食物去骨、剔刺、切细、煮软;食物制成黏稠度高的状态,如稠米粥、糊状的菜饭等。

(4)由于老年人的味觉、嗅觉低下,所以喜好味道浓厚的食物,特别是盐和糖,而盐和糖食用过多对健康不利,用量要注意适宜;如果老人在进餐时因味道太淡而影响食欲,烹调中可用醋、姜、蒜等调料来改变食物的味道。

(5)食物宜清淡少盐,健康的老人每日摄入的盐量应在6g以内(相当于2个可口可乐瓶盖内的容量),以减少高血压、心脏病的发病率。

(6)食物中必须有较丰富的膳食纤维。膳食纤维有促进胃肠蠕动的作用,并可防止粪便在肠内的滞留,对预防便秘和肠道肿瘤的发生有一定作用;蔬菜、水果和粗粮中含有较丰富的膳食纤维。

3.促进饮食营养的方法

(1)了解老人饮食习惯、促进合理膳食。

了解老人每日进餐次数、每日餐量、每次餐量等,根据老人饮食习惯选择食品和烹调方法,适当补充蔬菜水果,经常调换口味,以促进老人食欲,保证其摄入营养丰富的合理膳食。

养成良好的饮食习惯,向老人说明凡是有营养价值的食物都要食用,不要挑食和偏食,进食要定时定量;进食速度不宜过快;不宜进食过冷或过热的食物。

老年人一天大约所需的食物:牛奶或豆浆250ml,鸡蛋1个,瘦肉120g,蔬菜400g,水果120g,米或面250~300g,油20g,糖20g。

(2)促进老人食欲的措施。

①良好的进餐环境。

a.进餐时室内环境要清洁,空气要新鲜,不要有异味,必要时室内通风换气。

b.餐桌、凳椅要擦净,没有水渍和污渍。

c.根据老人所吃的食品和习惯准备好餐具,餐具尽量定人使用,用后要洗净;集体使用的餐具要定期消毒。

d.创造和谐氛围和与其他老人交流的机会,有条件时让老人与大家共同用餐。

②食物的制作和调配。食物的色、香、味齐全可刺激消化液的分泌,增进老人的食欲。在不违背老人治疗原则的前提下,要照顾老人的口味,精心制作,多样化调配饮食。

③采取正确的进餐姿势。

a.进餐时要保持老人上半身挺直,身体稍向前倾,以利食物顺利、安全地进入老人胃内;不要让老人的上半身后仰,这样会造成食物下咽困难,甚至发生呛咳或吸入呼吸道导致疾病、威胁生命安全。

b.对不能下床的老人,应扶助老人采取坐位或半坐位,身体的背后及周围用棉被、软枕或支架加以固定后,再协助进餐。

c.对坐起有困难的老人,应尽可能将老人的头胸部用软枕抬高或摇高床头30°~50°,利于老人吞咽。

d.对完全不能抬高上半身的老人,应尽可能为老人采取侧卧位并使头部向前倾斜。

④食物的温度要适宜,以防过热的食物造成口腔黏膜的损伤,过冷的食品导致胃肠不适;夏天不宜给老人喝过多的冷饮。

⑤主动征求老人对食物种类、烹调方法、就餐环境等方面的建议和意见,及时改进。

⑥协助老人每天进行必要的身体锻炼和活动,促进胃肠道的消化和吸收并可保持大便通畅;多和老人说话,使老人的心情在舒畅状态下愉快进餐。

(二)基本饮食种类

基本饮食的种类主要包括:普通饮食、软质饮食、碎食饮食、半流质饮食、流质饮食。

1.普通饮食

(1)特点:包含各种基本食物,营养素平衡,美观可口,容易消化,无刺激,品种丰富。

(2)适用对象:咀嚼功能、消化功能好,病情较轻或处于疾病恢复期,体温正常,能下地活动或卧床,但不需要饮食治疗的老年人。

(3)用法和要求:每日三餐,主食、副食(蔬菜、水果、肉食)、汤类均衡搭配,总热量恰当。但不宜多吃油炸、易胀气的食物。

2.软质饮食

(1)特点:所含的营养素平衡,食物碎、烂、软,如软米饭、面条、煮烂和切碎的菜,剁碎的肉、鱼、家禽等,老人容易咀嚼和消化。但要少食油炸、油腻和强烈刺激的调味品。

(2)适用对象:用于流质和普通饮食之间,处于疾病急性期和恢复期之间,咀嚼和消化能力较差的老年人。

(3)用法和要求:每日三餐,每两餐之间适当加餐。如软饭、面条(片)、饺子等,做到饮食纤维少、无刺激性。

3. 半流质饮食

（1）特点：食物呈糊状、冻状、汁状等半流质状态，是软质饮食与流质饮食的过渡，如米粥、馄饨、蛋羹、藕粉、果冻、豆腐脑等。半流质饮食无刺激性，纤维素含量少，易于吞咽、消化和吸收，营养丰富。

（2）适用对象：用于身体虚弱、咀嚼和消化能力较差、口腔有疾患、消化道有疾病或发热的老人。

（3）用法和要求：少食多餐，每日5~6餐，每次的餐量视老人的病情需要而定。

4. 流质饮食

（1）特点：食物呈流动的液体状态，水分含量较多，老人可直接吞咽，容易消化和吸收，如水、乳类、豆浆、米汤、稀藕粉、肉汁、菜汁、果汁等。由于流质饮食所含的热量和营养素不足，故不能长期使用，仅在老人进食有困难或采用鼻管喂食时短期使用。

（2）适用对象：进食有困难、高热、大手术后的老人；消化道有疾病和病情危重的老人；全身衰竭的老人；使用鼻管喂食的老人。

（3）用法和要求：每日6~8次或每2~3h 1次，每次200~300ml；也可根据老人具体病情适当加以调整。

二、饮食照料操作技能

（一）协助老人进食

1. 能自己进食的老人

（1）准备工作。

①物品：餐具（碗、筷子、汤勺、吸管）、清洁用具（肥皂、毛巾、漱口杯）。

②环境：清新、整齐，餐桌和餐具清洁。

③养老护理员：衣帽整洁、洗手。

（2）操作程序。

①向老人解释→协助老人洗手→准备餐具→搀扶老人（根据病情可采取步行、轮椅）就座餐桌前→手边放清洁、潮湿小毛巾→胸前围餐巾→摆放食品→主动介绍本餐的主食和副食。

②进食后协助老人清洁面部→漱口→搀扶老人（根据病情可采取步行、轮椅）离开餐桌→鼓励老人在床旁稍做休息（或活动）→如需卧床应采取右侧卧位（或平卧位）以利于食物消化和吸收。

（3）注意事项。

①根据老人的情况选择恰当的餐具。上肢有活动障碍时，可选择勺把加大、加粗的汤勺，餐具下面设有吸盘以便固定。

②主动征求老人对饮食质量、种类、烹调技术等方面的意见。

2.不能下床的老人

(1)准备工作。

①物品:餐具(碗、筷子、汤勺、吸管)、清洁用具(肥皂、毛巾、漱口杯)、床上小桌。

②环境:清新、整齐,餐桌和餐具清洁。

③养老护理员:衣帽整洁、洗手。

(2)操作程序。向老人解释→扶助老人坐起(或将床摇起呈半坐位)→协助洗手→床上摆放小餐桌(见图4-3-1)→颈下、胸前围餐巾→手边放清洁、潮湿小毛巾→摆放食物和餐具→鼓励老人自己进餐→必要时在旁协助进食→餐后协助老人洗手、漱口→整理用物。

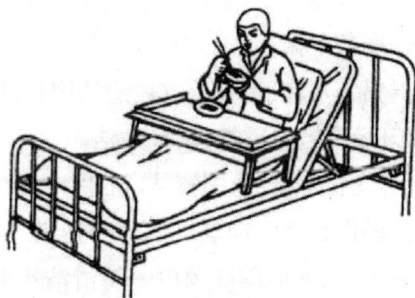

图4-3-1 床上小桌进餐

(3)注意事项。

①喂食速度视老人情况而定,每次喂食1/3汤匙,固体、流质食物应交替,避免噎食。

②对视力障碍的老人,在进餐前养老护理员应主动告知食物的名称、摆放位置;对鱼类的食物应先将鱼刺去掉。

③偏瘫老人进食需要采取侧卧位时,头部不要向后仰,以防老人发生呛咳。

3.吞咽困难的老人

(1)准备工作。

①物品:餐具(碗、筷子、汤勺、吸管)、清洁用具(肥皂、毛巾)。

②环境:清新、整齐、餐桌和餐具清洁。

③养老护理员:衣帽整洁、洗手。

(2)操作程序。向老人解释→协助老人取半坐位(或坐位)→洗手→手边放清洁、潮湿小毛巾→颈下、胸前围餐巾→先喂适量温水(湿润口腔)→喂固体食物(送入口腔健侧)→再喂流质饮食→鼓励老人吞咽→餐后协助老人洗手、漱口→整理用物→如需卧床应采取右侧卧位(或平卧位)。

(3)注意事项。不宜选择圆形、滑溜或带黏性的食物,食物应去骨、切细、煮软,必要时将食物用粉碎机打成糊状。

(二)协助老人饮水

1.不能下床的老人

(1)准备工作。

①物品:水杯、吸管、饮料、清洁用具(肥皂、毛巾)、围巾、小毛巾等。

②环境:清新、整齐,水杯清洁。

③养老护理员:衣帽整洁、洗手。

(2)操作程序。向老人解释→协助老人洗手→取坐位或半坐位→颈下、胸前围好围巾→将清洁小毛巾放在老人手上→将盛好水的水杯递给老人(或用吸管)→擦去老人口角旁水痕→整理用物→叮嘱老人(尽量)保持饮水体位10min→根据需要采取适当体位。

（3）注意事项。

①动作轻稳、态度认真,及时做好记录。

②病情许可时,最好采取坐位,以防发生呛咳或吸入性肺炎。

2.吞咽有困难的老人

（1）准备工作。

①物品:水杯、吸管、饮料、清洁用具(肥皂、毛巾)、围巾、小毛巾等。

②环境:清新、整齐,水杯清洁。

③养老护理员:衣帽整洁、洗手。

（2）操作程序。向老人解释→协助老人洗手→根据老人情况取适当体位(半坐位或平卧位)→颈下、胸前围好围巾→将清洁小毛巾放在老人手上→用吸管或汤匙喂水→将水送入口腔一侧→擦去老人口角旁水痕→整理用物→叮嘱老人保持饮水体位10min左右。

（3）注意事项。

①保证老人每日的饮水量,一般为1500ml左右,并做好记录。

②饮料温度合适,特别在使用吸管时,要防止烫伤发生。

③病情许可时,最好采取坐位,以防发生呛咳或吸入性肺炎。

第四节　排泄照料

学习目标:

1.能按正确方法协助老人如厕。

2.能说出尿常规、便常规采集的注意事项,能按正确方法采集标本。

3.能复述老人呕吐时主要观察内容,能对呕吐老人进行照料。

4.能说出大小便异常的主要表现、产生原因,能按正确方法对大小便异常的老人进行护理。

一、排泄照料专业知识

排泄是机体将新陈代谢的产物排出体外的生理过程,如排尿、排便。老年人随着年龄不断增长,机体调节功能逐渐减弱,自理能力下降,或者因为疾病原因导致老人排泄功能出现健康问题。因此,养老护理员要仔细观察,并根据老人不同的情况,采取不同的方法给予周到的照顾。

（一）正常排泄的照料

肠道有消化、吸收和排泄的功能。食物通过小肠后，消化和吸收过程基本完成，余下的食物残渣进入大肠，水分在大肠被吸收，形成粪便，经肛门排出体外。如果胃肠功能发生障碍，就可出现胃肠活动的异常表现，如恶心、呕吐、腹泻、便秘等。肾脏是机体的主要排泄器官，体内的代谢产物和某些有害物质（如药物）等，大部分通过肾脏滤过，经肾盂、输尿管流入膀胱储存，然后经尿道排出体外。当肾脏、输尿管或膀胱有病变时，尿的质和量就会出现异常变化。

因此，通过对老人排泄的照料，可了解机体的消化、泌尿功能，协助疾病的诊断，满足老人的需要。

1.老人正常排便的照料

（1）安排规律的排便时间。良好的排便习惯建立在稳定的生活规律之上。老年人应养成早睡早起、三餐固定的生活习惯。对于老年人最适宜的排便时间是在每日早餐后，因为餐后是胃肠活动最活跃、对刺激最敏感的时间，长此以往就能逐渐养成定时排便的习惯。

（2）安置合适的排便环境。要为老人创造一个独立、隐蔽、宽松的排便环境。能够行走和乘轮椅的老人，应尽量搀扶老人如厕排便。

对自理困难、需要在床上排便的老人，在照顾中要做到周到、耐心。室内最好用拉帘加以遮挡，老人便后要及时清理环境；为老人盖好衣被、开窗通风，保证老人居室环境清洁、空气清新、无异味。

（3）采取舒适的排便姿势。

①蹲位排便。蹲位排便是最佳排便姿势，老人在下蹲时腹部肌肉受压，使腹腔压力增加，可促进粪便排出。如果老人患有高血压、心脏病，应避免采取蹲位排便，以防老人下蹲时间过久导致血压改变或加重心脏负担而发生意外。

但是蹲位排便容易使老人疲劳，特别是体力较弱的老人，常常难以长时间坚持，养老护理员要格外加以注意，防止老人发生意外。

②坐位排便。为了避免老人蹲位排便的疲劳，也可采用坐位排便，排便时老人身体要向前倾斜，这样可增加腹压，促进排便。排便时，要扶持老人在便桶上坐稳，帮助老人手扶于身旁的支撑物（栏杆、凳子、墙壁扶手等），以便老人在排便后能够助力起身，或有养老护理员在旁陪伴；同时叮嘱老人起身速度要慢，避免摔倒。

③卧位排便。体弱或因病不能下床排便的老人，如果病情许可将床头抬高$30°\sim50°$，辅助老人取半坐卧位后在床上进行卧位排便。

（4）帮助卧床老人使用便盆。对于卧床不起的老人，养老护理员要准备便盆，帮助老人在床上使用便盆。便盆必须清洁、无破损，以防引起老人不适；放便盆时，便盆下方要衬有布垫，以防污染床铺；大便后要及时清理环境，开窗通风，并注意观察粪便的性状有无异常，如发现异常要及时报告医生和护士。

2.老人正常排尿的照料

（1）保证充足的液体摄入。正常老人每日摄入的水分应为1500ml，当老人有额外水分丧失如发热、大量出汗、呕吐、腹泻及液体引流时,则应增加液体的摄入。

(2)保证一定的活动量。活动可增加腹部和会阴部肌肉的张力,有助于排尿。如果老人活动受限,则应做局部肌肉的锻炼,指导老人有节律地做会阴部肌肉的收缩与放松活动,以增加会阴部肌肉的张力。

(3)维持正常的排尿姿势。正常的排尿姿势可以利用重力作用及腹内压促进排尿,养老护理员应尽可能在排尿前解除老人原有的不适。

(4)提供隐蔽的排尿环境。隐蔽性有利于老人自我放松,尤其在老人处于疾病或其他压力所造成的焦虑状态时,为老人创造隐蔽的排尿环境非常重要。

(二)排泄异常的照料

1.排便异常的照料

(1)腹泻老人的照料。

①概念。任何因素引起肠蠕动增快,导致排便次数增多、粪便稀薄而不成形或呈水样,称为腹泻。当肠道内有某种刺激因素存在时,为了使有毒或刺激性物质排出体外,腹泻则是一种保护性症状。

②腹泻的照料。严重腹泻可造成人体大量胃肠液丢失而发生水分、电解质及酸碱平衡的紊乱。对腹泻老人精心照料,要做到以下几点:

a.全面观察。对腹泻老人要全面观察,准确记录粪便的性质、颜色及次数,并将老人不适情况及时报告医生,同时留取标本送检。

b.注意休息。急性腹泻老人多半体质虚弱、抵抗力降低。因此,叮嘱老人要注意休息,减少活动,必要时卧床休息;同时鼓励和劝慰老人消除焦虑不安情绪,不要恐慌,以利于康复。

c.多饮水。腹泻次数越多,体内水分丢失也越多。要鼓励老人多喝白开水、茶水、淡盐水、红糖水、米汁、青菜汤等,几种饮料可交替饮用。饮用的方法为多次少量,以补足体内丢失的水分和氯化钠等成分。

d.饮食调养。腹泻期间肠结膜充血、水肿、肠管痉挛、肠蠕动加快,消化吸收功能紊乱。此时老人宜吃无油少渣、易消化的流食,如藕粉、大米粥、小米粥、细面条、薄面片、咸面糊等,少食多餐,勿食生冷、坚硬及含粗纤维多的食物,禁吃油炸、油煎食品。另外,如牛奶、豆浆等应暂时不喝,以免引起腹胀。

e.遵照医嘱服药。告诉老人医生所开的治疗药物要按时按量服用,不可随意减量或间断服药(吃吃停停),如果治疗不彻底,容易变成慢性腹泻。

f.保暖。腹泻期间注意腹部保暖,保持舒适,利于恢复健康。

g.局部清洁干燥。做好肛门周围皮肤的清洁卫生,由于排便次数多,肛门周围多次受到刺激,极易沾染病菌、病毒和其他不洁之物,如果大便后不及时清洁局部、保持干燥,容易引起肛周皮肤炎症反应,甚至发生糜烂。因此,老人每次便后要用温开水充分洗净肛周,并用卫生纸或小毛巾擦拭;必要时在肛门周围涂油膏,保护局部皮肤。

h.协助不能自理的老人使用便盆。根据老人身体状况及时给予便盆,必要时使用卧位排便,便后协助老人洗手,整理床单位,开窗通风,保持环境清洁。

i.怀疑有肠道传染性疾病时,要做好床边隔离。

(2)大便失禁老人的照料。

①概念。由于肛门括约肌失去控制能力,排便不受意识支配,如截瘫老人。

②大便失禁的照料。

a.养老护理员要主动关心老人,积极给予精神安慰;保持室内空气新鲜,经常通风。

b.使用柔软通气性好的尿布垫或一次性尿布铺在老人臀下,一经污染要立即更换;有条件时可让老人卧于有孔的病床上,以减少床褥污染。要随时更换污染的衣物和被单。

c.保持肛门周围皮肤清洁,一旦发现有粪便污染,用柔软卫生纸擦净后再用温水清洗局部皮肤,用毛巾擦干,并涂油膏于肛门周围皮肤,防止发生皮疹或压疮。

d.了解老人排便规律,适时给予便盆。在可能情况下,与医生协商每日定时为老人使用导泻剂或灌肠,以帮助建立排便反射。

(3)便秘老人的照料。

①概念。便秘是指粪便在肠道内停滞过久,水分被过量吸收导致粪便干燥、坚硬和排便不畅。引起便秘的原因很多,如膳食中缺少粗纤维、饮水过少等。体弱多病使老年人活动减少、胃肠蠕动减慢,致使粪便通过肠道的时间延长,过多的水分被吸收,粪便变干而不容易排出体外。

②便秘的照料。

a.养成良好的排便习惯。帮助老人每日养成定时上厕所和排便的习惯,叮嘱老人排便时注意力集中。

b.建立合理食谱,调整饮食习惯。在饮食中增加纤维量,适当摄取粗粮。食物中的纤维素,在肠道中能吸收水分增大粪便体积,起到通便的作用;糙米含有丰富的纤维素、蛋白质、淀粉及钙、铁、磷、维生素 B_1、维生素 A、维生素 E 等物质,其中丰富的纤维素有助排便。

食用新鲜水果和蔬菜并多饮水。每天饭后可吃半个柚子,吃到大便顺畅为止;甘薯味甘性温,食用后能滑肠通便,健胃益气;食用苹果,能使大便变得松软,另外苹果能刺激肠蠕动,助于排便。

c.生活有规律。帮助老人建立规律的生活习惯,按时排便,及时给予便器;合理安排各种治疗,保证老人有足够的排便时间;排便环境清洁、整齐、通风;不习惯在床上排便的老人,可在病情许可下协助下床排便。

如果老人采用卧位排便时,可视情况将床头抬高呈高斜坡状,以利发挥重力作用,增加腹内压力,助于排便。

d.适量运动,增加肠蠕动。鼓励老人参加适量的全身活动,如散步、打太极拳等。若病情许可,可指导老人加强腹部及骨盆底肌肉运动、做腹部体操等。

e.视情况采取治疗。对严重便秘的老人,在医生和护士的指导下,采用药物、简易通便法、灌肠法或采用人工取便法治疗。

(4)结肠造瘘老人的照料。

结肠造瘘又叫人工肛门或假肛。由于老人结肠部位的疾患,经外科手术切除病变组织后,在腹部作一肠造瘘,以便排出粪便。此种状况一般持续时间长,甚至需要伴随老人终生。养老护理员要做到:

①及时更换结肠造瘘口的便袋,使老人舒适。当便袋内的粪便超过1/3时应及时取下便袋、倾倒,更换另一个清洁便袋。取下的便袋应及时清洗干净、晾干,以便下次使用。

②腹部的适透膜环(护肤片)应每2周更换1次,如有脱落或被粪便严重污染时,应及时报告医护人员并更换。

③老人宜进食容易消化的食物,少吃粗纤维多、容易胀气或刺激性强的食物,如韭菜、洋葱、豌豆、黄豆、辣椒、汽水等。注意饮食卫生,防止发生腹泻。

④为老人选择宽松、舒适、柔软的衣裤,以防衣裤过紧使造瘘口周围皮肤受摩擦、出血。

⑤日常活动时,要避免过于用力的动作,防止造瘘口内的肠黏膜脱出。

⑥注意观察老人的排便情况,如发现排便困难、造瘘口狭窄等情况,应及时报告医生和护士。

2.排尿异常的照料

(1)尿潴留老人的照料。

①概念。尿液存留在膀胱内不能排出称尿潴留,老人表现下腹部胀满、疼痛,不能排出尿,用手触摸下腹部膨隆,有囊样包块。当尿潴留时,膀胱容积可增至3000~4000ml,膀胱高度膨胀达到脐部,老人感到下腹部膨隆、疼痛并有压痛。尿潴留多见于尿道或膀胱颈部被阻塞,如前列腺肥大、肿瘤,直肠或盆腔手术后等;某些体位和心理因素也可引起尿潴留。

②尿潴留的照料。

a.及时报告。发现老人有尿潴留的情况,要及时报告护士和医生,并确定尿潴留的量。

b.体位舒适。如果有的老人不习惯躺卧姿势排尿,在病情许可下协助老人以习惯姿势排尿,也可将床头支起或扶助老人坐起排尿。

c.按摩、热敷下腹部。用热水袋敷下腹部或轻轻按摩下腹部,以便解除肌肉紧张,促进排尿。

d.利用条件反射,诱导排尿。让老人听流水声或用温水冲洗会阴,以引起排尿反射。

e.积极配合医生和护士的各种操作。如导尿法、留置导尿法等,在使用这些方法时养老护理员要注意观察老人尿液的颜色、量,以及有无泌尿系统感染等情况。

(2)尿失禁老人的照料。

①概念。指老人的排尿失去控制,使尿液不自主地经尿道流出或排出称尿失禁。随着老年人年龄的增长,排尿器官的功能逐渐减弱,膀胱、尿道括约肌的收缩力降低,大脑皮层对排尿的控制能力衰退;部分老年人因瘫痪、脑部疾病等导致意识障碍,发生尿失禁,这种原因最为常见。

②尿失禁的照料。

a.心理安慰与支持。尿失禁老人容易产生困窘、恐惧、自卑、自我厌恶等不良情绪反应,个别老人因此而不愿与外人交往,变得呆滞。养老护理员在照顾老人的过程中,要充分理解和关心老人,用适合老人身心状况的护理方法,帮助老人摆脱困境。

b.保持皮肤清洁和干燥。尿失禁会因尿液的刺激,导致臀部及会阴部皮肤发生皮疹、炎症,如不及时处理可导致严重并发症。养老护理员要为老人及时更换潮湿的尿垫和衣裤并用清洁的温水洗净会阴和臀部,用柔软的毛巾擦干。

对长期卧床的老人,要选择合适的尿垫,尿垫应选用吸湿性强、通气性良好、柔软的棉织品。一次性纸尿垫吸水性强,对皮肤刺激性小,但纸制品通气性较差,不适宜长期使用。如图4-4-1所示。

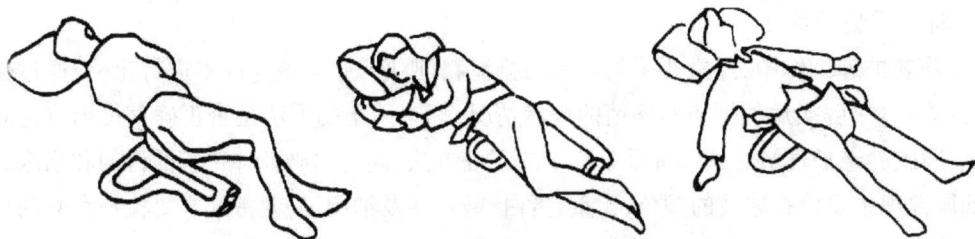

图 4-4-1 一次性尿垫的使用

c.排尿功能的训练。要协助老人养成定时排尿的习惯,无论有尿与否,每隔2h都要去卫生间排尿一次或为老人送一次便器,以训练排尿功能。排尿后用手按压下腹部,以排空膀胱残余尿。坚持一段时间后,再逐渐延长排尿间隔时间,使老人逐渐恢复至正常状态。

在训练排尿功能的同时,要鼓励老人多喝水,以便有足够的尿量,刺激排尿反射的恢复。液体的摄入一般应在白天供给1500~2000ml为宜,夜间应限制液体的入量,以免夜间尿量增多,影响老人的睡眠。

d.使用合适的接尿器。夜间可为老人使用尿壶、集尿器接取尿液,如图4-4-2所示。女性老人可用女式尿壶紧贴外阴部,接取尿液;男性老人可用阴茎套连接集尿袋接取尿液,但此法不宜长期使用。长期尿失禁的老人,必要时可留置导尿管。

(3)留置导尿管老人的照料。

①概念。留置导尿管是为老人导尿后,将导尿管保留在膀胱内,引流出尿液的方法。常用于长期昏迷、瘫痪,或前列腺肥大排尿有困难时,由医护人员插入导尿管,保持排尿的通畅及会阴部的清洁和干燥。

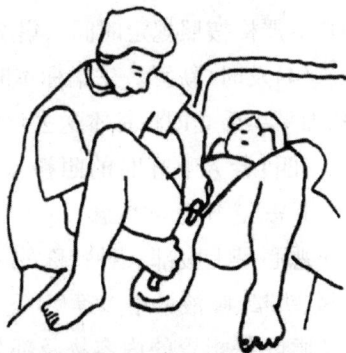

图 4-4-2 接尿器的使用

②留置导尿管老人的照料。

a.保持引流管的通畅。留置的引流管要放置妥当,防止受压、扭曲、堵塞。为老人翻身、活动身体时,注意导尿管固定的部位不要松脱。

b.防止感染。保持会阴部的清洁,每日用热水毛巾擦拭会阴部,必要时用消毒剂擦拭尿道口及周围皮肤;鼓励老人多饮水和更换体位,促进排尿,尿液增多可达到膀胱冲洗的目的,防止发生泌尿系统感染和结石。

c.注意尿液颜色和性质。发现尿液浑浊、沉淀时要及时报告医生、护士。

d.每日定时更换储尿袋,测量尿量并记录。在更换储尿袋时,不可将橡胶引流管末端提高(应低于老人会阴部),防止尿液逆流,引起逆行感染。

e.训练膀胱反射功能。采用定时夹闭和开放引流管的方法,以训练膀胱排尿功能的恢复,一般每4h开放1次,使膀胱能定时充盈和排空。

f.如果老人离床活动时,要注意导尿管和集尿袋的安置。

(三)采集大小便标本

1.标本采集的意义

在养老护理工作中,经常要采集老人的排泄物、呕吐物、血液等标本进行化验,通过化验室的检查,了解疾病的性质和病情的进展情况;标本采集的方法是否正确直接影响化验结果。因此养老护理员必须掌握采集标本的正确方法,同时明确各种化验的目的和临床意义,如尿常规主要检查尿液的颜色、比重、蛋白、糖定性及细胞等,便常规主要检查粪便的颜色、性状、有无脓血、寄生虫等,以确保化验结果不受影响。

2.标本采集的原则

(1)做好准备。采集任何标本前,在容器外面贴上标签,写上老人的姓名、性别、住院号、化验目的及送验日期等。

(2)做好解释。采集标本前要向老人说明检验项目、目的、注意事项,以消除老人顾虑,取得合作。

(3)选择适当容器和时间。凡是采集细菌培养的标本,要将标本放入无菌容器内,并先要检查无菌容器有无裂缝。瓶塞是否干燥,培养基是否足够,有无混浊、变质等,有则不能使用。严格按照规定时间采集所需标本,特殊标本要注明采集时间。

(4)及时、新鲜。采集标本时要严格按照规定时间及时采集,采集量要准确,标本要新鲜,即采集后立即将标本送去化验,不可在室内放置过久,以免影响化验结果。

(四)老人呕吐时的照料

1.恶心、呕吐的概念

恶心是上腹部一种特殊的不适感觉,恶心同时常伴有四肢厥冷、皮肤苍白、血压降低、脉缓、头晕、唾液量增多等症状。

呕吐是指胃的内容物及部分小肠内容物不自主地经贲门、食道逆流出口腔的反射现象。呕吐是一种防御性反射活动,可将有刺激性的物质通过呕吐排出体外,但剧烈频繁地呕吐,可造成大量消化液的丢失,引发人体水分、电解质及酸碱平衡的紊乱,甚至引起严重的并发症,危及和损害老年人的健康,必须引起养老护理员的高度重视。

2.呕吐的原因

(1)中枢性。由于某些药物或中枢性疾病直接作用于呕吐中枢,引起恶心、呕吐。如洋地黄制剂、吗啡和抗癌药物等;颅内疾患(血肿、感染、肿瘤)等造成脑水肿,使脑组织缺氧,影响呕吐中枢而发生呕吐。中枢性呕吐常无恶心等前驱症状而突然发生,呕吐后老人并不感到舒适,一般与进食及食物种类无关。

(2)反射性。由于强刺激传入延髓呕吐中枢或胃及肠管,使之扩张,反射性地引起呕吐,如心肌梗死、肝炎、幽门梗阻等。

(3)条件反射性。当看到、闻到或想到某些厌恶的食物或气味时,引起胃肠逆蠕动,发生恶心、呕吐。

3.老人呕吐时的照料

(1)心理护理。养老护理员对呕吐老人要热诚、关怀和同情,不嫌脏臭,以减轻老人的紧张和心理压力。呕吐前有恶心现象的老人常伴有迷走神经兴奋的症状,表现为血压降低、头晕、目眩、出冷汗、四肢软弱无力,同时伴有紧张不安的情绪,养老护理员应及时发现,给予安慰。

(2)体位舒适与安全。恰当的体位是防止呕吐物呛入气管、引起窒息或吸入性肺炎的重要环节。当老人发生呕吐呈站位时,须立即搀扶老人坐下,病情轻者可取坐位,保持面朝下的姿势,便于呕吐;当老人感觉头晕、目眩无力时,可一手扶托老人的额部,使老人舒适;重症、体力差或昏迷老人应取侧卧位或平卧位,头偏向一侧,并迅速用容器接取呕吐物。

当老人胸腹部有伤口时,在呕吐同时应稍用力按压老人的伤口,以减轻疼痛、避免伤口撕裂。

(3)保持呼吸道通畅。保持呼吸道通畅是预防窒息死亡的重要措施。老人呕吐时养老护理员应在旁陪伴,特别是对年龄大、体质虚弱或神志不清、昏迷、呕吐大量鲜血的老人,准备急救物品的同时,要迅速保持呼吸道的通畅。如果少量呕吐物呛入气管,可轻拍老人背部促使其排出。

(4)注意观察。养老护理员要密切观察老人面色、呕吐物颜色等,当发现呕吐物中有血液或黄绿色、咖啡色等异常情况,应暂时保留呕吐物,给医生和护士查看,以便对老人的病情及时做出判断与处理。

(5)清洁口腔。停止呕吐后,要协助老人做好口腔及面部清洁。清醒的老人给予温开水或生理盐水漱口;昏迷老人应做好特殊口腔护理,并检查耳内、颈部有无流入的呕吐物。

(6)保持床铺的清洁和整洁。及时为老人更换衣裤、整理床铺,帮助老人取舒适卧位。及时将呕吐物的容器及污物撤出病室并开窗通风,为老人创造安静、清新、舒适的休养环境。

(7)及时补充水分。呕吐不止者,需暂停进食,以补充水分。对长期、频繁及大量呕吐的老人,可根据医嘱给予补液。

二、排泄照料操作技能

(一)协助老人排便

1.协助能下床的老人排便

(1)准备工作。

①物品：拐杖或轮椅、卫生纸等。

②环境：隐蔽。

③养老护理员：衣帽整洁、戴口罩。

（2）操作程序。向老人解释→扶助老人使用拐杖或轮椅→移向卫生间→松解裤带→稳妥坐在便桶上→身体稍向前倾斜（或协助老人蹲位排便）→卫生纸放在老人手旁→扶助老人起身→清理环境→扶助老人回房间→开窗通风→洗手，如图4-4-3所示。

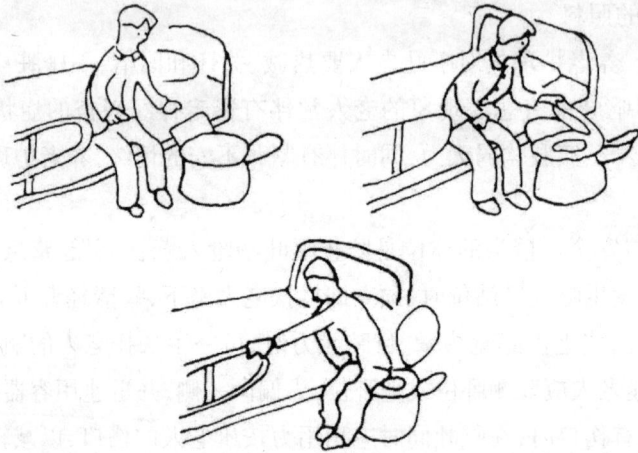

图4-4-3　坐位排便

（3）注意事项。

①扶持老人在便桶上坐稳，让老人将手扶于身旁的支撑物（栏杆、凳子、墙壁等），起身速度要慢，以免摔倒。

②不能如厕者应将门窗暂关闭、拉帘遮挡。便后及时清理环境，及时为老人盖好衣被，并开窗通风，保证空气清新、无异味。

2.帮助卧床老人在床上使用便盆

（1）准备工作。

①物品：清洁、无破损并衬有布垫的便盆，废报纸、卫生纸等。

②环境：清洁、隐蔽。

③养老护理员：衣帽整洁、戴口罩，洗净并温暖双手。

（2）操作程序。

①将物品携至床旁→向老人解释→协助老人脱裤至膝部→将老人两腿屈膝（肢体活动障碍者用软枕支托膝下）。

②一手扶托老人的腰及骶尾部，另一手将便盆放置在老人的臀下（开口向足部）→用尿垫或尿布遮盖下身。

③老人排便后→一手抬起老人的腰及骶尾部，另一手取出便盆→用便盆布或废报纸遮盖→为老人擦净肛门部（如老人自己能擦净，可将卫生纸给老人自己擦拭），必要时用温水清洗干净。

④开窗通风→处理便盆,如图4-4-4所示。

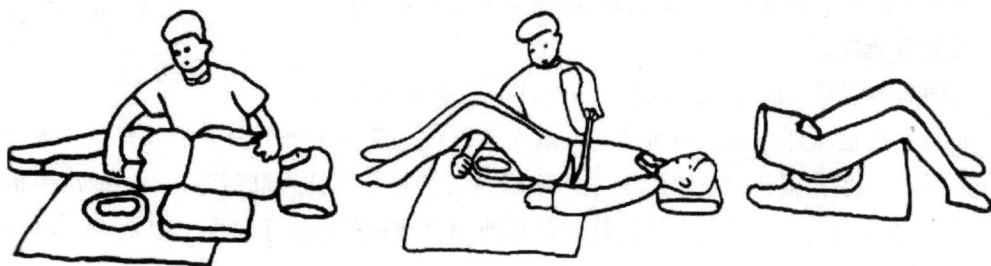

图4-4-4 协助老人在床上使用便盆

(3)注意事项。

①须将老人臀部抬起后再放入便器,以防损伤皮肤。

②注意观察粪便的性状有无异常,如发现异常及时报告医生和护士。

(二)排便异常的照料

1.帮助便秘老人排便法

(1)开塞露通便法。

①准备工作。

a.物品:20ml开塞露1支、卫生纸等。

b.环境:温暖,关闭门窗,无对流风。

c.养老护理员:衣帽整洁、戴口罩,洗净双手。

②操作程序。

a.向老人解释→征得老人同意后→将开塞露拿至床边。

b.取下开塞露的瓶帽(无瓶帽的开塞露可用锥子将顶端刺一小孔,其大小以能顺利挤出药液为宜或将顶端剪去)→挤出少量药液于卫生纸上→润滑开塞露的细端。

c.协助老人取左侧卧位→脱裤于臀下→一手分开老人臀裂暴露肛门→另一手将开塞露的细端全部插入肛门内→挤压开塞露全部药液入肛门内→退出开塞露药瓶→为老人擦净肛门处→嘱咐老人休息片刻后再排便→整理物品→洗净双手→记录,如图4-4-5所示。

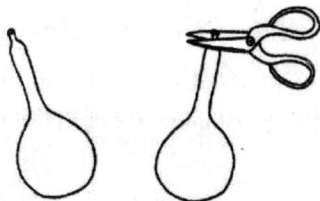

图4-4-5 开塞露剪法

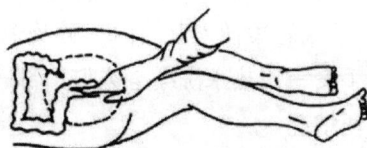

图4-4-6 放甘油栓示意图

(2)甘油栓通便法。

①准备工作。

a.物品:甘油栓、指套或橡胶手套、卫生纸等。

b.环境:温暖,关闭门窗,无对流风。

c.养老护理员:衣帽整洁、戴口罩,洗净双手。

②操作程序。

a.向老人解释→征得老人同意后→将甘油栓拿至床边。

b.剥去甘油栓外的锡纸→协助老人取左侧卧位→脱裤于臀下→一手分开老人臀裂暴露肛门→另一手指戴指套(或手套)→由细端将甘油栓全部插入肛门3~4cm→退出手指→为老人擦净肛门处→嘱咐老人休息片刻再排便→整理物品→洗净双手→记录,如图4-4-6所示。

(3)肥皂栓通便法。

①准备工作。

a.物品:肥皂、剪刀、指套或橡胶手套等。

b.环境:温暖,关闭门窗,无对流风。

c.养老护理员:衣帽整洁,戴口罩,洗净双手。

②操作程序。

a.向老人解释→征得老人同意后进行操作。

b.将肥皂削成圆锥形(底部直径1cm,长3~4cm)→放入热水中融化棱角→协助老人取左侧卧位→脱裤于臀下→一手分开老人臀裂暴露肛门→另一手指戴指套(或手套)→由细端将肥皂栓全部插入肛门3~4cm→退出手指→为老人擦净肛门处→嘱咐老人休息片刻再排便→整理物品→洗净双手→记录。

(4)人工取便法。

①准备工作。

a.物品:指套或橡胶手套、润滑油、卫生纸、便盆、尿布、毛巾、热水、水盆等。

b.环境:温暖,关闭门窗,无对流风。

c.养老护理员:衣帽整洁、戴口罩,洗净并温暖双手。

②操作程序。

a.向老人解释→征得老人同意后进行操作。

b.协助老人取左侧卧位→脱裤至大腿部→暴露肛门→臀下铺好尿布→右手戴好手套(或指套)→食指涂润滑油→按压老人肛门边缘→嘱咐老人做深呼吸、放松腹肌→(待肛门松弛时)手指轻柔插入肛门内→触及干硬粪块后→沿着直肠内壁一侧轻轻抠出嵌顿的粪块→脱下手套→用热水洗净老人肛门部→热敷肛门周围20~30min→整理用物→洗净双手→记录排便情况。

③注意事项。

a.操作中注意观察老人面色有无苍白、出汗,身体有无疲倦等现象,出现不适应暂停操作,查找原因,并待老人休息片刻后再完成操作。

b.操作动作要轻柔、缓慢,不可使用任何器械进行取便,以防损伤老人的肠黏膜。

c.取便后热敷肛门周围皮肤,以便促进肛门括约肌的回缩。

（5）腹部按摩法。

①准备工作。

a.环境：温暖，关闭门窗，无对流风。

b.养老护理员：衣帽整洁、戴口罩，洗净并温暖双手。

②操作程序。向老人解释→征得老人同意后→协助老人平卧、双腿屈膝→食指、中指和无名指放在老人腹部左侧与肚脐平行处→自上向下、螺旋形、顺时针按摩5~10min→嘱咐老人休息片刻后排便→整理物品→洗手→开窗通风。

2.结肠造瘘口便袋更换法

（1）准备工作。

①物品：清洁、干燥的粪袋，热水、毛巾、卫生纸、橡胶单、纸巾、便盆等。

②环境：安静、清洁，关闭门窗。

③养老护理员：衣帽整洁、戴口罩，洗净并温暖双手。

（2）操作程序。

①向老人解释→征得同意后→将物品拿到老人床旁。

②橡胶单、纸巾铺于人工肛门处的身下→打开便袋与腹部透膜环连接处的扣环→取下粪袋放于便盆上→用柔软的卫生纸擦净人工肛门周围的皮肤→用热水毛巾清洗局部皮肤→擦干。

③拿取清洁便袋与腹部透膜环连接→扣紧扣环→用手向下牵拉便袋→固定牢固→将便袋的下口封闭→用腰带将便袋固定于腹部→整理用物→倾倒粪袋→用清水洗净粪袋→晾干后备用→洗手→记录。

（3）注意事项。

①清洗造瘘口周围皮肤后一般不需使用护肤品，以免影响适透膜环（护肤片）的黏性。

②操作动作轻稳，以免污染床铺和周围环境。

（三）更换集尿袋法

1.准备工作

（1）物品：一次性无菌集尿袋一套，棉签、碘酒、酒精、清洁纸巾、血管钳等。

（2）环境：清洁，关闭门窗，无对流风。

（3）养老护理员：衣帽整洁、戴口罩，洗净并温暖双手。

2.操作程序

（1）向老人解释→征得老人同意后→将更换集尿袋物品拿到老人床旁。

（2）掀开被褥→暴露导尿管与集尿袋连接处→连接处下面铺纸巾。

（3）用血管钳夹闭导尿管→一手持导尿管→另一手将集尿袋的引流管轻稳地拔下→棉签蘸取碘酒→消毒导尿管口及周围→再用酒精消毒。

（4）打开备好的集尿袋→将集尿袋的引流管插入导尿管中（手不可触及导管口及周围）→松开血管钳→观察尿液引流情况→确认引流通畅后将集尿袋和引流管固定床旁。

（5）为老人整理衣裤、被褥和用物→倾倒集尿袋中尿液→洗手→记录尿量，如图4-4-7所示。

3.注意事项

（1）操作动作要轻稳，在更换集尿袋时，不可将橡胶引流管末端提高（应低于老人会阴部），防止尿液逆流，引起逆行感染。

（2）每日定时更换集尿袋，并及时倾倒集尿袋中的尿液。

（3）注意观察尿液颜色，发现异常及时报告医生和护士。

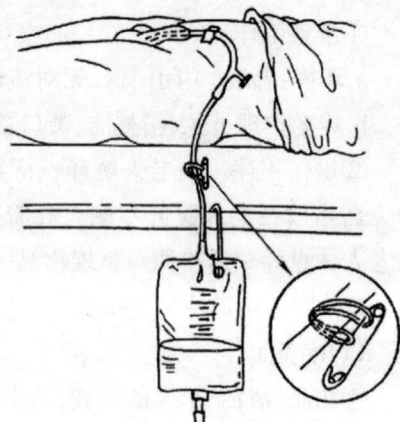

图4-4-7　集尿袋的应用

（四）采集大小便标本

1.采集尿常规标本

（1）准备工作。

①物品：容量在100ml以上的清洁、干燥玻璃瓶1个，化验单。

②环境：安静、整洁，关闭卫生间门窗。

③养老护理员：衣帽整洁、戴口罩，洗净双手。

（2）操作程序。

①拿取化验单副联→注明病区、床号、姓名、化验目的、日期等→向老人解释。

②能自理的老人→将标本瓶交给老人→向老人讲解留取清晨第一次尿的中段尿100ml于标本瓶内→化验单的副联贴在标本瓶外→送化验室。

自理较差的老人→协助老人在清晨第一次排尿时手持标本瓶→接取中段尿液100ml于标本瓶内→化验单的副联贴在标本瓶外→送化验室。

不能自理的老人→将标本瓶固定在男性阴茎上接取（女性可用清洁便盆或治疗碗接取）→接取的尿液倒入标本瓶内→化验单的副联贴在标本瓶外→送化验室。

（3）注意事项。

①留取尿标本时，不可将粪便混在尿液中，以防粪便中的微生物使尿液变质。

②昏迷或尿潴留老人可通过导尿法留取标本。

③明确留取清晨第一次尿的临床意义，因为晨尿浓度较高，不易受饮食的影响，化验结果更准确。

2.采集粪便常规标本

（1）准备工作。

①物品：蜡纸盒、棉签、便盆、化验单。

②环境：安静、整洁。

③养老护理员：衣帽整洁、戴口罩，洗净双手。

（2）操作程序。

①拿取化验单副联→注明病区、床号、姓名、化验目的、日期等→向老人解释。

②能自理的老人→将蜡纸盒、棉签交给老人→告诉老人清晨排便后→用棉签取5g大便(似蚕豆或拇指盖大小)→放入蜡纸盒中→蜡纸盒外粘贴化验单副联→送化验室。

自理困难的老人→老人排便后→养老护理员用棉签取5g大便(似蚕豆或拇指盖大小)→放入蜡纸盒中→蜡纸盒外粘贴化验单副联→送化验室。

(3)注意事项。

如为腹泻老人采集标本,应取脓、血、黏液等异常部分;如果老人为水样便,可将标本盛于大口玻璃瓶中送验。

3.采集粪便培养标本

(1)准备工作。

①物品:便盆、消毒蜡纸盒或试管,无菌棉签或肠拭子,等渗盐水,化验单。

②环境:安静、整洁。

③养老护理员:衣帽整洁、戴口罩,洗净双手。

(2)操作方法。

①拿取化验单副联→注明病区、床号、姓名、化验目的、日期等→向老人解释。

②协助老人将粪便排于便盆内→用消毒棉签采取粪便的异常部分→放于蜡纸盒内或试管内→蜡纸盒外粘贴化验单副联→送化验室(或使用肠拭子蘸无菌等渗盐水→由肛门插入直肠4~5cm处→轻轻转动→取出少许粪便→放入无菌培养试管中→盖紧盖子→送化验室)。

(3)注意事项。操作动作轻稳,防止污染周围物品及损伤肠黏膜。

第五节　给　　药

学习目标:

1.完成老人的口服给药。

2.能配合医护人员保管老人的药物。

一、口服给药专业知识

药物是预防、诊断及治疗疾病的重要物质,由于药物是各种化学物质及生物制品,所以人体使用各种药物的反应各不相同。为了保证安全、合理地使用药物,养老护理员必须了解常用药物的使用知识,如药物的用法、不良反应等,以便协助老人正确的用药,充分发挥药物的疗效,减少不良反应的发生。

(一)药物的作用

1.预防疾病。药物作用于人体后,可调节机体的免疫功能,达到提高机体对某种疾病的抵抗力,从而预防疾病。如卡介苗、百白破疫苗、乙型肝炎疫苗、脊髓灰质炎疫苗等。

2.诊断疾病。在疾病的诊断中,一些疾病常需要使用某种药物以协助检查,确定诊断,如肾造影、胆囊造影的用药等。

3.治疗疾病。治疗疾病是药物的主要功能。药物可杀灭病原微生物,调节机体的生理功能,从而达到治疗疾病的作用,如各类抗生素、抗高血压药、抗心律失常药、降血糖药等。

4.补充身体所需要的物质。对某些因缺乏某种物质所引起的疾病,可通过补充这些药物而达到治疗的作用。如维生素D、钙剂、铁剂等。

(二)药物的种类

1.内服药。有片剂、丸剂、散剂、胶囊、溶液等。

2.外用药。有溶液、洗剂、擦剂、粉剂、滴剂、栓剂、配剂、软膏等。

3.注射药。有溶液、油剂、结晶剂、粉剂、混悬剂等。

4.其他。喷雾剂、粘贴敷剂、胰岛素泵等。

(三)给药的途径

根据用药的目的不同,给药的途径也不同,常用的给药途径有:口服、舌下含化、吸入、注射(皮下、肌内、静脉及穴位等)、直肠给药、局部外敷、局部滴药等方法。另外,有些老人因疾病治疗的需要,还需要从椎管、胸腔或腹腔内给药。

(四)药物的保管原则

1.老人居室内储存的药物数量不可过多,以免过期失效或变质。

2.药瓶或药袋上要清楚地写上药名、每片药的剂量、药的用法、开药的日期、医院等。凡字迹不清或无标签的药都不能使用。

3.药物要分类存放,内服药与外用药应分别放置,以免急用时拿错、误服而发生危险。

4.药物要避光,放在干燥、阴凉、清洁处和老人容易拿取的地方。

5.容易挥发、潮解或风化的药如碘伏、酒精、复方甘草片、酵母片等要放在瓶子内并盖紧。对栓剂、水剂药和遇热容易变质的药物如胰岛素、眼药水等,应放到冰箱里,对于遇光可变质的药如维生素C、氨茶碱等,应装入有色、密盖的瓶内。

6.药物应固定放在养老护理员和老人都知道的地方。每天早晨可将老人一天的药量分别放在几个药杯或小空瓶内,以防忘记服用或误服。

(五)协助老人口服给药注意事项

1.仔细核对医嘱和检查药物的质量

仔细检查药物的名称、剂量、服药的时间、药物的质量和有效期,对标签不清、变色、发霉、粘连、有异味等或超过有效期的药严禁服用。如药瓶标签上注明有效期为2007/8/20,就表明该药可用到2007年8月20日为止。

2.要按时服药

由于各种药物的吸收和排泄速度不同,要做到延长药效和保持药物在体内维持时间的连续性和有效的血浓度,必须要按时服药。

（1）一日3次：如服抗生素类药的时间可在7~8点、15~16点、22点左右。

（2）饭前或空腹：在没吃饭或吃饭前30min服用。一般促进食欲的药应在饭前服用，如胃蛋白酶合剂、胃复安、吗丁啉等。

（3）饭后：应在吃饭后30min服用。帮助消化的药或对胃有刺激的药应饭后服用，如阿司匹林。

（4）食间服用：是指两餐之间，而不是一顿饭的中间，如果忘记服用，也可在下顿饭前服。

如果服药时间错过 1~2h ，也不要太在意，可将下次服药的时间向后推，不必将熟睡中的老人唤醒服药。

3.服药的剂量要准确

药物的剂量与疗效和毒性有着密切的关系，所以每次的剂量都要按医生的要求服用，不能因老人自己感觉好转或没有效果就自行减少剂量或加大剂量，如果老人认为药物效果不明显或已经好转，应坦率地告知医生，由医生决定药物或剂量的更换。也不可以因为忘记服药而将几次药量一次服进，这是很危险的。

取药时先要洗净双手，按照医生的要求取出应服用的剂量，放入小杯或小勺内再服用；取水药要使用量杯，并将计量刻度对准视线，以便能看清楚计量；服油剂或滴剂时应先在小杯或小勺内放入少量凉开水后，再将药滴入小杯内服用，以便保证所服药量的准确。

4.服药的姿势要正确

一般服药的姿势采取站立位、坐位或半卧位，因平卧位服药容易发生误咽呛咳，并使药物进入胃内的速度减慢，影响药物的吸收。对卧床的老人也尽可能地协助其坐起来服药，服药10~15min再躺下，对不能坐起的老人，服药后尽可能多喝水，以便将药物冲下。

5.服药要多喝水

任何药物都要溶解于水中才容易吸收产生药效。服药前需先饮一口水以湿润口腔，服药中还需多喝水（不少于100ml），以防药物在胃内形成高浓度而刺激胃黏膜，尤其是不可将药片干吞咽下，这样可将药片吸附在食管壁上或滞留在食管狭窄处，药物在食管存留时间过长，可刺激或腐蚀食道黏膜造成损伤。

服药应用温开水，不要用茶水、咖啡或酒类服药。

服磺胺药、解热药更要注意多喝水，以防因尿量少而致磺胺结晶析出，引起肾小管阻塞，损害肾脏功能。服发汗药后多喝水是为了增强药物的疗效。

6.服用特殊药物要注意方法

（1）服用铁剂、酸类的药对牙齿有损害，要用吸管服用，服后要漱口以免损害牙齿，服用治疗心脏病的药时（如强心甙类），服药前要测量脉搏，如果脉搏每分钟少于60次或节律不整（快慢、间隔时间不等）应立即报告医生。

（2）对老人难以咽下的片剂、丸剂可将药研细后加水调成糊状服用，不可将大片的药片掰成两半吃，这样容易造成食道损伤，尤其肝硬化的老人。另外，也不可将粉状的药物直接倒入口腔后用水冲服，以免药粉在食道发生阻塞。糖衣和胶囊包装的药物一般应整粒吞服。

(3)止咳糖浆对呼吸道有安抚作用,服后不需要喝水。

老人在服药的过程中,养老护理员要随时注意观察用药的效果和不良反应。

(六)老人吃错药的紧急处理方法

1.保持镇静,不要慌乱。

2.先查清楚吃错的是什么药,并采取相应措施:

(1)误服解热镇痛药、维生素类药、助消化药,只需观察,不必采取措施。

(2)误服外用药、剧毒药、农药、毒鼠药就必须采取紧急措施。要尽快催吐,用筷子或勺把刺激老人的咽喉部使其呕吐,以减少毒物的吸收,并立即送医院抢救。

(3)误服碘酒,应迅速服用一些米汤或浓面汤,同时用催吐法促进毒物的排出。

(4)误服过量的安眠药,要保持呼吸道的通畅,采用催吐法,并尽早送医院治疗。

(七)煎中药的方法

1.药锅

煎中药应用砂锅、搪瓷锅,不可用铁锅、铝锅。

2.每次加水量

煎药前先用清水将药物浸泡30min左右再煎煮。

第一煎:加水量应以超过药表面约3cm为宜。

第二煎:水量酌减,滋补性中药应酌情多加水。

3.煎药的时间

第一煎:药煮沸后煎20min。

第二煎:药煮沸后煎15min,药的品质坚硬者可酌情多煎5~10min。清热、发表的药煎的时间要短些。

4.煎药火候的掌握

一般中药未煮沸时用急火(大火),煮沸后用文火(小火),煮的过程中需要经常搅拌。

5.煎药的次数和量

(1)一般每服中药需煎2次,每次煎约150ml(一茶杯),将2次煎的药量混合在一起共300ml,分成2份,早晚各服1次。

(2)滋补药可煎3次,混合在一起分成2份,早晚各服1次。

(3)如果老人服药困难,药汁可在煎药的过程中适量浓缩,便于服用。

(八)使用膏药的方法

1.使用前先将患处或穴位处的皮肤用热毛巾或鲜姜片擦净。

2.将膏药在暖气、热水壶或火炉上烤一下,使其变热变软,揭开贴患处。贴后注意观察,如果发现局部疼痛、瘙痒或有红肿、起泡等现象,要取下停用。

二、口服给药操作技能

(一)准备工作

1.物品:温开水、纸巾(或老人自己的毛巾)。

2.环境:清洁、干燥,光线充足。

3.养老护理员:穿清洁的工作服,洗净并擦干双手。

4.药物:将已经配好的药物拿出(若药物在老人处需将药瓶拿出)。

(二)操作程序

1.将备好的温开水、纸巾和护士已经配好的药物(放在药杯内)拿至老人的床边。

2.礼貌称呼老人,并向老人解释(服药的时间、药物、服的方法等)。

3.核对医嘱、药物(若药物在老人处应与老人共同核对药物名称、查看有效期及药物的质量)。

4.协助老人取坐位或站位(卧床老人需扶老人坐起,背后垫软枕)。

5.将温开水递到老人手中,让老人先喝一口水,再将药杯递给老人,协助老人将药放入口中后喝水约100ml,待老人完全将药物咽下,放下水杯协助老人擦净口周围。

(1)服用片剂时→若有大片药老人难以咽下→可将其研成粉状并加水搅拌成糊状再服用。

(2)服用水剂时→先将药水摇匀→一手将量杯上举使其刻度与视线平齐→另一手持药瓶(将标签面放于掌心)→倒药液至所需的刻度处→计量准确后倒入药杯再服用,如图4-5-1所示。

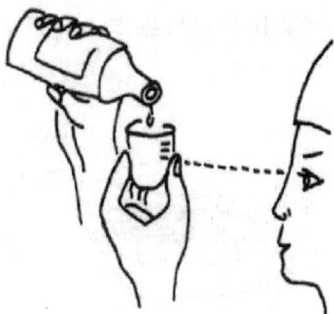

(3)服用油剂溶液或按滴数计算的药液时→先将少许凉开水倒入小勺中→再将药液按照应服的剂量滴入凉开水中→一起服用。

(4)服用中药大蜜丸时→可根据老人的具体情况将药丸搓成小丸,以便老人服用。

图 4-5-1 倒药水的方法

(5)服中药冲剂时→将药粉用温开水冲调后再服用。

6.服药后再次查对所服的药物是否正确→确认无误后整理物品→将物品放回原处→药杯(小勺)洗净。

7.协助老人取舒适的体位→洗净双手。

(三)注意事项

1.帮助老人口服药时,应注意按照医嘱查对药物剂量和药物的质量。

2.协助老人服药时必须待老人服下药后方可离开。

3.如老人需同时服用几种水剂药时,在更换药物品种时,要洗净量杯。倒毕药水后,应将瓶口用清洁的湿巾擦净,放回原处。

4.自理困难的老人应喂服,对鼻饲的老人须将药研细,用水溶解后从胃管内灌入。灌药前、后均应灌入适量温开水。

5.老人服药后随时注意观察服药的效果及不良反应。

6.当老人有疑问时,应虚心听取,及时向医务人员反映老人的意见。

第六节 口腔的清洁护理

1.刷牙法

(1)准备工作:牙刷、牙膏、漱口杯、毛巾、塑料布(用于不能走动的老人)。

(2)操作程序。

①能走动的老人:向老人解释→水杯中盛满2/3清水→牙膏挤在牙刷上→搀扶老人走到漱口池前→递水杯和牙刷→协助老人漱口、刷牙→用毛巾清洁面部→搀扶老人回床(或座椅上)→整理物品。

②不能走动的老人:向老人解释→水杯中盛满2/3清水→牙膏挤在牙刷上→协助老人坐起→塑料布铺在老人胸前→放上水盆→递水杯和牙刷→协助老人漱口、刷牙→用毛巾清洁面部→撤去用物→根据老人需要采取坐位或其他卧位→倒掉脏水→整理物品,如图4-6-1所示。

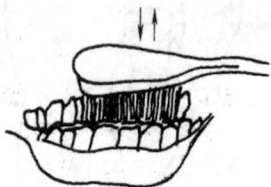

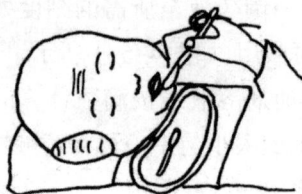

图4-6-1 刷牙 图4-6-2 棉棒擦拭口腔

(3)注意事项。

①动作轻稳,避免打湿床铺;一旦弄湿,要及时更换。

②刷牙时叮嘱老人动作轻柔,以免损伤牙龈。

③对不能使用牙刷者,可用清水漱口数次。

2.漱口法

(1)准备。工作漱口杯、毛巾、水盆(脸盆)、塑料布。

(2)操作程序。向老人解释→协助卧床老人翻身侧卧→面朝养老护理员→将头肩部用枕头稍垫高→领下、胸前、枕旁铺塑料布→递水杯和吸管→叮嘱老人吸水→撤去吸管→叮嘱老人闭口→鼓动颊部(漱口液在牙缝中流动,使食物残渣从牙缝及口腔各部位冲洗出来)→口角旁接水盆→吐水→递牙刷→刷牙→用毛巾擦干口角部的水痕→整理物品。

(3)注意事项。昏迷、意识障碍者不可漱口,以防发生意外。

3.棉棒擦拭法

(1)准备工作。

①养老护理员:衣帽整洁、洗手。

②物品:漱口水、大棉棒、毛巾、弯盘、压舌板、润唇油等。

（2）操作程序。向老人解释→协助老人取平卧位（也可取侧卧位）→头朝向养老护理员→抬高头胸部→毛巾铺在老人领下胸前→弯盘置于口角旁→用棉棒蘸适量漱口水→按顺序擦拭口唇、牙齿（由内而外纵向擦拭至门齿）、牙龈、颊部、上腭、舌面、舌下及口腔各部位→撤去弯盘→用毛巾擦干面部水痕→口唇涂润唇油→整理用物，如图4-6-2所示。

（3）注意事项。

①棉棒蘸水不可过湿，以免流入气管引起呛咳。一个棉棒只可使用一次。

②擦拭上腭及舌面时，不要触及咽部，以免引起老人恶心与不适。

③如果老人意识不清，不能给予配合，可使用压舌板帮助老人张口，以便于操作。

4.棉球擦拭法

（1）准备工作。

①养老护理员：衣帽整洁、洗手。

②物品：漱口水、棉球、镊子或弯血管钳2把、压舌板、弯盘2个（或小碗2个）、毛巾、塑料布、润唇油。

（2）操作程序。弯盘内盛放数个棉球→倒入漱口水（以能浸湿棉球为宜）→向老人解释→协助老人侧卧位→面向养老护理员→塑料布与毛巾围在老人枕旁胸前→镊子夹取棉球→湿润口唇→再夹取棉球按顺序擦拭牙齿、牙龈、颊部、上腭、舌面、舌下及口腔各部→撤去弯盘→用毛巾擦干面部水痕→口唇涂润唇油→整理用物。

（3）注意事项。

①棉球蘸水不可过湿，以免引起老人呛咳。一个棉球只能使用一次。

②如果老人意识不清，不能给予配合，可使用压舌板帮助老人张口，以便于操作。

5.假牙清洁法

（1）准备工作。

①养老护理员：衣帽整洁、洗手。

②物品：水杯、牙刷、洗牙液（或清水）、棉棒、纱布。

（2）操作程序。向老人解释→摘取假牙（一般先取上面的假牙，后取下面的假牙）→用牙刷蘸洗牙液或直接在流动清水下刷洗→协助老人戴上→晚饭后或老人睡眠前将假牙取下→刷洗干净→浸泡于清洁冷水杯中，如图4-6-3、4所示。

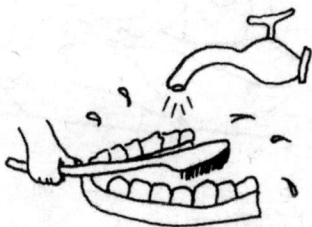

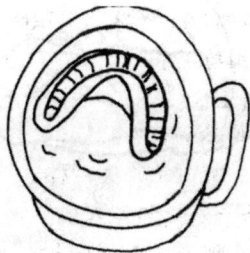

图4-6-3 刷洗假牙　　　　　图4-6-4 假牙浸泡于冷水杯中

（3）注意事项。假牙清洁后不可浸泡在热水或酒精中，以免老化变形。

第七节　协助老人穿衣裤

1.准备工作。

(1)养老护理员:穿上清洁的工作服,洗净、擦干并温暖双手。

(2)物品:清洁的衣裤。

(3)环境:关闭门窗,调节室温至 22~26 ℃。

2.操作程序。

(1)协助老人穿开襟上衣方法。

①方法一:向老人解释→掀开盖被→一手扶住老人肩部→另一手扶住臂部→协助老人翻身侧卧(遇老人一侧肢体不灵活时,应卧于健侧,患侧在上)→穿好上侧(患侧)衣的衣袖→其余部分平整地掖于老人身下→协助老人平卧→从老人身下拉出衣服→穿好另侧衣袖(健侧)→整理、拉平衣服→扣好纽扣,如图4-7-1所示。

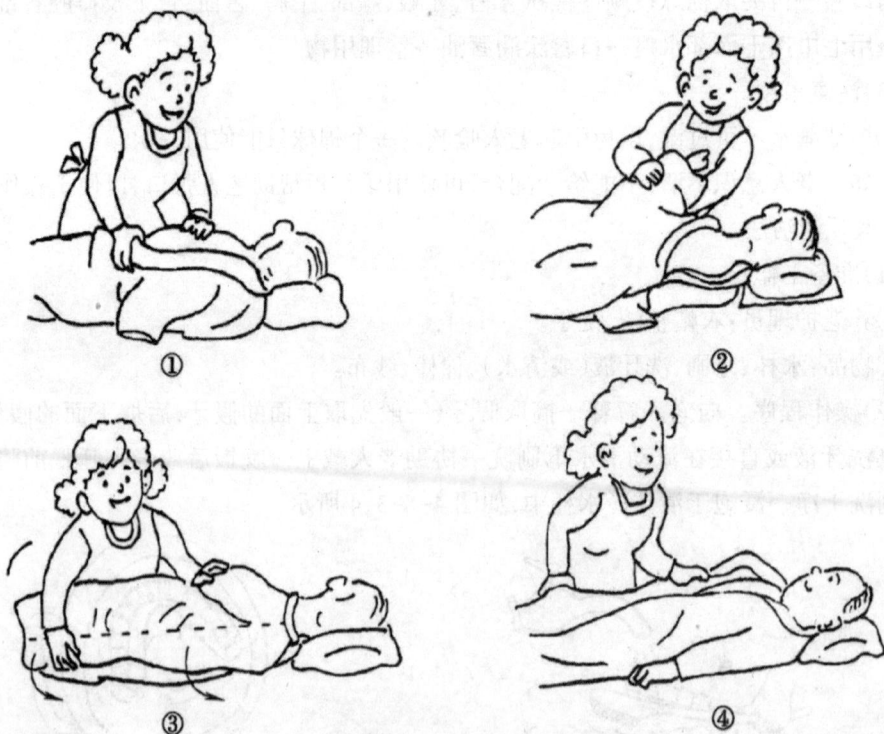

图4-7-1　协助老人穿开襟上衣(方法一)

②方法二:向老人解释→将衣服下摆与衣袖展开横拉呈"一"字形→掀开盖被→一手托起老人腰部→另一手将衣服横穿过老人腰下→穿好一侧衣袖(遇老人有一侧肢体不灵活时,先穿患侧,后穿健侧)→再穿另一侧衣袖→一手托起老人肩颈部→另一手捏住衣领轻轻

向上提拉至颈部→整理、拉平衣服→扣好纽扣,如上图4-7-2所示。

（2）协助老人穿套头上衣方法。向老人解释→辨清衣服前后面→养老护理员的手臂从衣服袖口处穿入→握住老人手腕→将衣袖轻轻向老人手臂上拉套（遇老人有一侧肢体不灵活时,先穿患侧,后穿健侧）→同法穿好另一侧衣袖→将衣领开口套入老人头部→拉平整理衣服,如图4-7-3所示。

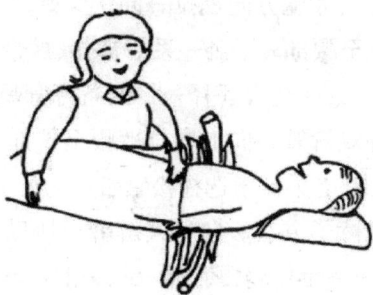

图4-7-2 协助老人穿开襟上衣（方法二）

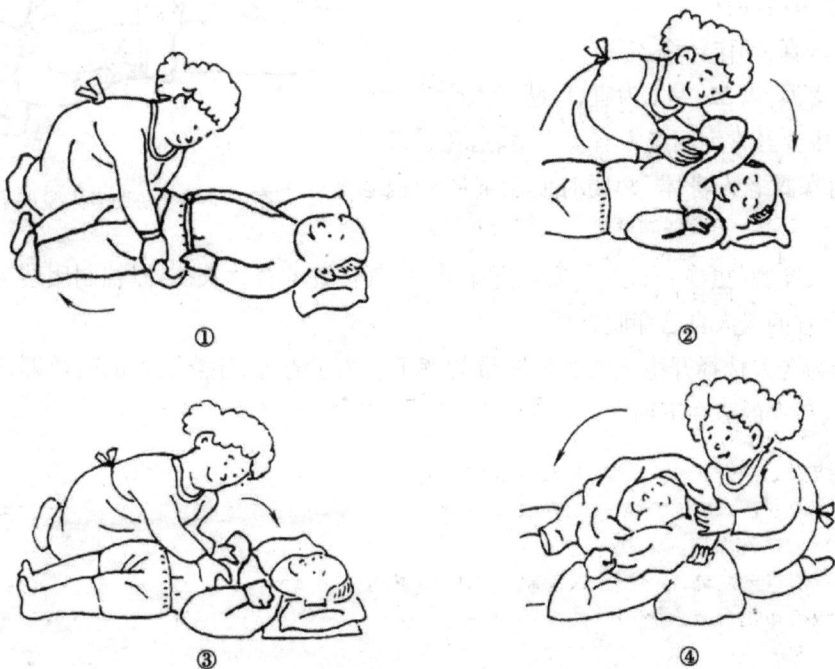

图4-7-3 协助老人穿套头上衣

（3）助老人脱上衣方法。

①脱开襟上衣:向老人解释→掀开盖被→解开上衣纽扣→协助老人脱去一侧衣袖（遇老人有一侧肢体不灵活时,先脱健侧,后脱患侧）→其余部分平整地掖于老人身下→从身体另一侧拉出衣服→脱下另一侧衣袖→整理用物。

②脱套头上衣:向老人解释→将衣服向上拉至胸部→协助老人手臂上举→脱出一侧衣袖→再脱另一侧衣袖→一手托起老人头颈部→另一手将套头衫完全脱下（遇老人有一侧肢体不灵活时,先脱健侧,再脱头部,最后脱患侧）→整理用物。

（4）协助老人穿脱裤子。

① 穿裤子方法。

方法一:向老人解释→养老护理员左手臂从裤管口向上套入→轻握老人脚踝→右手将

裤管向老人大腿方向提拉→同法穿好另一裤管→向上提拉裤腰至臀部→协助老人侧卧→将裤腰拉至腰部→平卧→系好裤扣、裤带(老人裤子选择松紧带的为好)。

方法二:向老人解释→将两条裤管呈S形套入养老护理员一侧手臂→轻握老人脚踝→分别穿好双裤管→向上提拉裤腰至臀部→协助老人侧卧→将裤腰拉至腰部→平卧→系好裤扣、裤带(老人裤子选择松紧带的为好)。

②脱裤子方法。向老人解释→协助老人松开裤带、裤扣→一手托起腰骶部→另一手将裤腰向下褪至臀部以下→双手分别拉住两裤管口向下将裤子完全脱下,如图4-7-4所示。

(5)注意事项。

①态度认真,动作轻稳。

②注意室温,以22~26℃为宜,以防老人受凉。

③操作中要经常询问老人有无不适,避免过多翻动和长时间暴露老人身体,必要时使用屏风遮挡老人。

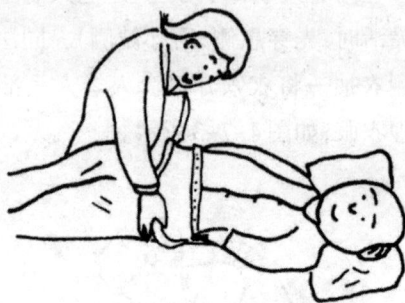

图4-7-4 协助老人脱裤子

④为老人穿脱(更换)衣裤时,要选择柔软、透气性好的合体衣裤,以棉制服装为宜;鼓励自理、半自理的老人自己穿脱衣裤。

⑤尽量为老人选择开襟上衣和松紧带的裤子。为了省力,注意衣裤的码放顺序:先穿的放在上面,后穿的放在下面。

第五章　老年人生命活动观察

第一节　出入量观察

一、出入量主要内容

出入量的观察主要是指出入人体液体量的观察,正常人液体摄入量与排出量是保持动态平衡的,一般为每日2500ml左右。液体摄入与排出的平衡是维持人体内环境稳定的基本条件,是维持生命活动的基础。

1.摄入量

摄入量主要包括饮水量、饮食中的水量及鼻饲液、输液、输血量和摄入药物等的含水量。此外,机体每日代谢产生的内生水约300ml。

2.排出量

排出量包括尿量、汗液、呕吐物、引流液、抽出液(如胸、腹水)、痰液、伤口渗出液及粪便含水量等。此外,每日经皮肤和呼吸道黏膜的不显性蒸发水分约850ml。

二、出入量观察

1.老年人容易产生出入量失衡的常见原因

老年人摄入量不足的常见原因有:疾病因素或高龄等原因引起食欲不振,进食进水量不足;吞咽困难、呛咳等原因引起饮水不足;尿失禁或如厕不便导致老人有意控制饮水量等。

老年人发生液体丢失过多的常见原因有：呕吐、腹泻、发热、大量出汗、使用利尿剂等。

如果老年人摄盐过多而肾功能不良，则会导致水钠潴留而引起水肿。

2.老年人液体出入量失衡的观察

脱水的表现有：口渴、皮肤弹性降低、尿量减少、体重下降等；如脱水伴电解质紊乱，则有相应的症状。但老年人由于感官系统功能下降，脱水时口渴可以不明显，再加上皮肤弹性本身就不佳，难以观察其在脱水时的变化，老年人脱水症状往往不明显。因此，在日常照护过程中，应特别留意老人每天的摄入量，如食欲下降、进食量不足，或伴有腹泻、呕吐、大量出汗时，应特别注意老人的尿量。

老年人也容易发生水钠潴留而出现水肿，可表现为体重增加、皮肤紧绷感，用手指按压内踝上方皮肤，出现明显的按印。

老年人如出现明显的脱水和水肿情况，应及时与医护人员联系，明确原因，及时治疗。

3.出入量的记录方法

老年人患有严重的心、肾疾病时，常需要记录出入量，以便为正确治疗提供依据。

（1）用物准备。饮水容器应固定并测定容量，有刻度的尿壶和量杯及标准秤等。

（2）记录方法。固体食物：用标准秤称得食物重量，参考食物含水量表即可得出固体食物含水量。饮水或饮料记录：可用专用容器（有容量标志）测量，也可用带刻度的杯子饮用并记录。

输液、输血、静脉或肠道营养：治疗时，记录实际输注液体量，粉剂药不记在内。

尿量：可用有容量刻度的尿壶或量杯量取，尿失禁者可对尿不湿或尿布称重或留置导尿来记录尿量。

各种引流液、呕吐物以及胃肠减压的液量用量：量杯测量并记录。

粪便量：一般一天粪便量为100~300g，含液体约150ml。若为稀水样便应排入便盆，再倒入量杯测量并记录。呕吐液测量方法同上。

痰液：大量咳痰者，应记录痰量。痰液咳在固定的容器，内装已知容量的消毒水，12~24h更换并记录1次，痰量为总量减去已知消毒水容量。

伤口渗液、汗液、尿失禁：称得湿敷料、湿床单、湿衣裤等总重量减去干敷料、床单、衣裤等重量，即得液体重量。

每天要认真详细记录在本子上，记录的格式可参照表5-1-1所示。常用食物和水果的含水量见表5-1-2及表5-1-3所示。

表5-1-1　24h出入量识录

日期	时间	种类	进量	出量
××月××日24h出入量合计				

表5-1-2 常用食物的含水量

食物	单位	原料重量（g）	含水量（g）	食物	单位	原料重量（g）	含水量（g）
米饭	1中碗	100	240	松花蛋	1个	60	34
大米粥	1大碗	50	400	藕粉	1大碗	50	210
大米粥	1小碗	25	200	鸭蛋	1个	100	72
面条	1中碗（2两）	100	250	馄饨	1大碗	100	350
馒头	1个	50	25	牛奶	1大杯	250	217
花卷	1个	50	25	豆浆	1大杯	250	230
烧饼	1个	50	20	蒸鸡蛋	1大碗	60	260
油饼	1个	100	25	牛肉		100	69
豆沙包	1个	50	34	猪肉		100	29
菜包	1个	150	80	羊肉		100	59
水饺	1个	10	20	青菜		100	92
蛋糕	1块	50	25	大白菜		100	96
饼干	1块	7	2	冬瓜		100	97
油条	1根	50	12	豆腐		100	90
煮鸡蛋	1个	40	30	带鱼		100	50

表5-1-3 常用水果的含水量

名称	重量(g)	含水量(g)	食物	重量(g)	含水量(g)
西瓜	100	79	葡萄	100	65
甜瓜	100	66	桃子	100	82
西红柿	100	90	杏子	100	80
萝卜	100	73	柿子	100	58
李子	100	68	香蕉	100	60
樱桃	100	67	橘子	100	54
黄瓜	100	83	菠萝	100	86
苹果	100	68	广柚子	100	85
梨	100	71	广柑	100	88

第二节　生命体征观察

生命体征有体温、脉搏、呼吸、血压和意识。生命体征是生命活动最基本的表现,是生命的重要征象。正常人生命体征相对稳定,有一定的范围,相互之间也有内在的联系。当机体患病时,生命体征发生不同程度的变化,通过观察生命体征,从中可以发现人体存在的或潜在的一些健康问题,使之及时得到处理,以维护人体健康。

一、体温观察

1.正常体温

正常口腔温度在37.0℃左右(36.3~37.2℃),直肠温度略高于口腔温度(约高0.3℃),腋下温度略低于口腔温度(约低0.3℃)。

人体体温受环境温度、昼夜时间、性别、年龄、运动等因素的影响,可在正常范围内有一定波动,人体体温在一天时间里,一般清晨2~6时最低,下午2~8时最高,但波动范围不超过1℃。运动后体温可略高,老年人体温可略低。

2.异常体温

(1)体温升高:37.4~38℃为低热,38~39℃为中度发热,39~41℃为高热,41℃以上为超高热。体温升高多见于肺结核、细菌性痢疾、支气管肺炎、脑炎、疟疾等各种感染性疾病,以及甲状腺功能亢进、中暑等。

(2)体温低于正常:见于休克、大出血、慢性消耗性疾病、年老体弱、甲状腺功能低下、重度营养不良、在低温环境中暴露过久等。

3.体温测量

(1)体温计的消毒与准备。将体温计放于0.5%过氧乙酸溶液中浸泡消毒30min,用清水冲净擦干备用。家庭个人单独使用的体温计,每次使用后用冷水清洗干净后晾干或擦干备用即可。测量前检查体温表有无破损,用手腕力量将水银柱甩到35.0℃以下。

(2)体温测量部位。由于外界环境的影响,人体内部温度要略高于人体体表温度。测量体温的常用部位是口腔、腋下和直肠(通常说的肛门测量),一般腋下温度略偏低,直肠温度接近于人体内部温度。一般情况下采用口腔测量或腋下测量。

(3)体温测量方法。

口腔温度测量:将口表的汞端斜放于舌下,即舌系带两侧,闭嘴用鼻呼吸,勿咬牙。

腋下测量体温:先擦干汗液,将体温表汞端放于腋窝深处并紧贴皮肤,屈臂过胸夹紧体温表。

直肠测量体温:侧卧或俯卧,将肛表汞端涂凡士林或肥皂液,使之润滑,轻轻插入肛门内3~4cm。

口腔、直肠温度测量3min,腋下测量10min。

4.体温测量注意事项

(1)测量前一定要检视体温计,看看水银柱是否在35.0℃以下,否则测出的体温可能仍是上一次测量的体温值。

(2)鼻塞、呼吸困难、精神异常者不宜进行口腔测量体温。

(3)进食、喝水、脸部热敷或冷敷者须在停止30min后再测量口腔温度。进食热的食物、喝热水、脸部热敷时测量口腔温度会使测得的温度比实际体温高,反之,进食冷的食物、喝冷饮、脸部冷敷时测量口腔温度可使测得的体温比实际体温低。

(4)腋下测量时体温表要夹紧,旁边有冰袋或热水袋时应撤除半小时后再测量。

(5)腹泻、肛周有伤口时不宜测量肛温,同样,旁边有冰袋或热水袋者应撤除半小时后再测量,坐浴后过半小时再测量。

(6)体温表切忌用热水泡,否则体温表会爆裂损坏。

(7)测量口腔温度发生咬断体温表时的处理:首先将口中碎玻璃吐出,并用清水漱口,如已吞下玻璃碴,吃一些含纤维素多的蔬菜,如韭菜、芹菜等,使玻璃被蔬菜纤维包住,随大便排出,同时服牛奶1杯,或1只生鸡蛋清,使水银与牛奶或蛋清结合后排出体外。吞下的水银不会引起水银中毒,因为金属汞不溶解于胃肠液,它的比重又大,到胃里后容易经过肠道而随粪便排出。如出现腹痛,应及时去医院就医。

二、脉搏观察

1.正常脉搏

成人脉率正常值为每分钟60~100次,平均每分钟72次,老年人较慢。脉搏白天较快,夜间睡眠时较慢,活动后或情绪激动时增快。

2.异常脉搏

(1)脉率异常。

①脉率增快:每分钟大于100次。见于发热、贫血、大量失血、甲状腺功能亢进、心肌炎等。

②脉率减慢:每分钟在60次以下。见于伤寒、颅内压增高、心脏房室传导阻滞等疾病。一些运动员在安静时心率每分钟小于60次,无任何不适症状,属于正常,这是由于长期锻炼使心脏的贮备功能增加所致。

(2)脉搏节律异常。

①早搏:在一系列正常均匀的脉搏中出现一次提前而较弱的脉搏称早搏。常见于各种心脏疾病。正常人在过度疲劳、精神兴奋等情况下也偶尔会出现。

②脉搏短细:指单位时间内脉率少于心率,见于心房颤动,由于病人心律绝对不规则,造成有时心脏搏动时血液搏出量很少,以致在心脏搏动时不能测到相应的脉搏,而造成脉搏短细现象。房颤病人的脉搏强弱、快慢绝对不规则。

（3）脉搏强弱异常。

①洪脉：脉搏强大有力。见于高热、甲状腺功能亢进、心脏瓣膜病变等。

②丝脉：脉搏细弱无力，扣之如细丝。见于大失血、休克及心脏疾病等。

3.脉搏测量

（1）脉搏测量部位。最常用的测量部位是桡动脉，其次为颞动脉、颈动脉、股动脉、腘动脉、足背动脉、股动脉等，见图5-2-1所示。

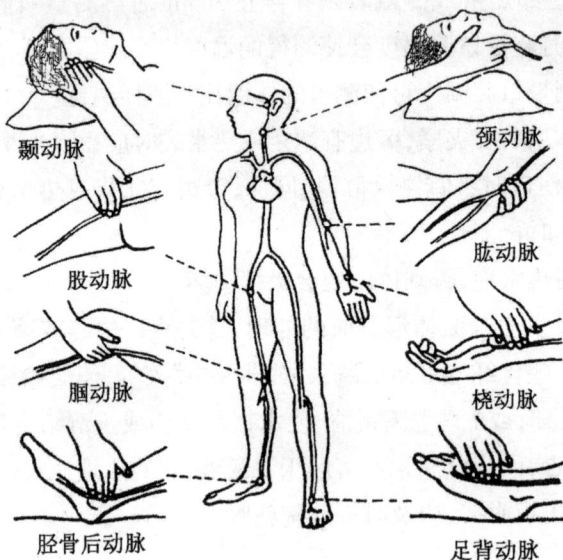

图5-2-1　常用脉搏测量部位

（2）测量方法。测量者用食指、中指和环指（无名指）的指端放在相应动脉的体表，调整施加的压力，以能清楚地触及脉搏为宜，测量半分钟，将所测脉搏数值乘以2，即为1min脉搏值。

4.脉搏测量注意事项

脉搏测量时注意保持安静，心理放松，如剧烈运动后应休息20min再测量。测量时不可用拇指诊脉，因拇指小动脉搏动较强，易于和测量者的脉搏相混淆。如为偏瘫者测脉搏，则应选择健侧肢体测量。

三、呼吸观察

1.正常呼吸

呼吸是人体吸入氧气，排出二氧化碳的过程，是人体与外界环境之间的气体交换。呼吸运动是靠膈肌和肋间肌的收缩和松弛来完成的。

（1）胸式呼吸：以肋间肌的运动为主，呼吸时以胸廓的起伏为主要表现。

（2）腹式呼吸：以膈肌运动为主，呼吸时以胸廓下部及上腹部的起伏为主要表现。

正常人胸式呼吸和腹式呼吸均不同程度地同时存在，男性和儿童的呼吸以腹式呼吸为主,女性的呼吸则以胸式呼吸为主。

某些疾病可使呼吸运动发生改变,胸膜炎、肋间神经痛、肋骨骨折、肺炎等可使胸式呼吸减弱而腹式呼吸增强;腹膜炎、大量腹水、腹腔巨大肿瘤等可使腹式呼吸减弱而胸式呼吸增强。

正常成人呼吸每分钟16~20次,安静时呼吸运动平稳、节律均匀。

呼吸频率和深浅度可随年龄、性别、活动、情绪等因素而改变,小儿较快,老年人稍慢,活动和情绪激动时增快,休息和睡眠时呼吸较慢。呼吸节律一定程度上可受意识支配。

老年人进行腹式呼吸的锻炼,可增强呼吸功能。

2.异常呼吸

(1)呼吸频率异常。

①呼吸过速:指呼吸频率大于24次/min。常见于发热、疼痛、肺和胸廓疾病、心力衰竭、贫血等疾病。一般体温每增高1℃,呼吸大约增加4次/min。

②呼吸过缓:指呼吸频率低于12次/min。常见于安眠药中毒、颅脑疾病、临终状态等。

(2)呼吸节律异常。

①潮式呼吸:是一种由浅慢逐渐变为深快,然后再由深快转变为浅慢,随之出现一段呼吸暂停后又开始如上变化的周期性呼吸。潮式呼吸的周期为30s至2min,暂停期可持续5~30s。

②间断呼吸:表现为有规律呼吸几次后,突然停止一段时间,又开始呼吸,即呼吸与呼吸暂停现象交替出现。

此两种周期性呼吸节律变化是由于呼吸中枢兴奋性降低,呼吸调节系统失常所致,常见于疾病的严重阶段和临终病人。

有些老年人深睡时亦可出现潮式呼吸,此为脑动脉硬化、中枢神经供血不足的表现。

(3)呼吸深浅度异常。

①呼吸深快:是一种深长而规则的呼吸。常见于尿毒症、糖尿病等引起的代谢性酸中毒病人。剧烈运动、情绪激动或过度紧张时,亦可出现呼吸深快。

②呼吸浅快:是一种浅快而规则的呼吸。见于腹水、肥胖以及肺炎、胸腔积液、气胸等肺和胸廓疾病。

(4)呼吸困难。

呼吸困难是指呼吸频率、节律和深浅度异常,伴缺氧的表现。病人自觉空气不足,感胸闷、呼吸费力、不能平卧,出现烦躁、口唇和指端发绀、鼻翼扇动等体征。常见于心肺疾患。

如果病人吸气费力,吸气时间明显长于呼气,并在吸气时出现胸骨上窝、锁骨上窝和肋间隙或胸骨下凹,则为吸气性呼吸困难。常见于气管、喉头异物或喉头水肿。

呼气性呼吸困难,则表现为呼气费力,呼气时间显著长于吸气,常见于哮喘病人。

3.呼吸测量

观察呼吸主要是看胸廓的起伏,胸廓起伏一次即为一次呼吸,测量1min。同时注意呼吸的节律是否均匀、呼吸深度是否一致,口唇、指端有无发绀,有无鼻翼扇动、张口呼吸等。

临终病人呼吸运动极为微弱,甚至不易见到胸廓的起伏,这时可用棉絮、薄纸片等放在患者鼻孔旁,通过观察棉絮或薄纸片等活动情况来观察呼吸。

4.呼吸测量注意事项

观察呼吸时不要让受测者察觉你在观察他的呼吸,因为呼吸受意识控制,一旦注意到自身的呼吸,呼吸就不是自然状态下的呼吸。呼吸测量的同时要注意缺氧情况。

四、血压观察

1.正常血压

血压是指血液在血管内流动时对血管壁的侧压力。如无特别说明,一般指的血压为上臂肱动脉血压。心脏收缩时,血液射向主动脉,此时动脉管壁所受的压力称为收缩压;心脏舒张时,动脉管壁弹性回缩,此时动脉管壁所受的压力称为舒张压;收缩压与舒张压之差称为脉压。

正常成人在安静时,收缩压为90~140mmHg,舒张压为60~90mmHg,脉压差为30~40mmHg。

血压随年龄增长而增高,小儿血压比成人低,新生儿最低,中年以前女性血压较男性略低,中年以后差别较小;昼夜周期中傍晚略高于清晨;寒冷环境中血压可上升,高温环境中血压可略下降;紧张、恐惧、兴奋、疼痛、过度劳累、睡眠不佳时血压可升高;吸烟、饮酒也可影响血压。另外,两上肢的血压可略有差别(相差5~10mmHg)。

2.异常血压

(1)高血压:指血压大于140/90mmHg,人群高血压患病率较高,特别是老年人。长期的高血压可加速心血管系统的老化,高血压是脑卒中、冠心病的危险因素。

(2)低血压:是指血压低于90/60mmHg,见于心肌梗死、心力衰竭、严重脱水、休克、低钠血症等病人。

老年人由于大动脉弹性降低,以收缩压增高为主的高血压类型多见。

3.血压测量

(1)血压计种类:常用的血压计有汞柱式血压计(见图5-2-2)、表式血压计(见图5-2-3)、电子血压计。

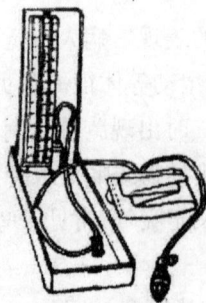

图5-2 汞柱式血压   图5-3 表式血压计

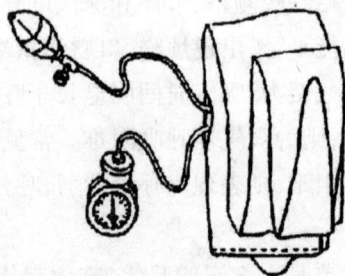

汞柱式血压计由输气球、调节空气压力的阀门、袖带及汞柱式测压计组成,其中汞柱式测压计内有一根有刻度的玻璃管,玻璃管上端与大气相通,下端与汞槽相通,汞槽内装有汞,汞槽的另一端与袖带相连。

表式血压计由输气球、调节空气压力的阀门及表式测压计组成。测量方法同汞柱式血压计,只是其汞柱刻度以指针指的刻度所代替。

电子血压计袖带内有一换能器,可自动采样,微电脑控制数字运算、自动放气程序、自动显示血压读数,测量较为方便。

(2)血压测量方法:用汞柱式血压计测量血压步骤如下。

①放平血压计,将袖带内气体排尽,平整地在肘窝上2~3cm处缠于上臂,袖带气袋中部对着肘窝正中,袖带尾部塞入里圈内,袖带松紧以能放入一指为宜。

②戴好听诊器,先在肘窝触及肱动脉搏动,再将胸件置于肱动脉处并稍加固定。

③关闭充气阀门,用输气球充气至肱动脉搏动消失后再充气使汞柱再升高20~30mmHg。

④打开充气阀门,缓慢放气使汞柱缓慢下降,双眼平视汞柱所指的刻度。

⑤在汞柱缓慢下降时,听到第一声搏动时汞柱所指的刻度即为收缩压,随后搏动音逐渐加强,搏动音突然变弱或消失时汞柱所指的刻度即为舒张压。

⑥记录血压读数,以分数表示(即收缩压/舒张压mmHg),如100/70mmHg。

如果没有听清,应放气使汞柱下降到"0"位,再重新测量。

测量完毕应关闭水银柱开关,以防水银外溢,同时放好充气球,防止在关血压计时,充气阀门与玻璃柱相碰而折断玻璃柱。表式血压计测量方法同上,只是表式刻度代替汞柱式刻度。

电子血压计测量,先打开电源开关,接上充气插头;把袖带内的换能器"⊙"放于肱动脉搏动处,扣好袖带;按键充气后发出蜂鸣音,显示屏显示血压读数。

4.血压测量注意事项

测量前先检查血压计有无破损,打开汞柱式血压计的水银柱开关,平放血压计,检查水银平面是否在"0"位。

测量血压时环境安静,避免干扰;被测者放松心身,避免紧张;对有偏瘫者,应测健侧血压;对于持续血压监测者,最好固定一侧肢体测量,同时定时间、定体位、定血压计,以便于比较。另外,听诊器胸件不应塞入袖带内;绑袖带松紧合适,避免过紧过松,绑得过紧可使测得的血压偏低,绑得过松可使测得的血压偏高。

一般测量前在安静环境下休息5~10min,剧烈活动或情绪异常紧张者,休息15~30min;取坐位或卧位,使测量的上臂肘部与心脏处于同一水平,即坐位时平第四肋软骨,仰卧位时平腋中线。

五、意识观察

1.正常意识

意识是人对周围环境和自身的识别能力和清晰程度,是大脑功能活动的综合表现。正常人的意识清晰,对答正确,能够准确地识别时间、地点和人物,能对环境的刺激做出相应的反应。

2.意识障碍

许多疾病会影响人的意识状态,如超高热、酒精中毒、脑外伤、脑溢血、肝昏迷等,这些疾病往往会影响大脑的功能活动,引起不同程度的意识障碍。意识障碍的轻重表现有以下几种:

(1)嗜睡。处于病理性的睡眠状态,可被唤醒,但反应迟钝,回答切题,一旦刺激除去,则又迅速入睡。这是最轻的意识障碍。

(2)意识模糊。表现为表情淡漠,对自己及周围环境漠不关心,回答问题迟缓而简短,但合理,对时间、地点、人物的定向能力发生一定的障碍。

(3)谵妄。是一种以兴奋为主的意识模糊,表现为意识模糊,定向力消失,感觉错乱,常伴有错觉、幻觉,有躁动不安、说胡话,甚至有发狂等精神异常表现。

(4)昏睡。处于熟睡状态,不易唤醒,虽在强烈刺激下唤醒,但很快又再次入睡,回答问题言语含糊,答非所问。

(5)昏迷。属严重的意识障碍。患者没有肢体自主运动,对周围事物及声、光等刺激无反应,昏迷较浅时对强烈刺激如针划足底时尚有反应,呼吸、脉搏、血压无明显变化;昏迷较深时,肌肉松弛,对任何刺激无反应,大小便失禁或潴留,吞咽、咳嗽等生理反射消失。

3.意识观察

判断一个人的意识情况,先采取问询的方法,通过与其的交谈,了解其思维、反应、情感活动、定向力(对时间、人物、地点的分析能力),同时检查病人的一些生理反射,来判断意识障碍的程度。

如果病人处于持续的睡眠状态,能叫醒,表情淡漠,反应迟钝,但回答问题合理,说明处在嗜睡;如意识障碍水平较嗜睡为深,对时间、地点、人物的定向能力发生障碍,说明已进入意识模糊状态;如不易叫醒,在强烈刺激下唤醒后很快又入睡,不能正确回答问题,说明已进入昏睡状态;如不能叫醒,大小便失禁或潴留,伴随一些生理反射的消失,则说明已进入了昏迷状态。如对疼痛刺激尚有一定的反应,说明昏迷程度较浅,如对任何刺激均无反应,则说明昏迷程度较深。

如老人出现意识障碍应及时联系医护人员及老人家属。

第三节　老年人异常情况的观察及应急处理

一、老年人常见异常情况观察与应急处理

(一)中风先兆及应急处理

老人突然感到一侧面部或手脚麻木,无力,动作不灵;突然说话不清楚或听不懂他人说话的意思;嘴角歪斜、流口水、头晕或站不稳甚至晕倒;短暂的意识不清、嗜睡及无法解释的头痛等。上述这些都是中风的先兆表现。

遇到上述情况,应立即让病人安静平卧且头偏向一侧(防止发生呕吐物呛入气管),保持镇静,嘱老人放松,不过多搬动老人,尽快就近求医。

(二)心肌梗死先兆及应急处理

老人首次发作心绞痛,或以往有心绞痛发作史而目前发作频繁、发作时间延长且程度加重;药物作用不如以往有效,或发作时出冷汗;剧烈持续性心前区或心窝部疼痛,药物无缓解作用,且感胸闷、烦躁不安、全身出冷汗或大汗淋漓、面色苍白、四肢发凉、呼吸急促、心跳不规则伴恐惧、恶心呕吐等,极有可能发生了心肌梗死。

老年人出现胸前区不适伴乏力、胸闷心悸等症状亦应注意心肌梗死的可能。

遇到上述情况应使老人平卧,放松心理,保持镇静,立即就医。注意勿让老人自行步行前往,应让老人处于安静、放松、休息状态下就医。

(三)心力衰竭的先兆及应急处理

原患有心脏病的老年人,若在体力活动如上楼上坡时出现心慌、咳嗽、气急、脉搏增快而休息后不能很好改善;夜间睡眠突然憋醒,不能平卧;有时出现原因不明的下肢水肿伴呼吸困难或上腹部胀痛;出现胸闷窒息感,疲乏无力且大汗淋漓;突然出现端坐呼吸并伴有口鼻排出红色泡沫痰。出现这些情况,说明老人有不同程度心力衰竭存在。

遇到上述情况,应让老人处于坐位或半坐位,双腿下垂,放松心理,立即送医院治疗。

(四)低血糖及应急处理

老年人出现饥饿难忍、心慌不适、出冷汗,同时伴有疲惫无力甚至晕倒等情况,特别是老年人在凌晨或在糖尿病治疗期间出现上述症状,应考虑出现了低血糖症。

出现上述症状,应立即进食水果糖或糖水、饼干等以缓解症状,然后去医院就医以确定相关原因,进而采取相应的治疗措施。

(五)跌倒及应急处理

跌倒是老年人常见的意外事件,可能造成老年人身体伤害,甚至颅脑损伤、骨折等。日常照护工作中应特别注意预防老年人跌倒。

遇老人跌倒,不急于扶老人起来,应先询问老人情况,注意跌倒时的着力点,检查老人意识、肢体活动情况,如怀疑有骨折等情况,应求助家人、邻居或医护人员,多人合力整体搬动老人到床上或担架上(如脊柱骨折,则不能用帆布等软的担架,可在担架上垫木板),避免骨折移位,同时及时送医院检查。

(六)其他异常情况观察

1.消化系统

腹痛、恶心、呕吐、便血是最常见的症状,原因比较复杂,老年人在患胃炎、胃十二指肠溃疡病、胃穿孔、阑尾炎、胆囊结石、胆囊炎、胰腺炎、肠梗阻等急腹症时,症状往往不像青年人那样剧烈,各种伴随症状也往往不典型,当腹痛不缓解时应及早去医院诊治,如以往有胃十二指肠溃疡,腹痛从有规律逐渐变得没有规律时,应及早胃镜检查,排除胃癌的可能。

2.泌尿系统

应注意排尿次数、尿量,有无特殊气味,尿的颜色改变,有否尿频、尿急、尿痛,排尿不畅,尿线变细或血尿等,一旦出现这些情况应及时就医。老年人如出现无痛性血尿,应进一步检查,排除肾脏、膀胱肿瘤,当有腰部绞痛或小便疼痛时,应注意是否有肾和尿路结石。

3.呼吸系统

肺部感染是老年人常见的疾病,呼吸困难、咳嗽咳痰、缺氧是常见症状,老年人肺部感染应及时就医治疗。咳嗽、痰中带血要警惕是否发生了肺癌,回缩涕带血要警惕是否患有鼻咽癌。

4.生殖系统

男性一侧睾丸不对称性肿大,精液中带血,或阴茎头上有溃疡的发生,老年女性停经后有阴道流血或异常分泌物,应警惕是否患有生殖系统癌症。

5.淋巴结

在颌下、颈部、锁骨窝内、腋下和腹股沟处分布着大量淋巴结,当有局部外伤感染时,淋巴结多有肿大、疼痛,感染消退后淋巴结大多恢复。老年人出现没有伴随感染的淋巴结肿大,应高度警惕癌症,应及时求医,排除恶性肿瘤淋巴结转移的可能。

6.乳房

女性老年人发现乳房内有无痛性肿物时,要及时去医院检查,老年男性也有发生乳腺癌的可能,因此也要注意乳房有无结节。

7.骨、关节

老年人易患退化性骨关节疾病,出现腰腿痛、关节痛等症状,但癌症发生骨转移也会发现骨关节疼痛,故应观察骨关节疼痛的性质及伴随症状,异常情况下及早就医。

二、老年人发生应急事件的求救途径

照护者一旦发现老人病情变化,出现应急事件时,应首先保持镇静,安抚老人,使老人放松心理。单独不能处理时,向旁人求助。

1.求助家人

居家照护者平时应注意记录老人家人的联系方式,并放在固定位置,以备紧急状态下能及时找到。老年人遇应急事件,应尽量首先和家人取得联系,和家人商议处理方式。

2.求助120救护中心

老年人病情危急,照护者可直接拨打120,向救护人员说清老人的情况、具体居住的地址等,在家一边做好一般的应急处理,一边等待救护人员的到达。

3.居家养老服务机构

目前社区居家养老服务机构没有很好建立,如照护者从属于相应的养老服务机构,应注意记录与机构的联系电话,遇应急事件,可求助于机构来协调处理。

4.求助邻居、社区医护人员、社区工作人员、志愿者

除上述求助途径以外,照护者平时应留意建立与邻居、社区医护人员、社区工作人员及相关志愿者的联系方式,以备在应急状态下求助。

第六章 体位移动

老年人经常更换体位、离床活动,对身体和心理都有很大的益处,可以预防压疮、促进呼吸、预防肌肉及骨骼的废用性萎缩、促进胃肠活动、预防便秘、增进食欲,促进社会交往,增加一般知觉刺激,维护老人身心健康。

第一节　协助老人更换体位

一、目的

1.协助老人更换体位,使老人舒适。

2.促进血液循环,减少局部皮肤长期受压,预防压疮。

3.促进老人活动,增加肌肉活动和提高肺活量。

二、准备工作

1.用物准备:翻身用软枕数个,可备专用的翻身枕。

2.环境准备:关闭门窗,避免对流,调整室内温度。

3.照护者准备:照护时洗手并温暖双手。

三、操作程序

1.协助卧床老人移向床头

半卧位时,老人容易滑向床尾,引起老人不适。如果双足长时间顶压床尾,会引起足底压疮。照护者要经常协助老人移向床头,调整姿势和位置,维持老人舒适。

(1)一人法

①向老人解释,征得同意,确认老人无明显身体不适。

②放平靠背架,取下枕头横立于床头,使老人仰卧,双臂抱于胸前,若老人能配合且身体状况允许,则双手抓住床头栏杆,屈起双膝,双足抵住床垫。

③照护者一手伸入老人肩下,一手托住老人的臀部,在抬起老人的同时,叮嘱老人双手

抓栏杆、双脚用力蹬床面,照护者趁势用力把老人移向床头。

④放回枕头,再支起靠背架,询问老人卧位是否舒适。

（2）二人法

①同上述1、2步。

②两名照护者站在老人的两侧,对称托住老人的颈肩部和臀部,或者一人托住腰部、一人托住臀部,叮嘱老人双脚用力蹬床面,两人同时用力将老人移向床头。

③放回枕头,再支起靠背架,整理棉被,使老人舒适。

2.协助卧床老人移向床边

（1）一人法

①向老人解释,征得老人同意,确认无明显不适。

②照护者站在老人一侧,将枕头移向近侧。

③叮嘱老人环抱双手于胸前,照护者一手托老人颈肩部,另一手托腰部,将老人上半身抬起移向近侧;然后一手托腰部,另一手托大腿,将老人的下半身抬起移向近侧。

（2）二人法

①向老人解释,征得老人同意,确认无明显不适。

②两名照护者站在老人的同侧,老人环抱双手于胸前,一名照护者将枕头移向近侧。

③一人抱住老人颈肩部和腰部,另一人抱住臀部和大腿部,同时用力将老人移向近侧。

3.协助卧床老人翻身

①向老人解释,询问老人身体情况。

②按"移向床边法"将老人移到床的一边,拉起护栏。

③照护者走到床的另一边,协助老人双膝屈曲,一手扶住老人肩部,一手扶住膝部,协助老人翻身侧卧,在老人的背部、胸前各放一软枕,使老人舒适,根据需要给老人拍背、整理床单、衣服。

④将老人上侧腿略向前方屈曲,下侧腿微屈,两膝之间垫以软枕,防止两腿之间相互受压。

⑤整理床铺,观察面部表情,询问有无不适。

4.协助老人床上坐起

（1）向老人解释,询问老人身体状况。

（2）抬高床头约60°,休息片刻。

（3）照护者一手伸入老人颈肩部,一手扶住老人双手,顺势缓慢扶起老人。也可让老人双手抱住照护者颈后,照护者一手托老人肩部,一手托老人腰部,同步扶老人坐起。

（4）若需移坐床边,先将老人移向床边,照护者一手托住老人颈肩部,一手从对侧扶托住老人膝部,利用身体作为转轴转动老人身体,将老人坐于床边。

5.协助老人站立

（1）向老人解释,询问老人身体状况。

（2）将老人安全坐到床沿,穿好衣服和鞋袜,防止受凉。

（3）嘱老人手臂扶在照护者肩上或在颈部环抱,身体向前靠于照护者,照护者两腿分开,膝盖抵住老人的膝部,两手臂环抱老人腰部,用力向上协助老人站起,帮助站稳。

四、更换体位注意事项

1.天冷时注意保暖,防止老人受凉。

2.移动体位时,要同时用力,避免拖、拉、推等动作,防止皮肤擦破。

3.要充分考虑老人的身体状况,并耐心向老人解释,争取老人的主动配合,更换体位后要观察老人是否舒适。

4.注意安全,防止老人头部碰伤或坠床,动作缓慢,防止体位性低血压。

5.避免老人过度用力,特别是有心脑血管疾患者更要注意。

6.照护者注意节力原则,避免腰部受伤,可系上腰托以保护腰部,老人较重无法一人完成时,应另请人员帮助。

第二节 徒手搬运老人

一、目的

老人因各种原因失去自我活动能力,无法移动体位,常需将老人从床与担架、平车或其他运送工具之间进行搬动,正确的搬运方法可以节省体力,减少老人不适,确保老人安全转运。

二、准备工作

1.物品准备:平车、担架或其他运送工具,枕头和被褥。

2.环境准备:周围环境清洁、无障碍。

3.人员准备:照护者着装整齐,老人身体适合,并征得老人同意,穿好衣服,注意保暖。

三、操作程序（以从床上搬至平车为例）

1.一人搬运法

（1）将平车推至床旁,平车头端与床尾成钝角,固定妥当。

（2）照护者站在一旁,两腿分开,屈膝,将老人双臂环抱在照护者颈后,一手从老人腋下插入并抱住对侧肩部,另一手抱紧两大腿,用力抱起老人转动身体,顺势将老人抱至平车上。调整姿势,盖好被子(图6-2-1)。

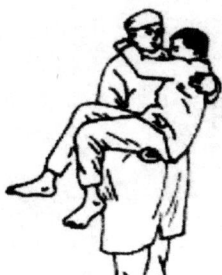

图6-2-1 一人搬运法

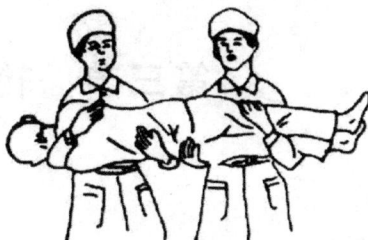

图6-2-2 二人搬运法

2.二人搬运法

(1)将平车推至床旁,平车头端与床尾成钝角,固定妥当。

(2)两名照护者站在老人的同侧,一人托住颈肩部和腰部,另一人托住臀部和腿部,两人步调一致,平稳地将老人搬向平车,盖好被子,安置舒适卧位(图6-2-2)。

3.三人搬运法

(1)将平车推至床旁,平车头端与床尾成钝角,固定妥当。

(2)三人站在同一侧,甲抱住老人的头颈、肩背部,乙抱住腰背和臀部,丙抱住腿部及足部。注意步调协调,口令一致,平稳地将老人移向平车(图6-2-3)。

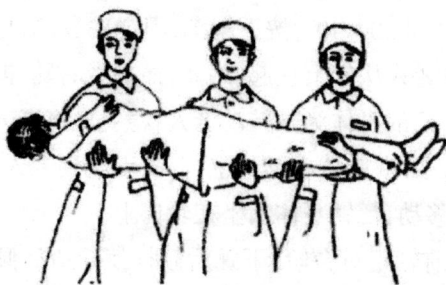

图6-2-3 三人搬运法

四、注意事项

1.注意固定好平车、担架等交通工具,注意安全,防止外伤。

2.搬运时动作轻柔,做好解释工作,消除老人恐惧感。

3.推平车时动作轻稳,车速不能太快,避免碰撞。上坡时头部朝前,下坡时老人头部朝后。

4.搬运老人时,照护者自身注意节力原则,预防腰部损伤。

第三节　轮椅的使用

一、目的

安全移动老人,增加老人活动范围。

二、准备工作

1.物品准备:检查轮椅,注意轮胎、刹车及安全带等是否完好。

2.环境准备:周围环境宽敞、无障碍物。

3.人员准备:照护者着装整洁,活动方便。评估老人身体状况,穿好衣服,注意保暖。

三、操作程序

1.向老人解释,取得合作。

2.将轮椅推至床边,与床呈30°~40°,按下刹车,固定妥当,抬起踏脚板。

3.按"扶老人站立法"将老人从床上扶起、站立,照护者右腿伸到老人两腿间,双手抱住老人腰部,并向上提起,以自己的身体为轴转动老人,稳妥地将老人移到轮椅上。

4.老人双手扶住轮椅扶手,双脚放在踏板上,照护者绕到老人身后,两臂伸入老人两腋下抱住身体,将老人稍向后移动,帮助身体满坐在轮椅上。

5.轮椅上台阶时,先将前轮正对台阶,下踩后倾杆使轮椅后倾,顺势使前轮上台阶,再将后轮推上台阶。轮椅下台阶时,则调转轮椅方向,先下后轮,后下前轮。

6.下坡时,应使轮椅以倒退形式缓慢下行,照护者随时观察身后情况,确保安全。

四、注意事项

1.轮椅推行,动作轻稳,注意防颠。

2.推轮椅上台阶时先上前轮,再上后轮;下台阶时先下后轮,再下前轮。

3.上下台阶及上下坡推行注意安全,如老人较重,道路坡度较大,应请人帮助,合力推动轮椅。

第四节 拐杖的使用

当老人因各种原因导致一侧或双侧下肢无力或功能障碍时,则需借助于拐杖来协助老人离床活动。常用的拐杖有手杖、肘杖和腋杖。

一、手杖的使用

1.手杖的种类和适用对象

手杖适用于体能和平衡能力稍差的老人。

(1)普通手杖:普通手杖轻便简单、携带方便,适用于一般行动不便的老人。

(2)支架式手杖:支架式手杖上端有支撑手腕的装置,可固定腕部和前臂,适用于腕部支撑力弱或腕关节强直的老人。

(3)T字形手杖:T字形手杖上端呈T字形,有些带软环,加大了手杖和手的接触面积,从而增加了稳定性。

(4)四脚式手杖:四脚式手杖下端有四个支点,适用于稳定性和平衡能力差的老人。此手杖携带不便,需在平坦道路上使用。

2.手杖的使用

(1)使用手杖行走法

①两脚并拢,重心在健侧上,手杖向前迈出一步。

②抬起患侧脚向前迈出一步,重心转移到患侧脚上。

③手杖支撑,健侧脚向前移,两脚并拢,然后开始下一个循环。遵循"手杖、患侧、健侧"的顺序进行练习(图6-4-1)。

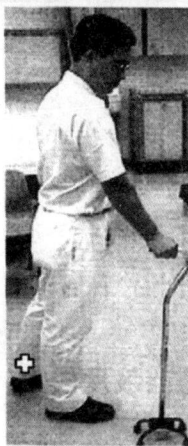 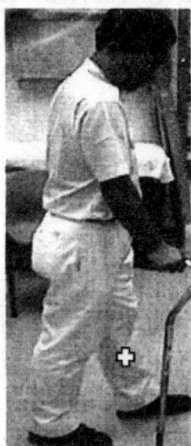 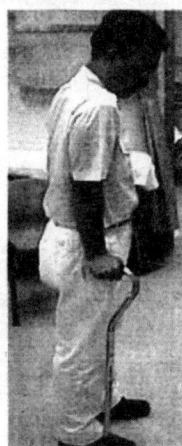

手杖放前一步　　　　　患脚先行　　　　　健脚跟上

图6-4-1 扶手杖行走

（2）使用手杖上下楼梯法

①上楼梯时，手杖放在上一个台阶上，健侧先上，患侧跟上（图6-4-2）。

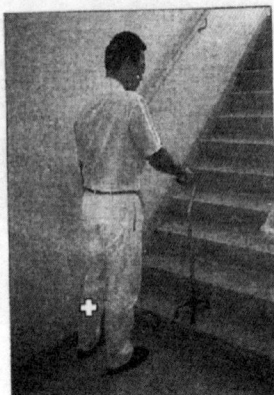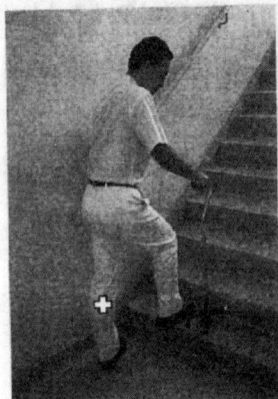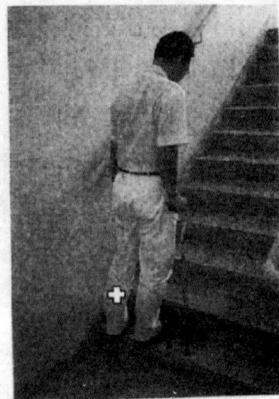

手杖先上　　　　　　　　健脚上　　　　　　　　患脚跟上

图6-4-2　扶手杖上楼梯

②下楼梯时，手杖先放下一个台阶，患侧先下，再下健侧（图6-4-3）。

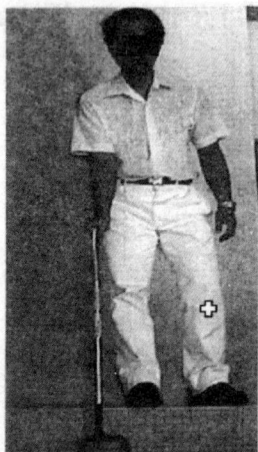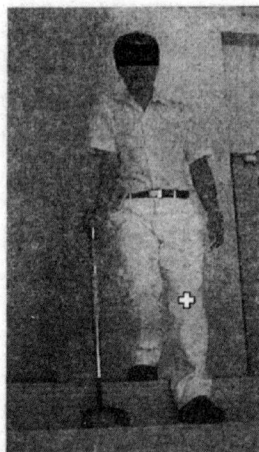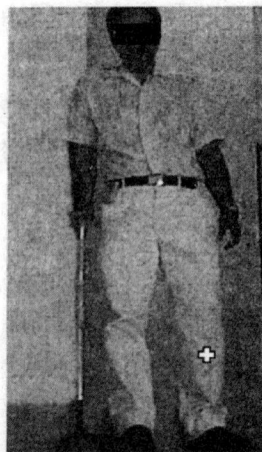

手杖先下　　　　　　　　患脚下　　　　　　　　健脚跟上

图6-4-3　扶手杖下楼梯

3.注意事项

（1）选择适合老人的手杖，手杖高度以手臂下垂时手腕到地面的高度为宜。

（2）行走前活动肢体，行走时注意防滑。

（3）手杖使用在健侧，先移动手杖，调整好重心后再移动脚步。

（4）未熟练使用前，应有人扶持或陪伴，防止跌倒。

二、腋杖的使用

1.适应对象

腋杖使用时有手腕和腋下两处支撑，适用于下肢肌力差，不能支撑体重，而上肢支撑力佳的老人。肘杖的使用方法同腋杖。

2.使用前准备

(1)调整腋杖高度:站立时拐杖头离腋下2~3cm,两手按手柄时肘部成30°。

(2)检查腋杖状况:检查腋杖胶垫有无破损及与地面摩擦力是否够大。

(3)使用时保持良好的姿势:抬头挺胸、背直、髋关节放松,重心放在手腕和手背上,不要放在腋下,以免压迫神经造成手臂麻痹。

(4)周围环境:无障碍物。

3.腋杖的使用方法

(1)患脚不着地时的行步方法。双侧腋杖同时向前一步,患脚腾空,健脚跟上,重复进行。

(2)患脚可着地时的行步方法。

①四点步:右侧腋杖前移,迈左脚,移左侧腋杖,右脚跟上。此法安全稳定,适合关节炎、中风等疾病导致下肢无力,平衡能力较差,但双腿尚能够支持一定重量者。

②三点步:两侧腋杖与患脚同时向前,健脚跟上。此法适用于一侧下肢截肢或有一侧下肢无力或完全不能承受重量者。

③二点步:右侧腋杖与左脚同时移动,左侧腋杖与右脚同时移动。此法适用于身体平衡功能良好者。

④上楼梯:健脚先上,然后患脚与左、右侧腋杖同时上。

⑤下楼梯:左、右侧腋杖同时先下,患脚下移,健脚跟上。

4.注意事项

(1)根据老人的情况选择单侧或双侧腋杖或肘杖。

(2)使用时要用手臂支托身体的重量,上端接触腋窝部位要有软垫,避免用腋窝支撑重量。

(3)老人没有熟练使用前要有人监护,以免跌倒。

第五节 助步器的使用

1.助步器的种类及适应对象

(1)助步器的种类:助步器可分为二轮型、四轮型、提抬式等。

(2)适应对象:助步器的稳定性比手杖更强,行走更安全,适用于需要支撑才能站立的老人。

2.助步器的使用方法

老人平稳站起,前臂放在扶手上支撑体重,身体略向前倾,老人举起(无轮助步器)或推动助步器(有轮助步器)向前15cm,放稳,患脚前行,健脚跟上(图6-5-1)。

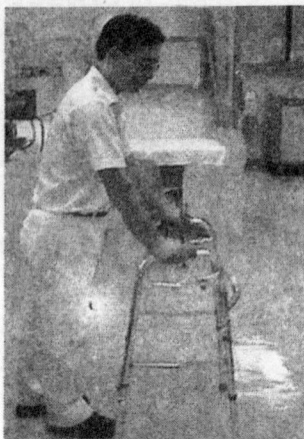 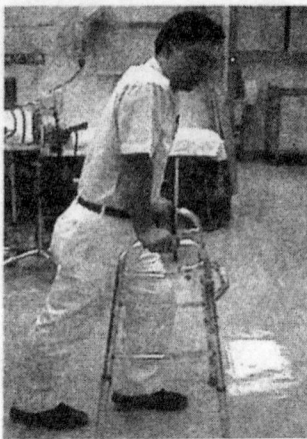 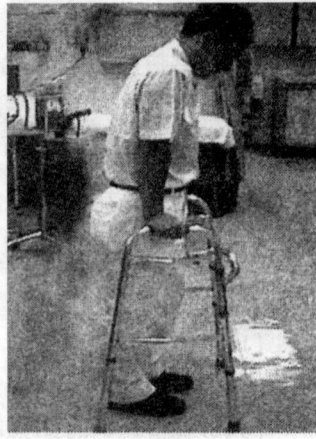

助步器放前一步　　　　　　　患脚先行　　　　　　　　健脚跟上

图6-5-1　助步器的使用方法

3.注意事项

(1)使用助步器要循序渐进,逐步适应。

(2)带轮子助步器移动方便,但稳定性差,要注意陪护。

(3)地面平整,以免发生危险。

第七章 冷热应用

第一节 冷热应用专业知识

一、热的应用

1.热的应用目的

(1)促进浅表炎症的消散和局限。热可使局部血管扩张充血,改善血液循环,增强新陈代谢和白细胞的吞噬功能。因而在炎症早期用热,可促进炎性渗出物的吸收和消散;炎症后期用热,可使炎症局限(后期用热可促使白细胞释放出蛋白溶解酶,溶解坏死组织,有助于坏死组织的清除和组织修复)。

(2)缓解疼痛。温热刺激能降低痛觉神经的兴奋性,改善血液循环,减轻炎性水肿,解除局部神经末梢的压力。温热能使肌肉、肌腱和韧带等组织松弛,可解除因肌肉痉挛、强直而引起的疼痛,如腰肌劳损、扭伤等。

(3)减轻深部组织充血。温热作用可促进局部血管扩张,减轻该处深部组织的充血。

(4)保暖。温热可促进血液循环,使老人感到温暖舒适。

2.热的应用类型

热疗的方法有两种:干热法和湿热法。

(1)干热法。干热法包括:热水袋、红外线灯。其中热水袋应用广泛,可为老人保暖、解痉、镇痛。

(2)湿热法。湿热法包括:热湿敷、热水坐浴、局部浸泡。其中热水坐浴应用广泛,常用于消除会阴及肛门部的充血、炎症和疼痛,达到局部清洁、舒适的目的。

3.用热的禁忌证

(1)急性腹部疾患尚未明确诊断前不宜应用热疗。热疗虽然可使疼痛减轻,但容易掩盖病情的真相,往往会贻误诊断及治疗。

(2)面部危险三角区感染化脓时禁忌做热疗。因为面部危险三角区血管丰富,且和颅内海绵窦相通,热疗可使该处血流量增多,导致细菌及毒素进入血循环,促使炎症扩散造成颅内感染和败血症。

(3)各种脏器内出血时禁忌做热疗。因为用热可使局部血管扩张,增加脏器的血流量和血管的通透性而加重出血。

(4)软组织挫伤或扭伤初期禁用热疗。组织损伤或扭伤后24~48h内,如局部用热可促进血液循环,从而加重皮下出血、肿胀及疼痛。

二、冷的应用

1.冷的应用目的

(1)减轻局部充血或出血。冷可使毛细血管收缩,减轻局部充血、出血。对于局部软组织损伤的早期,施行短时间的冷敷,可防止皮下出血和肿胀。

(2)减轻疼痛。冷可使神经末梢的敏感性降低而减轻疼痛。由于组织充血肿胀压迫神经末梢也可导致疼痛,用冷后可使血管收缩,解除压迫而止痛。临床常用于牙痛和烫伤。

(3)制止炎症扩散。冷疗可使局部毛细血管收缩,血流减慢,降低新陈代谢和微生物的活力,而控制炎症的扩散,常用于炎症的早期。

(4)降温。冷直接和机体皮肤接触,通过物理作用,可将体内的热通过传导发散,从而降低体温。常用于高热老人及中暑者。此外,脑外伤、脑缺氧老人,可利用局部或全身降温,减少脑组织需氧量,有利于脑细胞功能的恢复。

2.冷的应用类型

用冷方式分局部用冷和全身用冷。

(1)局部用冷。局部冰袋、冰囊、化学致冷袋。其中冰袋(冰囊)的应用较广,多用于降温。

(2)全身用冷。温水擦浴主要用于老人体质较弱时的降温。皮肤接受刺激后,初期可使皮肤毛细血管收缩,继而扩张,擦浴时又用按摩手法刺激血管被动扩张,因而更促进热的散发。

3.用冷的禁忌证

(1)大片组织受损,局部血液循环不良,皮肤颜色青紫时不宜用冷。

(2)慢性炎症或深部有化脓病症时,不宜用冷敷。

(3)枕后、耳郭、阴囊等处禁忌用冷以防冻伤;心前区忌冷以防反射性心率减慢,心律失常;腹部忌冷以防腹泻;心脏病患者应避免足底用冷以防冠状动脉收缩。

第二节　冷热应用操作技能

一、热水袋的用法

1.准备工作

(1)物品:水罐内盛热水,水温计、热水袋及布套。

(2)环境:空气清新、安静。

(3)养老护理员:衣帽整洁、洗手。

2.操作程序

(1)向老人解释→征得老人同意。

(2)在水罐中加入适量热水→将水温计放入水罐中测量水温→调节温度至50℃左右→水温计放回原处。

(3)放平热水袋→右手灌水→左手持热水袋袋口边缘→边灌水边逐渐提高热水袋的袋口(使水不易溢出)→灌入热水1/2~2/3满→逐渐放平热水袋→排尽袋内空气→拧紧塞子。

(4)擦干热水袋外面→倒提热水袋并轻挤一下→检查是否漏水→把热水袋装入布套中→系牢布袋带子→放于所需部位→告知老人注意事项。

(5)用毕将水倒净→倒挂热水袋→晾干后吹气旋紧塞子(防止两层橡胶粘在一起)→存放于阴凉处→整理用物→记录。

3.注意事项

(1)给昏迷老人及肢体麻痹、麻醉未清醒等老人用热水袋时,温度应在50℃以内,并在热水袋外面多包一块大毛巾,或将热水袋放在两层毛毯之间,使热水袋不直接接触老人皮肤,以防发生烫伤。

(2)注意观察用热部位皮肤的颜色,如发现皮肤潮红,应立即停止使用,并在局部涂上凡士林以保护皮肤。

(3)如需保持热水袋的一定温度,应根据情况及时更换热水。

二、热水坐浴的方法

1.准备工作

(1)物品:坐浴椅上放置消毒坐浴盆,盆内盛温开水(40~45℃),水温计、毛巾、消毒纱布,遵医嘱备1:5000高锰酸钾溶液。

(2)环境:调节室温、关闭门窗、适当遮挡或拉起窗帘。

(3)养老护理员:衣帽整洁、洗净并温暖双手。

2.操作程序

(1)向老人解释→征得老人同意。

(2)物品携至坐浴的地方→协助老人排空大小便→洗净双手→取水盆。

(3)将温开水倒入盆内至1/2满→测量水温→协助老人将裤脱至膝盖部→露出臀部。

(4)用纱布蘸拭热水→使臀部皮肤适应水温后→协助老人将会阴部坐于盆内→随时调节水温至老人感到舒适的温度(添加热水时叮嘱老人将臀部偏离浴盆,冬天应避免受凉)→坐浴时间为10~20min→坐浴完毕用干毛巾擦干臀部→整理用物→洗手→记录。

3.注意事项

(1)在老人坐浴中,应随时观察老人的面色及脉搏有无异常变化,告诉老人如有乏力、头晕等不适,应立即停止坐浴,将老人扶回床上休息。

(2)注意安全,因热水有镇静、催眠作用,要防止老人跌倒,养老护理员应在旁陪伴。

(3)当女性老人患阴道出血、盆腔器官急性炎症时,不宜坐浴,以免引起感染。

(4)如会阴、肛门部位有伤口,应准备无菌浴盆和浴液,坐浴后由护士为老人换药。

(5)冬天注意室温和为老人保暖。

三、冰袋的使用

1.准备工作

(1)物品:冰袋及布套、冰块、锤子、帆布袋、水盆。

(2)环境:整洁、安静。

(3)养老护理员:衣帽整洁、洗手。

2.操作程序

(1)向老人解释→征得老人同意。

(2)将冰块放入水盆中→用凉水冲去棱角(以免损坏冰袋及使老人不适)→冰袋装冰约1/2满→再装入适量冷水→排气→将冰袋口夹好→擦干冰袋→倒持(检查无漏水后)→冰袋装入布套内→置于老人所需部位→记录。

3.注意事项

(1)高热降温时,将冰袋放置于老人的前额、头顶或体表大血管处(颈部、腋下、腹股沟等处)。也可用冰囊、橡胶手套、塑料袋等装入小冰块,用毛巾包好放于用冷部位。

(2)注意随时观察冰袋有无漏水,当冰块融化后,应及时更换。

(3)注意观察用冷部位的血液循环状况,如出现皮肤苍白、青紫或有麻木感,需立即停止用冷。

(4)如为老人降温,在冰袋使用后30min需要测量体温,并做好记录。当体温降至39℃以下时,即可取下冰袋。冰袋的处理方法同热水袋。

四、温水擦浴的方法

1.准备工作

(1)物品:水盆内盛热水 1/2~2/3 满(温度35℃左右),小毛巾 2 条,大毛巾,便器,衣裤 1 套。

(2)环境:安静、整洁,用屏风遮挡,关闭门窗,调节室温。

(3)养老护理员:衣帽整洁、洗手。

2.操作程序

(1)向老人解释→征得同意。

(2)用物携至床前→松开盖被 →脱去一侧上衣→松裤带→露出一侧上肢→上肢下垫大毛巾→将浸有温水的小毛巾拧至半干缠在手上成手套式→边擦边按摩→用大毛巾擦干皮肤→同法擦对侧。

(3)协助老人侧卧→暴露出背部→下垫大毛巾→用浸有温水的小毛巾擦拭全背→露出一侧下肢→下垫大毛巾→用大毛巾擦干皮肤→同法擦对侧下肢。

(4)为老人穿好衣裤→盖好盖被→让老人休息→整理物品→洗手并记录。

3.注意事项

(1)擦浴过程中要注意老人全身情况,如发现老人出现寒战、面色苍白、脉搏或呼吸异常时,应立即停止操作。

(2)擦腋下、掌心、腹股沟、肘窝等部位时,应稍用些力量,擦的时间要长些,以更好地达到降温的目的。

第八章 急救技术

第一节　急救技术专业知识

一、出血

1.出血种类

(1)根据受损的血管分类

①动脉出血。因动脉受损而导致的出血,常表现为血液随心脏搏动从伤口流出,呈喷射状涌出,血色鲜红,血流较急,一般出血量较大。

②静脉出血。因静脉受损而导致的出血,常表现为血液从伤口不停地流出,血色暗红,流血速度较动脉出血缓慢,出血量与血管大小有关,危险性较动脉出血少。

③毛细血管出血。因毛细血管受损而导致的出血,常表现为血液从伤口处渗出,创面上出现许多小血滴,血色鲜红,常找不到出血点,出血量较小,常可自行凝结,在实质器官如肝、脾和肾受伤时可出现大出血。

(2)根据出血的部位分类

①外出血。血液从皮肤损伤处向外流出,体表可见出血情况,多由外伤引起,易于辨别。

②内出血。深部组织和内脏损伤,血液由破裂的血管流入组织或体腔内,体表不见出血,只能由症状识别,因此易被忽视,应特别警惕。

2.出血表现

(1)局部表现。有伤口者,血液可由伤口直接流出,此外还有皮下出血,表现为皮肤未破,皮肤表面可见肿胀瘀斑。内脏出血者常表现为相应部位的疼痛和全身症状,如颅内出血老人常表现为头痛、恶心呕吐。

(2)全身表现。人体的血液占人体体重的7%~8%,当血液丢失占血液总量的5%时,失血200~400ml,这时机体可以通过代偿调节,人可以没有明显症状;当血液丢失占血液总量的20%时,失血大约为800ml,这时人就会出现烦躁不安、面色苍白、皮肤湿冷、脉搏细数、血压下降等失血性休克的表现,会有生命危险。因此对于外伤出血的老人要及时、迅速地止血。

3.止血

对于出血的老人要迅速采取止血措施。最常用止血方法是直接压迫止血,还可以根据不同的情况采用加压包扎止血、指压止血、止血带止血等不同的方法。

二、烧伤及烫伤

1.烧伤及烫伤的概念

烧伤可由热力、电能激光、放射线及化学物质引起,其中以热力烧伤最常见。热力烧伤为火焰或高温液体、固体所致。通常将热液、热气的烧伤称为烫伤。

2.烧伤及烫伤的表现

烧伤首先造成皮肤黏膜损伤,使机体防御屏障受损,轻者皮肤肿胀,起水疱,疼痛;重者烧焦,甚至血管、神经、肌腱等同时受损。呼吸道也可烧伤,烧伤引起的剧烈疼痛和皮肤渗出等因素能导致休克,晚期可能出现感染、败血症,甚至危及生命。

3.处理原则

(1)现场急救

①消除致伤原因。

a.立即脱离险境但不能带火奔跑,这样不利于灭火,并易加重呼吸道烧伤。

b.被火烧着后迅速卧倒,就地打滚灭火,或用水灭火,也可用棉被大衣等覆盖灭火。

c.创面用清水冲洗,小创面可用冷水浸泡,以减轻热力的损害和疼痛。如果被强酸、强碱或其他化学药品烧伤者,应立即脱去衣服,用大量流动清水冲洗创面。

②保护创面。不要在创面上涂任何药物或其他物品,可用消毒敷料或干净的被单包扎覆盖创面,以减少污染的机会。

③预防休克。及时补充液体。对一般伤员可口服含盐饮料;对有合并外伤如大出血、骨折等情况,应做相应的急救处理。

④保持呼吸道通畅。头面部烧伤的老人如果怀疑伴有呼吸道烧伤,要注意观察老人的呼吸情况。

⑤转送。伤重者需送医院治疗。转送途中,随时保持老人呼吸道的通畅、控制休克,保

证没有活动性出血。

（2）烧伤创面的处理。

主要是防止感染和保护残存的组织。浅Ⅱ°有水疱时，小的水疱不予处理；水疱明显或剥脱、污染较重时，应将痂皮去除掉。

三、噎食

1.噎食的概念

进食时食物卡在咽喉部或食管内造成气管的压迫称之为噎食。噎食时由于气管受到了压迫会出现通气障碍，甚至窒息死亡。

2.噎食常见的原因

（1）多数为吞咽功能障碍引起。有吞咽障碍的老人在进食时，食物不能正常地通过咽喉部或食管，因而造成阻塞。常见脑血管病老人、服用抗精神病药物的老人等。

（2）进食速度过快、食物过干。是造成老人噎食常见的原因。

（3）进食时发生意外。戴假牙的老人进食时，误将假牙咽下；或由于戴上假牙进食的时候，不容易感觉食物的大小而将较大的食物咽下。

3.噎食的表现

老人进食时，突然出现面色苍白或紫绀，目光恐惧发直，不能说话，咳嗽、呼吸困难甚至窒息昏迷。噎食的特殊体征，如图8-1-1所示。

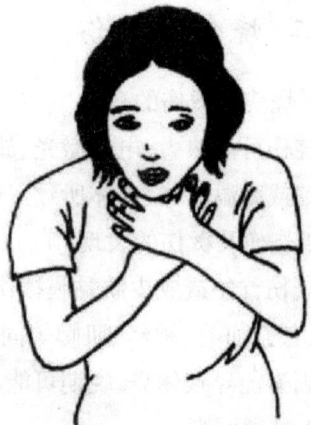

4.噎食的急救

老人发生噎食时，应争分夺秒，就地抢救。

图8-1-1 噎食的特殊体征

（1）当食物阻塞在咽喉部时，可试用汤勺柄刺激老人的舌根部，以引起呕吐，促使食物排出体外。

（2）如果食物阻塞在食道内，老人的意识仍清醒，可采用立位的腹部冲击法（海姆立克急救法）将食物排出。意识不清醒者，可采用卧位的腹部冲击方法。

（3）解除食道梗阻后，有呼吸心跳停止的老人要迅速做心肺复苏。

四、摔伤

1.摔伤的表现

不同的致伤原因可以出现不同的临床表现。

（1）挫伤。老人摔倒时遇到钝器的撞击，造成皮下组织损伤，局部有瘀血、肿胀、瘀斑或形成血肿。

（2）扭伤。老人摔倒时，外力作用在机体的关节部位，使关节异常扭曲，超过正常的生理范围，造成关节组织的损伤。表现为关节肿胀和运动障碍。

（3）擦伤。老人摔倒时，被粗糙物品摩擦局部，造成机体组织的表皮剥脱，表现为创面有擦痕、小出血点和渗出少许血。擦伤是最轻的损伤。

2.处理原则

（1）不要急于移动老人。

发现老人摔倒时，首先使老人就地处于自然安全体位。当没有明确老人伤情的情况下，不要急于移动老人，以免万一发生骨折加重损伤的程度。及时了解摔倒的情况有利于老人伤情的综合判定。

（2）迅速检查受伤部位。

①观察皮肤有无出血、瘀血、肿胀等异常情况，询问老人是否有疼痛等不适感。可用手触摸受伤部位检查有无瘀血、肿胀、压痛或畸形。如果老人的肢体活动有异常，有可能发生了骨折。

②在检查肢体和软组织损伤的同时，注意是否伴有内脏的损伤。注意观察老人有无头痛、恶心呕吐、腹痛、胸痛等情况，发现异常要及时去医院就诊。

（3）局部的简单处理。

①发现伤口有大量的出血，首先要迅速止血，可采用压迫止血的方法。

②表浅的伤口最好应用生理盐水冲净表面的污物（没有生理盐水时也可以用流动的自来水冲洗），然后用75%的酒精消毒伤口皮肤，并予以包扎。较大的伤口经上述处理后要送医院做进一步的处理。

③发现有局部挫伤或扭伤时，局部要制动，早期给予局部冷敷。必要时去医院进一步诊治。

④出现骨折要及时予以固定。

第二节　急救技术操作技能

一、止血法

1.加压包扎止血

大多数的出血伤口均可采用此方法。

（1）准备工作。现场急救中可利用纱布和其他物品（如毛巾、手绢、清洁的衣物等）压迫伤口。

（2）操作程序。发现出血→立即用物品覆盖伤口→手指或手掌用力压迫局部→加压包扎。

(3)注意事项。

①发现出血时要迅速压迫。

②覆盖伤口的棉制物品要足够厚度,面积要足够大。

③压迫伤口的力度以不出血为准。

2.指压止血法

用于出血量大、有血管损伤的老人。

(1)操作程序。

①操作原理。用手指压迫后,阻断了经过骨骼表面动脉的近端,间接阻断了动脉的供血。

②压迫位置及方法。

a.头部(颞、额、顶部)出血:用拇指或食指压迫老人耳屏前方颧弓根部(耳前方正对下颌关节处)的颞动脉。

b.面部出血:用拇指或食指在老人的下颌角前1~2cm处(下颌角前下凹处),将颌下动脉压在下颌骨上。

c.头颈部出血:用手指在老人气管外侧与胸锁乳突肌前缘交界处,将伤侧颈总动脉用力向后压于颈椎横突上。不可同时压迫两侧颈总动脉。

d.头后部出血:在老人耳后的乳突下后区域,压迫枕动脉。

e.肩部、腋窝出血:用拇指在老人锁骨上凹处摸到动脉的搏动,其余四指放在受伤老人的颈后,以拇指向后下方,压向第一肋骨。

f.上臂出血:根据受伤部位选择压迫腋动脉或肱动脉。压迫腋动脉即在老人的腋窝中点,用拇指将腋动脉压至肱骨头;压迫肱动脉即在上臂中段内侧沟处用四指的指腹将肱动脉压至肱骨干上。

g.手掌、手背的出血:用拇指在老人腕关节桡侧,压迫桡动脉,同时在老人腕部尺侧压迫尺动脉。

h.手指出血:用食指、拇指分别压迫老人手指根部两侧的指动脉。

i.下肢出血:用两手拇指重叠压在老人大腿根部中点的股动脉上,注意要用力深压。

j.足部出血:在老人的踝关节下方,压迫足背部的动脉搏动处。

(2)注意事项。

①熟练、准确掌握压迫点,压迫力度要适中,压迫时间一般10~15min。

②在紧急情况下需要采取直接压迫止血法,同时与其他人员配合采用指压止血法。

二、噎食的救治方法

1.立位腹部冲击(海姆立克急救法)

(1)适用:意识清醒者。

（2）操作程序：救护者双手环绕老人腰间→左手握拳并用拇指突起部顶住上腹部→右手握住左拳→一下一下向上向后用力冲击挤压→可连续做6~10次→查看口腔有无异物排出→若有异物用手指抠出→待老人气道通畅后安置老人休息、漱口→洗手（此方法常可解除梗阻），如图8-2-1所示。

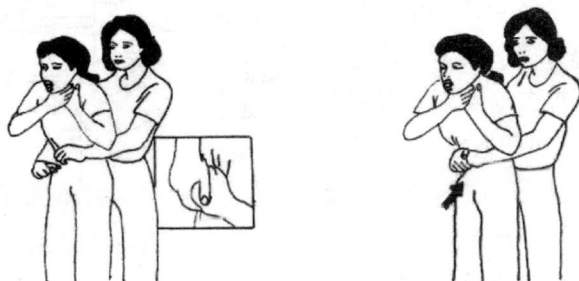

图8-2-1　噎食时立位腹部冲击法

2.卧位腹部冲击

（1）适用：抢救者身材矮小、难以环腰立位冲击者，或者用于已经昏迷的老人。

（2）操作程序：立即将老人翻身取仰卧位→救护者骑跨其双腿上→右手掌根压在老人上腹脐上2cm（注意不要太靠上压住剑突，防止在冲击压迫时将其压断）→左手压在右手上→两手分指扣紧→两臂伸直→用力向上、向内冲击压迫→反复冲击6~10次→然后查看口腔→如有异物排出→可用手指抠出（此方法同样适用呼吸道梗阻异物的排除），如图8-2-2所示。

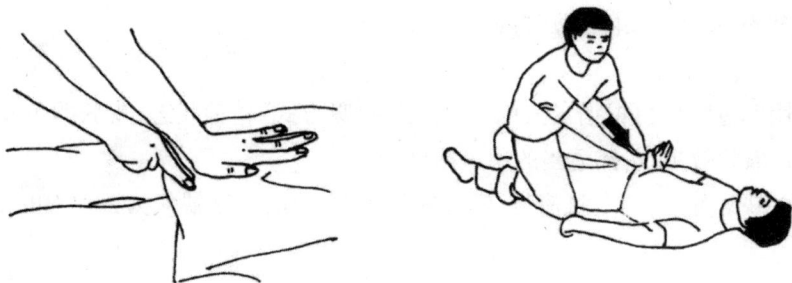

图8-2-2　噎食时卧位的腹部冲击法

三、氧气吸入法

1.鼻导管吸氧法

（1）准备工作。

①物品准备：氧气装置一套（见图8-2-3，小药杯内盛凉开水，鼻导管、棉签、扳手、胶布。

②养老护理员准备：洗手、戴口罩。

（2）操作程序。

①给氧：携用物至床边→向老人解释给氧的目的、方法→协助老人平卧、侧卧或半卧位→开氧气总开关→开流量表→检查导管是否通畅→若导管通畅则关流量表→棉签蘸温水→清洁鼻腔→连接鼻导管→调氧气流量→检查氧气是否通畅（导管末端插入盛有温开水的小药杯内,有气泡逸出即通畅）→如氧气通畅将鼻导管插入老人鼻孔内（深浅度以老人鼻尖至耳垂的2/3为宜）→吸氧→固定导管→观察用氧效果及有无用氧故障,如图8-2-4所示。

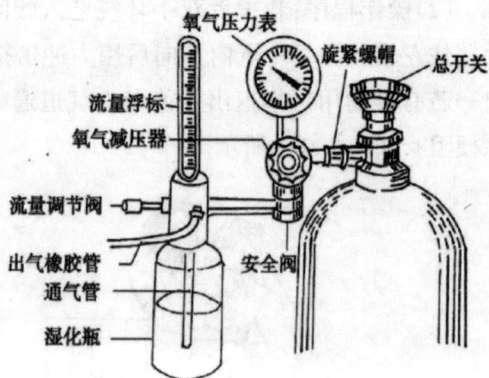

图8-2-3　氧气装置

②停氧：取下鼻导管→关流量表→再关总开关→重开流量表→放余气后再关好→清洁老人局部。

（3）注意事项。

①给氧中定时检查导管是否通畅,持续鼻导管给氧者,每日更换鼻导管2次以上,双侧鼻孔交替插管,并及时清除鼻腔分泌物,防止鼻导管堵塞。

②观察有无用氧故障,随时询问老人的感受。

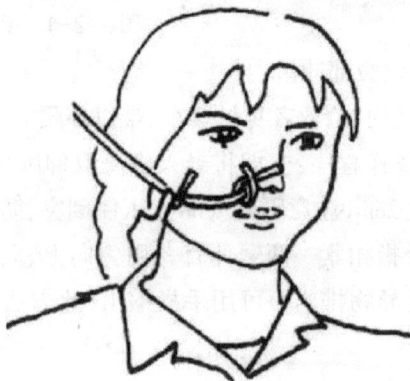

图8-2-4　鼻导管吸氧法

③在用氧过程中可根据老人脉搏、血压、呼吸方式、精神状态、皮肤颜色及温度等有无改善来衡量氧疗效果,选择适当的用氧浓度。

④根据缺氧程度,调节氧流量,轻度缺氧为2L/min,中度缺氧为2~4L/min,重度缺氧为4~6L/min

2.鼻塞吸氧法

（1）准备工作。

同鼻导管吸氧。

（2）操作程序。

①吸氧：同鼻导管吸氧→如氧气通畅将鼻塞（深浅度以塞入鼻前庭为宜）放入鼻孔内→吸氧→固定导管→观察用氧效果及有无用氧故障。

②停氧：同鼻导管吸氧。

3.氧气枕使用法

（1）适用：家庭使用、氧气瓶准备不及或转移老人途中,可用氧气枕代替医院的氧气装置。

(2)准备工作:充满氧气的氧气枕、湿化瓶、鼻导管或鼻塞等。

(3)操作程序:将氧气枕与湿化瓶、鼻导管(鼻塞)连接(见图8-2-5)→调节流量→鼻导管(鼻塞)插入老人鼻孔内(方法同前)→让老人枕于氧气枕上压迫氧气流出。

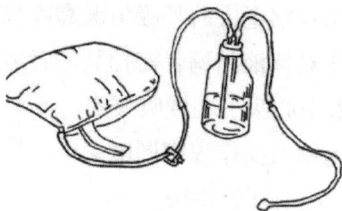
图8-2-5 氧气枕使用

(4)注意事项。

①使用时氧气枕不可充气太满。

②使用中要保持氧气枕内的压力,若压力低时要用手加压。

四、吸痰法

危重、年老、昏迷及神志不清醒的老人,因咳嗽无力或咳嗽反射迟钝,以致痰液不能咳出而阻塞呼吸道,出现呼吸困难,甚至窒息死亡。及时吸出呼吸道的分泌物,可保持呼吸道通畅,挽救老人的生命。

1.电动吸引器吸痰

(1)准备工作。

①物品准备:电动吸引器1台(见图8-2-6),多头插板1个,无菌等渗盐水,12~14号消毒吸痰管数根,纱布,血管钳1把。必要时备压舌板、开口器、舌钳等。

②养老护理员:洗手、戴口罩。

(2)操作程序。

①吸痰前:携用物至床边→向老人解释操作目的、方法→协助老人仰卧、头偏向一侧→吸引器接电源→连接各导管及吸痰管→用血管钳夹吸痰管将其末端置于等渗盐水中→打开开关→试吸(如通畅可使用)。

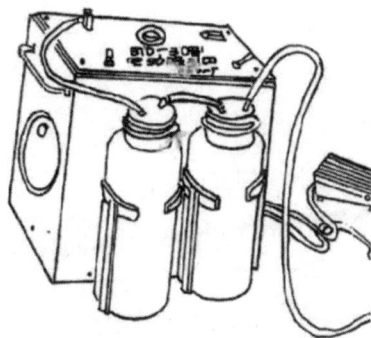
图8-2-6 电动吸引器

②吸痰:用压舌板协助老人张口→一手将导管末端折叠→另一手持血管钳夹吸痰管插入口腔、咽部→放松导管折叠处吸引口腔颊、咽部再吸引鼻腔、咽腔至气管→每次吸引时间不可超过15s→每吸引一次要用等渗盐水冲洗管腔,以防痰液阻塞导管。

③吸痰后:关闭吸引器→擦净面颊→取下吸痰管置于消毒液中浸泡消毒→储液瓶内液体及时倒掉→物归原处→洗手。

(3)注意事项。

①吸引中要不断地改变并用手控制吸引方向,动作为左右旋转,向上提出。

②吸引动作要轻柔,防止组织黏膜损伤。吸引时压力不可过大,一般为负压40.0~53.3kPa。

③随时擦净老人面部的分泌物。

④观察老人的呼吸情况和吸出物的性质、量及颜色,做好记录。

⑤对痰液黏稠者需拍胸叩背或协同超声雾化吸入,以助痰液吸出。

2.中心吸引装置吸痰法

用物及操作程序同电动吸引器一样。

3.注射器吸痰法

一般可用50~100ml注射器连接导管进行吸痰。

第九章 护理记录

学习目标:

能够做护理记录。

第一节 护理记录专业知识

一、护理记录的目的

了解入住老人健康或疾病状况,可通过记录分析可能发生的问题以便采取预防措施。在发生医患纠纷时,具有一定的法律证明效果。

二、护理记录书写要求

1.记录应真实、完整、可信。

2.记录按照日期、时间顺序用蓝钢笔书写,记录者签全名。

3.个案应是连续不断的记录,以便整体掌握老人的情况,达到对老人整体化护理的效果。

三、护理记录主要内容

1.自理老人

提供服务后的日常记录。

日常记录主要内容有:日期、床号、姓名、服务内容等。服务内容包括代为购物、收发信件、房间环境清洁、心理疏导、特殊情况的告知等。

2.半自理及完全不能自理老人

除应有的日常记录外,还有卧床老人日常照料记录单及个案护理记录。

(1)卧床老人日常照料记录单主要内容:科区名称、床号、老人姓名、性别、年龄、诊断、日常照料内容及操作次数。可以表格形式进行记录,见表9-1-1。

表9-1-1 卧床老人日常照料记录单

科区： 房间/床号： 老人姓名： 性别： 年龄：
诊断： 照料等级： 责任护理员：

日期	健康观察	晨晚间护理	口腔清洁	喂食	鼻饲护理	更换尿布	洗头	洗浴	剃须	理发	翻身叩背	压疮情况	人工排便	环境卫生	签名

（2）个案护理记录主要内容：一般情况、主观资料、客观资料、身心评估情况、制定的护理计划、护理措施、实施效果记录、阶段评价、出院指导记录等，见表9-1-2和表9-1-3。

表9-1-2 养老院个案护理历程记录首页

入院编号：

一、一般情况

科区： 姓名： 性别： 年龄： 房间/床号：
职业： 民族： 籍贯： 婚姻状况： 文化程度：
宗教信仰： 来院方式： 联系人：
入住日期： 家庭地址： 联系电话：
医疗诊断：
记录日期： 记录人签名：

二、老人健康状况

（一）入住原因及经过

（二）现在身体状况（主诉、饮食、睡眠、排泄等）

（三）既往身体状况（既往史、过敏史、家族史、婚育史、个人史等）

（四）心理、精神状况

表9-1-3 个案护理记录单

病区:　　　　　姓名:　　　　　病床/床号:

日期	记录内容	签名

备注:一级护理1~3d记录1次;二级护理每月记录1次;如有病情变化随时记录。

3.病重老人

对于病情危重的老人,应有病重老人护理记录。病重老人护理记录要求及主要内容如下:

(1)在密切观察病情的基础上,真实记录。

(2)病情危重的老人1~2h记录1次,以便及时发现病情变化、及时处理。

(3)记录的主要内容有:时间、入量、出量、生命体征、老人主诉、主要病情变化、实施的治疗、护理措施及效果、老人神志、精神、心理状态等,见表9-1-4。

表9-1-4 重病护理记录单

姓名:　　　　性别:　　　　年龄:　　　　床号:　　　　诊断:

日期	记录内容	签名

四、护理文件保管要求

1. 保管护理文书的居室应清洁、干燥。

2. 护理文书按照年限顺序放置。

3. 保持页面整洁、无污渍，防止破损、丢失。

4. 未经允许不可外借和擅自携出。

5. 老人出院后，整理归档，在保存期内由院方统一保管。

第二节　护理记录操作技能

一、个案护理文件书写

1. 准备工作

记录单、蓝色钢笔。

2. 操作程序

(1) 收集个案信息。

① 一般资料：科区、入院编号、床号、姓名、性别、年龄、文化程度、籍贯、民族、婚姻状况、宗教信仰、家庭地址、联系人、入院日期、记录日期、记录人签名等。

② 主观资料：入院原因、健康情况、既往身体状况、精神状况、心理状况、生活起居状况等。

③ 评估资料：身体评估（体温、脉搏、呼吸、血压、身高、体重、身体各系统检查结果、皮肤完好与受损情况）、心理评估（精神心理状态、社交能力、角色关系、应对能力等）、日常生活情况评估（行动能力、洗浴、穿衣、如厕等自理程度或需要帮助程度）。

(2) 记录收集来的信息。

(3) 根据收集的信息，找出护理问题并记录。

(4) 制定护理计划：内容包括护理问题、解决问题的措施等。

(5) 记录措施实施的情况及结果。

(6) 记录老人的反应，护理问题解决与否的效果评价情况。

(7) 出院指导记录：从生活起居、功能锻炼、服药及注意事项等方面进行指导并做好记录。

3. 注意事项

(1) 个案护理记录可根据本单位工作人员配备情况制定切实可行的记录内容。

(2) 记录频率可根据老人的健康程度确定。

（3）记录者应实事求是、认真书写，保证记录的真实、完整、可信。

（4）记录用蓝钢笔书写，不要涂改，记录者需签全名和记录日期。

二、病重护理文件书写

1.准备工作

记录单、蓝色钢笔。

2.操作程序

（1）记录内容。

①时间：每次记录时先注明时间。如某年某月某日几时几分。

②入量：包括饮水量、进食量（固体食物计算含水量）、输液量等。

③出量：包括尿量、粪便量、呕吐物量、引流液量、渗出液量等。

④病情记录：包括生命体征、意识状态、老人主诉、病情变化、给予的治疗护理措施及产生效果、精神状态等。

（2）记录格式。

①楣栏填写完整。

②记录时间、内容准确。夜班在第二天交班时总结 24h 出入量。

3.注意事项

（1）记录真实、准确、清楚，不得随意涂改。

（2）应用药物、进行护理操作应及时记录。

（3）发现病情变化应及时通知医生，并做相应记录。若医生未处理，应在记录单上注明"已通知医生"。

（4）每班做小结。小结内容包括：生命体征、现病情如何、处理措施及效果、需要继续观察的内容，小结后签全名。

三、护理文件保管

1.准备工作

护理文件、文件柜。

2.操作程序

（1）护理记录与老人健康档案一并存放于固定位置，用后放回原位。

（2）出院或死亡老人的护理记录按顺序整理成册，按编号排列上架存档，填写分类索引卡片，以便查阅。保存期限按有关部门规定的保管年限保存。

3.注意事项

（1）护理记录不可涂改、伪造，应避免遗失。

（2）页面应保持整洁。归档后，如需借阅应办理借阅手续，用后立即归还。

（3）保存环境应干燥通风，防霉、防蛀、防火、防盗、防鼠。

第十章　老年人常见疾病的日常照护

学习目标：

1. 了解老年人常见疾病概况。

2. 熟悉老年人常见慢性疾病的危险因素、日常临床表现和治疗。

3. 掌握老年人常见慢性疾病的日常照护内容和措施。

据调查，我国60岁以上老年人的余寿中约2/3患有各种慢性疾病。高血压、冠心病、脑血管意外、糖尿病、前列腺增生、骨关节疾病以及慢性呼吸道疾病在老年人群体中有较高的患病率，养老护理员应学习一些常见慢性疾病及其相关的护理知识。

第一节　高血压患者的日常照护

高血压可分为原发性和继发性两大类。原发性高血压又称高血压病，系指病因不明的、以体循环动脉血压升高为主要表现的临床综合征，占高血压总数的95%以上；另有不足5%的患者，其血压升高是由于某些疾病而导致的临床表现，称为继发性高血压。高血压是老年人的常见病、多发病，是心脑血管病的重要危险因素。

老年人由于大动脉弹性降低，以收缩压增高为主的高血压类型多见。

一、高血压概述

（一）高血压的流行情况

1. 高血压流行的一般规律。多年的流行病学研究显示，我国高血压流行具有以下规律：①高血压患病率与年龄成正比；②女性更年期前患病率低于男性，更年期后高于男性；③有地理分布差异：华北、东北属于高发区，西北及东南沿海各地属于低发区；④同一人群有季节差异：冬季患病率高于夏季；⑤与饮食习惯有关：高盐、高脂肪饮食者高血压患病率高，中等量以上饮酒者高血压患病率高；⑥与经济文化发展水平呈正相关：经济发达的地区人均血压水平高；⑦患病率与人群肥胖程度和精神压力呈正相关，与体力活动水平呈负相关；⑧高血压有一定的遗传基础。

2.高血压流行特点。近年来,由于社会经济的快速发展和人们生活方式的变化,高血压病发病率高、并发症多而重,且呈增长的趋势。据2002年全国居民营养与健康状况调查资料显示,我国成人高血压患病率为18.8%,估计全国患者数达1.6亿,心脑血管病占总死亡的44.4%,为死因首位,而总死亡的第一位危险因素就是高血压,可见我国高血压病存在患病率高、死亡率高、致残率高(三高)的特点。调查资料还显示高血压知晓率为30.2%,治疗率为24.7%、控制率为6.1%、即知晓率低、服药率低、控制率低(三低)的现象。

(二)高血压发病的危险因素

原发性高血压的病因和发病机制尚不完全清楚,研究表明与遗传、肥胖、精神紧张、摄盐过多等因素有关。

国际上已确定的高血压发病危险因素是:超重、高盐膳食和中度以上饮酒。我国的流行病学研究也证明这三大因素和高血压发病显著相关。此外,还与吸烟、血脂异常、糖尿病和胰岛素抵抗、缺少体力活动及精神、心理压力和社会因素有关。

高血压是脑卒中、冠心病发病的独立危险因素。

二、高血压的临床特征

(一)高血压的诊断标准

根据2005年中国高血压指南,高血压的诊断标准是:在未用抗高血压药的情况下,收缩压>140mmHg(18.7kPa)和(或)舒张压>90mmHg(12.0kPa)。

(二)高血压的临床表现

高血压病一般起病缓慢,部分患者无症状,仅在偶测血压或普查时发现,一般可有头晕、头痛、头胀、项强、耳鸣、眼花、心悸、失眠等症状,多于情绪波动、精神紧张或劳累后出现,随着病情的发展,血压升高逐步明显而持久,上述症状渐见频繁,但症状的轻重与血压升高的程度可不完全成正比。早期除血压升高外,可无其他体征或实验室检查异常,后期则因并发心脑肾不同程度的损害而有相应的表现。少数患者在某些情况下,血压急剧增高,而出现高血压危象或高血压脑病的表现。

还有少数患者发病急骤,进展迅速,血压显著增高,伴器官损害,肾功能损害突出,预后差,称恶性高血压或急进型高血压。恶性高血压可表现为头痛、视力模糊、眼底出血、渗出或视神经乳头水肿、持续蛋白尿、血尿、管型尿等,患者可死于肾衰竭、脑卒中或心力衰竭。

(三)高血压的治疗

高血压患者的首要治疗目的是最大限度地降低心脑血管病的发生率。因此,治疗不仅仅是为了降低血压,还需要控制相应的危险因素(如吸烟、血脂异常、糖尿病),合理控制并存的临床情况。

三、老年高血压患者的日常照护

(一)帮助老人建立良好的生活方式

1.减重。肥胖或超重的老年人应适当减轻体重,尽量使体重指数(BMI)控制在24kg/m²以下。日常饮食中要控制总热量摄入,减少脂肪及限制过多碳水化合物类食物的摄入,增加运动。

2.限制食盐摄入。减少钠盐,每日食盐量不超过6g,少食各种咸菜及其他腌制食品。老年人由于味觉功能减退,容易导致过度使用盐、酱油等调味品,应适当控制,可增加葱、姜、蒜等来调味,有些老人喜欢吃辣,也可用适量的新鲜辣椒来调味。

3.合理膳食。减少膳食脂肪,控制脂肪在总热量的30%以下,食用油每日20~25g,少吃肥肉、动物内脏、油炸食品。补充适量优质蛋白质,蛋白质约占总热量的15%,动物蛋白占蛋白质的20%,蛋白质可选用奶、蛋、鱼、虾及精肉。植物蛋白以豆类最好。注意补充钾和钙,多食绿色叶菜、鲜奶及豆制品类食物。多吃蔬菜和水果,每日新鲜蔬菜400~500g、水果200g左右。

4.戒烟限酒。饮酒与血压水平及高血压患病率之间呈线性相关,大量饮酒可诱发心脑血管事件发生,且饮酒可影响降压药物的效果,因此高血压患者应戒酒。如饮酒,建议每日男性饮酒其酒精含量不超过30g,即葡萄酒小于100~150ml,或啤酒小于250~500ml,或白酒小于25~50ml;女性则减半。吸烟可导致收缩压、舒张压增高,同时尼古丁能影响降压药物的疗效,因此高血压患者应戒烟。

5.适度运动。根据每个人的身体状况,来决定运动方式、强度、频度和持续运动时间。可选择步行、慢跑、太极拳、气功、门球等。运动强度应因人而异,运动时忌体位突变、用力太猛及剧烈活动而诱发脑卒中等并发症。

6.保持情绪稳定。高血压病是生理、心理、社会因素综合作用所致的疾病。生活中应注意调节心理,减轻心理压力,保持情绪稳定,避免大喜大悲。

(二)监测血压

测量血压是高血压诊断及评价其严重程度的主要手段,同时也是评价治疗效果和用药的依据。应定时测量血压并记录,以便为治疗提供参考。

(三)帮助老人遵医嘱正确服药

一般降压的目标值为<140/90mmHg;糖尿病及肾病的高血压患者降压的目标值为<130/80mmHg;老年高血压患者降压的目标值为收缩压<150mmHg,但如果可能,应当尽量将其收缩压降至患者能够耐受的140mmHg以下。

照护者应了解老人用药的目的、原则及副作用,帮助老人遵医嘱用药,不可随意增减药量或停药或自行突然撤换药物,为防止遗忘,应将服药与日常照护工作结合起来执行,进行必要的记录。

(四)预防体位性低血压

在日常照护工作中,老人从卧位或坐位到站立要慢,并在站立前先做适当的肢体活动;在服用降压药后的最初几个小时,避免长时间站立,或尽量选择在休息的时间内服药;夜间起床排尿尤其要注意缓慢起床。在患者首次服药、联合用药或加量时应特别注意预防体位性低血压。

(五)预防心脑血管意外

老年人由于血管硬化,再加长期高血压的影响,血管脆性增加,在血压的突然增高下,易引起脑血管意外,应特别注意预防。平时保持良好的心态,学会控制情绪,保持有规律的生活和充足的睡眠,防受寒,避免剧烈运动、过度用力和强烈应激等,避免使血压突然升高的各种因素,以防心脑血管意外。

(六)应急救护

一旦老人出现高血压急症,应迅速让其绝对卧床休息,抬高床头,避免一切不良刺激,放松心理,保持呼吸道通畅,及时送医院治疗。

第二节　冠心病患者的日常照护

冠状动脉粥样硬化性心脏病,简称冠心病,是指冠状动脉发生粥样硬化,使管腔狭窄,甚至阻塞,和(或)因冠状动脉功能性改变(痉挛)导致心肌缺血、缺氧或坏死而引起的心脏病。

一、冠心病概述

冠心病的危险因素有:①高脂血症;②高血压;③糖尿病;④吸烟。发生冠心病的其他相关因素有:超重与肥胖、高龄、缺少体力活动、高热量高脂肪饮食、过量饮酒、精神压力、早发冠心病家族史、纤维蛋白原增高、胰岛素抵抗、同型半胱氨酸增高及某些微量元素的异常等。

二、冠心病的临床特征

(一)临床类型

根据冠状动脉病变的部位、范围及病变严重程度和心肌缺血发展的速度、范围和程度的不同,临床上将冠心病分为五种类型:隐匿型冠心病、心绞痛型冠心病、心肌梗死型冠心病、心力衰竭和心律失常型冠心病、猝死型冠心病。心绞痛型和心肌梗死型冠心病是常见类型。

(二)临床表现

心绞痛是由于心肌需氧和供氧之间失去平衡而发生心肌缺血的临床综合征,典型表现有:①突发的胸痛,常位于胸骨体上、中段后方或心前区,可以放射到颈部、咽部、颌部、上腹部、肩背部、左臂及左上肢内侧达无名指和小指,也可以放射至其他部位,或者疼痛发生在胸部以外,如上腹部、咽部、颈部等;②疼痛性质为缩窄性、窒息性或严重的压迫感,患者常停止原先活动;③常见诱因为劳累、激动、受寒和饱餐等;④持续时间1~5min,很少超过15min;⑤休息或含服硝酸甘油后迅速缓解。心绞痛发作分为劳累性、自发性及混合性三种,除劳累性心绞痛中稳定性心绞痛外,其他各型常统称为"不稳定型心绞痛"。

心肌梗死是指在冠状动脉病变基础上,心肌血供急剧减少或中断造成心肌缺血性坏死,临床上表现为胸骨后剧烈疼痛、心律失常、休克、心力衰竭和发热、白细胞增高、血沉增快等。

心肌坏死是一个不可逆的过程,坏死区域越大,心功能受损就越明显,预后也就越差。如果在血管堵塞的早期能得到积极的治疗,使堵塞的血管重新开通,则可以使坏死的心肌范围限制在最小,使坏死周围的损伤和缺血心肌得到挽救,使心功能最大限度地得到保护;若治疗不及时,会导致患者死亡或产生许多并发症而影响患者的生存质量。

老年人特别是高龄老年人,心肌梗死时可无明显的胸痛,可仅有胸闷、心悸、乏力等非特异性的表现。

三、冠心病患者的日常照护

(一)指导患者康复锻炼

冠心病患者适当运动能提高心脏利用氧的能力,降低心肌耗氧量,改善冠状动脉血流;能缓解或减轻冠心病的症状;可提高心脏工作能力及日常生活活动能力,降低心绞痛和心肌梗死的发生。同时对老年人进行定期体检,早期发现与冠心病密切相关的病症,如高血压、糖尿病、高脂血症、肥胖症等,给予正确的康复指导,对早期防治冠心病的发生具有重要意义。

根据心肺功能评定结果和患者个体的耐力情况,照护者根据医护人员的运动处方指导老人进行日常康复锻炼。

锻炼时应注意活动要循序渐进,最大活动量以不出现症状为原则。如有心率过快、呼吸困难,应立刻停止运动,并予积极的处理,如含服硝酸甘油、吸氧等。当运动中出现胸闷、胸痛、面色苍白、口唇青紫、明显心悸气短、头晕、恶心或呕吐、动作失调、心律不齐时,应立即停止运动,请求帮助,及时送医院。如果出现运动后疲劳感不消除、失眠、食欲减退、持续心跳加快时,也说明运动量过大,应暂停运动,必要时应到医院进行全面检查。

(二)调整生活方式

1.合理膳食。限制总热量,维持适宜体重,限制脂肪特别是动物性脂肪、胆固醇的摄入,少食用精制糖类,避免经常食用高胆固醇及高动物性脂肪的食物。提倡清淡饮食,多食富含维生素C的新鲜蔬菜和水果。多饮水,特别是晨起饮一杯水,避免因血液浓缩引发冠状血管血栓形成。少食多餐,避免过饱。

2.适当的体力劳动和体育锻炼。运动量根据身体情况,循序渐进,以不过多增加心脏负担和不引起不适为原则。生活有规律,劳逸结合。保证充足的睡眠,避免过度劳累。

3.戒烟、限酒。吸烟是冠心病的危险因素,应提倡戒烟,可少量饮用一些酿造酒,如葡萄酒。

4.保持大小便通畅。忌过度用力排便,必要时给予通便药。

5.保持情绪稳定。消除紧张心理,学会放松,必要时指导其做松弛训练,避免情绪激动。

(三)积极治疗相关疾病

积极治疗与本病有关的疾病,包括高血压、糖尿病、高脂血症、肥胖症、痛风、肝肾疾病及内分泌疾病等,尽可能地预防或延缓动脉硬化的发生。

(四)学会监护病情

养老护理员应掌握监测脉搏、血压技术,识别发病先兆症状。特别是老年患者出现无明显诱因的胸闷、疲劳、气急或难以解释的牙痛、肩颈痛及上腹痛等情况应及时就医,避免心肌梗死的发生。所有具有可疑冠心病表现的患者均应及早做心电图检查。

(五)掌握应急处理措施

遵医嘱服药,随身备有硝酸甘油片剂或气雾剂,掌握正确用药方法,注意药物副作用。外出时,身边佩带急救卡。遇老人心绞痛发作时,不要惊慌,先让老人原地休息,放松身心;身边备有药物的,立即舌下含服硝酸甘油或消心痛片,或使用硝酸甘油气雾剂;如备有氧气装置的给予吸氧;重者及时送医院就诊。

第三节　糖尿病患者的日常照护

糖尿病是由遗传和环境因素相互作用引起的临床综合征。因胰岛素分泌绝对或相对不足以及靶细胞对胰岛素敏感性降低,引起糖、蛋白质、脂肪、水和电解质等一系列代谢紊乱,以血液中的葡萄糖升高为主要标志,久病可造成多个系统损害。

一、糖尿病概述

(一)流行情况

据世界卫生组织有关研究资料表明,全球糖尿病患者总量达到2.4亿人,年平均增长率10%左右。印度、中国、美国是当今世界糖尿病患者最多的3个国家。最近10年,随着我国经济的快速发展,居民糖尿病患病率也处于急剧上升阶段,据调查,糖尿病患病率已达2.4%,总量已达3100万人;糖尿病死亡率已上升至继肿瘤、心血管疾病之后的第3位;存在大量血糖升高但未达到糖尿病诊断标准者,预示着糖尿病流行的趋势还在继续发展,且发病年龄趋年轻化。我国糖尿病患病率与居民生活水平高低紧密相关,东部沿海地区高于内地,城市高于乡镇,多为2型糖尿病,随年龄增加患病率增高。老年人是糖尿病的高发人群。

(二)危险因素

糖尿病的病因目前尚未完全明了,总的来说,遗传因素与环境因素共同参与其发病过程。其危险因素有遗传家族史、不良的生活方式(如体力活动缺乏、膳食结构不合理、酗酒、吸烟等)、肥胖、高血压、高血脂、增龄等。

二、糖尿病的临床特征

(一)临床分型

糖尿病主要分成四大类型,即1型糖尿病、2型糖尿病、其他特殊类型和妊娠糖尿病。

(二)诊断标准

根据糖尿病症状和空腹血糖情况可做出糖尿病的诊断。诊断标准为症状加随机血糖≥11.1mmol/L或空腹血糖≥7.0mmol/L或餐后2h血糖≥11.1mmol/L。症状不典型者,需另一天再次检测血糖。

(三)临床表现与并发症

老年人多为2型糖尿病,一般起病缓慢,临床症状相对不明显或缺如,多饮、多尿、多食、消瘦的临床表现并不明显。

糖尿病对人们健康的影响主要在于其慢性并发症,其中血管病变所致的心、脑、肾等重要脏器的损害是糖尿病患者死亡的主要原因,下肢坏疽可以造成残疾,糖尿病引起的视网膜病变和白内障可以导致患者失明。

三、糖尿病患者的日常照护

糖尿病的防治一般采用综合性治疗措施,包括饮食治疗、运动治疗、药物治疗、糖尿病教育和自我血糖监测(俗称五驾马车)。

(一)明确血糖控制的目标

糖尿病患者血糖控制目标见表10-3-1。

表10-3-1　糖尿病患者血糖控制目标

指标		评价		
		良好	尚可	差
血浆葡萄糖(mmol/L)	空腹	4.4~6.1	≤7.8	>7.8
	餐后2h	4.4~8.0	≤10.0	>10.0
	睡前	5.0~6.0	6.1~10	>10
糖化血红蛋白(%)		<6.5	≤7.5	>7.5
总胆固醇(mmol/L)		<4.5	<6.0	≥6.0

指标		评价		
		良好	尚可	差
甘油三酯(mmol/L)		<1.5	<2.2	≥2.2
血压(mmHg)		<130/80	130/80~140/90	>140/90
体　重 指数(BMI)	男	20~25	25~27	>27
	女	19~24	24~26	>26

(二)饮食治疗

合理的膳食治疗是糖尿病患者的基础治疗,它能帮助控制血糖在理想水平,减少药物用量,减少并发症的产生和发展,减少医疗费用。

1.控制总热量。根据患者活动强度及体重状况,确定每日摄入的总热量(见表10-3-2)。

表10-3-2　糖尿病患者每日热能摄入量(kcal/kg)

活动(劳动)强度	体重		
	消瘦	正常	肥胖
重体力劳动(如搬运工)	45~50	40	35
中体力劳动(如电工安装)	40	35	30
轻体力劳动(如坐着工作)	35	30	20~25
休息状态(如卧床)	25~30	20~25	15~20

2.合理供给碳水化合物。碳水化合物供给量占总能量的50%~60%,经常吃一些粗粮,也可用土豆、山药等代替部分主食,不吃白糖、红糖、冰糖、蜂蜜等精制糖,喜甜食者可用甜叶菊、木糖醇等来代替。

3.适量摄入蛋白质。蛋白质每天每千克体重约1g,其中优质蛋白质占1/3。糖尿病性肾病患者,应根据病情适当控制。

4.限制脂肪摄入。脂肪所供给的能量占总能量的30%~35%,限制饱和脂肪酸的摄入,避免食用牛油、猪油、奶油等动物性脂肪,胆固醇摄入每天低于300mg,避免过多摄入动物内脏、动物脑组织、蛋黄等富含胆固醇的食物。

5.提倡高膳食纤维饮食。膳食纤维每日摄入量在25~35g,选择含膳食纤维高的食物,如玉米、燕麦片、麸皮、米糠及叶菜类蔬菜等。

6.保证维生素、矿物质的供给,减少酒和盐的摄入。按合理膳食要求,多食含能量低的各种新鲜蔬菜,如绿色叶菜类、一些红黄色的蔬菜等,血糖控制好者限量食用水果,黄瓜、西红柿等能量含量低的食品,可不限制,以补充各种维生素;另外,宜经常食用各类精肉、鱼虾、牛奶等,以补充机体铁、钙等矿物质的需要;同时减少酒和盐的摄入,盐每天小于6g,尽量不饮酒。

(三)膳食指导

为保证上述饮食治疗要求能正确执行,照护者应帮助老人制定具体的、简单易执行的饮食谱。以下是指导老人合理膳食的简易方法。

1.计算标准体重

标准体重(kg)=身高(cm)−105。

2.计算一日需要的总热量

每日总热量(kcal)=标准体重(kg)×每日需要的热量(kcal／kg)(见表10-3-2)。

3.计算食品交换份

食品交换份是指将每种食物按一定的热量(如90kcal)算出其重量,这含90kcal的食物就为一份食物。按照身高、体重、活动量算出糖尿病患者一天需要多少热量,除以90,得出一天需要多少份的食物,然后每天在食物表中取相应份数的食物。

4.指导患者选择食物

表10-3-3~9是各类食物按90kcal能量计算得到的食物交换表,照护者根据上述饮食原则和患者情况指导其根据自己的口味和饮食习惯进行食物搭配。

表10-3-3　谷薯类食物交换表

每交换份谷薯类食物供蛋白质约2g,碳水化合物约20g,热量90kcal。

食品名称	重量(g)	食品名称	重量(g)
大米、小米、糯米、薏米	25	燕麦片	25
高粱、玉米粉	25	苏打饼干	25
面粉、米粉、玉米面	25	烧饼、酪饼、馒头	35
各种挂面	25	咸面包、窝头	35
通心粉	25	马铃薯	100
绿豆、红豆、干豌豆	25	湿粉皮	150
干莲子	25	鲜玉米(带棒心)	200

表10-3-4　蔬菜类食物交换表

每交换份蔬菜类食物供蛋白质约5g,碳水化合物约17g,热量90kcal。

食品名称	重量(g)	食品名称	重量(g)
白菜、青菜、菠菜、油菜	500	白萝卜、青椒、茭白、冬笋	400
韭菜、茴香、茼蒿	500	南瓜、菜花	350
芹菜、莴笋、芦笋、春笋	500	鲜豇豆、扁豆、洋葱、蒜苗	250
西葫芦、西红柿、冬瓜、苦瓜	500	胡萝卜	200
黄瓜、茄子、丝瓜	500	山药、藕、番薯	150
芥兰、瓢儿菜	500	蘑菇、百合、芋头	100
苋菜、龙须菜	500	毛豆、鲜豌豆	70
绿豆芽、鲜蘑菇、水浸海带	500		

表10-3-5 肉蛋类食物交换表

每交换份肉蛋类食物供蛋白质约9g,脂肪约6g,热量90kcal。

食品名称	重量(g)	食品名称	重量(g)
熟火腿、香肠	20	鸡蛋粉	15
肥瘦猪肉	25	鸡蛋(带壳)	60
熟叉烧肉(无糖)、午餐肉	35	鸭蛋、松花蛋(带壳)	60
熟酱牛肉、熟酱鸭、大肉肠	35	鹌鹑蛋(6个带壳)	60
瘦肉(猪、羊、牛)	50	鸡蛋清	150
带骨排骨	50	带鱼	80
鸭肉	50	草鱼、鲤鱼、甲鱼、比目鱼	80
鹅肉	50	大黄鱼、鳝鱼、黑鲢、鲫鱼	80
兔肉	100	对虾、青虾、鲜贝	80
蟹肉、水浸鱿鱼	100	水浸海参	350

表10-3-6 大豆类食物交换表

每交换份大豆类食物供蛋白质约9g,脂肪约4g,碳水化合物约4g,热量90kcal。

食品名称	重量(g)	食品名称	重量(g)
腐竹	20	北豆腐	100
大豆(黄豆)	25	南豆腐(嫩豆腐)	150
大豆粉	25	豆浆(黄豆重量1份加水8份磨浆)	400
豆腐丝、豆腐干	50		

表10-3-7 奶类食物交换表

每交换份奶类食物供蛋白质约5g,脂肪约5g,碳水化合物约6g,热量90kcal。

食品名称	重量(g)	食品名称	重量(g)
奶粉	20	牛奶	160
脱脂奶粉	25	羊奶	160
奶酪	25	无糖酸奶	130

表10-3-8 水果类食物交换表

每交换份水果类食物供蛋白质约1g,碳水化合物约21g,热量90kcal。

食品名称	重量(g)	食品名称	重量(g)
柿子、香蕉、鲜荔枝(带皮)	150	李子、杏(带皮)	200
梨、桃、苹果(带皮)	200	葡萄(带皮)	200
橘子、橙子、柚子(带皮)	200	草莓	300
猕猴桃(带皮)	200	西瓜	500

表 10-3-9　油脂类食物交换表

每交换份油脂类食物供脂肪约10g,热量90kcal。

食品名称	重量(g)	食品名称	重量(g)
花生油、香油(1汤匙)	10	猪油	10
玉米油、菜籽油(1汤匙)	10	牛油	10
豆油	10	羊油	10
红花油(1汤匙)	10	黄油	10
核桃、杏仁	25	葵花子(带壳)	25
花生米	25	西瓜子(带壳)	40

注:以上食物交换表参考:于康主编,临床营养医师速查手册,北京:科学技术文献出版社,2001。

(四)运动锻炼

运动可增加患者心肺功能和改善体内新陈代谢,纠正血糖、血脂代谢紊乱,预防和减少糖尿病慢性并发症,降低致残率。糖尿病运动疗法主要适用于轻度和中度2型糖尿病患者,稳定性1型糖尿病患者。运动前做一次全面的体检,制订合理的运动计划。运动前要进行5~10min准备活动,避免关节、肌肉损伤。

1.运动种类

糖尿病患者可选择任何一种运动方式,但以低至中等强度的持续、有序、有度的有氧运动方式为佳,老年糖尿病患者应避免高强度的剧烈运动。可选择步行、慢跑、骑车、游泳、爬山、健身操、跳舞、打球、太极拳等,也可选择训练器训练肌力、肌肉耐力等,其中以医疗步行为最常用,简便易行。医疗步行分快步、中步和慢步,一般以120~140步/min为快步,适用于全身情况良好者;100~120步/min为中步,适用于情况一般者;70~100步/min为慢步,适用于年龄较大、身体较差者。

2.运动时间

通常糖尿病患者应避免空腹运动,并尽可能避开药物作用高峰期,如胰岛素作用的高峰时间为注射后2~4h,因此使用胰岛素的患者运动时间一般以餐后30~60min为宜。运动时间每次30~60min,可从10min开始逐步增加,每周3~5次。

3.运动强度

运动强度要注意个体差异,逐步增强,避免剧烈运动,不过于疲劳。糖尿病患者运动强度通常选择70%~80%的最大心率作为运动的靶心率,简单的可用"170-年龄"(次/min)作为靶心率。运动时达到靶心率的累积时间一般以20~30min为佳。

4.运动注意事项

①运动不宜在空腹时进行,开始阶段应随带一些糖果、饼干,以防低血糖发生。②重视运动中、运动后的自我感觉,出现气急、胸闷、头晕、心悸、出汗等,应立即停止运动。③糖尿

病伴严重眼病、肾病、糖尿病足、神经病变、伴有心力衰竭、严重心律失常、严重高血压及各种急性感染、并发急性代谢紊乱时暂不宜运动。

(五)指导正确药物治疗

糖尿病是终身性疾病,需长期坚持药物治疗,应严格按医嘱服药,不要擅自停药或加药。应了解常用药物的作用和副作用,按时正确用药。

常用药物使用方法:①磺胺类降糖药:常用有达美康、糖适平等,应餐前半小时服药。②双胍类:常用有盐酸二甲双胍,应餐后服药。③α-葡萄糖苷酶抑制剂:常用有拜糖平,应在进食第一口饭时服用。④胰岛素增敏剂:常用有文迪雅,一般早餐前空腹服药。⑤胰岛素:可分为短效、中效和长效,餐前半小时注射。

照护者应学会注射胰岛素,包括如何计算单位、选择注射部位(上臂内外侧、腹部、大腿外侧)、如何保存胰岛素(应保存在2~8℃冷藏室内)、选择注射时间(餐前半小时)、如何使用胰岛素笔以及注射时注意事项(胰岛素量准确、注射后30min内一定要进食)等。

(六)教会患者自我血糖监测

1.血糖监测

学会用血糖监测仪监测血糖,注意用75%的酒精消毒手指,待干后采血,测试纸不要受潮,并做好记录。

2.观察低血糖反应

使用降糖药治疗过程中,可能出现低血糖反应,如出现饥饿、头晕、心悸、出汗,严重者可出现神经症状,如定向障碍、烦躁不安,甚至昏迷等低血糖反应,此时应立即服糖水或进食含糖食物,重者及时送医院静脉注射葡萄糖。

外出随身带一张糖尿病疾病卡,包括患者姓名、住址、联系电话、疾病诊断、目前用药名称及剂量,以备应急。每日用餐时间及用餐次数应固定,外出旅游时更应注意。

(七)预防并发症

糖尿病需长期坚持药物治疗、饮食治疗及运动治疗,预防和延缓慢性血管性并发症,如动脉硬化、糖尿病性视网膜病变、糖尿病肾病等。防止皮肤受伤,注意个人卫生,特别应注意保证口腔、会阴、足部的清洁,防止皮肤、呼吸道、泌尿系、会阴部的感染。另外,特别要注意下肢皮肤护理,防止糖尿病足。当发现"三多一少"症状突然加重,极度口渴或恶心、呕吐、腹痛或嗜睡、头痛、意识模糊、昏迷时,应及时送医院救治。

(八)发挥支持系统的支持作用,提高患者治疗疾病的信心

帮助老人参加社区糖尿病俱乐部的相应活动,使患者之间相互沟通,相互支持,也可通过这样的途径贯彻健康教育计划,同时利用患者的家人、朋友、社区工作者、志愿者等力量,加强患者的健康责任感,使其主动地参与、配合疾病管理,控制病情发展,预防并发症,提高生存质量。

第四节 脑卒中患者的日常照护

脑卒中又称脑血管意外,是一组由于脑部血管病变或全身血液循环紊乱所致的脑组织供血障碍性疾病,又称急性脑血管病。以急性脑功能损害为特征、以局灶性神经功能缺失(如瘫痪、失语)为共性,特点为发病急、病情演变快、致死率和致残率高。

一、脑卒中概述

(一)流行情况

1957年,我国城乡人口心血管病死亡率为47.2/10万,脑血管病死亡率为39.0/10万;到1995年,心血管病死亡率为87.9/10万,脑血管病死亡率为129.9/10万,死亡率明显增高。现存脑卒中患者600万,每年新发150万。现存的600万脑卒中患者中有75%不同程度地丧失劳动能力,40%重度残疾,全国每年死亡100万人以上。急性脑血管病与心血管疾病、恶性肿瘤构成当今人类死亡率最高的疾病。

(二)危险因素

急性脑血管病的危险因素有:高血压、心脏病、糖尿病、高血脂、高龄、精神紧张、酗酒、吸烟、肥胖、无症状性颈动脉狭窄、代谢综合征、高同型半胱氨酸血症、不良饮食习惯(如高盐、高脂、低钙、少纤维素饮食)等。口服避孕药增加患病的危险性。发病人群多为中老年人,脑出血常因精神紧张、情绪激动、用力排便及过度疲劳等因素而诱发;脑血栓形成发病多于夜间血流缓慢时发生。

二、脑卒中的临床特征

急性脑血管病按病损的性质不同可分为出血性脑血管病和缺血性脑血管病两大类,前者包括脑出血和蛛网膜下腔出血;后者又称脑梗死,包括短暂性脑缺血发作、脑血栓形成、脑栓塞、腔隙性脑梗死。出血性脑血管病的主要原因是高血压、动脉硬化、脑动脉瘤和脑血管畸形;缺血性脑血管病的主要原因是动脉硬化、颈动脉或椎-基底动脉狭窄、血液流变学异常等。临床上发病最多的是脑出血和脑血栓形成。

(一)临床表现

1.脑出血

脑出血多在白天活动或情绪激动时骤然起病。急性期主要症状有头痛、呕吐,立即出现意识障碍、颜面潮红、呼吸深沉带有鼾音、脉搏缓慢有力、血压升高、全身大汗、大小便失禁。内囊出血有典型的"三偏征",即偏瘫、偏盲、偏身感觉障碍,若出血灶在优势半球则有失语,下丘脑受累时可导致应激性溃疡而出现上消化道出血;桥脑出血可因丘脑下部体温调节中枢及呼吸中枢受损而出现持续高热和呼吸无规律,出血量大时可破入第四脑室而迅速呈深昏迷,查体见交叉性瘫痪或四肢瘫、瞳孔缩小呈针尖样;小脑出血表现为眩晕、呕吐频繁、枕部疼痛、眼球震颤、共济失调。脑出血的症状常在数小时内达到高峰,严重病例可在短时间内因脑病形成而死亡。

2.脑血栓形成

可有头痛、头晕、肢体麻木等先兆,病情进展缓慢,一般无意识障碍,常在夜间睡眠时发生,于次晨起床时发现肢体瘫痪。颈内动脉系统血管病变表现为同侧大脑半球受损而引起对侧"三偏症";椎-基底动脉系统血管病变表现为脑干和小脑受损,多有交叉性瘫痪、共济失调等。上述表现突然起病,一般仅维持数分钟至数十分钟,症状、体征在24h消失的,称短暂性脑缺血发作,此现象应引起人们的重视,积极治疗,可减少脑血管病发生的机会。

(二)治疗与康复

脑卒中的急性期治疗主要是对症治疗,以挽救生命、降低死亡率和致残率为主。恢复期主要以康复锻炼为主,以恢复日常生活活动能力和回归社会。

三、脑卒中患者的日常照护与预防、应急救护

1.康复护理

急性脑血管病引起的残障以偏瘫为多,越早进行康复训练,效果越好。康复的目标在于尽可能地恢复患者的日常生活和工作能力、回归社会。

2.心理护理

急性脑血管病患者病后往往都有不同程度肢体、语言、智力等方面的残障,对患者及家庭都是一个沉重的打击。如何让患者及家庭成员面对现状,树立信心,积极参与患者的康复治疗,需要做细致而长期的心理护理。患者的心理康复也是病后康复的一个主要内容。

3.协助生活护理

中风患者由于肢体的残障,日常生活活动受限,护理人员除了指导患者及家属进行正确的康复活动以外,做好生活护理,防止并发症的发生,如压疮、泌尿道感染、肺炎等。

4.预防脑卒中

脑卒中是严重影响老年人生命质量的疾病,养老护理员应懂得避免各种诱发因素,避免心理应激,减少脑血管意外事件的发生。

(1)控制高血压。高血压是脑血管病最重要的危险因素,老年高血压患者应按医嘱服药,并注意运动和膳食控制,逐步控制血压于正常范围。

(2)防治心脏病。对房颤、冠心病和左心室肥大的防治是预防心源性栓子引起脑栓塞的基础。

(3)防治糖尿病。糖尿病患者发生缺血性脑血管病的危险性是非糖尿病患者的2倍,这是因为糖尿病容易引起动脉硬化、高血压、肥胖和血脂异常。因此,纠正高血糖、控制糖尿病并发症对预防脑血管病的发生是有益的。

(4)防治高脂血症。控制高脂血症有助于预防脑血管病,饮食调节是首要方法,如通过饮食控制不能使血脂水平正常,则应适当用降血脂药物进行治疗。

(5)戒烟酒。已知吸烟可导致血管痉挛和血压、血中胆固醇升高,加速动脉硬化,引起血液黏稠度增高和血流变慢,容易形成血栓。多数流行病学研究证明,嗜酒者中风的发生率比非饮酒者高。因此,戒烟、避免大量饮酒是预防脑血管病的措施。

(6)合理的生活方式。不适当的生活方式会增加脑血管病的危险性,包括肥胖、活动减少、饮食结构不合理、精神紧张等运动锻炼、平衡膳食、稳定情绪、精神放松等对预防中风的发生有积极作用。

(7)避免诱发因素。凡影响血压或脑血管血流供应的各种原因都可成为脑血管意外的诱因,老年人、高血压、糖尿病等患者应尽量避免这些因素,如过度疲劳、情绪激动、用力过猛(如搬运重物、用力大小便等)、体位突然改变、饮食过饱、饮酒过量、受寒、看情节惊险的电视节目等。

5.应急救护

急性脑血管病常突然起病,且大多是在家庭或工作单位里发病,有的是在出差或旅游时,应急处理是否得当是抢救患者的一个重要环节。

(1)正确安置患者体位。当患者突然发病跌倒时,首先应保持镇静,设法将患者抬到床上。搬动时要注意不要将患者从地上扶起至坐位或立位,更不能背起患者,或一人抬头、一人抬脚,这样会使患者的病情加重。最好的方法是由2~3人轻轻地托住患者的头肩、背臀和腿部,同时将患者抬起,然后轻放于床上。

(2)保持呼吸道通畅。患者平卧后可将其上身稍许垫高,头偏向一侧,以防呕吐物和口鼻腔分泌物被吸入气管。若口腔和鼻腔内有较多的分泌物和呕吐物时,应用毛巾或纱布及时擦除,防止窒息和吸入性肺炎。同时,解开患者的衣领纽扣、皮带,取出活动性假牙。

(3)避免病情加重,减轻脑水肿。不随便搬动患者的上半身,或在床上、担架上任意翻动患者,以免加重病情。转送患者时,应头朝上坡、脚朝下坡,即头部高于下肢,以减少脑部充血,减轻脑水肿。在患者送往医院的途中,可以轻托起患者的头部和上半身,避免头部因震动过人而导致出血加重,或使患者呕吐加重,甚至发生窒息。

(4)拨打急救电话求救。宜用担架或床等平稳地运送患者到医院,切忌手忙脚乱地背着、用手抬着去医院,一路颠簸易使患者脑出血加重或引起脑病,也易致呼吸不畅而使患者窒息。因此,经一般的紧急处理后,应拨打急救电话求救。

第五节　慢性阻塞性肺部疾病患者的日常照护

慢性阻塞性肺部疾病(COPD)是以慢性支气管炎或肺气肿和气流阻塞为特征的疾病，是老年人常见的呼吸系统疾病。由于其患者人数多，死亡率高，社会经济负担重，已成为一个重要的公共卫生问题。

一、慢性阻塞性肺部疾病概述

(一)流行情况

慢性阻塞性肺部疾病目前居全球死亡原因的第4位，世界银行／世界卫生组织公布，至2020年COPD将位居世界疾病经济负担的第5位。在我国，COPD同样是严重危害人民身体健康的重要慢性呼吸系统疾病。据报道，我国COPD患者总人数约为2700万。近期对我国7个地区200 245名成年人群进行调查，COPD患病率占40岁以上人群的8.2%，其患病率之高十分惊人。COPD的流行、发生和死亡率随年龄而增加，好发于秋冬季节。

(二)危险因素

COPD的病因较复杂，迄今尚未明确，一般认为是多种因素协同作用所致。

1.吸烟。吸烟为COPD的重要发病因素。吸烟者与不吸烟者比较，吸烟者具有较高的COPD死亡率和较高的咳痰和其他呼吸道症状的发生率。

2.职业性粉尘和化学物质。当职业性粉尘及化学物质(烟雾、过敏源、工业废气及室内空气污染等)的浓度过大或接触时间过久，均可导致COPD的发生。接触某些特殊的物质、刺激性物质、有机粉尘及过敏源能使气道反应性增加。

3.空气污染。化学气体如氯、氮氧化合物、二氧化硫等，对于有刺激和细胞毒性作用。空气中的烟尘或二氧化硫明显增加时，COPD急性发作显著增多。其他粉尘如二氧化硅、煤尘、棉尘等也刺激支气管黏膜，使气道清除功能遭受损害，为细菌入侵创造条件。烹调时产生的大量油烟和生物燃料产生的烟尘与COPD发病有关，生物燃料所产生的室内空气污染可能与吸烟具有协同作用。

4.感染。呼吸道感染是COPD发病和加剧的另一个重要因素，肺炎链球菌和流感嗜血杆菌可能为COPD急性发作的主要病原菌。病毒感染也对COPD的发生和发展起作用。

COPD其他危险因素可能与患者社会经济地位、遗传(如α_1-抗胰蛋白酶缺乏)、营养状况等有一定内在的联系。

二、慢性阻塞性肺部疾病的临床特征

COPD与慢性支气管炎和肺气肿密切相关。通常，慢性支气管炎是指在除外慢性咳嗽的其他已知原因后,患者每年咳嗽、咳痰3个月以上,并连续2年者。肺气肿则指肺部终末细支气管远端气腔出现异常持久的扩张,并伴有肺泡壁和细支气管的破坏而无明显的肺纤维化。当慢性支气管炎、肺气肿患者肺功能检查出现气流受限,并且不能完全可逆时,则诊断为COPD。

(一)临床表现

COPD者常见的症状是咳嗽、咳痰、呼吸困难、哮鸣音。咳嗽通常为首发症状,初起咳嗽呈间歇性,早晨较重,以后早晚或整日均有咳嗽,但夜间咳嗽并不显著。咳嗽后通常咳少量黏液性痰,部分患者在清晨较多,合并感染时痰量增多,常有脓性痰。早期仅于劳力时出现气促,后逐渐加重,以致日常活动甚至休息时也出现气促。随着COPD进展,急性加重频繁发生,在疾病晚期,可能会发生全身性症状,如体重下降、食欲减退、外周肌肉萎缩和功能障碍、精神抑郁和(或)焦虑等。合并感染时可咳血痰或咯血。

在COPD早期,除了听到呼气性哮鸣音外,胸部物理检查可能无特征性发现。随着气道阻塞的加重,肺部过度充气逐渐明显,可出现前后径增大,呼吸变浅,频率增快。重症COPD患者常有缩唇呼气;胸腔过度充气,常伴有下部肋间隙反常凹陷(胸腹矛盾运动);低氧血症者可出现发绀;伴右心衰竭者可见下肢水肿、肝脏增大。晚期常采用前倾坐位,即伸展手臂,身体前倾,以手掌支撑体重,辅助呼吸肌全部参与呼吸运动;由于肺过度充气使心浊音缩小,肺肝界降低,肺叩诊可呈过清音。两肺呼吸音降低,心音遥远;两肺常可闻及干、湿啰音。

(二)严重程度分级

功能性呼吸困难分级:0级:除非剧烈活动,无明显呼吸困难;1级:当快走或上缓坡时有气促;2级:由于呼吸困难比同龄人步行得慢,或者以自己的速度在平地上行走时需要停下来呼吸;3级:在平地上步行100m或数分钟后需要停下来呼吸;4级:明显的呼吸困难而不能离开房间或当患者穿脱衣服时气促。

(三)COPD治疗

COPD的治疗主要是控制感染、保持气道通畅、改善呼吸困难、纠正缺氧、改善呼吸功能等。

三、慢性阻塞性肺部疾病患者的日常照护

(一)选择健康的生活方式

1.饮食。因慢性阻塞性肺部疾病是消耗较大的疾病,饮食应易消化、高热量、高蛋白、高维生素,多食新鲜水果、蔬菜,养成定时、定量进食的习惯。急性期可给半流质,鼓励多饮水以促进排痰。

2.戒烟。鼓励患者参加戒烟计划,讲究策略,帮助老人参加社区的戒烟活动。戒烟虽不能使损害的肺功能恢复,但可推迟劳累性呼吸困难的发生,减少COPD死亡的危险性。

3.体育锻炼。急性期卧床休息,缓解期患者应根据具体情况安排适当活动,如散步、太

极拳等。散步是较好的健身方法之一,据研究,每天步行30min对肺功能有明显好处。运动强度以能与旁人谈话而不发生明显气促为宜,活动时间从5min开始逐渐增加至20~30min,每天1~2次,长期坚持。太极拳锻炼时缓慢、深沉、均匀的呼吸,对改善和提高呼吸功能大有益处,因而打太极拳是一项有益于缓解期患者的运动项目。耐力训练前后做全身体操或放松体操,作为准备活动或整理活动。但饭后百步走并不科学,餐后运动对患者心血管有明显的负性作用,因此,餐后2h应避免剧烈运动。

(二)预防呼吸道感染

1.保持室内空气新鲜,防空气污染。定时开窗通风,保持室内空气清新,避免或防止粉尘、烟雾及有害气体吸入。

2.耐寒锻炼。入冬前坚持冷水洗鼻,每天2~3次,每次2~3min,还可以用冷水洗脸,自我按摩鼻部、迎香穴、风池穴等预防感冒。

3.提高机体免疫功能。视情况接种疫苗,如流感疫苗、肺炎球菌疫苗等,也可用中药来调理,以提高机体的抗病能力。

4.其他。不要到人多的公共场所,避免和呼吸道感染者接触。寒冷季节或气候骤变时,适时添加衣物,注意保暖。注意口腔、皮肤清洁。

(三)氧疗

根据医嘱进行家庭氧疗,一般采用经鼻导管吸入氧气,流量1.0~2.0L/min,每天12~15h。COPD稳定期进行长期家庭氧疗对具有慢性呼吸衰竭的患者可提高生存率。

(四)呼吸功能锻炼

呼吸肌功能锻炼包括腹式呼吸、缩唇呼吸,可加强呼吸肌的活动,增加膈肌的活动能力,以提高通气量。其方法是:患者取仰卧位或半卧位,双膝半屈,站立时上半身略前倾,使腹肌放松,舒缩自如。用鼻吸气,经口缩唇呼气,吸气与呼气之比为1:2或1:3。吸气时腹肌放松,腹部隆起,呼气时腹肌收缩,腹部下陷。开始进行训练时,患者可将一手放在腹部,另一手放在前胸,以便感知胸、腹的起伏。呼吸时应使胸廓保持最小的活动度。腹部可用手适当加压,以增加呼吸时膈肌的活动度,练习数次后,可稍事休息,两手交换位置后继续训练。每日训练2次,每次10~15min,以后可逐步增加训练次数和时间,并可随意采用各种体位进行练习。注意训练时全身肌肉,特别是辅助呼吸肌要尽量放松,平静呼吸。

(五)病情监测

识别病情加重的先兆,如出现气促加重,伴有喘息、胸闷、咳嗽加剧、痰量增加、痰液颜色和(或)黏度改变以及发热等,或出现全身不适、失眠、嗜睡、疲乏抑郁和精神紊乱等症状,表示病情恶化和危重,一旦出现应及时送医院救治。

(六)保持呼吸道通畅

1.多饮水

保持每天有1500~2000ml的液体摄入量,喝水不少于8杯。最好的饮水法是每次少量,30~50ml,每10~20min饮水1次,这样对呼吸道的湿化效果较好。另外增加室内湿度,尤其是在气候干燥的秋冬季,要注意保持室内湿度不低于60%,可经常往地上洒水,勤拖地板或在暖气片上放置一盆清水等方法来增加空气中的水分。给氧时,湿化瓶内加20~30ml温水以湿化吸入的氧气。

2.超声雾化吸入

按医嘱进行超声雾化吸入,雾化液中可加入生理盐水30~50ml、糜蛋白酶5mg和相应抗生素,可促使痰液稀释,利于咳出。

3.胸部物理疗法

(1)拍背。对于呼吸道分泌物多且难以排出的患者,应给予拍背。方法:操作者五指并拢呈杯状,用指腹与大小鱼际着落,叩击时应放松手腕,均匀叩击,每一部位叩击1min;叩击顺序应沿支气管走行方向,自下而上,由边缘到中央,有节律地叩拍患者背部,同时嘱患者缓慢深呼吸。拍背需注意两个问题:一是饭后1h内不宜拍背,以免引起呕吐;二是拍背时患者应侧卧位,去枕,以利于痰液引流。

(2)有效咳嗽。在深吸气后呼气时用力咳嗽,连续咳嗽2~3次,有助于松解痰液。常与翻身、拍背合用。

(七)心理康复指导

长期缺氧、气促且疾病反复发作、体能消耗等给患者带来较大的心理压力和精神负担。动员家人,利用社区资源,解除患者各种顾虑,鼓励及支持患者进行力所能及的各种社会活动和正常交往,积极配合功能锻炼,提高战胜疾病的信心。

第六节　骨关节疾病患者的日常照护

骨关节疾病是一种以慢性渐进性关节疼痛、僵直和运动受限为特征的退行性关节疾病,因多发于老年人,且常伴有明显的肥大增生,又称为老年性关节炎、肥大性或增生性关节炎、退行性关节炎等,目前统称骨关节疾病。本病多发于脊柱(特别是下颈椎和下腰部)和髋、膝等负重关节,以及手的远侧指间关节。可分为原发性(或称特发性)骨关节疾病和继发性骨关节疾病。

一、骨关节疾病概述

(一)流行情况

世界卫生组织(WHO)的统计资料显示,骨关节疾病在女性患病率中占第4位,在男性患病率中占第8位。据美国统计,在50岁以上的人群中,骨关节疾病是导致丧失劳动能力的第2位原因。60岁以上的人群中,25%有骨关节病症状。

(二)危险因素

骨关节疾病危险因素:①年龄:本病患病率随着年龄的增长而明显增高;男女均可受

累,但原发性多发骨关节炎较多见于妇女,约为男性的2倍,特别是在绝经后女性患者明显居多。②关节创伤:如关节骨折或脱位和慢性劳损(如肥胖、先天性髋关节脱位、膝外翻)易发生继发性骨关节炎。③关节疾病:继发性骨关节炎可继发于炎性关节疾病、内分泌紊乱(如糖尿病、肢端肥大症)、代谢紊乱(如血色素沉着病、褐黄病、痛风等)、畸形性骨炎、发育紊乱(如股骨头软骨病、股骨头骨骺滑脱)、神经病性关节炎(又称夏科氏骨关节病)和缺血性坏死等。④遗传:有骨关节炎家族史可能是更大的危险因素。

此外还与肥胖、潮湿气候、过度活动、吸烟、体质等有关。

二、骨关节疾病的临床特征

(一)临床表现

1.疼痛。关节疼痛为主要症状,疼痛于活动时发生,休息后消失或好转。急性发作时,疼痛加剧,同时可有关节肿胀、关节僵硬、关节内摩擦音等。有的患者关节处于一定位置过久,或晨起下地,便感到关节疼痛,即所谓休息痛。此类患者逐渐活动关节一定时间后(一般数分钟至十几分钟),疼痛消失。

2.压迫症状。增生之骨赘刺激或压迫邻近神经而发生放射性疼痛,如颈椎增生引起上肢疼,腰椎增生造成下肢痛,髋关节增生所致的股前内侧痛等。脊椎严重增生可压迫脊髓和神经根,出现感觉、运动、大小便障碍、神经刺激征,甚至截瘫。

3.其他。早期关节外形和活动无异常,晚期膝、手指等周围软组织较少的关节可看到骨性增粗,可伴关节肿胀、肌肉萎缩及关节变形,活动受限等。

(二)骨关节疾病治疗

骨关节疾病的治疗取决于该病的发展阶段和日常活动的影响。骨关节疾病的治疗包括非药物治疗、药物治疗和手术治疗三个方面。一般以对患者进行教育、锻炼、减轻体重等措施为基础,必要时辅以外用非甾体抗炎药,无效的情况下依次加用口服对乙酰氨基酚、非甾体抗炎药等,急性发作时可在关节腔内注射皮质激素。严重疼痛、关节活动障碍或有脊髓压迫症状者经正确的非手术治疗无效,影响工作和生活者,可选择手术治疗。

三、骨关节疾病患者的日常照护

(一)日常生活指导

1.选择合理的枕头与睡眠姿势。枕头的长度一般以40~60cm,或超过自己的肩宽10~16cm为宜,它可确保能始终支撑颈椎;枕头高度过高过低均不适宜,以10~12cm为好,以维持颈部正常的生理曲度;枕头的形状以中间低、两端高的元宝形为佳,这种形状的优点是对颈部可起到相对的制动作用。枕芯不宜太硬,也不要太软,以舒适为准。理想的睡眠体位应该使头部保持自然仰伸位,胸部及腰部保持曲度,双腿及双膝略呈屈曲状,如此可使全身肌肉、韧带及关节获得最大幅度的放松和休息。应选择保持脊柱平衡的床垫。

2.运动锻炼。适当的锻炼,可以预防、延缓和减慢骨关节疾病的进程。因关节的活动可以保持关节维持较大的活动范围,使关节不易僵硬;可使供应软骨的滑液渗透作用加强,改善软骨营养;经常活动使肌肉和韧带得到锻炼,增强肌力,从而加强对关节的支持和保护作用。有益的锻炼包括游泳、散步、太极拳、气功、仰卧直腿抬高或抗阻力训练及不负重位关节的屈伸活动等。

不正确的过度锻炼和增加关节扭力或关节面负荷过大的运动如爬山、爬楼梯或下蹲起立等可加重骨关节疾病。骨关节疾病患者的活动方式、内容及运动量的确定,要根据每个人的年龄、体力及反应性等具体情况而定,以活动后不出现疲乏无力等现象为宜。患心、肺等疾病的人,最好在医生的运动处方指导下进行锻炼。但急性发作时,应停止受累关节的活动,有助于缓解疼痛。

3.饮食。饮食宜富含钙、蛋白质、维生素,可适当多食用奶类、鱼虾类、豆类、硬壳类食物。

(二)理疗

1.温热疗法。包括热水浴、中药热敷、温泉疗法等,有利于关节炎患者缓解疼痛。

2.低频电疗法。用于止痛,改善肌肉痉挛所致的疼痛。

3.光疗法。红外线疗法,有改善局部血液循环,促进局部渗出液吸收,消肿止痛作用。

4.手法按摩。在局部热敷的同时,做压痛点及关节周围软组织的按摩,既可解除或减轻疼痛,又可帮助关节恢复部分功能。骨关节病中后期关节屈伸不利的患者,经此治疗可改善屈伸活动功能。

5.牵引疗法。当颈部感到酸痛或肩背、上肢有放射痛时,可自我牵引颈部改善症状,其方法为:双手十指交叉合拢置于枕颈部,将头后仰,双手逐渐用力向头顶方向持续牵引10s左右,连续3~5次。颈椎牵引是治疗颈椎病的主要方法,可设法在家中安置坐位牵引器,借看电视等休闲时间,坚持做颈椎牵引。注意牵引时的姿势、位置及牵引的重量,如牵引过程中出现头晕、恶心、心悸等,及时停止牵引。

(三)受累关节的保护

避免关节剧烈活动和过度负重,以减少关节的反复损伤。

1.颈椎保护。颈椎骨关节受累时,在平时工作、学习时避免长时间低头、仰头或转颈。

2.髋关节、膝关节。保护髋关节、膝关节受累时避免久站、跑步、打球或长距离步行,纠正不良的姿势及体位,在睡眠时为减轻疼痛在膝下垫枕头。穿较有弹性的鞋子,用适当的鞋垫,穿戴护膝或用弹性绷带保护髋、膝等关节。使用拐杖或手杖协助行走,以减轻病变关节负重。

3.腰椎保护。腰椎骨关节受累的患者,严格坚持卧硬板床;活动早期可穿戴腰围保护,以减轻疼痛,腰围的规格应与患者体型相适应,一般上至下肋弓,下至髂嵴下,后侧不宜过分前凸,前方也不宜束扎过紧,以保持腰良好的生理曲度,但不能长期佩戴。避免床上坐起大便,因为这时腰部高度前屈,椎间盘更易后脱。保持站立、坐、行走、提物的正确姿势。避免双腿伸直站立,在不屈髋、膝关节的情况下弯腰拾东西。

（四）避免诱因

肥胖患者应减轻体重，以达到减少病变关节负重的目的；注意保暖，避免潮湿的环境；积极治疗对本病有影响的疾病，如糖尿病、骨质疏松等。

（五）医疗体操

医疗体操可改善患者局部血液循环，松解粘连和痉挛的软组织，同时改善缺乏运动的状况，矫正不良姿势，保持正常的生理功能。因此，它具有一定的治疗与预防作用。

1.颈椎保健体

（1）姿势。两脚分开与肩同宽，两臂自然下垂，全身放松，两眼平视，均匀呼吸，站或坐位均可。

（2）方法。双手叉腰，放慢呼吸，缓缓低头使下巴尽量接触第一领扣；再仰头，头部尽量后仰；随后是左、右歪头，耳垂尽量达到左右肩峰处；左右转颈，颏部尽量接触肩峰；双手交叉紧贴后颈部，用力顶头颈，头颈向后用力，互相抵抗。上述动作，可按节律反复多次。

（3）要求。在进行头颈动作练习时，身体不要跟着一起动，颈部动作幅度要大，使颈部肌肉充分伸展。

2.腰背肌锻炼方法

（1）挺胸。仰卧，用双肘支起胸部，使背部悬空。

（2）五点支撑法。仰卧，下肢屈膝屈髋，双足放置床上，双肘支撑体侧，用头、双肘、双足撑起身体，使背部尽力腾空离床。

（3）三点支撑法。双臂置于胸前，用头及足撑在床上，全身腾空后伸。

（4）背伸法（飞燕式）。这招在瑜伽练习中常用到，俯卧，抬起头，胸部离开床面，双上肢向背后伸，双膝伸直，从床上抬起双腿，就是躯体和两头翘起，双肩后伸，腹部为支点，形同小燕子。

注意年老体弱、心肺功能不良、腰椎有破坏性改变等患者不宜进行，锻炼后症状加重者应终止进行。

（六）保持心理健康

做好患者健康教育，让患者了解骨关节疾病的一般发展规律、治疗原则、锻炼方法以及药物的用法和不良反应，观察患者治疗过程中心理情绪的变化，给予指导、调节心理，使患者正确认识疾病，提高防病意识，增强治疗信心，消除急躁心理和悲观情绪，使之积极配合治疗。

第七节　恶性肿瘤患者的日常照护

恶性肿瘤是机体细胞在致癌因素的长期作用下发生过度增生及异常分化所形成的新生物,新生物一旦形成,不会因致癌因素的消除而停止生长,其生物学特性为过度增殖、浸润、复发与转移。

一、恶性肿瘤概述

(一)流行情况

据世界卫生组织(WHO)报告,1997年全球癌症死亡人数为620余万,居全球人类主要死因的第3位。我国最常见的前5位恶性肿瘤依次是:胃癌、肺癌、食管癌、肝癌、大肠癌(结肠癌和直肠癌),而女性前5位恶性肿瘤分别是:胃癌、宫颈癌、乳腺癌、肺癌、食管癌。在近20年中,我国癌谱也发生了很大的改变,如肺癌发病率的增长速度惊人,男女肺癌发病率在20年中增长了204.4%和157.7%。恶性肿瘤是对人类生命危害最大的重要疾病之一,恶性肿瘤的防治是社会公众普遍关注的重要问题。

(二)危险因素

肿瘤的确切病因尚未明了,但长期的流行病学调查及实验室和临床研究发现,肿瘤的发生与物理因素、化学因素、生物因素、遗传因素、内分泌因素、免疫因素及心理社会因素等有关。

1.化学致癌因素

现已证明有1000多种化学物质能诱发动物肿瘤,包括烷化剂(如氮芥、硫苯类)、多环芳烃化合物(如燃烧纸烟、脂肪不完全燃烧、煤炭、石油以及用烟直接熏制鱼、肉时,均能产生多环芳香烃化合物)、芳香胺类化合物(如芳香胺类染料联苯胺、α-苯胺)、氨基偶氮染料(如猩红、奶油黄)、亚硝基化合物(如N-亚硝胺、N-亚硝酸胺)、植物毒素(如苏铁素、黄樟素等)、金属致癌物(如砷、镉、镍、铍等)、霉菌毒素(如黄曲霉毒素、杂色曲霉毒素等)。

2.物理致癌因素

以电磁辐射为主,大致可分为紫外线辐射、射频微波辐射、低频非电离辐射和电离辐射四种类型。已肯定电离辐射对所有组织器官均有致癌性,长期接受紫外线照射,可诱发各种皮肤肿瘤。另外,射频和微波辐射是否致癌目前大多数研究者持否定态度,而低频非电离辐射是否致癌尚在研究中。

3.生物致癌因素

一些病毒、霉菌毒素、寄生虫等与人类的某些肿瘤密切相关,如EB病毒与鼻咽癌有关,乙型肝炎病毒与肝癌有关,人类乳头状瘤病毒与妇女宫颈癌有关,C型病毒与人白血病、肉瘤的发生有关;霉菌毒素如黄曲霉毒素是迄今所知的最强的动物致癌剂之一,与人类的肝癌发生有密切的关系,此外镰刀菌毒素可诱发消化道肿瘤;寄生虫如埃及血吸虫感染与膀胱癌有关,日本血吸虫与大肠癌、肝癌有关,寄生虫的感染在肿瘤的病原学上的作用尚有争论,一般认为只起促进癌的发生作用而不是癌症的发动因素。

4.遗传作用

有些癌症在某些家族中高发并有一定规律,多年来的肿瘤病因学研究也表明遗传因素在肿瘤的发生中起着不可忽视的作用。肿瘤遗传不是肿瘤本身直接被遗传下去,遗传的只是肿瘤的易感性。具有某些肿瘤易感性的人在外界致癌因素的作用下,容易发生肿瘤。有明显遗传因素的肿瘤有视网膜母细胞瘤、肾母细胞瘤、结肠息肉综合征、神经纤维瘤病等,此外,乳腺癌、胃肠癌、肝癌、食管癌、白血病、恶性黑色素瘤等也往往有家族聚集现象。

5.不良生活方式

长期吸烟、酗酒和不良的饮食习惯,以及长期的心理压抑、频繁的心理应激等都与恶性肿瘤的发生有密切关系。如吸烟与肺癌、咽癌有关;长期酗酒与肝癌、胃癌、直肠癌发病有关;长期食用腌制食品、咸菜等与胃癌有关,长期食用霉变食品与食管癌、肝癌有关,高脂肪低膳食纤维饮食与肠癌、乳腺癌、胰腺癌的发病有关;长期的精神紧张、抑郁、焦虑、绝望也是引起恶性肿瘤的重要原因。

二、恶性肿瘤的临床特征

恶性肿瘤临床上可分早、中、晚三期。早期肿瘤小,局限于原发部位,无转移,无临床表现;中期瘤体增大,病变向周围组织或器官侵犯,有区域淋巴结转移,并有相应的症状和体征;晚期瘤体常广泛侵及邻近组织器官,不仅区域淋巴结转移且出现远处播散和恶病质。

恶性肿瘤常表现为:①肿块:恶性肿瘤生长较快,质地硬,活动度小,肿块表面皮肤浅表静脉扩张、温度升高。浅部肿瘤常以局部无痛性肿块为第一表现;深部肿瘤表面症状不明显,可以出现周围组织和器官及空腔脏器的压迫和梗阻现象。②疼痛:恶性肿瘤早期一般不痛,易被忽视。肿瘤肿块增大时,可使脏器包膜张力增加而产生胀痛;肿瘤压迫或侵犯周围神经干时可产生剧烈疼痛。③溃疡:恶性肿瘤可因生长过快、血供不足等,使肿瘤表面组织坏死、形成溃疡,并产生病理性分泌物或排泄物。④出血:体表或与体外相通的肿瘤破溃或侵及血管时可有出血。⑤转移症状:恶性肿瘤经淋巴转移可出现区域淋巴结肿大、变硬,晚期可粘连、固定;经血行转移可出现远处转移灶的相应表现。⑥全身症状:恶性肿瘤晚期可出现贫血、低热、消瘦、乏力等恶病质表现。

肿瘤转移的发生与肿瘤本身的恶性程度、全身的抗病能力及免疫状况有关,一般来说,肿瘤的恶性程度越高越易发生转移;机体抗病能力和免疫力强的,则不易发生转移。恶性肿瘤的转移方式包括:①直接蔓延:肿瘤细胞向与原发灶相连续的组织扩散生长;②淋巴转移:多数情况为区域淋巴结转移,也可越级转移,不经区域淋巴结而转移至第二站、第三站淋巴结;③血行转移:癌细胞进入血管,随血流转移至远隔部位及其他脏器;④种植转移:肿瘤细胞脱落后在体腔或空腔脏器内的转移。

恶性肿瘤的治疗方法主要有手术、化疗、放疗、中医及各种支持治疗。早期恶性肿瘤以根治性手术为主,并辅以放疗、化疗及免疫等综合治疗。晚期恶性肿瘤采用化疗、放疗、姑息性手术及全身支持治疗和对症处理。

三、恶性肿瘤患者的日常照护

(一)心理护理

焦虑、抑郁、恐惧和担忧等是癌症患者最常见的心理反应,而且可贯穿于病程的始终。如果患者的心理反应过于消极或负性情绪时间过长,对其治疗和康复极为不利。

1.了解患者的心理特点,有针对性地进行心理疏导

恶性肿瘤患者在诊治过程中往往会经历以下心理过程:①否认期:得知患病后感到震惊,怀疑诊断的可靠性,希望是良性肿瘤或是误诊,拒绝接受治疗,并辗转多家医院检查,以证实自己的猜测;②愤怒期:当患者发现身患恶性肿瘤已不可否认时,会表现出极大的愤怒,常迁怒于亲属及医护人员;③协议期:患者经过愤怒、发泄后,发现对缓解病情并无帮助,便开始寻求名医、秘方、偏方等,还会与医护人员讨价还价,祈求多活些日子,以便能完成未了的心愿;④忧郁期:一段时间后,由于效果欠佳、病情加重或癌症复发等多种原因,患者会感到无助和绝望,表现为畏缩、悲伤、哭泣、沉默、不吃不喝,甚至有自杀的倾向;⑤接受期:患者经过长时间的心理活动与思想斗争,心境变得平静,逐渐开始面对现实,并能理性地配合治疗。上述心理特点可同时、反复地发生或较长时间停留在某阶段。

各期心理护理重点为:否认期主要是帮助患者理性地分析,避免因此而延误治疗;愤怒期主要是理解患者,避免与患者冲突,引导其合理宣泄自身的情绪;协议期主要是帮助患者建立治疗的信心和接受正规的治疗;忧郁期和接受期主要是加强支持系统的支持作用,增强患者信心,不断予以鼓励,帮助患者面对许多问题。

2.发挥榜样作用

帮助老人参加一些社区的活动,也可利用书报资料,让老人了解类似疾病患者与疾病做斗争、身体康复的经历与经验,使老人得到较好的心理支持,增强战胜疾病的信心。

3.信心疗法

照护者要善于利用周围的支持力量,帮助老人树立信心,同时配合医护人员通过认知疗法、心理暗示、社区集体心理干预等方式,对恶性肿瘤患者实行"信心疗法",使患者有足够的毅力克服恶性肿瘤治疗后的许多不适及长期的康复锻炼。

(二)饮食护理

少食多餐,多吃新鲜的蔬菜和水果,足够的能量、高蛋白、高维生素饮食,并注意食物的色、香、味,营造良好的进食氛围,促进食欲。在肿瘤化疗期间,根据胃肠道反应情况调整饮食性质和量,并可采取中医食疗。

（三）预防感染

化疗、放疗后,患者易发生呼吸道、泌尿道及其他部位的感染,应注意室内空气新鲜,预防受凉感冒,有呼吸道感染者避免探视;多饮水,保持会阴部清洁;在护士指导下做好各种管道护理,如喉癌术后的喉管护理、人工肛门护理、膀胱造瘘管护理等。

（四）康复锻炼

恶性肿瘤及时进行适当的康复治疗,可提高患者的生存质量,如乳癌术后上肢活动功能的康复、人工肛门的排便训练、喉癌术后进行食道发音功能训练等。

（五）运动锻炼

恶性肿瘤患者视情况进行适度的运动锻炼,对增强体质、提高免疫力、调节情绪、增强信心都很有帮助。

（六）减轻痛苦

晚期恶性肿瘤患者,在进行心理治疗的同时,采用药物镇痛,达到减轻痛苦,提高生存质量。

（七）临终关怀

癌症晚期患者,做好家庭临终关怀,让濒死患者在剩余有限的日子里,能控制疼痛,在舒适、安全的环境中接受关怀,享受余晖,使患者坦然面对死亡,安详宁静地离开人世。

（八）恶性肿瘤预防

人类防癌实践证明,恶性肿瘤重在预防,也是可以预防的。

1.建立良好的生活方式

（1）膳食合理,限盐、低脂,少吃腌、泡、熏、炸食物,不吃霉变食物,增加绿叶及深色蔬菜、鱼类、豆制品、水果及坚果的摄入,常吃杂粮。

（2）坚持体育锻炼或加强体力活动,增强自身的抗病能力,保持合适的体重。

（3）不吸烟,少饮酒,不暴饮暴食。

（4）注意卫生,减少日光照射与人工紫外线照射。

（5）预防接种相关疫苗(如乙肝疫苗),防相关病原体的感染。

（6）慎用激素类药物。

2.环境整治

人类癌症中80%是由环境因素引起的,故首先应从保护人类生存环境、减少环境污染着手。在全社会树立环保意识、减轻环境污染对实施癌症的一级预防十分重要。

3.维持健康的心理

紧张的心理情绪和不良的心理刺激可以直接影响机体的免疫功能,长期的精神紧张、抑郁、焦虑、绝望等可使机体胸腺退化,T淋巴细胞的生长和成熟受抑制,巨噬细胞活动能力降低,白细胞活动受干扰,抗体活性降低等。因此,提高心理应对能力,保持乐观的心态,维持健康的心理,能提高机体免疫力,是防治癌症的重要措施。

4.定期体检

老年人的定期健康检查很重要,可以早期发现肿瘤,及时就医。

5.重视早期征兆

下列常为恶性肿瘤的早期征兆。

(1)身体任何部位触及的硬结或不消的肿块。

(2)疣或黑痣有颜色加深、迅速增大、瘙痒、脱毛、溃烂或出血等改变。

(3)久治不愈的溃疡或持续性消化不良。

(4)吞咽食物有哽噎感、胸骨后不适、灼痛或食道有异物感。

(5)耳鸣、重听、外耳道出血或鼻塞、头痛、回缩涕带血。

(6)持续性声音嘶哑,刺激性干咳或痰中带血。

(7)原因不明的大便带血或黏液血便,无痛性血尿。

(8)绝经后不规则阴道出血。

(9)颈部肿块。

(10)原因不明的体重减轻或持续低热。

如出现以上现象,应及时就诊,做进一步检查,并积极处理。

第十一章 老年护理风险管理

第一节 护理风险管理的概述

一、相关概念

(一)风险

风险是指在某一特定环境下,在某一特定时间段内,某种损失发生的可能性。风险是由风险因素、风险事故和风险损失等要素组成。换句话说,是在某一个特定时间段里,人们所期望达到的目标与实际出现的结果之间产生的距离称之为风险,包括风险表现为不确定性和风险表现为损失的不确定性。风险表现为不确定性,说明风险产生的结果可能带来损失、获利或是无损失也无获利,属于广义风险,金融风险属于此类。而风险表现为损失的不确定性,说明风险只能表现出损失,没有从风险中获利的可能性,属于狭义风险,护理风险属于此类。

(二)护理风险

通俗讲,护理风险就是医疗领域中因护理行为引起的遭受损失的一种可能性。护理风险是一种职业风险,即从事医疗护理服务职业,具有一定的发生频率并由该职业者承受的风险,包括经济风险、技术风险、法律风险、人身安全风险等。与医疗风险、护理风险密切相关的是不良事件和护理差错。

(三)护理差错

护理差错是指未能完成既定的治疗方案(执行差错,error of execution),或采用了错误的治疗方案(方案差错,error of planning)。护理差错在护理工作中比较多见,不是所有的护理差错都可以导致对患者的损害,只有少数护理差错会造成患者的人身损害,影响疾病的治疗。如果护理差错造成患者人身损害了,符合《医疗事故处理条例》及《医疗事故分级标准》的规定,才会构成医疗事故。

（四）护理风险管理

护理风险的管理依赖于护理质量管理,因此,护理风险管理实质上就是护理质量管理的职能之一。护理风险管理体系是指构成护理风险管理的全部要素的有机整体,各要素在这个统一体中相互联系、相互作用,共同发挥对护理风险的管理作用,它包括护理风险管理的组织机构体系、流程管理体系和规章制度体系3个方面。

1.护理风险管理的组织体系。在开展护理质量管理的医疗机构内,护理风险管理组织就是护理质量管理组织,包括护理质量管理委员会、护理部护理质控组、各科护理质控小组,护理风险管理包括护士长、护理质量控制责任护士、护理风险评估护士等。这些组织和人员构成了护理风险管理的组织体系。

2.流程管理体系。包括护理风险分析、护理风险评估、护理风险控制和护理风险监测等4个阶段。护理风险管理的流程就是这4个阶段周而复始不断运行的过程,每一次循环都是在前一个循环使护理质量提高的前提下完成,最终使护理质量提高,护理风险得到有效防范。

3.规章制度体系。目前我国的护理执业风险法律并不多,主要为《中华人民共和国护士条例》《中华人民共和国医疗机构管理条例》《中华人民共和国医疗事故处理条例》,护理风险管理规章制度比较多,如护理交班制度、查对制度、抢救制度、科室药品设备保管使用制度、护理会诊制度、病房安全制度及其他制度。

二、护理风险产生的原因

（一）来自于患者本身的风险

护理风险很大程度来自于患者本身,包括患者的身体健康因素(抵抗病痛、创伤的能力)、人体的解剖因素(组织、器官结构的变异)以及疾病综合因素(是否有其他疾病及并发症)等,都影响到医疗行为的成功与效果。患者本身风险的另一个表现就是同样的疾病在不同患者身上表现千差万别,容易与其他疾病混淆的症状,从而影响诊治。此外,患者的经济能力和患者及其家属的决策等,也是影响护理风险的重要患方因素。

（二）疾病的自然转归

疾病的发生、发展和转归都有一定规律,不以患者和护理人员的意志为转移。比如,在疾病发生早期,症状不明显,容易造成误诊。又比如,在治疗中,有的细菌对抗生素产生耐药性,有的病理组织对药物产生了抗药性,从而使药物变得无效。此外,有的疾病,如恶性肿瘤晚期,肿瘤细胞已广泛转移,手术难以切除病灶,即使再完善的医疗护理措施都不可逆转疾病的不良结局。

（三）现有科学技术的局限性

科学技术的发展是永无止境。但在某一特定阶段、特定区域、科学技术的发展又是有限的,不可能包罗万象,也不可能解决所有问题。现代医学虽然有了很大的发展,但是,由于人体的特异性和复杂性,人们对许多疾病的发生发展原理尚未认识,因而现代医学的诊疗技术存在一定的局限性。如狂犬病、艾滋病、晚期恶性肿瘤等,虽然人们对其病因学研究已经比较透彻,但是仍然没有治疗上的良方。

(四)护理人员的认知局限性

医学是一门经验学科,护理人员的临床经验是建立在对大量病例的直接观察和诊治的动态体会之上,其临床经验直接影响诊疗水平。而影响护理人员临床经验认知能力的因素很多,包括护理人员本身的主观因素、身体因素、情绪因素,也包括环境因素和患者的情绪和疾病因素。

护理人员的认知局限性的另一方面,是医学科学对某种病症就没有任何认知,或者护理人员本身对疾病没有见过,可能是新的疾病,也可能疾病的发生具有特殊的条件或者只发生在特定的区域。在临床上有一个现象,对于少见病,能够认识的护理人员只有少数;对于罕见病,能够认识的护理人员则属凤毛麟角。检测手段的限制也是制约护理人员认知能力的重要因素。

(五)医疗器械、药品、血液等带来的风险

护理人员的诊疗技术和水平再高,也需要凭借一些现代医疗仪器设备、医疗器械、医疗药品和其他医疗辅助物品,才能够充分诊治疾病。但是,这些人们开发研制的医疗辅助设施和物品本身对人体就有危害,或者有产品的缺陷,因而在使用的时候,也存在很大的风险。

医疗辅助检查设施,虽然对于大多数病症可以提供有效的检查结果,但是仍然有假阳性、假阴性的结果出现,辅助检查仍然有漏诊、误诊的可能。

医疗器械是一种工业产品,使用工业材料和加工工艺并且批量生产,对产品的检验、检查不可能是逐一进行,而是批量检测,因而可能存在质量缺陷的漏查。

药物与毒物没有质的区别,只有量的区别,再好的药物,用的时机不当,剂量过大,就可能成为毒物。药品的毒物作用在医疗上也是难以避免的一个客观存在的风险。

临床使用的血液及血液制品,由于采集于其他"健康"人体,在对献血员进行体检时,客观上存在一定的漏检率,像通过血液传播的丙型肝炎、艾滋病等,还存在检测的"窗口期",因而看似"健康"的血液,却存在传播疾病的可能和风险。

(六)管理因素

所谓管理因素是指医院在医院整体协调管理、人力资源管理、设备环境管理、安全保障制度的建设等方面的因素,直接或者间接给患者或护理人员造成的损害。在目前,我国各级各类医院的临床一线普遍存在护理人员缺乏、医护人员比例倒置,必然会造成护理人员的护理负荷加重、护理不到位的情况,随时都存在护理安全隐患。

三、护理风险的特点

(一)与护理行为的伴随性

医疗护理的护理行为犹如一把双刃剑,给饱受病痛困扰的患者带来新的健康恢复希望和获得新生的同时,也对正常的人体具有一定的侵害性。药物都具有毒性作用,在杀灭病菌和有害细胞的同时,可能会对患者正常的组织细胞造成伤害,损害相应器官的功能,从而损害健康身体。医疗行为的这种正负两面性难以分离并伴随始终,使得医疗行为在实践过程中一直都存在各种风险和不测。

(二)难以预测性

难以预测性是指护理风险的发生带有极大的偶然性、突然性和个体差异性。

难以预测不等于不能预测。有的风险是可以预测的,有的风险即使难以预测,但是通过努力,仍然可以预测或者预测到发生的可能概率。只有一小部分护理风险,在目前医疗水平和条件下难以预测。因此,将护理风险分为可预测的护理风险和目前不能预测的护理风险。对于可预测的护理风险,在护理行为实施之前,如果护士没有预测到,则其没有尽到其职业应尽的义务,属于护理过失,应当承担由此引发损害后果的责任。如果在实施护理行为之前已经预测到有发生该风险的可能,但是在真正发生该风险的时候,却没有采取相应的应急处理措施,从而不能阻止风险的发生所造成的损害后果,护理人员没有尽到回避危害结果的义务,因而也应当承担责任。对于不可预测的医疗风险,如果护理行为在实施之前,已经将该风险有发生的可能性告知患方,并征得患方的理解与同意,然后才实施该护理行为,此时医疗机构对该护理风险不承担责任。

不可预测性还表明,有时一个风险是否出现,在同类患者身上有一定的发生率,但是在特定患者身上是否发生,难以预测、确定。因此,护理人员在对患者实施护理行为之前,虽然有的风险是否发生在该患者身上并没有任何把握,仍然只能将所有过去曾经观察到的各种护理风险全部予以告知患方。这种宏观上对护理过程潜在危险的认识与把握,也是护理注意义务的内容。

(三)难以防范性

在探讨护理风险的预测性的同时,难以避免会面临另外一个问题,就是护理风险的防范。而有的护理风险可以防范,有的风险经过努力之后,仍然不能防范和避免,仍然会导致对患者的伤害。因此,对护理人员的要求,只能努力尽到法律赋予其应当履行的"危害结果回避义务",在预测到风险发生的可能之后,护理人员在实施护理行为之前应当将可能发生的护理风险尽可能地做好准备,制订相应的防范和应对风险发生时的预案,采取相应的防范措施,以免风险真正发生时手足无措,不能妥善处理,导致医疗不良事件在患者身上发生,也不能最大限度减少不良事件对患者造成的损害。

(四)后果的严重性

患者在接受治疗时,由于药物本身的毒性和有创操作治疗、实施手术等,势必对身体造成一定的损害。此时,护理风险一旦发生,对已被病魔缠身多日的患者,带来的将是难以承受的侵害,其结果往往是加重病情,或者造成新的损害,甚至给患者的生命造成威胁。

第二节　护理风险管理周期

护理人员在实施医疗行为之前应充分估计医疗行为可能面临的各种风险,护理人员预测医疗行为风险是通过责任护士的评估、具体执行护士的观察、上级护理人员查房指导等环节来实现的。并且,在实施护理行为之前,应当对特定患者实施特定护理操作所面临的各种风险和利弊有一个全面和科学的判断,这种判断的准确性是护理操作成功的基本保证。护理人员正确判断护理操作所存在的种种风险,是以护理人员的医疗技术、经验水平、责任心以及护理人员对患者疾病状况和身体状况的准确把握为前提的。护理风险管理包括:

一、风险识别

对临床护理工作中可能存在的风险有充分认识,对引起风险发生的可能原因通过汇报、质控组分析会、风险会诊等活动,明确风险发生因素,如人员、物品、器械、环境、制度或程序等,进一步明确风险发生在哪一个环节,从而制订出防范风险的具体措施。

二、风险评估

对护理工作中存在的具体风险的严重性和发生频率进行评估,划分风险的级别,从而提高护理人员对于风险的重视程度。对于高风险护理项目妥善组织护理人员进行专项研究,制订有效解决方案,并进行持续跟踪,掌握纠正情况。

三、风险控制

护理人员在执行高风险护理操作时,对于护理风险评估出来的避免风险发生的措施要给予重视和落实,提高风险发生的防范意识,一旦出现相应的风险,能够及时识别并采取针对性的补救措施,避免危害发生,降低风险造成的损害。

四、效果评价

风险管理组织对于风险防范措施的执行情况进行检查,对于高风险项目定期进行结果分析,评价风险防范措施的有效性,并适时给予纠正。

第三节 风险评估管理体系

一、风险管理体系

一般的风险管理体系是组织对有关风险进行指导管理的系统。具体地对风险识别、分析、评估、预警,并制订对应的风险管控策略,一旦发生紧急情况时,要采取适当应对措施,尽量迅速恢复原状作为主要目的(图11-3-1)。

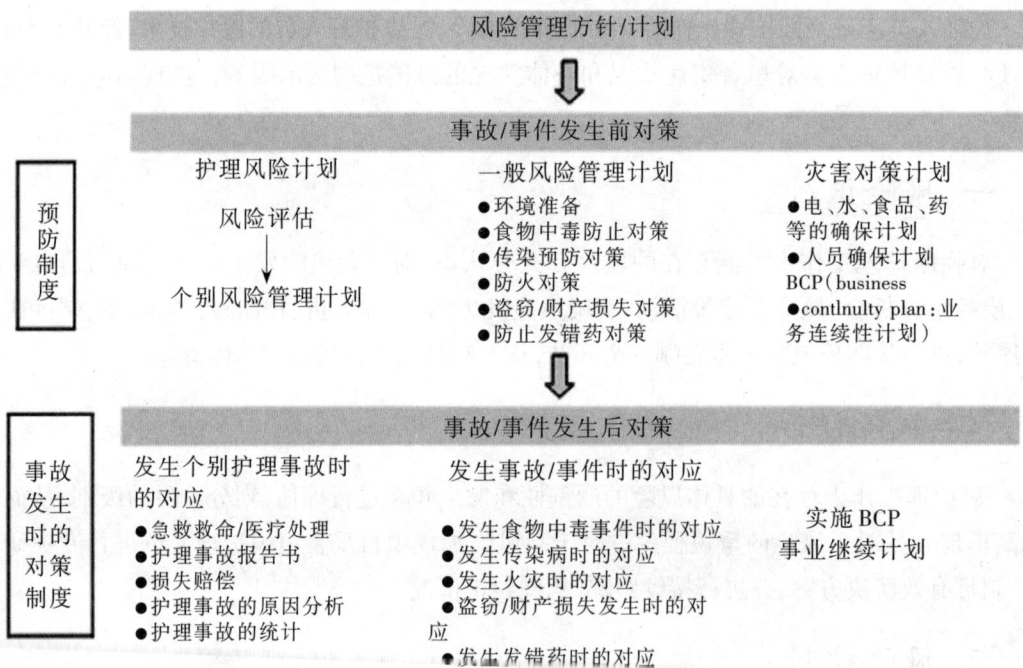

图 11-3-1 风险管理体系的图示概要

首先,作为组织者或机构要明确风险管理方针,要让全体职员彻底熟悉了解风险评估的方法和风险辨识的知识;其次,事故及事件发生前的对策,也就是制订切实可行的预防事故计划。事前对策应包含护理风险计划、防止食物中毒及防止感染等的一般风险管理计划和灾害对策计划。

护理风险包括共同一般风险和个别风险。比如帕金森病患者容易跌倒,老年人及患者因个人的身心状态存在的个别风险,这个护理风险计划是与护理计划一样,针对每位患者及入住老年人的状况,制订与每个人相符合的个别风险。共同一般风险指走廊里偶尔地板上会沾水,原因是大理石地板砖沾上水后很滑,存在容易跌倒的风险,这是老年人、患者及所有人所面临的共同风险。预防灾害对策计划是如果发生自然灾害时的防备,相关基础设备、物品、系统等要有防备计划及风险对应时的事前预防计划。无论需要什么资源都要有完备的规范要求。拥有适当的细节要求是非常重要的,因为在危险事件发生时,会产生一定程度的慌乱,到那时再决定这类细节已经不可能了。

此外,发生事故时,所采取的对应或对策计划很重要。事故发生时的联络体制、急救救命处理、事故报告书等的护理事故的对策计划,发现食物中毒和感染症蔓延的一般风险时的事后对策,为保证业务的连续运转制订业务持续性计划(business continuily plan,BCP)非常重要。

二、养老机构存在的风险

养老机构就像下表所示存在很多风险,根据发生概率和损失程度的两个因素对风险进行了整理(表11-3-1),清晰易懂,风险发生概率和发现风险时损失的大小(图11-3-2)更应受到关注及理解。

表 11-3-1　风险区分

区分	风险	损失程度	发生概率	损失区分
重大风险	感染风险	大	中	人为损伤
	食物中毒风险	中	中	人为损伤
重大风险	火灾风险	大	小	人为损伤
				建筑物损失
	灾害风险	大	小	人为损伤
				建筑物损失
日常风险	护理风险	小	高	人为损伤
	误药风险	小	高	人为损伤

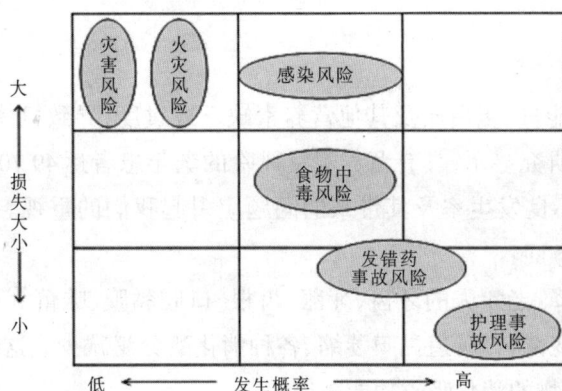

图 11-3-2　风险发生概率和损失大小

三、风险管理方针

养老机构的经营者对这些风险进行管理很重要。经营者重要的责任是构筑风险管理体制。养老机构存在的潜在风险因素如图11-3-3所示,如护理员责任心不强、对护理操作技术掌握不熟练和粗心大意等;此外,还有入住老年人心身状况的因素和无障碍设计不到位机构硬件上的因素等。所以养老机构在风险管理时,对以上3个风险因素制订防范措施很重要。如:①组织的对应;②对策计划/制订规范;③职员教育在养老机构的风险管理显得更为重要,不能只是单纯提醒一下"多注意"。

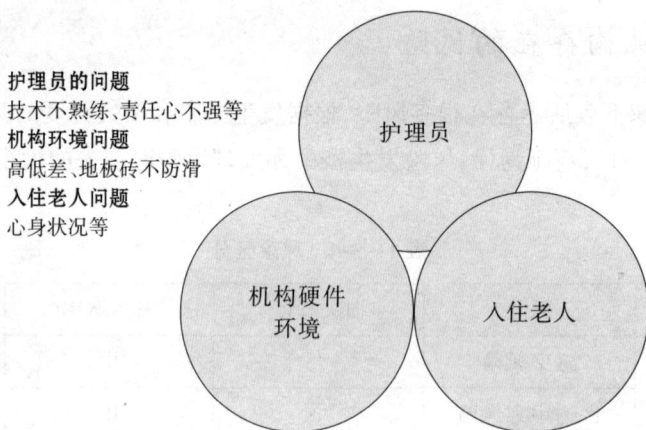

护理员的问题
技术不熟练、责任心不强等
机构环境问题
高低差、地板砖不防滑
入住老人问题
心身状况等

护理员

机构硬件
环境

入住老人

图11-3-3 养老机构存在的潜在风险因素

第四节 老年护理中几种常见护理风险
评估和预防管理

一、营养不良

营养不良是指因能量、蛋白质及其他营养素缺乏或过度,导致机体功能乃至临床结局发生不良影响。国内研究显示,具有营养不良风险的老年患者达49.70%,已发生营养不良为14.67%,高度营养不良发生率及其带来的问题应引起我们的重视。老年人营养不良的原因主要有如下几个方面:

1.生理功能的下降:老年人的牙齿、牙龈、齿根、口腔黏膜、味蕾等可出现退行性改变;老年人食管平滑肌层变薄,胃肠道黏膜萎缩、各种消化酶分泌减少。这些生理性改变,使得老年人食欲下降,对食物的消化吸收功能减退。

2.疾病和药物的因素:老年人多合并慢性疾病,如糖尿病、慢性肾病、肿瘤等患者,饮食受限,加之缺乏专业营养指导,容易出现营养不良。此外,老年人多长期服药,药物对食欲的抑制也导致老年人营养不良的发生。

3.饮食行为认识的误区:有些老年人习惯性少吃或吃素,也有一些习惯性过度饮食,这些长期不科学的饮食习惯,势必导致营养不良。

目前,针对老年人营养不良的筛查和评估,《老年患者肠外肠内营养支持中国专家共识》推荐,使用营养筛查主要为营养风险筛查(nutrition risk screening,NRS2002)和微营养评定法简表(mini nutritional assessment-short form,MNA-SF)。

老年人在接受营养干预前,应了解全身状态,如有无低血容量、酸中毒、低钠、低钾等情况,掌握各器官功能情况。根据年龄、营养风险、不同疾病或同一疾病的不同病程、是否伴随其他心、肺、肾疾病,在营养师的指导下,选择合适的营养干预途径、适量的能量和营养物质,制订个体化营养干预方案。在营养干预过程中应随时监测,评价营养干预效果和重要脏器的功能状态,及时调整营养干预方案。

老年人可选择的营养干预方式主要为家庭自制膳食,根据患者需求调整配方,适宜选择的食物有:柔软的米面及其制品、馒头、麦片、花卷、稠糊、面条、馄饨,细软的蔬菜、水果、豆制品、鸡蛋、牛奶等,适量的鱼虾、瘦肉、禽类等,保证充足的食物摄入,适当增加进餐次数。在医师或营养师的指导下,选择正确的营养素补充剂或液体。营养干预的途径主要为经口、管饲、静脉等。管饲包括:①鼻胃管或鼻十二指肠、空肠管;②经皮内镜胃造口术(PEG);③经内镜手术胃、空肠造口术。

二、老年人骨折

1.骨折发生原因。老年人骨骼肌肉系统的衰退会造成肌肉萎缩,骨质减少,骨脆性增大,导致骨折。骨密度越低,出现骨质疏松性骨折的可能性越大。此外,老年人群由于骨质量更差,钙和维生素 D 缺乏更为严重和易于跌倒等因素,导致更高的骨折风险和病死率。

2.流行病学。骨折是骨质疏松症最严重的后果之一。常见的骨折部位包括脊椎、髋部、桡骨远端和肱骨近端。对女性而言,这种风险比乳腺癌、卵巢癌和子宫癌等的高风险之和还要高;对于男性,骨折风险比前列腺癌的风险更高。有研究数据表明,8.4%~36.0%的髋部骨折患者在骨折后 1 年内死亡,发生一次髋部骨折后再发髋部骨折的风险将增加 2.5 倍,发生一次椎体骨折后再发椎体骨折的风险将增至 5 倍,其他部位骨折风险增至 2~3 倍。

3.骨折评估及预测。世界卫生组织推荐的骨折风险预测简易工具(FRAX)可用于计算 10 年发生髋部骨折及任何重要的骨质疏松骨折发生概率。目前骨折风险预测简易骨折 FRAX 可以通过以下网址获得:http://www.shef.acuk/FRAX/,该工具的计算参数包括股骨颈骨密度和临床危险因素。在 FRAX 中明确的骨折常见危险因素为:年龄(骨折风险随年龄增加而增加)、性别、骨量减少、低体重指数($\leqslant 19kg/m^2$)、既往脆性骨折史(尤其是髋部、尺桡骨远端椎体骨折史)、父母髋骨骨折、接受糖皮质激素治疗(任何剂量,口服 3 个月或更长时间)、抽烟、过量饮酒、合并其他引起继发性骨质疏松的疾病、类风湿性关节炎等。FRAX 适用人群为40~90岁,<40岁和>90岁的个体可分别按40岁或90岁计算。

此外,跌倒也是发生骨折的重要危险因素。跌倒与以下因素有关:环境因素:如光线暗、路上障碍物、地毯松动、卫生间缺乏扶手、路面滑等;健康因素:如年龄、女性、心律失常、视力差、应急性尿失禁、以往跌倒史、直立性低血压、行动障碍、药物(如睡眠药、抗惊厥药以及影响精神药物等)、久坐、缺乏运动、抑郁症、精神和认知能力疾患、焦虑和易冲动、维生素D不足、营养不良等;神经肌肉因素:如平衡功能差、肌肉无力、驼背、感觉迟钝等;恐惧跌倒。

4.预防措施。初级预防是对无骨质疏松但具有骨质疏松危险因素者,防止或延缓其发展为骨质疏松症并避免发生第一次骨折;二级预防指已有骨质疏松症或已发生脆性骨折,其预防和治疗的最终目的是避免发生骨折或再次骨折。

预防措施包括:

(1)调整生活方式:富含钙、低盐和适量蛋白质的均衡膳食;适当户外活动和日照,有助于骨健康的体育锻炼和康复治疗;避免嗜烟、酗酒,慎用影响骨代谢的药物;采取防止跌倒的各项措施,注意是否有增加跌倒危险的疾病和药;加强自身和环境的保护措施(包括各种关节保护器)等。

(2)在医师的指导下,补充钙剂、维生素D,并定期监测血钙和尿钙。

(3)康复运动:根据个体的生理状态和运动功能选择适合自己的负重和抗阻运动,如快步走、哑铃操、举重、划船运动、蹬踏运动等。建议负重运动4~5次／周,抗阻运动2~3次/周,强度以每次运动后肌肉酸胀和疲乏感,休息后次日这种感觉消失为宜。

(4)中医药治疗:中医学认为肌肉、骨骼与脾、肝、肾关系密切,骨质疏松症的病位主要在肾、脾、经络,主要与肾虚、脾虚和血瘀有关,强调骨筋肉并重,动静结合,治疗原则宜补肾、健脾、活血。

三、老年人跌倒

详见第十二章第四节相关内容。

四、老年人压疮

压疮是由于身体局部软组织持续的受到压迫,血液循环发生严重变性,身体局部软组织缺氧、缺血,从而失去了正常的生理运转功能,局部软组织逐渐发生坏死和溃烂。压疮多发生于妊期卧床、脊髓损伤、慢性神经系统疾病(主要为脑血管疾病)、体质虚弱、各种消耗性疾病及老年患者。国内对截瘫患者的抽样统计调查显示,有80%的患者发生压疮,40%的患者反复发作,10%的患者虽然经过治疗,但是无法治愈,其中病程达10年以上的患者占20%,病程最长的25年。美国住院患者有3%~6%发生压疮,护理之家有3%~24%发生压疮。国内一般医院的压疮发生率为2.5%~11.6%,昏迷、截瘫患者的压疮发生率为24%~48%,急诊护理的压疮发生率为9.2%,专科和福利院的压疮发生率为23%~27.5%,脊髓损伤患者的压疮发生率为25%~85%,住院老年人的压疮发生率为10%~25%,神经科慢病患者压疮发生率为30%~60%。

（一）压疮的形成病因及病理因素

1.压疮的形成病因

（1）压力：压力会造成局部的缺血,引起周边血管扩张反应。研究表明,皮肤受到9.33kPa的持续压力达2h,就会出现不可逆的改变。

（2）摩擦力：是由于人体处在一个不稳定的体姿,并有可能发生倾滑趋势的时候,其支撑面就受到支持平面对其的摩擦力,最终导致压疮的形成。

（3）皮肤通气不好：照护者由于照顾不到位,使患者身体局部的皮肤没有得到很好的照理,导致了压疮等严重后果,这是大部分患者产生压疮的主要原因之一。

（4）卫生环境差：主要指长期卧床患者不能经常洗澡清洁和更衣等。

2.病理因素

压疮发生的病理因素就是患者身体局部软组织长期遭受压迫,局部组织不能及时提供所需的营养物质,从而导致组织严重缺血、缺氧坏死等症状。研究显示,当人体局部皮肤组织遭受到的压迫超过毛细血管平均压（即32mmHg）时,就有可能会引起血小板聚集或者内皮细胞损伤,最后引起微血栓的产生而影响局部皮肤组织血液供应。

（二）压疮的预防

1.翻身

采用翻身是最简单有用的压力解除法,翻身的间隔时间一般为1~2h最合适,压疮严重的患者每30~60min翻身1次。颅脑损伤的患者在采用亚低温治疗（设置温度为33~35℃）过程中翻身间隔时间可以延长至7~8h而并没有产生压疮现象。采用布朗架行骨牵引时,在患者臀部横放薄软枕,放置1/3部分在布朗架低端,另外2/3部分垫在骶尾部及臀部处,可以增加患者舒适感并且延长翻身时间3~4h而没有产生压疮。如果翻身时采用仰卧位身体向左或向右倾斜20°~30°与仰卧位交替的方法进行,对早期压疮的发生起到一定的预防作用。

2.增加患者营养的摄入

营养摄入不足是导致压疮发生的重要原因之一,并直接影响压疮的愈合。合理而有效的膳食营养供给,对预防压疮的发生具有重要的影响作用。因此,给压疮患者足够的营养物质对其病情的恢复和稳定起到关键的作用。

3.避免某个局部部位的刺激

长期卧床的患者有些由于失去了自理能力,大小便不能自理而弄脏了衣物和床褥,对他们所使用的床单和被褥,应该经常换洗,暴晒和杀菌,并且患者使用的床单不能有皱褶,应当铺平整。在给患者清洗身体时,应当使用温水擦洗皮肤并擦拭干净,避免某个部位由于不干净又潮湿而被细菌滋生感染,长期下去这个部位有可能会容易发生压疮。

4.心理辅导

对存在心理问题的患者应该进行积极的心理疏导和正面鼓励,做好心理护理,同时联合患者家属、医师一起给患者以情感和心理上的支持,使患者每天能以良好的心态配合治疗护理。

(三)压疮的治疗

压疮的致病因素很多,包括感染、节段性神经麻痹、脑创伤、营养不良和阿尔茨海默病等多种。因此必须根据患者具体情况进行全身综合治疗及局部受压组织的保护治疗。

1.中药治疗

如云南白药、湿润烧伤膏(MEBO)、三七鲜叶、双黄连和血竭散等;西药治疗如庆大霉素、络合碘、磺胺嘧啶银、清创酶和碱性成纤维细胞生长因子等;中西医结合治疗如甘石创愈散、炉银散、白友胶浆和紫氟涂抹剂等。

2.氧气疗法

患者取舒适卧位,创面暴露,常规消毒压疮处,去除腐肌和痂块。用吸氧面罩距皮肤1cm罩住患处,持续吸氧4~8L/min,20~30min/次,2次/d,每疗程10~14d。此法取材容易,简单易行,效果较佳。

五、老年人误吸

误吸是指进食(或非进食)时在吞咽过程中有数量不一的液体或固体食物(甚至还可以包括分泌物或血液等)进入到声门以下,而不是像正常时,全部食物随着吞咽动作顺利进入到食管。根据老年人发生误吸时是否存在咳嗽和呛咳症状可分为显性误吸和隐性误吸。

美国有研究显示,在社区获得性肺炎中,仅有10%是由误吸引起;而在长期照护机构中,30%的肺炎与误吸相关,且在这些机构中有50%~75%的老年人存在吞咽困难,在这些人中有近一半会发生误吸,1/3会发展为肺炎。

老年人的口腔、咽、喉、食管等器官随增龄而出现功能的下降,更易出现吞咽困难和误吸。老年人群神经系统疾病的患病率较高,如脑卒中、脑损伤、认知功能障碍、帕金森病等,使吞咽困难及误吸发生率增加。老年人因患多种疾病,服用药物种类较多,其中有些药物可对吞咽功能带来不利的影响,如抗抑郁药物、抗组胺药物、抗精神病药物和降压药物,这些药物可使口腔干燥或唾液分泌物减少而影响吞咽功能。此外,精神心理问题也可导致吞咽困难和误吸。

(一)评估方法

1.洼田饮水试验,临床较常用。被测试者端坐,喝下30ml温开水,观察所需时间和呛咳情况。适用于神志清楚、检查合作的老年人,灵敏度为42%~92%,特异度为59%~91%。隐性误吸者不适用于此试验。

2.标准吞咽功能评估、电视透视下吞咽功能检查、光纤内镜吞咽困难评估等方法也可用于评估老年人吞咽功能及是否存在误吸。

(二)干预措施

1.对所有的老年人进行饮食、吞咽功能的评估,每周或10d 1次。吞咽障碍的老年人启用吞咽困难护理单,床单位挂防误吸标识,吞咽困难较严重的老年人需留置胃管。

2.根据病情制订合适的饮食种类。软食、半流质、流质、糊状或菜泥等,既能保证患者营养摄入又能减少误吸发生。

3.体位调整。可以安全吞咽的体位一般为躯干坐姿、颈部直立或采取低头姿势。对于轻度偏瘫老年人,可把头部转向偏瘫一侧。如果疾病引起的吞咽口腔阶段与咽部阶段不连续,则简单的下颌收拢(45°)可降低食团通过的速度。

4.调整饮食速度及数量。采取以下方法可使吞咽困难的老年人进行安全有效的吞咽,减少误吸。放慢用餐速度;不要在赶时间或疲倦时用餐;使用小茶勺,一口摄入少量食物或饮料;吞咽时精力集中,不看电视、不读报;用较有力的一侧咀嚼;液体和固体食物交替摄入,利用酱汁、肉汁和调味品帮助食团黏合,防止食物颗粒留在口中或落入气管。

5.改良饮食。不饮用水、茶、咖啡等容易造成老年人误吸的稀薄饮料以及限制饮料摄入、增稠饮料等可以有效减少误吸,被临床广泛使用。

6.指导正确的喂食技巧。对痰多无力咳嗽的老年人应勤翻身拍背,帮助排痰,进食前应吸净痰液。对放置管饲的老年人,喂食时采用半坐卧位或坐位,床头摇高30°~40°,速度要慢,待口腔内食物完全吞下才喂第二口。刚睡醒时应适当刺激,使其在良好的觉醒状态下进食,少量多餐,避免过饱。喂食后以温开水漱口。喂食完毕后,至少30min才能平卧,避免翻身、吸痰等较大刺激性操作。喂食后30min内要加强巡视,观察老年人呼吸面色是否正常,是否有呕吐发生。

7.观察药物副作用,特别是对有流涎吞咽迟钝的老年人仔细观察,视情况采用合适喂食方式,或病情好转才喂食。

8.对老年人及身边照料者做好宣教工作,为他们讲解正确的进食喂食技巧、误吸的先兆及表现,使他们具备一定的识别能力,准确反映病情,一旦发生误吸,能及时进行抢救。

六、老年人抑郁

将发病于60岁以后,以持久的抑郁心境为主要临床表现的一种精神障碍统称为老年期抑郁,包括老年期抑郁和器质性抑郁。

抑郁症是老年期常见的精神疾病。欧美地区患病率为1%~37%;社区患病率为5%~15%,老年护理机构患病率为15%~25%;老年期首次发病的抑郁障碍占所有老年期情感障碍的40%~50%以上。2011年中国科学院心理所调查发现,老年抑郁情绪的检出率相较一二十年前有显著升高,已与西方发达国家相当。中国城市老年人抑郁情绪问题检出率为39.86%。随着年龄的增长,老年组较之其他组的抑郁情绪更严重,但年龄并不是影响老年抑郁情绪发展的一个危险因素,而是因为随着年龄增长,老年人患病比例更高,疾病带来的健康因素起了更为重要的作用。

老年期抑郁症的病因尚不明确,可能与遗传、神经生化、病前性格、社会环境以及生活事件等因素有关。此外,家庭因素对抑郁的影响很大,与抑郁得分呈明显负相关。空巢家庭日益增多、生活节奏日益加速等,导致家庭这个老年人社会支持系统中最重要的单位的作用日益削弱,从而致使老年人抑郁流行情况日趋严重。有抑郁情绪的老年人存在发展为抑郁症的风险,这是导致老年人自杀的重要诱因。

抑郁常常与老年人的物质使用障碍、焦虑障碍等相伴发生;而且,这些障碍很可能是老年人痴呆性疾病和其他医疗问题的先兆。

一些生物学因素可增加老年期抑郁的发病风险,其中包括女性、血管改变以及医学共病等;重要的心理社会因素则包括残疾和功能衰退以及配偶的离世等,此外,慢性疾病带来的压力、处方止痛药和镇静抗焦虑药,促成了很多老年人抑郁症状的发生。

老年人抑郁症的治疗和预防有多个目标,首先是老年人的安全必须得到保证。其次必须有一个完善的诊断与长远的治疗方案,必须让家属及老年人本人接受长期治疗的策略。国外文献报道,认知行为治疗可有效治疗慢性或重度的抑郁患者、药物治疗效果不佳者及多种躯体疾病(如2型糖尿病、帕金森病等)所伴有的抑郁患者,尤其是老年人。

老年期抑郁症与心理社会因素息息相关,因此预防是十分必要的。预防原则在于减少老年人的孤独及与社会隔离感,增加其自我价值观念。具体措施包括:鼓励子女与老年人同住,安排老年人互助之间的交往与集体活动,改善和协调好家庭成员的关系,争取社会、亲友、邻里对老年人的支持和关怀;鼓励老年人参加一定限度的力所能及的劳作,培养多种爱好等。此外,由于老年人不易适应陌生环境,因此应避免或减少住所的搬迁。

第五节　护理不良事件的分类分级管理及评定标准

护理不良事件是指在护理工作中发生的不在计划中、未预计到或通常不希望发生的事件,可能影响患者的诊疗结果,增加患者痛苦负担,并引发护理纠纷,包含护理差错、护理事故及护理缺陷等。护理不良事件管理是护理管理的重要组成部分,是护理防范措施的重要环节。

(一)护理不良事件的分类

为了便于不同事件的处理,将护理不良事件分为10类42种情况。

1.不良治疗:包括给药错误、输血错误、医院感染暴发、手术身份部位识别错误、体内遗留手术器械、输液输血反应。

2.意外事件:包括跌倒、坠床、走失、烫伤、烧伤、自残、自杀、火灾、失窃、咬破体温表、约束不良。

3.医患沟通事件:包括医患争吵、身体攻击、打架、暴力行为。

4.饮食、皮肤护理不良事件:包括误吸、窒息、咽入异物、院内压疮、医源性皮肤损伤等。

5.不良辅助诊查、患者转运事件:含身份识别错误、标本丢失、检查或运送中或后病情突变或出现意外。

6.管道护理不良事件:含管道滑脱、患者自拔。

7.职业暴露:含针刺伤、割伤。

8.公共设施事件:包括医院建筑毁损、病房设施故障、蓄意破坏、有害物质泄漏。

9.医疗设备器械事件:包括医疗材料故障、仪器故障、器械不符合无菌要求。

10.供应室不良事件:包括消毒物品未达到要求、热原试验阳性、操作中发现器械包器械物品不符、清洁不彻底,器械包未消毒或灭菌不合格影响科室运转、延误手术时间等。

不是以上所列内容则注明是其他情况。

(二)护理不良事件所造成的后果

根据事件造成的后果,将护理不良事件的伤害分为:

1.无伤害:事件发生在患者身上,没有造成任何的伤害。

2.轻度伤害:事件虽然造成伤害但不需或仅需稍微处理或观察,如擦伤、皮肤小撕裂伤。

3.中度伤害:需额外的照护、评估或观察,但仅需要简单的处理,如缝合、夹板固定、冰敷、抽血检查、包扎或止血治疗。

4.重度伤害:除需要额外地照护、评估或观察外,还需要住院或延长住院时间或会诊等到特别处理。

5.极重度伤害:造成患者永久残障或永久功能障碍。

(三)护理不良事件的分级

中国医院协会的"医疗安全(不良)事件报告系统",将医疗不良事件分为四个级别:

1.Ⅰ级事件(严重伤害事件)

非预期的死亡,或是非疾病自然进展过程中造成永久性功能丧失。指已发生,造成患者死亡、残疾、组织器官损伤导致功能障碍、加重病情、延迟康复的事件,对患者造成中度以上的伤害;或有以下情形之一者:

(1)护理过错行为引发的有效投诉或纠纷;

(2)医院感染暴发;

(3)手术患者身份或部位识别错误;

(4)体内遗留手术器械或敷料等;

(5)患者因意外事件死亡;

(6)输错血;

(7)抽错备血及血型鉴定标本;

(8)不做皮试用药;

(9)重要管道意外滑脱;

(10)跌倒有严重后果;

(11)高危药物外渗有不良后果;

(12)院内压疮(难免压疮除外)。

2.Ⅱ级事件(不良后果事件)

在疾病医疗过程中是因诊疗活动而非疾病本身造成的患者机体与功能损害。指已发生并增加了患者的痛苦,但对患者病情及治疗效果无影响的事件。以上10类情况中除8类及9类情况外,其他已发生并涉及患者而还未达到I级护理不良事件的情况都纳入此级别范围。

3.Ⅲ级事件(未造成后果事件)

虽然发生了错误事实,但未给患者机体与功能造成任何损害,或有轻微后果而不需任何处理可完全康复。

4.Ⅳ级事件(隐患事件)

由于及时发现错误,未形成事实。

秉着非惩罚与问责制相结合的原则,将护理不良事件分为非惩罚性和惩罚性,非惩罚性是指隐患事件,是由于不经意或实时的介入,不良事件未真正发生或事件未涉及患者,或者是非护理行为造成的事件,如不可避免原因造成患者的跌倒、公共设施事件、医疗设备器械事件等,惩罚性是指由于护士在工作中不遵守规章制度及操作规程、责任心不强、粗心大意或技术水平低等主观因素导致的,如抽错血、用错药等。惩罚性护理不良事件则根据不良事件发生后在患者或医务人员身上所造成的伤害,以及是否患者、家属意见较大造成纠纷或影响程度,分为3级。

A级:发生了Ⅰ级、Ⅱ级事件并且造成经济损失,被媒体或其他形式曝光,影响恶劣,在社会上形成负面影响较大,或需要上级部门花费大量时间精力去调解、协商等。

B级:发生Ⅱ级事件,未造成经济损失和未造成负面影响,纠纷在科内即得到妥善解决者。

C级:发生Ⅲ级事件,未引起纠纷者。

第十二章　老年人护理服务的组织与实施

学习目标：

1.描述护理服务的主要内容。

2.说出护理服务的等级以及划分标准。

3.熟悉不同等级老年人护理服务的主要内容。

4.熟悉老年人的护理服务流程：全程护理服务流程、每周护理服务流程和每日护理服务流程。

5.能正确进行下列危险因素评估：压疮危险因素评估、跌倒危险因素评估。

6.能正确指导各级养老护理员照护有下列问题的老年人：压疮、水肿、瘫痪、跌倒。

第一节　老年人护理服务模式

一、老年人护理服务的需求

随着我国人口老龄化进程的加快,我国呈现出老年人口基数大、速度快、老龄化超前于经济发展的特点。另一方面,经济发展、技术进步、人口预期寿命延长,老年人带病生存期也在延长,由此产生的健康服务在数量和内容的广泛性与复杂性上都在不断增长,因此,探索和研究适合我国老年人需要的、可及的、高质量的和高效的老年人护理服务模式,是保障老年人获得健康生活的有效途径之一,也是政府、专业团体和专业人员所面临的养老服务重要课题。

1.从群体的角度认识老年人的护理服务需求

人口老龄化、慢性非传染性疾病发病率的增高导致独立生活能力缺损或失能的人口增多,而家庭结构的变化致使传统的家庭照顾能力削弱,使得我国老年护理服务需求越来越强烈。

(1)人口老龄化。从2011年到2017年,全国60岁以上老年人由1.78亿增加到2.21亿,平均每年增加老年人860万;老年人口比重由13.3%增加到16%,平均每年递增0.54%。目前我国已是世界上老年人口最多的国家,老年人口呈现人口基数大、老龄化速度加快、老龄化超前于经济发展的特点,即"跑步进入老龄化社会""未富先老"。随着人们寿命延长,带病生存期也在延长,需要更多的健康服务,这也对我 11111111111111 国的社会养老服务体系的建设提出了挑战。

(2)老年人中非传染性疾病的增多。非传染性疾病或慢性病,指病情持续时间长、发展缓慢的疾病,主要包括心血管病、癌症、慢性呼吸道疾病和糖尿病。人口的健康状况总是与人口结构的变化相伴发生的,随着人口老龄化,加上社会的发展、医学的进步,传染病无论在患病率还是在死亡原因中的比重都在降低,而非传染性疾病或慢性病的比重则在增大,称为"流行病学转变"。不同年龄人口的慢性疾病患病率也不同,患病率随着年龄的升高逐渐上升,65 岁及以上人口的慢性病患病率已达到 64.54%,说明人口的老龄化与慢性病患病率上升密切相关。

(3)家庭结构的变化。家庭结构指家庭成员之间各种社会关系的排列秩序,以及他们在家庭范围内相互联系的内在方式,包括人口要素和代际要素。由于我国生育水平不断下降、流动人口的增长、年轻人婚后独立居住等因素的影响,家庭结构呈现小型化、核心化、多样化的趋势,一个家庭的两位年轻人要照顾四位老人和一个孩子,并且空巢家庭的比例增多,使得传统的家庭照顾功能面对如今的家庭结构变化的形势下力不从心,越来越多的老人需要家庭外的照顾服务。

除了人口老龄化、慢性病的增多、家庭结构的变化,社会文化因素如国家政策、传统的照顾文化、对失能的认知,经济因素如对老年劳动人口的额外补偿、经济的发展程度、长期护理体系的筹资,对照顾者的培训、社区养老和医疗体系的完善程度,都会影响老年护理的发展。

2.从老年人个体的角度分析需求

(1)生理方面。老年人身体器官、组织、功能的衰退,逐渐出现一系列问题,需要他人协助和服务的内容也越来越多。我们可以从器官功能衰退的角度一一分析,如图 12-1-1~3 三张图给出的范例。

老年人生理上的变化表现在各个系统功能的退化,如图 12-1-1 中,老年人感觉功能的退化可以表现在听力的衰退,因此,对于声音环境的需求就开始有所变化,在护理服务中需要加以注意。

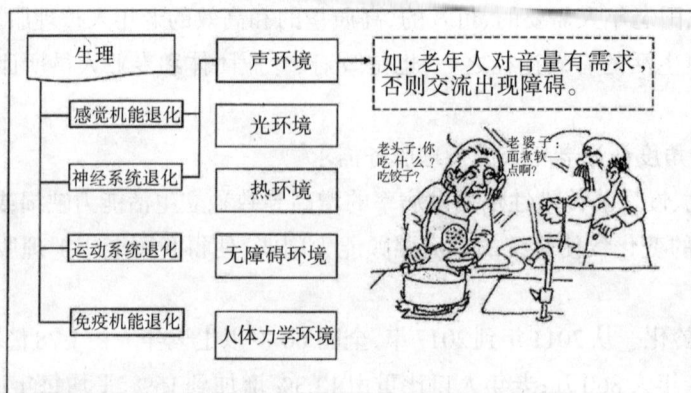

图 12-1-1 听力衰竭

图 12-1-2 是生理功能运动系统的退化,因此,需要对无障碍环境的需求增加。

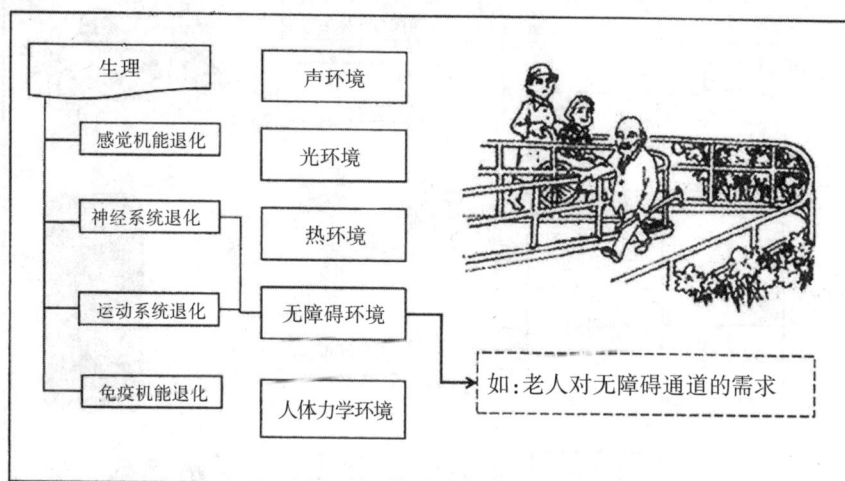

图 12-1-2　无障碍环境

生理方面多个系统衰退,或使用辅助用具,那么对辅助用具的使用需求以及随着身体移动形式的变化,要从人体力学的角度考虑环境的调整(见图 12-1-3),老年人的需求也就不断增加,护理服务的内容需要相应改变。

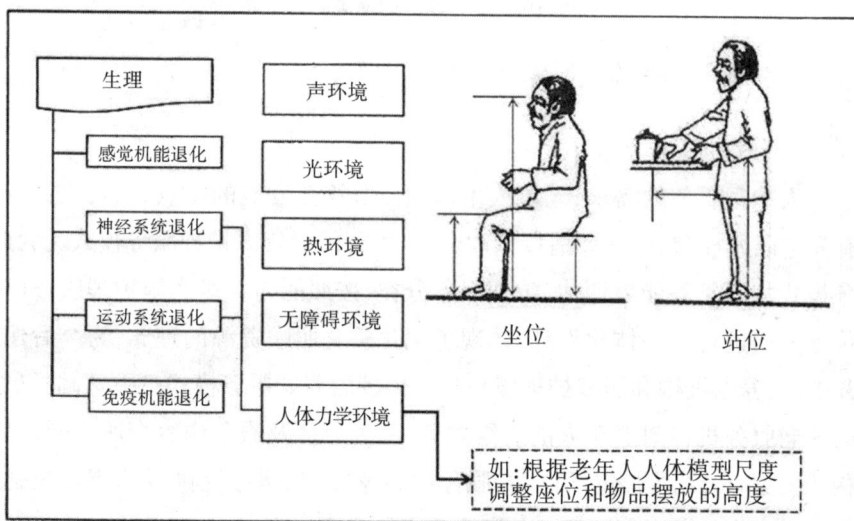

12-1-3　人体力学的环境

(2)心理、社会学方面。从心理社会的角度分析,突出的是老年人对环境变化的适应性减退,自我控制能力的下降;逐渐从工作和家务劳动的一线退出,需要不断的调整,服务的需求有其特殊性,主要体现在需要更多的安全感、归属感、亲情感、便利感、舒适感、受尊重和被关爱,如图 12-1-4 所示。

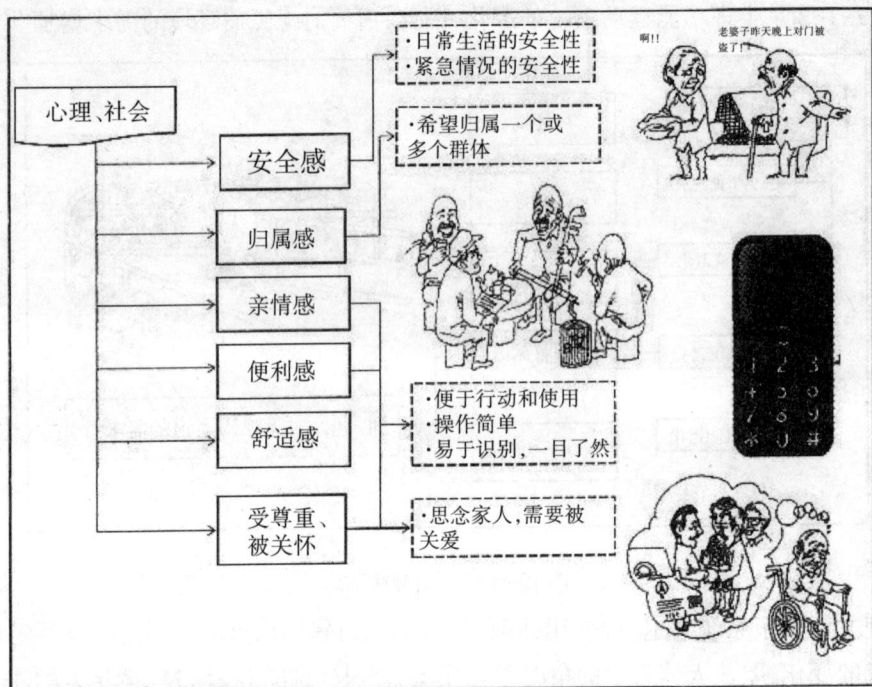

图 12-1-4 心理社会方面的需求及应对措施

二、老年人护理服务的模式

1.护理服务模式的基本要素

根据老年人护理服务的需求,老年人生理、心理、社会发展的特点,以及服务场所的不同提出具有先进照顾理念、科学评估技术和合理、可行的老年人护理服务模式。为此,老年人护理服务模式从老年人能力评估、护理服务分类、按照能力等级实施护理服务以及质量控制与评价等方面进行了一体化设计,体现了优化整合照顾资源的理念,为今后建立与区域医疗服务中心、养老机构和居家护理服务相互衔接的养老服务模式打下基础。虽然各国家和地区的养老服务机构对老年人的等级划分、服务分区及服务内容有所不同,但护理服务模式的构成要素基本相同,包括评估、服务内容及标准、服务提供者和质量控制几大方面。各国及其地区养老机构的护理服务模式构成要素详见表12-1-1。

2.护理服务模式的具体分类

老年人的护理服务涉及居家、社区、养老机构、护理院以及医疗机构中,具体的分类模式如图12-1-5所示。

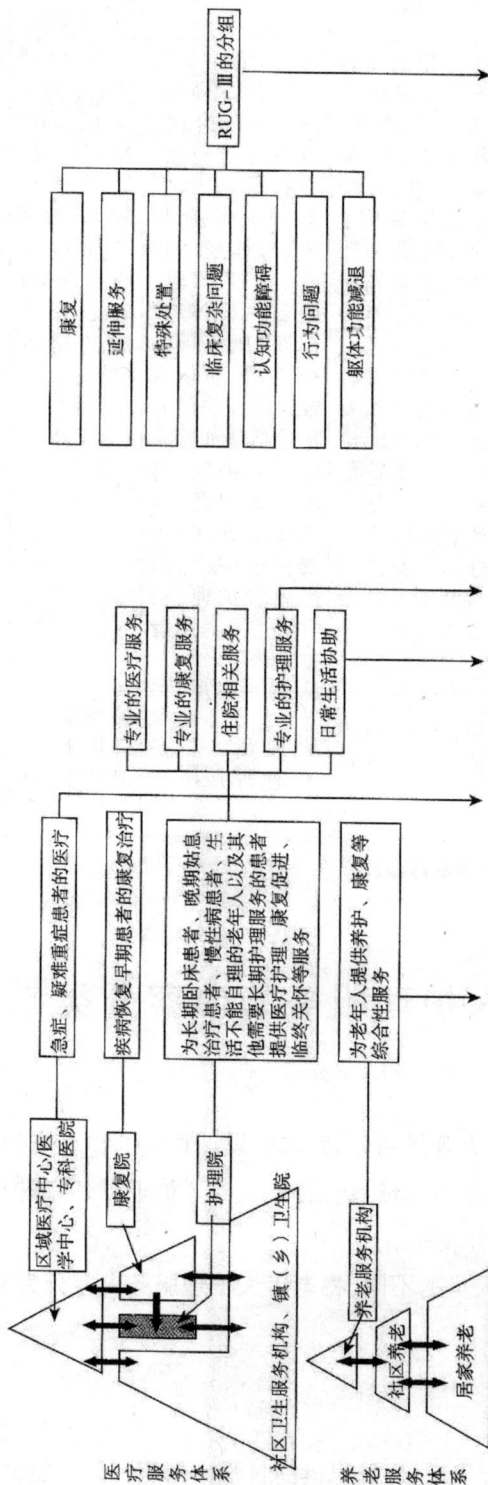

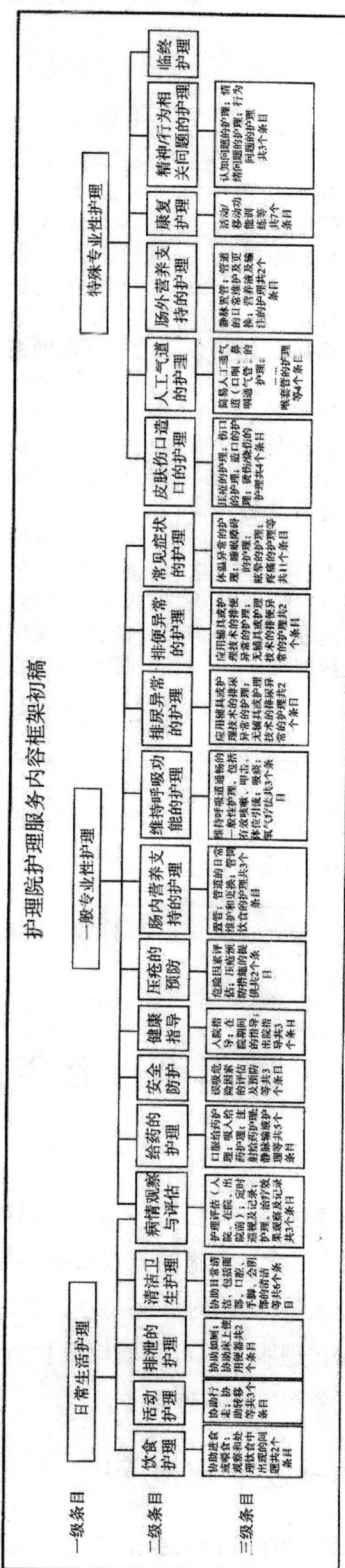

图 12-1-5 不同地点的老人护理服务分类

表 12-1　各国及各地区养老机构护理服务模式构成要素

国家或地区	美国	澳大利亚	英国	日本	中国	
					香港地区	台湾地区
护理服务内容	①日常生活活动；②维持视、听觉功能；③压疮预防及处理；④尿失禁的护理；⑤关节活动；⑥精神和心理社会服务；⑦鼻胃管服务；⑧防止意外；⑨营养；⑩饮水；⑪其他特殊需求如：注射、肠内外给液、造口、吸痰、呼吸道护理、足部护理等	①日常生活活动；②清洁服务；③睡眠护理；④膳食管理；⑤大小便控制护理或护理失禁；⑥康复护理，帮助老人的拐杖，助行器；⑦药物及治疗护理；⑧跌倒、视听力障碍者、痴呆者、精神疾病者、慢性病者等特殊健康状况的护理；⑨临终护理；⑩联络医院、⑪社区的综合服务	①健康和个人服务，包括个人卫生护理、压疮预防、失禁护理、心理状况监测及干预、提供必要的活动及预防跌倒、营养与饮食的提供、牙科服务、视力听力测试及护理；②给药；③维护隐私权及人格尊严；④临终护理；⑤安排日常活动及社会活动	①一般的介护*，包括生活环境护理、移动护理、口腔清洁护理、更衣服务、饮食护理、排泄护理、身体清洁护理、沟通护理、康复护理、睡眠护理、压疮预防和护理、病情观察；②特殊的介护包括例如脑卒中患者护理、痴呆患者护理、紧急状况处理、失禁护理、视觉障碍患者护理、语言听力障碍患者护理等	①生理照顾：分为基本照顾和特别照顾；②功能照顾，分为基本照顾和康复训练；③心理支援／精神照顾；④社交照顾；⑤包括经济支援	①健康照护，包括：护理专业服务包括完整的护理评估、均衡营养服务、康复服务等；②生活照顾，饮食舒适与清洁、促进人际互动和支援服务
提供者	护理员、助理护士、实践护士、注册护士	护理员、助理护士、注册护士	护理员、助理护士、注册护士	护理员、介护士、注册护士	护理员、助理护士、注册护士、社会工作者	护理员、助理护士、注册护士

*介护：指看护、照护，是以照顾日常生活起居为基础，为独立生活有困难者提供帮助。

第二节　老年人护理服务的内容分类

　　针对老年人护理服务的需求，以能力等级划分为基础，设计相应的护理服务内容及服务实施路径，确定实施的方法及提供服务的人员，包括护士、养老护理员、助理护士及其他相关辅助人员，以达到护理人力资源的合理利用。

　　依据护理服务内容性质以及执行人员的不同，将老年人护理服务内容分为两大类：一般护理服务和特殊护理服务。

一、一般护理服务

　　一般护理服务指根据老年人的自理情况，为其提供的日常生活照护。一般护理服务内容在参照北京市地方标准DB11/T148—2002《养老服务机构服务质量标准》的基础上，进行了适当修改。具体内容包括个人生活照顾、安全防护、心理支持、护理评估、康复护理、健康指导、安宁护理、社会功能训练等方面。

1.个人生活照顾

为老年人提供持续性生活照顾,以确保其享有舒适、清洁的日常生活为目的。包括个人清洁卫生、穿衣、修饰、饮食、口腔清洁、皮肤清洁、压疮预防、排泄、活动等。

(1)个人清洁卫生:包括洗脸、洗手、洗头(包括床上洗头)、洗脚、协助整理个人物品、清洁平整床铺、更换床单。

(2)穿衣:包括协助穿衣、帮助扣扣子、更换衣物、系鞋带。

(3)修饰:包括梳头、协助化妆、剪指甲、修面。

(4)饮食起居:协助进食、饮水、鼻管喂食。

(5)口腔清洁:包括刷牙、漱口、义齿的处理、特殊口腔护理。

(6)皮肤清洁:包括清洗会阴,擦洗胸背部、腿部,沐浴(包括人工和使用工具协助洗澡)。

(7)压疮预防:除保持床单的干燥,清洁平整床铺,更换床单,清洁皮肤、会阴部外,应定时更换卧位,减轻皮肤受压状况。

(8)排泄:包括定时提醒如厕,使用便盆、尿壶,协助如厕排便、排尿,协助大小便失禁、尿潴留或便秘、腹泻的老年人排便、排尿,实施人工排便,清洗、更换尿布。

(9)活动:协助老年人上下楼梯、平地行走、床椅转移,协助扶起及安顿入座椅、轮椅。

2.安全防护

以预防为主,采取适当的安全措施,达到避免或减少对老年人伤害的目的。包括提供安全设施、使用约束物品、采取安全预防措施、预防与控制机构内感染。

(1)提供安全设施:包括防滑地面、床档、安全扶手、安全标识、紧急通道标识、紧急呼救系统、照明设施、防护垫。

(2)使用保护性约束用具:包括约束带、约束衣、约束手套等。只有在防止老年人可能伤害自己或伤害他人的情况,或防止老年人跌倒、坠床,防止老年人自行除去尿袋、鼻饲管、尿布、衣服和其他危险因素,并与家属签署知情同意书的情况下才能使用保护性约束用具。

(3)采取安全预防措施:包括评估老年人不安全因素,制订意外灾害、常见意外的预防方案,定期检查安全程序落实情况。

(4)预防与控制机构内感染:指为预防和控制机构内感染和传染病,保证老年人的安全而采取的措施。

成立感染控制小组:包括医生、护士、机构管理者,制订条例和技术规范以防止、监测、控制和报告机构内感染。

环境:提供一个卫生的环境,避免感染和传染病来源及其传播。地面不能有任何适于昆虫、啮齿目动物或者其他害虫繁殖和生长的环境。用来控制和消灭害虫的有毒性化学物质应清楚注明,不能放在食物或药品附近。

洗漱用品、毛巾和床单:在未彻底清洗之前不能混用。浴缸、呕吐盆、便器应单独提供。水缸、眼镜、温度计、呕吐盆、冲洗设备、灌肠用具、便器、漱口杯等应消毒或灭菌。一次性物品不能重复使用。

3.心理支持

包括提供探视机会、心理咨询服务。提供服务时应注意保护老年人的隐私权,提供必要的服务场所,制订心理社会支持评估系统,以及时发现心理问题。

4.护理评估

包括入住评估、机构内评估、护理和治疗效果的评估、各种危险因素的评估以及病情评估(如监测体温、脉搏、呼吸、血压;体重;肢体循环情况;24h出入量;呕吐物、大小便等)等,以便及时发现问题。

5.康复护理服务

(1)失禁功能训练:针对排泄失禁的老年人提供功能训练的机会和指导。

(2)日常生活能力训练:对指数中、重度依赖的老年人提供日常生活能力训练的机会和指导。

(3)协助专业康复:针对进行专业康复治疗的老年人,遵医嘱协助、指导老年人进行康复,并在专业康复的间歇期督促老年人持续自我训练。

(4)关节活动范围训练:指导老年人进行关节活动,为长期卧床老年人提供被动的关节活动范围训练。

6.健康指导

为老年人提供医疗、护理、康复方面的咨询,定期对老年人进行疾病相关知识的指导和教育。

7.安宁护理

包括减轻临终期老年人的疼痛,提高临终期老年人的生活质量;做好临终期老年人的心理护理、死亡教育和家属的心理支持。

8 社会功能训练

包括组织各种文娱活动或体育活动,以及各种社会活动,以丰富老年人精神文化生活,帮助其建立新的社会关系,努力营造大家庭色彩,满足其社会交往和社会情感的需要。

二、特殊护理服务

特殊护理服务是根据老年人入住评估中存在的相关健康问题以及病情情况,有针对性地提供下列服务内容。

1.与疾病相关的病情观察

根据老年人病情的需要,遵照医生医嘱及时、准确地观察老年人的意识状态,生命体征、心理状态、特殊检查和治疗的情况,以便为老年人进一步的治疗和护理服务提供依据。

2.与疾病相关的给药护理

根据医嘱对老年人进行正确给药,包括静脉输液、注射药、口服药、外用药、栓剂、滴剂等。

3.与健康问题相关的护理服务

针对老年人具体的健康问题,提供相应的护理服务,例如,针对入住老人压疮的危险评估和对已存在压疮的老年人提供压疮的护理服务;针对带有鼻饲管、胃肠造瘘管、留置导尿管、伤口引流管的老年人进行管道维护,记录管道及引流情况,预防感染和并发症;指导、协助结肠造口老年人适应造口,直至老年人能独立更换造口袋,并维护造口部位的卫生等。

4.其他

指其他遵照医嘱执行的治疗性护理服务,例如,针对慢性阻塞性肺疾病或其他疾病导致的缺氧给予给氧治疗、雾化吸入等。

第三节 老年人护理服务的等级划分及服务流程

一、老年人护理服务等级的划分

以老年人能力等级为基础,结合老年人的年龄、身体健康状况以及特殊健康问题的需求(见表12-3-1),可将护理服务等级划分为四个级别:三级照护、二级照护、一级照护和专门照护(特级照护)。护理服务等级的不同体现在为老年人提供的一般护理服务和特殊护理服务的内容、方法、频次的差异上。具体分级见表12-3-2。

表12-3-1 老年人常见健康问题评估表

健康问题	评价时间	评价标准
压疮:指由于压迫造成的骨隆突部位皮下组织的损伤	最近1个月的压疮发生情况	□有　　　　　□无 如果有,请选择: □ I 期,局部皮肤出现红、肿、热、痛或麻木,即使压迫解除也不消退 □ II 期,受压部分呈紫红色,皮下产生硬结,皮肤因水肿而变薄,可出现水疱 □ III 期,表皮水疱逐渐扩大,破溃,真皮层创面有黄色渗出液,感染后表面有脓液覆盖 □ IV 期,坏死组织侵入真皮下层和肌肉层,感染可向周边或深部扩展,可深达骨面。脓液较多,坏死组织发黑,脓性分泌物增多,有臭味
癫痫发作:指神经元异常放电所致的暂时性中枢神经系统功能失常,包括失神、肌阵挛、强直、阵挛、失张力发作等	最近1个月的癫痫发作情况	□有　　　　　□无 如果有,请选择: □ 1~2次癫痫发作 □ 3次或以上癫痫发作

健康问题	评价时间	评价标准
肢体挛缩：指关节韧带或肌肉的缩短或收紧，造成受累关节活动能力丧失，只能固定于某个位置	最近1个月的肢体挛缩发生情况	□有　　　　□无 如果有，请选择： □ 1~2个肢体受累 □ 2个以上肢体受累
震颤：指上肢不自主地运动或震颤。可能发生在休息时或有意识地运动时（如老人想去触摸一个物体）	最近1个月的震颤发生情况	□有　　　□无或轻微震颤，不影响正常功能 如果有，请选择： □震颤影响正常功能，进食、穿衣和其他日常生活活动需要间歇的指导和／或身体上的帮助 □震颤影响正常功能，老人的日常生活活动需要持续的指导和/或身体上的帮助
水肿：指造成皮肤肿胀的皮下组织水潴留，不包括与软组织损伤有关的水肿	最近1个月的水肿发作情况	□有　　　　□无 如果有，请选择： □仅见于眼睑、眶下软组织、胫骨前、踝部皮下组织，指压后可见组织轻度下陷，平复较快 □全身组织均见明显水肿，指压后可出现明显的或较深的组织下陷，平复缓慢 □全身组织严重水肿，身体低位皮肤紧张发亮，甚至有液体渗出。胸腔、腹腔等浆膜腔内可见积液，外阴部亦可见严重水肿
下肢溃疡：指由慢性静脉功能不全引起的开放性损伤	最近1个月的下肢溃疡发生情况	□有　　　　□无
偏瘫／截瘫：指包括一侧肢体（包括手臂和腿）或身体下部分（包括双腿）的完全麻痹／局部麻痹	目前偏瘫／截瘫发生情况	□有　　　　□无
四肢瘫痪：指由神经系统疾病造成的无自主运动的四肢瘫痪，不包括单独由挛缩造成的运动能力丧失。瘫痪是指由于支配神经的损伤或疾病造成的肌肉自主运动力量的丧失	目前四肢瘫痪发生情况	□有　　　　□无
尿路感染：指有症状的急性尿路感染或慢性尿路感染加剧。不包括入住前诊断、治疗且不再有症状的尿路感染	目前尿路感染发生情况	□有　　　　□无
尿失禁：指排尿失去意识控制或不受意识控制，尿液不自主地流出	最近1个月内尿失禁的发生情况	□有　　　　□无
便失禁：指肛门括约肌不受意识的控制而不自主地排便	最近1个月内便失禁的发生情况	□有　　　　□无
骨折：指骨的完整性或连续性被中断，包括不完全骨折和完全骨折	最近1个月内骨折的发生情况	□有　　　　□无

健康问题	评价时间	评价标准	
截肢:指包括手臂、腿或其他相关部分的截断	最近1个月内截肢的发生情况	□有	□无
晚期疾病:指病历中包含可能急剧恶化或6个月内可能造成死亡的疾病诊断	目前晚期疾病的情况	□有	□无
造口:指人造的开口,由于消化系统或泌尿系统的疾病,需要通过外科手术切除病变的部位,然后在患者的腹部开一个口,粪便或尿液通过该造口不自主地排出体外	目前造口的情况	□有	□无
留置尿管:指用导尿管经尿道插入膀胱,并将导尿管保留在膀胱内,引流出尿液	目前留置尿管的情况	□有	□无
鼻饲管:指将导管经鼻腔插入胃内,从管内灌注流质食物、水分和药物	目前鼻饲管的情况	□有	□无
气管切开置管:指利用气管切口的方式在气管上造口并置入气管套管而建立的人工气道	目前气管切开置管的情况	□有	□无

表12-3-2　老年人护理服务等级划分标准

等级	划分标准
三级照护	能力完好或轻度失能,且无特殊健康问题的需求,年龄小于80岁
二级照护	中度失能或轻度失能伴有1~2项特殊健康问题的需求;或年龄在80岁以上者
一级照护	重度失能或中度失能伴有多项特殊健康问题的需求.或年龄在90岁以上者
专门照护	重度失能伴有多项特殊健康问题的需求;需24h实施监护的老年人

二、老年人护理服务的流程

老年人入住机构期间,根据老年人的能力等级及健康需求,为老年人提供规范的、标准化的护理服务。为此,制订统一的护理服务流程,以确保护理服务的规范化和标准化,具体护理服务流程包括:①全程护理服务流程;②每周护理服务流程;③每日护理服务流程。

1.全程护理服务流程

(1)根据老年人身体情况指定床位:当班工作人员主动热情接待,做好入住介绍及登记,如病情需要及时通知医生。

（2）入住当日（24h内）完成对老年人的入住评估。

（3）按入住老年人护理服务等级制订护理服务计划，指导老年人治疗、休息或活动等。

（4）如需要，入住后完成老年人的相关检查。

（5）实行优质护理服务，按要求巡视。老年人发生情况应该及时处理。

（6）按病情和健康问题的需要值班医生、老年护理师巡房。

（7）认真执行交接班制度，做到书面交班和床旁交班相结合，交班报告内容正确、简明扼要、字迹工整，符合相关规定的要求。

（8）对长期卧床、消瘦、脱水、营养不良、昏迷患病老年人做好皮肤护理，防止压疮、尿布疹发生。

（9）检查、指导养老护理员日常工作。

2.每周护理服务流程

具体内容见表12-3-3每周护理服务流程（范例）。

表 12-3-3 每周护理服务流程（范例）

时间	护理服务内容
周一	清理床单位，更换床单；单元主管布置本周的重点工作；送洗老年人床上用品及窗帘
周二	测量体重、血压；每月的评估在当月的第一周的周二进行，完成巡查记录。下午安排志愿者服务
周三	协助沐浴，下午安排志愿者服务
周四	安排集体的娱乐活动；或安排每月一次的外出购物；或组织观看老电影等
周五	总结会，参加护士长例会，检查本周各项工作的完成情况

3.每日护理服务流

程具体内容见表12-3-4每日护理服务流程（范例）。

表 12-3-4 每日护理服务流程（范例）

时间	护理服务内容
6:00~6:30	起床，洗漱、排泄，可以安排部分治疗或化验采血等
6:30~7:30	安排能自理的老年人晨练；对不能自理的老年人，继续协助生活照料服务
7:30~8:30	早餐，部分治疗（餐前的服药和餐后给药）
8:30~8:50	晨会交接班
8:50~11:10	医师查房/护理师巡房；娱乐活动、公益活动、治疗性的活动、集体活动、户外活动，与老年人沟通做好心理疏导工作；老年人房间的清洁整理工作；做好老年人的卫生宣教等
11:10~12:00	午餐时间，部分治疗（餐前的服药和餐后给药）
12:00~14:20	午睡时间

时间	护理服务内容
14：20~16：00	治疗、康复和护理 学习、交流、会客，户外活动 兴趣小组活动、大型活动的组织工作 协助不能自理者活动
16:00~17:00	自由活动，晚餐前准备等
17:00~18:00	晚交班时间，重点老年人床头交接 晚餐时间，部分治疗(餐前的服药和餐后给药)
18:00~20:00	晚间治疗；自由活动
20:00~21:00	晚间护理时间，自理的老年人洗澡等
21:00~次晨 8:30	晚间值班；老年人休息

第四节　老年人特殊护理服务的组织与实施

人口老龄化是现代社会发展的必然趋势，也是当今世界各国共同关注的话题。随着年龄的增长，人体的每个系统、每个器官都在发生退化。这种退化是正常的生理现象。大多数器官功能的改变发生在40岁以后，而且这种变化是不可逆的。只是每个人器官功能的减退速度各有差异，有的快一点，有的慢一点。同时，多种慢性疾病的发生又进一步损害老年人的健康。年龄的增长和慢性疾病，导致老年人在皮肤、神经、心血管、呼吸、泌尿、消化、骨骼肌肉等系统出现各种各样的健康问题。而特殊护理服务就是针对老年人出现的健康问题，有针对性地提供其服务内容。

一、压疮

压疮是由于身体局部组织长期受压，血液循环障碍，局部组织持续缺血、缺氧，营养缺乏，致使皮肤失去正常功能而引起的组织破损和坏死。老年人因老化过程导致皮肤在解剖结构、生理功能及免疫功能等方面均出现衰退现象，表现为皮肤松弛、干燥，缺乏弹性，皮下脂肪萎缩、变薄，皮肤抵抗力下降，对外部环境反应迟钝，皮肤血流速度下降且血管脆性增加，导致皮肤易损性增加。

压疮是长期卧床老年人或躯体移动障碍老年人皮肤易出现的最严重问题，具有发病率高、病程发展快、难以治愈及治愈后易复发的特点，一旦发生压疮，不仅给老年人带来痛苦、加重病情及延长疾病康复的时间，严重时还会因继发感染引起败血症而危及生命。因此，必须加强老年人皮肤护理，预防和减少压疮发生。

压疮风险评估与报告制度、工作流程内容如下(见图12-4-1)：

流程	要点说明

```
         流程                           要点说明

┌─────────────────┐      ┌──────────────────────────────┐
│    评估          │      │ 常用危险因素评估量表            │
│ ①基本情况        │─────▶│ ①Braden 危险因素评估表         │
│ ②局部皮肤情况    │      │ ②Norton 压疮危险因素评估量表   │
│ ③压疮风险评估    │      │ ③Waterlow 压疮危险因素评估量表报告│
└─────────────────┘      └──────────────────────────────┘
         │
         ▼
┌─────────────────┐      ┌──────────────────────────────┐
│    报告          │      │ ①极高危易发生压疮者2h内上报护理部 │
│ ①机构外带入      │─────▶│ ②Ⅲ~Ⅳ期压疮24h内上报护理部      │
│ ②评估后有发生危险│      │ ③Ⅰ~Ⅱ期压疮72h内上报护理部      │
│ ③机构内新发      │      │                                │
└─────────────────┘      └──────────────────────────────┘
         │
         ▼
┌─────────────────┐      ┌──────────────────────────────┐
│  填写压疮报告表  │─────▶│ ①压疮风险评估结果              │
│                 │      │ ②压疮部位、大小、深浅、分期     │
│                 │      │ ③标明机构内／外发生            │
└─────────────────┘      └──────────────────────────────┘
         │
         ▼
┌─────────────────┐      ┌──────────────────────────────┐
│ 组织并指导处理   │─────▶│ ①全身治疗                      │
│                 │      │ ②局部治疗与处理                │
│                 │      │ *瘀血红润期                    │
│                 │      │ *炎性浸润期  ┐                 │
│                 │      │ *浅度溃疡期  ├按不同分期进行相应处理│
│                 │      │ *坏死溃疡期  ┘                 │
└─────────────────┘      └──────────────────────────────┘
         │
         ▼
┌─────────────────┐      ┌──────────────────────────────┐
│   健康教育       │─────▶│ ①预防压疮教育                  │
│                 │      │ ②检查教育效果跟踪处理并评价      │
└─────────────────┘      └──────────────────────────────┘
         │
         ▼
┌─────────────────┐      ┌──────────────────────────────┐
│ 跟踪处理并评价   │─────▶│ ①定期评价处理措施              │
│                 │      │ ②及时记录压疮的发展和转归       │
│                 │      │ ③压疮报告及时上交              │
│                 │      │ ④持续跟踪观察                  │
└─────────────────┘      └──────────────────────────────┘
```

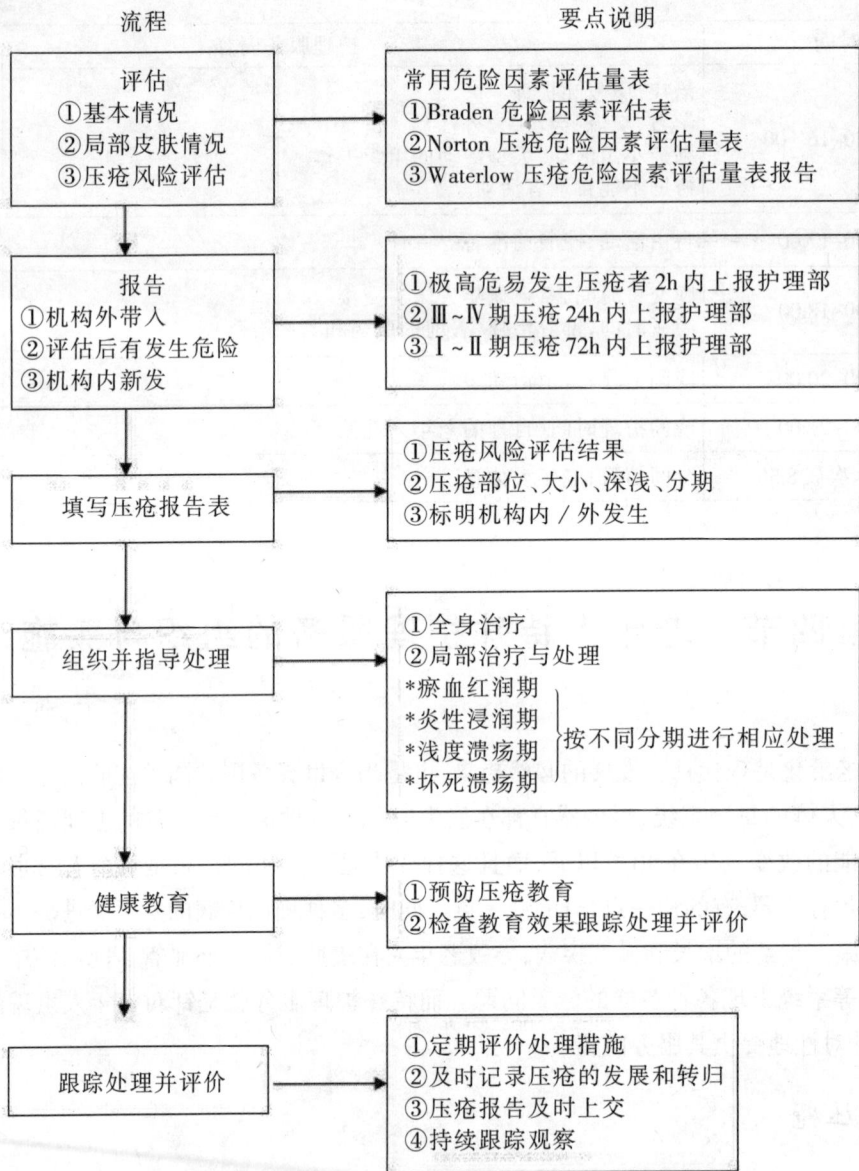

图12-4-1 压疮护理服务工作流程图

1.评估

(1)评估老年人基本情况:包括病情、意识状态、营养状况、肢体活动能力、自理能力、排泄情况等。

(2)评估老年人局部皮肤情况:包括有无压疮,压疮的部位、大小、深浅、分期等。

(3)进行老年人压疮风险评估:可以通过评分的方式对老年人发生压疮的危险因素进行定性和定量的综合分析,由此判断老年人发生压疮的危险程度,并根据评估结果制订与采取有效的预防措施,以减少或消除压疮发生的危险因素,提高压疮预防工作的有效性和护理服务质量。常用的危险因素评估表包括 Braden 危险因素评估表、Norton 压疮风险评估量表等。老年人入住机构以及出现病情变化时,及时评估压疮危险因素。有压疮发生危险的老年人需要填写"压疮风险评估单",每周评估1~2次,同时建立翻身卡,加强基础护理服务,落实各项措施。

Braden危险因素评估表:Braden危险因素评估表是目前国内外用来预测压疮发生的较为常用的方法之一(见表12-4-1),对压疮高危人群具有较好的预测效果,且评估简便、易行。Braden危险因素评估表的评估内容包括6个方面:感觉、潮湿、活动力、移动力、营养及摩擦力和剪切力。除了摩擦和剪切力为3个分值外,其他每个因素分为4个分值等级(1~4分),评分总范围为6~23分,分值越小,提示发生压疮的危险性越高。>18分,提示无压疮发生危险;15~18分,提示有发生压疮轻度危险;13~14分,提示有发生压疮中度危险;10~12分,提示有发生压疮高度危险;≤9分,提示有发生压疮极度危险。用此表初次评估老年人后,24~48h后再评估,以后视老年人情况而定,病情稳定的长期护理老年人则每3个月评估1次,病情和环境变化迅速的老年人,需每24~48h评估1次。在评估过程中,如果老年人在同一评分项目中有两种以上不同的得分,在这种情况下,按最低的得分计算。

表 12-4-1　Braden 危险因素评估表

序号	项目/分组	1分	2分	3分	4分
1	感觉:对压力相关不适的感受能力	完全受限	非常受限	轻度受限	未受损
2	潮湿:皮肤暴露于潮湿环境的程度	持续潮湿	潮湿	有时潮湿	很少潮湿
3	活动力:身体活动程度	限制卧床	坐位	偶尔行走	经常行走
4	移动力:改变和控制体位的能力	完全无法移动	严重受限	轻度受限	未受限
5	营养:日常食物摄取状态	非常差	可能缺乏	充足	丰富
6	摩擦力和剪切力	有问题	有潜在问题	无明显问题	—
	总分				

Norton压疮风险评估量表:是目前公认用于预测压疮发生的有效评分方法,特别适用于老年人的评估(见表12-4-2)。Norton压疮风险评估量表的评估内容包括5个方面:身体状况、精神状态、活动能力、灵活程度及失禁情况。每项评分1~4分,将各项指标实际分值相加即为总分,总分范围为5~20分,分值越小,表明发生压疮的危险性越高。20分,提示无压疮发生危险;18~20分,提示有发生压疮轻度危险;14~18分,提示有发生压疮中度危险;10~14分,提示有发生压疮高度危险;<10分,提示有发生压疮极度危险。由于此评估表缺乏营养状态的评估,故使用时需补充相关内容。老年人出现病情变化时随时复评,直至老年人好转或死亡。

表12-4-2　Norton压疮危险因素评估量表

身体状况		精神状态		活动能力		灵活程度		失禁情况	
程度	分值	程度	分值	程度	分值	程度	分值	程度	分值
良好	4	思维敏捷	4	可以走动	4	行动自如	4	无失禁	4
一般	3	无动于衷	3	需协助	3	轻微受限	3	偶有失禁	3
不好	2	不合逻辑	2	坐轮椅	2	非常受限	2	经常失禁	2
极差	1	昏迷	1	卧床	1	不能活动	1	二便失禁	1

Waterlow压疮危险因素评估量表:是目前国外仅有的几个被科学检验方法证实具有效度,符合测量学标准的压疮危险评估工具之一,该量表是欧洲评估老年人压疮危险的主要工具(见表12-4-3)。有研究表明对老年人压疮的预测效果,Waterlow量表比Braden、Norton评估表要好。Waterlow压疮危险因素评估量表包含了体型、皮肤类型、性别、年龄、营养不良、控制能力、运动能力、食欲、大手术/创伤、神经系统病变、药物治疗10个方面。将各项指标实际分值相加即为总分,分值越大,表明发生压疮的危险性越高。<10分,提示无压疮发生危险;10~14分,提示有发生压疮轻度危险;15~19分,提示有发生压疮高度危险;≤20分,提示有发生压疮极度危险。

表12-4-3　Waterlow压疮危险因素评估表

项目	等级	分值	项目	等级	分值
体型 BMI=体重(kg) 身高(m)²	中等(20~24.9)	0		健康	0
	超过中等(25~29.9)	1		薄如纸	1
	肥胖(>30)	2		干燥	1
	低于中等(<20)	3	皮肤类型	水肿	1
性别	男	1		潮湿	1
	女	2		颜色异常	1
	14~49	1		裂开或红斑	1
	50~64	2		中等	0
年龄(岁)	65~74	3		差	1
	75~80	4	食欲	鼻饲	2
	>81	5		流质	2
	恶液质	8		禁食	3
	多器官衰竭	5		厌食	3
特殊危险与组织营养不良	外周血管病	5	神经系统缺陷	运动/感觉缺	4~6
	贫血	2		糖尿病/截瘫	4~6
	抽烟	1	大手术/创伤	腰以下/截瘫	5

续表

项目	等级	分值	项目	等级	分值
控制能力	完全控制	0	大手术／创伤	手术时间＞2h	5
	偶失禁	1	运动能力	完全	0
	小便／大便失禁	2		烦躁不安	1
	大、小便失禁	3		冷漠	2
药物	类固醇	4		限制	3
	细胞毒性药物			卧床不起	4
	大剂量消炎药			固定	5

2.报告

(1)对符合上报条件的老年人进行压疮上报并登记。上报条件包括:①机构外带入压疮;②压疮风险因素评估后,有发生压疮危险的老年人;③机构内新发压疮。

(2)对符合上报条件的老年人,应在本班内报送单元护士长或护理部;极高危易发压疮如高度水肿、极度消瘦等老年人需在2h内上报护理部;Ⅲ～Ⅳ期压疮要在24h内上报护理部;Ⅰ～Ⅱ期压疮要在72h内上报护理部。

(3)发生机构内压疮隐瞒不报的一经发现按相应规定处罚。

3.填写压疮报告表

压疮报告表中需要描述压疮风险评估结果,以及发生压疮的部位、大小、深浅、分期、机构外带入还是机构内发生,并制订相应的处理措施,交给单元护士长并由其填写检查意见。

4.组织并指导养老护理员进行相应处理

(1)全身治疗:积极治疗原发病,补充营养和进行全身抗感染治疗等。

(2)局部治疗与处理:

①瘀血红润期:局部可使用半透膜敷料或水胶体敷料加以保护。由于此时皮肤已破损,故不提倡局部皮肤按摩,防止造成进一步伤害。

②炎性浸润期:未破的小水疱应尽量减少摩擦,防止水疱破裂、感染,使其自行吸收;大水疱可在无菌操作下用无菌注射器抽出疱内液体,不必剪去表皮,局部消毒后再用无菌敷料包扎。若水疱已破溃并露出创面,需消毒创面及周围皮肤,并根据创面类型选择合适的伤口敷料。

③浅度溃疡期:根据伤口类型选择伤口清洗液;根据老年人的病情和耐受性、局部伤口坏死组织情况和血液循环情况选择适宜的清创方式;根据渗出液特点,选择适当的湿性敷料,并根据伤口渗出情况确定换药频率。

④坏死溃疡期:可采取清创术清除坏死组织,处理伤口窦道等以减少死腔,并保护暴露的骨骼、肌腱和肌肉。对深达骨质、保守治疗不佳或久治不愈的压疮,可采取外科手术治疗,如手术修刮引流、植皮修补缺损或皮瓣移植术等。

5.健康教育

(1)详细指导并组织各级养老护理员对老年人及家属进行有关预防压疮的健康教育。

(2)对各级养老护理员的健康教育效果进行检查。

6.跟踪处理并评价

(1)定时评价压疮处理措施的落实情况。

(2)及时记录压疮的发展、转归情况。

(3)老年人出机构或死亡后将压疮报告表及时上交护理部留存。

(4)老年人转到机构内其他单元时,应将皮肤情况跟踪表交到转至单元继续观察填写。

二、水肿

水肿是指过多的液体在组织间隙中积聚。液体在体内组织间隙弥漫性分布时称为全身性水肿;液体积聚在局部组织间隙时称为局部性水肿。轻度水肿者,液体在组织间隙积聚较少,体重增加在10%以下,指压凹陷不明显者,称为隐性水肿;体重增加在10%以上,指压凹陷明显者,称为显性水肿。一旦发生水肿,老年人皮肤肿胀,皱纹变浅,弹性下降,用手指按压时可出现凹陷;长期持续水肿可引起水肿区组织、细胞营养不良,易发生皮肤损伤和继发感染,尤其是慢性皮肤水肿的部位易发生溃疡,且伤口经久不易愈合;阴囊水肿的老年人,肿大的阴囊可因摩擦或者挤压发生皮肤糜烂、破溃;严重者水钠潴留致血容量增加,心脏负荷加重,心输出量增多,引起脉搏增快,血压升高,甚至发生心力衰竭。

1.评估

(1)评估老年人基本情况:包括病情、意识状态、营养状况等。

(2)评估老年人水肿发生的时间、部位,水肿的特点、程度,以及随时间的进展情况等。

(3)评估老年人水肿发生的诱因及原因。

▼知识链接▼

水肿发生的常见原因及表现

1.心源性水肿:一般为右心衰竭的表现,水肿的特点为:①水肿首先出现在身体下垂部位,长期卧床老年人以腰骶部和大腿内侧最明显,非卧床老年人水肿先出现在下肢,以踝部最明显,向上缓慢延及全身;②早期水肿昼夜变化突出,表现为白天踝部及下肢水肿,睡前水肿最重,睡后水肿减轻或消失;③晚期水肿表现为全身性水肿,水肿部位每天随体位改变但变化不大,一般颜面部不肿。

2.肾源性水肿:常见于各型肾炎和肾病的老年人。包括:①肾炎性水肿主要是肾小球滤过率下降,其特点为晨起眼睑和颜面水肿,以后可发展至全身水肿;②肾病性水肿主要是由于大量的蛋白尿引起低蛋白血症、继发性醛固酮增多出现水钠潴留所致,表现为中度或重度水肿,指压凹陷明显。

3.局部性水肿:常见有:①炎症性水肿:这是最常见的局部性水肿,尤其在急性炎症时,水肿明显。其特点为局部红、热、压痛,可伴有全身感染中毒症状。②静脉阻塞性水肿:常见于患有急性下肢深静脉血栓形成的老年人,主要原因是静脉管壁受压或腔内阻塞。其特点为下肢肿胀、胀痛,站立时明显,下肢运动功能障碍,局部皮肤发紫,皮温稍高,较对侧下肢周径增大,大腿或小腿肌肉有握痛。③淋巴水肿:多见于乳癌根治术后的老年人。主要是由于淋巴回流受阻所致,其特点为初期局限在肢体远端,如上肢以腕和手背部明显,后期局部皮肤可出现粗糙,变厚,变硬呈团块状,皮肤弹性减弱或消失,指压凹陷不明显。

2.组织并指导各级养老护理员进行相应的处理

(1)休息。轻度水肿老年人应限制活动,严重水肿老年人宜卧床休息,有利于水肿的消退,对于日常生活自理能力明显减退的老年人应提供适当的生活照护。

(2)体位。下肢水肿的老年人应减少站立或坐位时间,尽量平卧,抬高下肢,以减轻水肿;阴囊水肿的老年人可用阴囊托带托起阴囊,以利于水肿消退,同时注意防止皮肤发生破溃。

(3)饮食。①给予少盐饮食,每日以2~3g为宜,不再另加含盐食物。②每日饮水量依据水肿原因、程度以及尿量而定,心源性水肿的老年人一般情况下不限制饮水量;肾源性水肿的老年人每日尿量达1000ml时可不限制,但不宜多饮水,如每日尿量小于500ml,应限制液体的摄入量,重者量入为出。③低蛋白饮食的老年人需注意提供足够的热量,同时注意补充各种维生素。

(4)皮肤护理。①水肿较严重的老年人应避免穿紧身的衣服,应宽松、柔软,床铺应平整、干燥,避免水肿部位皮肤受摩擦而出现破损;②长期卧床的老年人,因局部组织受压,可加重水肿,液体积聚在骶尾部,易发生压疮,需定时更换体位,用软垫支撑受压部位,预防压疮;③协助老年人做好全身皮肤黏膜的清洁,嘱咐老年人注意保护好水肿的皮肤,如清洗时勿过分用力,避免损伤皮肤,避免撞伤、跌伤等;④如需使用热水袋时,嘱咐老年人应特别小心,避免烫伤皮肤。

(5)用药护理。①遵医嘱使用利尿剂、肾上腺糖皮质激素或其他免疫抑制剂,观察药物的疗效及可能出现的副作用;②使用激素和免疫抑制剂时,应特别注意交代老年人及家属不可擅自加量、减量甚至停药;③利尿剂不宜在晚间服用,以免因利尿作用影响老年人的睡眠。

三、瘫痪

瘫痪是指随意运动功能的减低或丧失,前者为轻瘫或不全瘫,后者为全瘫。瘫痪老年人不能维持正常的体位,需长期躺卧或取坐位(如轮椅),活动受限或活动量减少,引发全身各系统的多种并发症,如压疮、失用性肌萎缩、直立性低血压、深静脉血栓形成、坠积性肺炎、营养不良、排泄困难,甚至出现焦虑、恐惧等心理问题。

1.评估

(1)评估老年人基本情况:包括病情、意识状态、营养状况、肢体活动能力、自理能力、排泄情况等。

(2)评估老年人瘫痪的范围、发病原因、伴随症状。

(3)通过检查肌力、肌张力、腿反射和关节活动范围等来判断瘫痪的性质和严重程度。

(4)评估瘫痪对机体活动的限制程度,以合理安排老年人的活动量。通过观察老年人的行走、梳头、穿衣、洗漱等完成情况进行综合评价,一般将机体的活动功能分为5度:①0度:完全能独立、可自由活动;②1度:需要使用设备或器械(如拐杖、轮椅);③2度:需要他人的帮助、监护和教育;④3度:既需要有人帮助,也需要设备和器械辅助;⑤4度:完全不能独立,不能参加活动。

(5)评估老年人的心理状态,对于活动的态度和兴趣等。

▼**知识链接**▼

瘫痪的范围

由于病变损害的部位不同,瘫痪可有不同的范围,包括单瘫、偏瘫、交叉性瘫痪、截瘫、四肢瘫等。

1.单瘫:指四肢中的一个肢体出现瘫痪。单瘫可由周围神经病变及中枢神经病变引起。

2.偏瘫:指同一侧上肢及下肢肌肉瘫痪,有时伴有同侧下面部肌肉及舌肌的瘫痪。

3.交叉性瘫痪:指一侧脑干病变由于损害未交叉的皮质脊髓束和已交叉的皮质延髓束或脑神经核及髓内段脑神经,从而引起同侧脑神经麻痹和对侧半身偏瘫。

4.四肢瘫:指双侧上下肢瘫痪。

5.截瘫:指双下肢的瘫痪。

2.组织并指导各级养老护理员进行相应处理

(1)选择合适的体位。老年人卧床时,体位应自然、舒适、稳定、全身放松,以减少肌肉和关节的紧张度。可在颈部和腰部放置软枕支撑,以保持脊柱的正常生理弯曲。如病情许可,应经常更换体位或下地活动,以保持肌肉和关节的正常功能。

(2)安全防护。合理调整环境设施,如使用较低并有床栏保护的床,设置扶手等无障碍设施,保证足够的照明亮度等。运用拐杖、助行器、轮椅等辅助用具帮助移动和行走,穿简单便于活动的衣服等。

(3)积极防止并发症的发生。积极预防压疮、肺部感染、便秘、排尿困难等并发症。

各关节应尽量保持功能位,防止关节挛缩变形和功能丧失。①可用软枕等支撑瘫痪的肢体,如手掌可握小拳,以维持指关节伸展;仰卧位时可于髋关节处放置软枕,以预防髋关节外旋;用足托固定踝部,以防止足下垂;坐位或站立位时可将瘫痪的上肢悬吊,以防肩关节脱位等;②瘫痪的肌肉因血液循环障碍易发凉,需注意保暖,尤其是下肢,建议穿袜子,但不可用热水袋取暖,以防止烫伤。可按摩瘫痪的肢体,以促进血液循环,防止肌肉萎缩。

全范围关节运动,维持关节的可动性:对于躯体活动受限的老年人,在活动时可采用被动运动的方式,鼓励老年人尽力配合,使关节和肌肉得到最大范围的锻炼;对于可离床活动的老年人,可采用主动运动的方式,以徒手方式或运用简单的器械完成肌肉的等长练习和等张练习。

(4)协助并训练老年人进行日常生活活动。和老年人讨论需要帮助的项目并协助完成,鼓励老年人发挥自己的力量,运用各种辅助用具进行自我照顾。积极配合物理治疗、日常生活训练等,督促老年人进行康复锻炼。

(5)帮助老年人及其家属适应瘫痪后的生活。与老年人及其家属共同讨论瘫痪对日常生活的影响,协助老年人和家属做好心理准备面对瘫痪后长期的生活调整,如调整环境设施等。注意倾听老年人和家属的意见和感觉,提供相关的信息,给予积极的支持和鼓励,消除老年人的不良情绪。

四、跌倒

跌倒是指突发、不自主的、非故意的体位改变,倒在地上或更低的平面上。跌倒是我国伤害死亡的第四位原因,而在65岁以上的老年人中则为首位。老年人跌倒死亡率随年龄的增加急剧上升。与年轻人不同,老年人跌倒后果非常严重,除了导致老年人死亡外,还导致大量残疾,并且影响老年人的身心健康。如跌倒可以引起骨折,主要是骨盆和大腿股骨骨折,如不及时治疗,身体可能残疾,严重影响老年人的独立生活能力。跌倒后,老年人体力活动会明显减少,身体各方面功能也随之减退。跌倒不仅给老年人带来身体上的痛苦,而且会造成他们心理上的创伤,老年人对生活不能自理的烦恼,怕再次跌倒的恐惧,与外界社会隔离的苦闷,使老年人情绪压抑忧伤,生活质量明显下降。

跌倒风险评估与报告制度、工作流程内容如下(见图12-4-2):

1.评估

(1)评估老年人基本情况:包括年龄、病情、意识状态、肢体活动能力、自理能力、视力情况、跌倒史、生活习惯等。

(2)进行老年人跌倒危险因素评估:评估老年人的跌倒危险性已被公认为是有效和必要的防范对策,其跌倒的评估量表很多,下面重点介绍Morse跌倒评估量表、Berg平衡量表和老年人跌倒风险评估量表。

Morse跌倒评估量表:Morse跌倒评估量表是一个专门用于预测跌倒可能性的量表,由美国宾夕法尼亚大学于1989年研制(见表12-4-4)。Morse跌倒评估量表由6个条目组成,总分为125分,评分>45分,确定为跌倒高风险;25~45分,确定为跌倒中度风险;评分<25分,确定为跌倒低风险;得分越高表示跌倒风险越大。

流程   要点说明

流程	要点说明
评估 ①基本情况 ②跌倒危险因素评估	**常用跌倒危险因素评估量表** ①Morse 跌倒评估量表 ②老年人跌倒评估量表 ③Berg 平衡量表
组织并指导处理	**描述** ①压疮风险评估结果 ②压疮部位、大小、深浅、分期 ③标明机构内/外发生
通知家属	①指导老年人自己起身 ②指导护理员现场处理 *意识不清者立即拨打急救电话 *意识尚清者询问跌倒过程 ③指导跌倒损伤的处理
报告	①及时报送有跌倒风险的老年人 ②发生跌倒24h内报送护理部
健康教育	①预防跌倒教育 ②检查教育效果

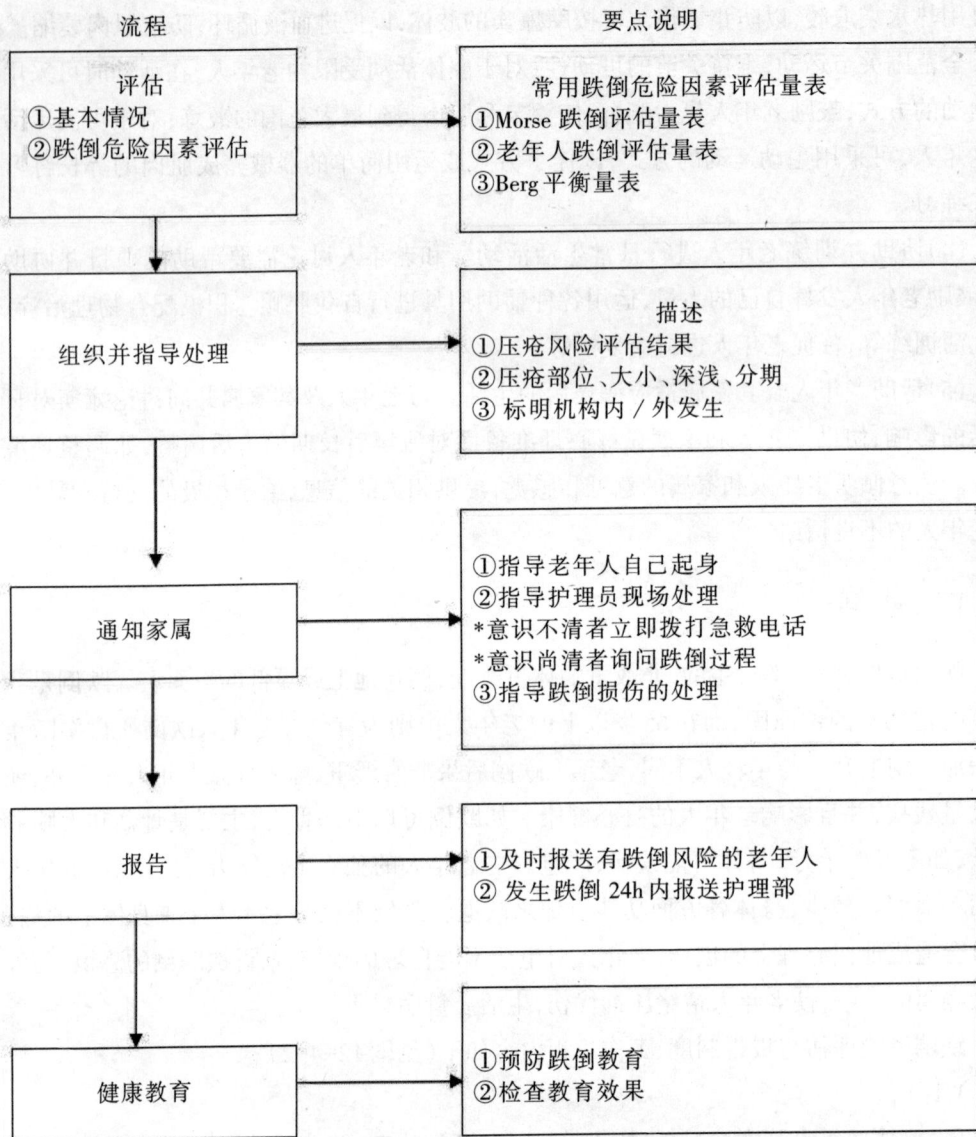

图 12-4-2 跌倒护理服务工作流程图

表 12-4-4 Morse 跌倒评估量表

序号	评分项目	评分标准
1	跌倒史	无=0分；有=25分
2	超过1个医学诊断	无=0分；有=15分
3	行走辅助[1]	卧床休息、由他人照顾活动或不需要使用=0分； 使用拐杖、手杖、助行器=15分； 扶靠家具行走=30分
4	接受药物治疗	无=0分；有=20分

续表

序号	评分项目	评分标准
5	步态[2]	正常、卧床休息不能活动=0分； 双下肢虚弱乏力=10分； 残疾或功能障碍=20分
6	认知状态[3]	量力而行=0分； 高估自己或忘记自己受限制=15分

注:1.行走辅助项目是指评估行动辅助用具的使用,主要通过观察和询问老年人在行走或转移时是否需要辅助来评估老年人的活动能力及平衡能力,以此判断老年人是否有行动和平衡功能障碍以及因此而导致跌倒的风险。

2.步态评估是指通过观察老年人行走的步态来评估其平衡及活动能力。

3.认知状态的评估是指通过询问老年人是否能正确判断跌倒危险从而使自己主动提高防跌倒意识,避免进行有跌倒危险的行为。

老年人跌倒风险评估量表:老年人跌倒风险评估量表包含性别、年龄、步态、感觉功能、跌倒史、用药史、病史、活动状况等8个条目,每个条目为0~3分,总分3~8分为跌倒低风险;9~12分为跌倒中风险;13分以上为跌倒高风险;得分越高表示跌倒风险越大。该量表重在评估老年人跌倒的内在危险因素,忽略了外在因素。

Berg平衡量表:Berg平衡量表是国内外医院及养老机构常用的重要的跌倒风险评估工具之一(见表12-4-5)。Berg平衡量表的评定方法由测试者要求并观察老年人做出由坐到站、无支撑站立、无支撑坐位、由站到坐、转移、闭目站立、并脚站立、手臂前伸、弯腰拾物、转头向后看、原地转圈、双脚交替踏凳、前后脚直线站立和单脚站立共14个动作,每个动作又依据被测试者的完成质量分为0~4分五个级别,最低分0分,累计最大积分56分。评分<40分,有跌倒的危险,得分越低表示平衡功能越差,跌倒的可能性越大。0~20分,限制轮椅;21~40分,辅助下步行;41~56分;完全独立。

表12-10　Berg平衡量表

序号	评分项目	评分级别	得分	序号	评分项目	评分级别	得分
1	由坐到站	4/3/2/1/0		8	手臂前伸	4/3/2/1/0	
2	无支撑站立	4/3/2/1/0		9	弯腰拾物	4/3/2/1/0	
3	无支撑坐位	4/3/2/1/0		10	转头向后看	4/3/2/1/0	
4	由站到坐	4/3/2/1/0		11	原地转圈	4/3/2/1/0	
5	转移	4/3/2/1/0		12	双脚交替踏凳	4/3/2/1/0	
6	闭目站立	4/3/2/1/0		13	前后脚直线站立	4/3/2/1/0	
7	并脚站立	4/3/2/1/0		14	单脚站立	4/3/2/1/0	
总分							

评定者按照以下说明示范每个项目和(或)给予受试者以指导。如果某个项目测试双侧或测试1次不成功需要再次测试,则记分时记录此项目的最低得分。

在大多数项目中,要求受试者在要求的位置上保持一定时间。如果不能达到所要求的时间或距离,或受试者的活动需要监护,或受试者需要外界支持或评定者的帮助,则按照评分标准给予相应的分数。受试者要意识到完成每项任务时必须保持平衡。至于用哪条腿站立或前伸多远则取决于受试者。如果评定者对评定标准不明确则会影响评定结果。

测试所需的装置是一块秒表或带有秒针的手表,一把直尺或带有 5、15、25cm 刻度的测量尺。测试所需的椅子要高度适中。在进行第12项任务时要用到一个台阶或一只高度与台阶相当的小凳子。具体评分标准见表12-4-6。

表 12-4-6　Berg 平衡量表

评分标准	受试者体位	测试命令	分值	评分标准
1. 由坐到站	坐于床上	请站起来		4分:不用手帮助即能够站起且能够保持稳定
				3分:用手帮助能够自己站起来
				2分:用手帮助经过几次努力后能够站起来
				1分:需要较小的帮助能够站起来或保持稳定
				0分:需要中度或较大的帮助才能够站起来
2. 无支撑站立	站立位	请尽量站稳		4分:能够安全站立 2min
				3分:能够在监护下站立 2min
				2分:能够独立站立 30s
				1分:经过几次努力能够独立站立 30s
				0分:没有帮助不能站立 30s
				*如果受试者能够独立站立 2min,则第3项独立坐得满分,继续进行第4项评定
3. 无支撑坐位	坐在椅子上,双足平放在地上、背部要离开椅背	请将上肢交叉抱在胸前并尽量坐稳		4分:能够安全坐 2min
				3分:能够在监护下坐 2min
				2分:能够坐 30s
				1分:能够坐 10s
				0分:没有支撑则不能坐 10s
4. 由站到坐	站立位	请坐下		4分:用手稍微帮助即能够安全地坐下
				3分:需要用手帮助来控制身体重心下移
				2分:需要用双腿后侧抵住椅子来控制身体重心下移
				1分:能够独立坐在椅子上但不能控制身体重心下移
				0分:需要帮助才能坐下
5. 转移	老年人坐于床上,双足平放于地面	请坐到有扶手的椅子上来,再坐回床上;然后再坐到无扶手的椅子上,再坐回床上		4分:用手稍微帮助即能够安全转移
				3分:必须用手帮助才能够安全转移
				2分:需要监护或言语提示才能完成转移
				1分:需要一个人帮助才能完成转移
				0分:需要两个人帮助或监护才能完成转移
				*先在治疗床旁边准备一张有扶手和一张无扶手的椅子

评分标准	受试者体位	测试命令	分值	评分标准
6. 闭目站立	站立位	请闭上眼睛，尽量站稳		4分：能够安全站立10s
				3分：能够在监护下站立10s
				2分：能够站立3s
				1分：闭眼时不能站立3s但睁眼站立时能保持稳定
				0分：需要帮助以避免跌倒
7. 并脚站立	站立位	请将双脚并拢并且尽量站稳		4分：能够独立地将双脚并拢并独立站立1min
				3分：能够独立地将双脚并拢并在监护下站立1min
				2分：能够独立地将双脚并拢但不能站立30s
				1分：需要帮助才能将双脚并拢但双脚并拢后能够站立15s
				0分：需要帮助才能将双脚并拢且双脚并拢后不能站立15s
8. 手臂前伸	站立位	将手臂抬高90°，伸直手指并尽力向前伸，请注意双脚不要移动		4分：能够前伸大于25cm的距离
				3分：能够前伸大于12cm的距离
				2分：能够前伸大于5cm的距离
				1分：能够前伸但需要监护
				0分：当试图前伸时失去平衡或需要外界支撑
				＊进行此项测试时，要先将一根皮尺横向固定在墙壁上。受试者上肢前伸时，测量手指起始位和终末位对应于皮尺上的刻度，两者之差为患者上肢前伸的距离。如果可能的话，为了避免躯干旋转受试者要两臂同时前伸
9. 弯腰拾物	站立位	请把你双脚前面的拖鞋捡起来		4分：能够安全而轻易地捡起拖鞋
				3分：能够在监护下捡起拖鞋
				2分：不能捡起但能够到达距离拖鞋2~5cm的位置并且独立保持平衡
				1分：不能捡起并且当试图努力时需要监护
				0分：不能尝试此项活动或需要帮助以避免失去平衡或跌倒
10. 转头向后看	站立位	双脚不要动，先向左侧转身向后看，然后，再向右侧转身向后看		4分：能够从两侧向后看且重心转移良好
				3分：只能从一侧向后看，另一侧重心转移较差
				2分：只能向侧方转身但能够保持平衡
				1分：当转身时需要监护
				0分：需要帮助及避免失去平衡或跌倒
				＊评定者可以站在受试者身后手拿一个受试者可以看到的物体以鼓励其更好地转身

评分标准	受试者体位	测试命令	分值	评分标准
11. 原地转圈	站立位	请转一圈,暂停,然后在另一个方向转一圈		4分:能只两个方向用4s或更短的时间安全地转一圈
				3分:只能在一个方向用4s更短的时间安全地转一圈
				2分:能够安全地转一圈但用时超过4s
				1分:转身时需要密切监护或言语提示
				0分:转身时需要帮助
12. 双脚交替踏凳	站立位	请将左、右脚交替放到台阶/凳子上,直到每只脚都踏过4次台阶或凳子		4分:能够独立而安全地站立且在20s内完成8个动作
				3分:能够独立站立,但完成8个动作的时间超过20s
				2分:在监护下不需要帮助能够完成4个动作
				1分:需要较小帮助能够完成2个或2个以上的动作
				0分:需要帮助以避免跌倒或不能尝试此项活动
				＊先在受试者前面放一个台阶或一只高度与台阶相当的小凳子
13. 前后脚直线站立	站立位	(示范给受试者)将一只脚放在另一只脚的正前方并尽量站稳。如果不行,就将一只放在另一只前面尽量远的地方,这样,前脚后跟就在后脚足趾之前		4分:能够独立地将一只脚放在另一只脚的前方且保持30s
				3分:能够独立地将一只脚放在另一只脚的前方且保持30s
				2分:能够独立地将一只脚向前迈一小步且能够保持30s
				1分:需要帮助才能向前迈步且能保持15s
				0分:当迈步或站立时失去平衡
				＊要得到3分,则步长要超过另一只脚的长度且双脚支撑的宽度应接近受试者正常的支撑宽度
14. 单脚站立	站立位	请单腿站立尽可能长的时间		4分:能够独立抬起一条条腿且保持10s以上
				3分:能够独立抬起一条腿且保持5~10s
				2分:能够独立抬起一条腿且保持3~5s
				1分:经过努力能够抬起一条腿,保持时间不足3s但能够保持站立平衡
				0分:不能够尝试此项活动或需要帮助以避免跌倒

2.组织并指导各级养老护理员进行相应处理

2011年9月6日卫生部公布《老年人跌倒干预技术指南》:《指南》明确提出了老年人跌倒后的一系列处理措施,具体内容如下。

(1)指导老年人自己起身(见图12-4-3)

如果老年人是背部先着地,应弯曲双腿,挪动臀部到椅子或床铺旁,然后使自己较舒适地平躺,如可能要向他人寻求帮助。

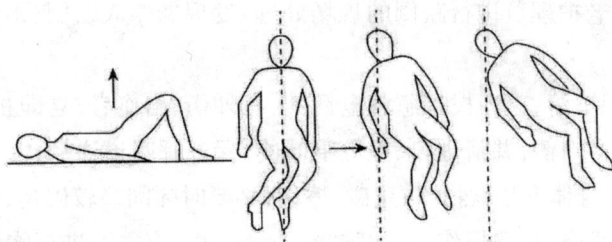

（1）

休息片刻,等体力准备充分后,尽力使自己向椅子的方向翻转身体,使自己变成俯卧位。

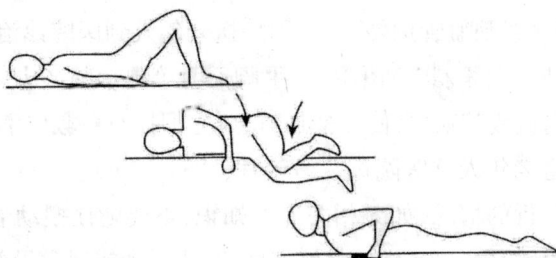

（2）

双手支撑地面,抬起臀部,弯曲膝关节,然后尽力使自己面向椅子跪立,双手扶住椅面。

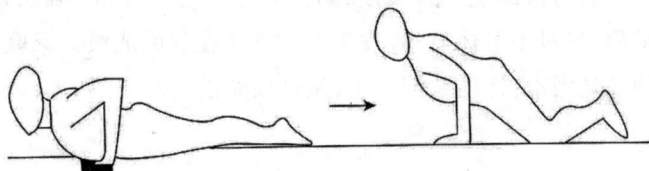

（3）

以椅子为支撑,尽力站起来。

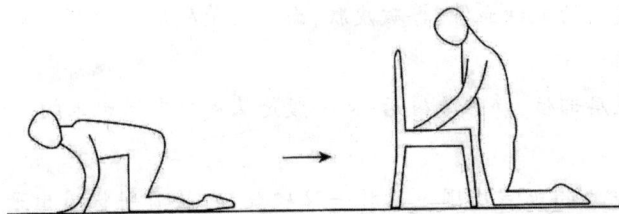

（4）

休息片刻,部分恢复体力后,打电话寻求帮助——最重要的就是报告自己跌倒了。

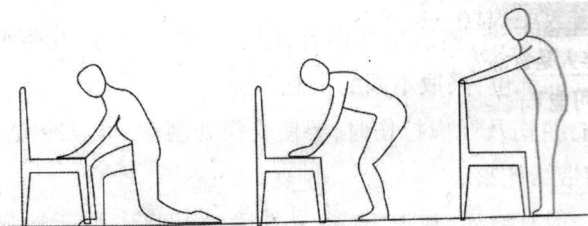

（5）

图 12-4-3　指导老人自己起来

(2)指导各级养老护理员进行跌倒的现场处理:发现老年人跌倒,不要急于扶起,要分情况进行处理。

如果老年人意识不清,立即拨打急救电话:①有外伤、出血者,立即止血、包扎;②有呕吐者,使老年人头偏向一侧,并清理口、鼻腔呕吐物,保证呼吸道通畅;③有抽搐者,将老年人移至平整软地面或身体下垫软物,防止碰、擦伤,必要时牙间垫较硬物,防止舌咬伤,不要硬拉抽搐肢体,防止肌肉、骨骼损伤;④如呼吸、心跳停止,应立即进行胸外心脏按压、口对口人工呼吸等急救措施;⑤如需搬动,保证平稳,尽量平卧。

如果老年人意识清楚:①询问老年人跌倒情况及对跌倒过程是否有记忆,如不能记起跌倒过程,可能为晕厥或脑血管意外,应立即护送老年人到医院诊治或拨打急救电话;②询问是否有剧烈头痛或口角歪斜、言语不利、手脚无力等提示脑卒中的情况,如有,立即扶起老年人可能加重脑出血或脑缺血,使病情加重,应立即拨打急救电话;③有外伤、出血者,立即止血、包扎,并护送老年人到医院进一步处理;④查看有无肢体疼痛、畸形、关节异常、肢体位置异常等提示骨折的情况,如无相关专业知识,不要随便搬动老年人,以免加重病情,应立即拨打急救电话;⑤查询有无腰、背部疼痛,双腿活动或感觉异常及大小便失禁等脊椎损害的情形,如无相关专业知识,不要随便搬动老年人,以免加重病情,应立即急救电话;⑥如老年人试图自行站起,可协助老年人缓慢起立,坐、卧休息并观察.确认无碍后方可离开;⑦如需搬动,保证平稳,尽量平卧休息;⑧发生跌倒均应在家庭成员／家庭保健员陪同下到医院诊治,查找跌倒危险因素,评估跌倒风险,制订预防措施及方案。

▼知识链接▼

止 血 方 法

毛细血管:全身最细的毛细血管,擦破皮肤,血一般是从皮肤内渗出来的。只需贴上创可贴,便能消炎止血。

静脉:在体内较深层部位,静脉破裂后,血一般是从皮肤内流出来的。必须用消毒纱布包扎后,服用消炎药。

动脉:火多位于重要的器官周围。动脉一旦破裂,血呈喷射状喷出来,必须加压包扎后,急送医院治疗。

老年人跌倒后造成损伤的处理:

外伤的处理:①清创及消毒:表皮外伤者,用双氧水清创,用红药水消毒止血;②止血及消炎:根据破裂血管的部位,采取不同的止血方法。

扭伤及肌肉拉伤:扭伤及肌肉拉伤时,要使受伤处制动,可以冷敷减轻疼痛,在承托受伤部位的同时可用绷带结扎紧。

骨折:骨折部位一般有疼痛、肿胀、畸形、功能障碍等表现,骨折端刺破大血管时还可能会出现大出血。骨折或疑为骨折时,要避免移动伤者或伤肢,对伤肢加以固定与承托(有出血者要先止血后固定),使伤者在运送过程中不因搬运、颠簸而使断骨刺伤血管、神经,避免额外损伤,加重病情。

颈椎损伤:跌倒时若头部着地,可造成颈椎脱位和骨折。多伴有脊髓损伤、四肢瘫痪。必须在第一时间通知急救中心速来抢救。现场急救时,应让伤者就地平躺或将伤者放置于硬质木板上,颈部两侧放置沙袋,使颈椎处于稳定状态,保持颈椎与胸椎轴线一致,切勿过伸、过屈或旋转。

颅脑创伤:轻者为脑震荡,一般无颅骨骨折,有轻度头痛、头晕,若昏迷,通常不超过30min。重者颅骨骨折可致脑出血、昏迷不醒。对颅脑创伤者,要分秒必争,通知急救中心前来及时救治。要使伤者安静卧床,保持呼吸道通畅。

3.通知

一旦老年人在机构内发生跌倒,应及时通知老年人的家属,并做好沟通及其善后处理工作。

4.报告

(1)对有跌倒危险的老年人,应在本班内报送单元护士长或护理部,并登记。

(2)一旦老年人在机构内发生跌倒,应在24h内上报护理部。

(3)老年人在机构内发生跌倒隐瞒不报的一经发现按相应规定处罚。

5.健康教育

(1)详细指导并组织各级养老护理员对老年人及家属进行有关预防跌倒的健康教育。

(2)对各级养老护理员的健康教育效果进行检查。

▼知识链接▼

防止跌倒的措施

穿合适的鞋子。老年人的鞋子大小要适中,鞋底不能太硬,太平容易滑倒,太粘容易绊倒。

避免在下雪天或路面结冰时外出,减少由于路滑发生跌倒的危险性。

保证室内的照明。室内要有足够的照明,保证老年人在室内走动的时候能看清周围的物体。夜间,在卧室、过道、扶梯和卫生间开壁灯或脚灯。床旁灯的开关要放在老年人能触手可及的地方。

室内地毯出现松动时,应尽量移除地毯,或在地毯周围用粘贴胶布粘住,以防止老年人被地毯的边缘绊倒。

清除过道内的一切障碍物,包括盒子、凳子、电线或电话线等。

不可将茶几、花盆架子、鞋箱等放在经常走动的地方。

尽量坐带有靠背的椅子,座椅要结实,避免使用带有滑轮的椅子。椅子、沙发和床的高度要适当。

在浴缸或淋浴处以及马桶附近装上扶手,必要时可以助"一臂之力":浴缸或淋浴处应放置防滑垫子,以免洗澡时滑倒;浴室内可以放一个凳子,可以让老年人洗澡后坐着穿衣服,以防止单脚穿裤子时失去平衡致跌倒。

浴室和厨房的水盆旁边应放置防滑垫子,一旦地上有水应及时擦干。

上下楼梯时,一定要抓好扶手,以防止绊脚时跌倒。

储藏室或壁橱内的物品,都要放到老年人手可以直接拿到的位置,一旦老年人借助于梯子或凳子去拿放在高处的物品时,可能造成摔倒,甚至摔伤的危险。

糖尿病老年人外出时要带好一些糖果或饼干,一旦发生低血糖头晕时可以及时进食。同时,糖尿病老年人运动时,应安排在胰岛素需要浓度下降期,不要在胰岛素作用高峰期的时候运动,以免发生低血糖。

老年人在半夜或早上起床时,不要动作过快,应做好"3个半分钟"。

如果夜里起夜比较频繁,可以考虑在床旁使用便壶,以减少起夜跌倒的危险性。

行动不便的老年人,应鼓励使用拐杖或助行器。外出活动时应最好有人陪伴,以免发生意外。

珍贵的"三个半分钟"和"三个半小时"

专家经常强调一句话:老年人要注意三个"半分钟",三个"半小时"。

1.三个"半分钟"

(1)醒过来不要马上起床,在床上躺半分钟。

(2)坐起来后再坐半分钟。

(3)两条腿下垂在床沿下等半分钟。

2.三个"半小时"

(1)早上起来运动半小时,打打太极拳,跑跑步,或者进行其他运动,要因人而异,运动适量。

(2)中午睡半小时,这是人体生物钟需要。中午睡半小时,下午精力特别充沛。老年人更是需要补充睡眠,因老年人起得早,中午非常需要休息。

(3)晚上 6~7 点慢步行走半小时,这样老年人晚上睡得香,可减少心肌梗死和高血压的发病率。

▼案　例▼

张爷爷,65岁,1周前因脑血管意外致左侧偏瘫,神志清楚,体质瘦弱,大小便失禁,近日发现其骶尾部皮肤呈紫红色,有水疱,皮下可触及硬结。

1.思考

(1)张爷爷出现了什么问题?

(2)张爷爷的问题严重程度如何?

(3)张爷爷出现此问题存在哪些危险因素?

(4)如何你是张爷爷的养老护理员,应该如何照护张爷爷?

2.分析

根据案例中张爷爷的皮肤变化,可知张爷爷发生了压疮,"皮肤呈紫红色,有水疱,皮下可触及硬结"是炎性浸润期(Ⅱ期)压疮的典型表现。张爷爷出现压疮是与他偏瘫卧床(骶尾部长期受压)、大小便失禁(局部不良刺激)以及体质瘦弱(营养不良)多因素引起的。此期照护的重点是保护皮肤,预防感染。主要的照护措施包括:①让张爷爷变换卧位,更换卧位后,可采用软枕或表面支撑性产品垫于身体空隙处;在协助张爷爷翻身或搬运时,应使用有效翻身技巧,将张爷爷的身体抬离床面等;②及时给张爷爷擦洗局部皮肤和更换床单、衣物,保持床单和清洁;③给张爷爷高热量、高蛋白及高维生素饮食,增强机体抵抗力,促进创面愈合;④未破的小水疱应尽量减少摩擦,防止水疱破裂、如果出现大水疱,可在无菌操作下用无菌注射器抽出疱内液体,局部消毒后再用无菌敷料包扎。若水疱已破溃并露出创面,需消毒,根据创面类型选择合适的伤口敷料。

▼ 小 结 ▼

我国社会老龄化问题日益严峻,健全完善养老保障体系已成为当务之急。在大力加强以居家为基础、社区为依托、机构为补充的养老服务体系建设中,养老护理原直接承担着照顾老年人的工作,为了老年人能得到良好的照顾,本章就护理服务的内容分级流程和针对健康问题的特殊护理服务的组织与实施进行了详细的介绍。

通过本章的学习,学员能够掌握老年人护理服务的主要内容,掌握护理服务的具体分级,正确评估老年人的健康问题,并能够运用所学的护理服务流程和操作技术为老年人提供高质量的护理服务。

▼ 思 考 题 ▼

1.老年人护理服务包括哪两大类,其主要内容有哪些?
2.老年人护理服务一共划分为几个等级,其划分标准是什么?
3.如何对老年人压疮风险进行评估?
4.老年人发生跌倒后,如何正确进行现场处理?

第十三章 老年人能力评估

第一节 老年人能力评估的基本内容

对老年人的能力进行评估和分级,是制订护理服务标准和提供分类服务的重要依据,从而充分利用有限的资源,为老年人提供适合其能力等级的照护服务。我国民政部委托全国社会福利服务标准化技术委员会,在调查研究和论证基础上,编制了《老年人能力评估》行业标准。在该标准中,老年人能力评估的内容包括日常生活活动、精神状态、感知觉与沟通、社会参与4个方面(见表13-1-1),分别从生理、心理、精神、社会方面对老年人能力进行全面评估,最后进行综合评价,判定老年人能力等级。

表13-1-1 老年人能力评估的内容指标

一级指标	二级指标
日常生活活动	进食、洗澡、修饰、穿衣、大便控制、小便控制、如厕、床椅转移、平地行走、上下楼梯
精神状态	认知功能、行为问题、抑郁症状
感知觉与沟通	意识水平、视力、听力、沟通交流
社会参与	生活能力、工作能力、时间/空间定向、人物定向、社会交往能力

一、日常生活活动

日常生活活动是个体为独立生活而每天必须反复进行的、最基本的、具有共同性的身体动作群,即完成进食、洗澡、修饰、穿衣、大便控制、小便控制、如厕、床椅转移、平地行走、上下楼梯等日常生活活动的能力。

日常生活活动是反映老年人健康状况及生活质量的重要指标之一,一旦老年人丧失生活自理能力,不仅限制其活动自由,影响生活质量,而且给家庭和社会带来沉重的负担。因此,日常生活活动成为老年人能力评估最基本的内容。在各个国家和地区的老年人能力评估及分级工具中,均涉及日常生活活动的评估项目(见表13-1-2)。

表13-1-2 各国及地区老年人能力评估工具及内容概览

国家/地区	评估工具	评估内容
美国	美国联邦政府指定的评估工具InterRAI/MDS(Minimum Data Set)	基本信息、疾病诊断、用药情况、身体状况、所需的康复服务、日常生活能力、感觉/知觉/沟通、行为状态、约束/安全设备、健康状况及问题、治疗性干预措施等方面
英国	主要采用"Easy care"作为评估工具	行为、认知、心理/情绪、沟通、活动、营养、大小便、皮肤、呼吸、用药、意识状态、其他特殊问题等方面
澳大利亚	ACR(Aged Care Funding Instrument),由老年护理评估小组进行评估	营养、移动、个人卫生、大小便、认知、精神状态、言语行为、身体行为、抑郁、用药、复杂健康问题等方面
日本	在MDS基础上改编的老年人能力评估调查表,由地方政府设立的评估委员会进行评估	身体功能和起居动作、生活功能、认知功能、精神/行为障碍、社会生活的适应性、特殊医疗服务、残疾老年人和认知症老年人的日常生活自理度7个方面
中国香港地区	在MDS基础上改编的"长者健康及家居护理评估"系统。由社会福利署下设的专业评估委员会进行评估	认知、沟通、视力、情绪和行为、心理状态、身体功能、排泄、活动、健康状况、疾病诊断、口腔和营养、用药、特殊治疗等方面

二、精神状态

包括认知功能、行为问题、抑郁症状3个方面。

1.认知功能

包括记忆力、定向力、注意力、判断力、解决问题的能力等。认知功能对老年人是否能够独立生活有重要的影响。因此,用简易方法判断老年人是否存在认知功能障碍,是精神状态评估的一个重要内容。

2.行为问题

部分老年人由于疾病、性格改变等原因,可能出现一些异常行为。其中,攻击行为(包括身体攻击行为和语言攻击行为)不但给老年人自身的安全带来危险,而且会危及周围老年人及照护人员的安全,对老年护理服务的提供及管理带来挑战。因此,评估老年人是否有攻击行为,是行为问题评估的关键内容。

3.抑郁症状

老年人不但要经历身体功能的老化和各种慢性疾病的侵袭,而且面临离退休、丧偶、子女离家等负性生活事件,容易出现抑郁情绪。被抑郁情绪困扰的老年人表现为情绪低落、思维迟缓、丧失兴趣、缺乏活力、食欲减退、失眠等,不但影响老年人的日常活动,而且易导致自杀行为发生,严重危及老年人的生命安全。因此,抑郁症状是老年人能力评估的内容之一。

三、感知觉与沟通

包括意识水平、视力、听力、沟通交流4个方面。

1.意识水平

分为神志清醒、嗜睡、昏睡、昏迷等不同水平,直接影响老年人的活动能力和照护需求。

2.视力

老年人由于视神经的老化,以及老年性白内障等疾病的影响,给视力带来一定程度的影响,从而影响其日常生活的独立性。

3.听力

听力的下降以及老年性耳聋等疾病,使老年人对周围环境的适应能力下降,从而在一定程度上影响老年人日常生活的独立性。

4.沟通交流

老年人能否准确表达自己的需求和感受,以及能否正确理解他人的话,对其生活有着直接影响。因此,感知觉与沟通是老年人能力评估的重要内容之一。

四、社会参与

社会参与指个体与周围人群和环境的联系与交流的能力,包括生活能力、工作能力、时间/空间定向、人物定向、社会交往能力。

社会参与能力对老年人生活的独立性及其生活质量有很大影响。因此,对老年人进行能力评估时,除了涉及生理和心理方面的能力之外,还应涉及社会能力的评估。

第二节　老年人能力评估的工具和方法

在《老年人能力评估》行业标准中,为老年人能力评估和分级提供了科学、规范和可操作性的工具,分为老年人能力评估基本信息表、老年人能力评估表、老年人能力评估报告3部分,并提供了辅助工具"老年人能力等级判定卡"。

一、老年人能力评估基本信息表

包括3个模块,即评估基本信息、被评估者的基本信息、信息提供者及联系人信息。该表格主要提供被评估者的背景信息。同时,其中的疾病信息和意外事件是能力等级变更的依据之一。

1.评估基本信息

该模块包括评估编号、评估基准日期、评估原因3个项目(见表13-3-1)。

表13-3-1　评估基本信息

A.1.1	评估编号	
A.1.2	评估基准日期	×××年××月××日
A.1.3	评估原因	1.接受服务前初评 2.接受服务后的常规评估 3.状况发生变化后的即时评估 4.因评估结果有疑问进行的复评　□

(1)A.1.1　评估编号。评估员依据民政部门或评估机构确定的编号规则,用阿拉伯数字填写。

(2)A.1.2　评估基准日期。用阿拉伯数字填写开始对这名老年人进行评估的年、月、日。年填写4位数字,月、日各填写2位数字,如2014年2月8日开始评估,则填写为2014年02月08日。

(3)A.1.3　评估原因。包括接受服务前初评、接受服务后的常规评估、状况发生变化后的即时评估、因评估结果有疑问进行的复评4个选项。根据评估的实际原因,在相应的选项序号上打"√",并将选项序号填写在该项目后面的"□"内。

2.被评估者的基本信息

该模块包括人口社会学资料和疾病信息两部分内容(见表13-2-2)。由评估员通过询问老年人或照护者,或查阅医疗病历、老年人的健康档案等途径填写相关信息。

表13-2-2　被评估者的基本信息

A.2.1	姓名	
A.2.2	性别	1男 2女　□
A.2.3	出生日期	××××年××月××日
A.2.4	身份证号	
A.2.5	社保卡号	
A.2.6	民族	1汉族 2少数民族_____　□
A.2.7	文化程度	1初中及以下 2高中 3中专 4大专 5本科 6研究生及以上　□
A.2.8	宗教信仰	1基督教 2佛教 3道教 4伊斯兰教 5其他____　□
A.2.9	婚姻状况	1未婚 2已婚 3丧偶 4离异
A.2.10	居住情况	1独居 2与配偶／伴侣居住 3与子女居住 4与父母居住 5与兄弟姐妹居住 6与其他亲属居住 7与非亲属关系的人居住 8住养老机构　□

A.2.11 医疗费用支付方式		1 城镇职工基本医疗保险 2 城镇居民基本医疗保险 3 新型农村合作医疗 4 商业医疗保险 5 公费 6 全自费 7 其他 _____ □
A.2.12 经济来源		1 退休金／养老金 2 子女补贴 3 亲友资助 4 其他 _____ □
A.2.13 疾病诊断	A.2.13.1 认知障碍／痴呆	0 无 1 轻度 2 中度 3 重度 □
	A.2.13.2 精神疾病	0 无 1 精神分裂症 2 双相情感障碍 3 偏执性精神障碍 4 分裂情感性精神障碍 5 癫痫所致精神障碍 6 精神发育迟滞伴发精神障碍 □
	A.2.13.3 慢性疾病	
A.2.14 近 30d 内意外事件	A.2.14.1 跌倒	0 无 1 发生过1次 2 发生过2次 3 发生过3次及以上 □
	A.2.14.2 走失	0 无 1 发生过1次 2 发生过2次 3 发生过3次及以上 □
	A.2.14.3 噎食	0 无 1 发生过1次 2 发生过2次 3 发生过3次及以上 □
	A.2.14.4 自杀	0 无 1 发生过1次 2 发生过2次 3 发生过3次及以上 □
	A.2.14.5 其他	

（1）A.2.1 姓名。在该栏中，用汉字填写被评估者的真实姓名。

（2）A.2.2 性别。在相应的选项序号上打"√"，并将选项序号填写在该项目后面的"□"内。

（3）A.2.3 出生日期。用阿拉伯数字填写出生日期。年填写4位数字，月、日各填写2位数字，如某老年人是1937年6月12日出生，则填写1937年06月12日。

（4）A.2.4 身份证号。用阿拉伯数字填写身份证号（18位数字）。

（5）A.2.5 社保卡号。用阿拉伯数字填写社保卡号。

（6）A.2.6 民族。在相应的选项序号上打"√"，并将选项序号填写在该项目后面的"□"内。

若选择2，还需在横线上写出具体的民族名称。

（7）A.2.7 文化程度。在相应的选项序号上打"√"，并将选项序号填写在该项目后面的"□"内。

（8）A.2.8 宗教信仰。在相应的选项序号上打"√"，并将选项序号填写在该项目后面的"□"内。

若选择5，还需在横线上写出具体的宗教信仰。

若无宗教信仰，在"□"内填写数字0。

（9）A.2.9 婚姻状况。在相应的选项序号上打"√"，并将选项序号填写在该项目后面的"□"内。

（10）A.2.10　居住情况。询问老年人最近一个月的居住情况。若因患病短期住在急性病医院,询问住院前的居住情况。在相应的选项序号上打"√",并将选项序号填写在该项目后面的"□"内。

（11）A.2.11　医疗费用支付方式。可多选,在相应的选项序号上打"√",并将选项序号填写在该项目后面的"□"内。

若选择7,还需在横线上写出具体的医疗费用支付方式。

（12）A.2.12　经济来源。可多选,在相应的选项序号上打"√",并将选项序号填写在该项目后面的"□"内。

若选择4,还需在横线上写出具体的经济来源。

（13）A.2.13　疾病诊断。根据医生诊断情况,填写已经确诊的疾病情况,在相应的选项序号上打"√",并将选项序号填写在该项目后面的"□"内。

对于慢性疾病,填写已经确诊的慢性疾病名称及确诊年、月。

（14）A.2.14　近30d内意外事件。在相应的选项序号上打"√",并将选项序号填写在该项目后面的"□"内。

若有跌倒、走失、噎食、自杀之外的其他意外事件,在"A.2.14.5　其他"栏内填写具体的意外事件及发生频次。

3.信息提供者及联系人信息

该模块包括信息提供者的姓名、与老年人的关系;联系人的姓名和联系电话(见表13-2-3)。由评估员通过询问信息提供者填写相关信息。

表13-2-3　信息提供者及联系人信息

A.3.1	信息提供者的姓名	
A.3.2	信息提供者与老年人的关系	1 本人 2 配偶 3 子女 4 其他亲属 5 雇佣照顾者 6 其他_____　□
A.3.3	联系人的姓名	
A.3.4	联系人的电话	

（1）A.3.1　信息提供者的姓名。用汉字填写信息提供者的真实姓名。

（2）A.3.2　信息提供者与老年人的关系。在相应的选项序号上打"√",并将选项序号填写在该项目后面的"□"内。

若选择6,还需在横线上写出具体的关系。

（3）A.3.3　联系人的姓名。用汉字填写联系人的真实姓名。

（4）A.3.4　联系人的电话。用阿拉伯数字填写联系人的电话号码。

二、老年人能力评估表

这是老年人能力评估的主体部分,由日常生活活动评估表、精神状态评估表、感知觉与沟通评估表、社会参与评估表4个评估表组成,共22个二级指标。对这些指标的评估结果,是进行老年人能力等级划分的主要依据。

1.日常生活活动评估表

包括进食、洗澡、修饰、穿衣、大便控制、小便控制、如厕、床椅转移、平地行走、上下楼梯10个评估项目,以及日常生活活动总分1个结果项目(见表13-2-4)。

表13-2-4 常生活活动评估表

二级指标	分值	评分标准
B.1.1 进食:指用餐具将食物由容器送到口中、咀嚼、吞咽等过程	□分	10分,可独立进食(在合理的时间内独立进食准备好的食物)
		5分,需部分帮助(进食过程中需要一定帮助,如协助把持餐具)
		0分,需极大帮助或完全依赖他人,或有留置营养管
B.1.2 洗澡	□分	5分,准备好洗澡水后,可自己独立完成洗澡过程
		0分,在洗澡过程中需他人帮助
B.1.3 修饰:指洗脸、刷牙、梳头、刮脸等	□分	5分,可自己独立完成
		0分,需他人帮助
B.1.4 穿衣:指穿脱衣服、系扣子、拉拉链、穿脱鞋袜、系鞋带	□分	10分,可独立完成
		5分,需部分帮助(能自己穿脱,但需他人帮助整理衣物、系扣子/鞋带、拉拉链)
		0分,需极大帮助或完全依赖他人
B.1.5 大便控制	□分	10分,可控制大便
		5分,偶尔失控(每周<1次),或需要他人提示
		0分,完全失控
B.1.6 小便控制	□分	10分,可控制小便
		5分,偶尔失控(每天<1次,但每周>1次),或需要他人提示
		0分,完全失控,或留置导尿管
B.1.7 如厕:包括去厕所、解开衣裤、擦净、整理衣裤、冲水等动作	□分	10分,可独立完成
		5分,需部分帮助(需他人搀扶去厕所、需他人帮忙冲水或整理衣裤等)
		0分,需极大帮助或完全依赖他人
B.1.8 床椅转移	□分	15分,可独立完成
		10分,需部分帮助(需他人搀扶或使用拐杖)
		5分,需极大帮助(较大程度上依赖他人搀扶和帮助)
		0分,完全依赖他人
B.1.9 平地行走	□分	15分,可独立在平地上行走45m
		10分,需部分帮助(因肢体残疾、平衡能力差、过度衰弱、视力等问题,在一定程度上需他人搀扶或使用拐杖、助行器等辅助用具)
		5分,需极大帮助(因肢体残疾、平衡能力差、过度衰弱、视力等问题,在较大程度上依赖他人搀扶,或坐在轮椅上自行移动)
		0分,完全依赖他人
B.1.10 上下楼梯	□分	10分,可独立上下楼梯
		5分,需部分帮助(需他人搀扶,或扶着楼梯、使用拐杖等)
		0分,需极大帮助或完全依赖他人
B.1.11 总分	□□分	上述10个项目得分之和

（1）B.1.1~B.1.8。对于这8个评估项目,由评估员通过询问老年人本人或其主要照护者,依据每个项目的评分标准进行评分,在相应的分值上打"√",并将具体的分值填写在"□"内。

（2）B.1.9~B.1.10。对于这2个评估项目,可让老年人在检查室平地行走和上下台阶进行现场评估。依据评分标准进行评分,在相应的分值上打"√",并将具体的分值填写在"□"内。对于不能下床的老年人,该项目评为0分。

（3）B.1.11　总分。由前10个评估项目的得分相加得出。将总分的分值填写在栏内的"□□"中。

2.精神状态评估表

包括认知功能、攻击行为、抑郁症状3个评估项目,以及精神状态总分1个结果项目(见表13-2-5)。其中,对认知功能的评估主要是通过简易认知测验,快速筛选老年人是否存在认知功能障碍。

表13-2-5　精神状态评估表

二级指标	分值	评分标准
B.2.1　认知功能	□分	按照下列程序进行测验,根据测验结果进行认知功能评分: ① "我说三样东西,请您重复一遍,并且记住,一会儿我还会问您。这三样东西是:苹果、手表、国旗。" ②(画钟测验)"请您在这儿画一个圆形的时钟表盘,用时针和分针在表盘上标出8点20分我要您记住的三样东西是什么?" 答:＿＿＿＿＿＿＿＿＿＿＿＿＿＿＿＿(不必按顺序)
	□分	0分,画钟测验正确(画出一个闭合的圆,指针位置正确),且能回忆出2~3个词
		1分,画钟测验错误(画的圆不闭合,或指针位置不正确),或只回忆出0~1个词
		2分,已确诊为老年痴呆
B.2.2　攻击行为	□分	0分,无身体攻击行为(如打/踢/推/咬/抓/摔东西)或语言攻击行为(如骂人、语言威胁、尖叫)
		1分,每月有数次身体攻击行为,或每周有数次语言攻击行为
		2分,每周有数次身体攻击行为,或每日有语言攻击行为
B.2.3　抑郁症状	□分	0分,无
		1分,情绪低落、不爱说话、不爱梳洗、不爱活动
		2分,有自杀念头或自杀行为
B.2.4　总分	□□分	上述3个项目得分之和

（1）B.2.1　认知功能。先由评估员对老年人进行测验,再根据评分标准进行评分。

测验程序:①评估员大声说出"苹果、手表、国旗"这3个词,让老年人重复说一遍,并告诉老年人要记住,待会儿还会问起;②画钟测验:让老年人画一个圆形的时钟表盘,用时针和分针在表盘上标出8点20分;③让老年人回忆刚才说的3个词语。

评分:依据该项目中提供的画钟测验和词语回忆测验的评分标准进行评分。在相应的分值上打"√",并将具体的分值填写在"□"内。

(2) B.2.2、B.2.3。由评估员通过询问主要照护者,了解该老年人近1个月的情况,依据评分标准进行评分,在相应的分值上打"√",并将具体的分值填写在"□"内。

(3) B.2.4总分。由B.1.1、B.2.2、B.2.3这3个评估项目的得分相加得出。将总分的分值填写在栏内的"□□"中。

▼ **案例1** ▼

女性,76岁,小学文化程度,丧偶,患有糖尿病12年。入住养老机构,对其进行入院初始评估。在评估其认知功能时,画钟测验,3个词语回忆出2个。

思考:该老年人在认知功能这个项目上是几分?

分析:在画钟测验中,该老年人画出的时钟表盘基本是一个闭合的圆,时针和分针位置基本正确,因此画钟测验判定为正确;词语测验能回忆出2个词。依据认知功能测验的评分标准,将认知功能判断为0分(无认知功能障碍)。

▼ **案例2** ▼

男性,81岁,大专文化程度,丧偶,对其进行入住养老机构的初始评估。估其认知功能时,画钟测验,3个词语回忆出1个。

思考:该老年人在认知功能这个项目上是几分?

分析:在画钟测验中,该老年人画出的时钟表盘基本算一个闭合的圆,但时针和分针位置错误,因此画钟测验判定为错误;词语测验能回忆出1个。依据认知功能测验的评分标准,将认知功能判断为1分(可疑认知功能障碍)。应进一步请专科医生来评估。

3.感知觉与沟通评估表

包括意识水平、视力、听力、沟通交流4个评估项目(见表13-2-6)。

表13-2-6 感知觉与沟通评估表

二级指标	分值	评分标准
B.3.1 意识水平	□分	0分,神志清醒,对周围环境警觉
		1分,嗜睡,表现为睡眠状态过度延长。当呼唤或推动其肢体时可唤醒,并能进行正确的交谈或执行指令,停止刺激后又继续入睡
		2分,昏睡,一般的外界刺激不能使其觉醒,给予较强烈的刺激时可有短时的意识清醒,醒后可简短回答提问,当刺激减弱后又很快进入睡眠状态
		3分,昏迷,处于浅昏迷时对疼痛刺激有回避和痛苦表情;处于深昏迷时对刺激无反应(若评定为昏迷,直接评定为重度失能,可不进行以下项目的评估)

二级指标	分值	评分标准
B.3.2 视力:若平日戴老花镜或近视镜,应在戴上眼镜的情况下评估	□分	0分,能看清书报上的标准字体
		1分,能看清大字体,但看不清书报上的标准字体
		2分,视力有限,看不清报纸上的大标题,但能辨认物体
		3分,辨认物体有困难,但眼睛能跟随物体移动,只能看到光、颜色和形状
		4分,没有视力,眼睛不能跟随物体移动
B.3.3 听力:若平时戴助听器,应在戴上助听器的情况下评估	□分	0分,可正常交谈,能听到电视、电话、门铃的声音
		1分,在轻声说话或说话距离超过2m时听不清
		2分,正常交流有些困难,需在安静的环境或大声说话才能听见
		3分,讲话者大声说话或说话很慢才能部分听见
		4分,完全听不见
B.3.4 沟通交流:包括非语言沟通	□分	0分,无困难,能与他人正常沟通和交流
		1分,能够表达自己的需要及理解别人的话,但需要增加时间或给予帮助
		2分,表达需要或理解有困难,需频繁重复或简化口头表达
		3分,不能表达需要或理解他人的话

（1）B.3.1 意识水平。由评估员对老年人的意识状态进行现场评定。依据评分标准进行评分,在相应的分值上打"√",并将具体的分值填写在"□"内。

（2）B.3.2、B.3.3、B.3.4。由评估员通过询问主要照护者进行评定。依据评分标准进行评分,在相应的分值上打"√",并将具体的分值填写在"□"内。

4.社会参与评估表

包括生活能力、工作能力、时间／空间定向、人物定向、社会交往能力5个评估项目,以及社会参与总分1个结果项目(见表13-2-7)。

表13-2-7 社会参与评估表

二级指标	分值	评分标准
B.4.1 生活能力	□分	0分,除个人生活自理外评分标准(如饮食、洗漱、穿戴、二便),能料理家务(如做饭、洗衣)或当家管理事务
		1分,除个人生活自理外,能做家务,但欠好,家庭事务安排欠条理
		2分,个人生活能自理;只有在他人帮助下才能做些家务,但质量不好
		3分,个人基本生活事务能自理(如饮食、二便),在督促下可洗漱
		4分,个人基本生活事务(如饮食、二便)需要部分帮助或完全依赖他人帮助

二级指标	分值	评分标准
B.4.2 工作能力	□分	0分,原来熟练的脑力工作或体力技巧性工作可照常进行
		1分,原来熟练的脑力工作或体力技巧性工作能力有所下降
		2分,原来熟练的脑力工作或体力技巧性工作明显不如以往,部分遗忘
		3分,对熟练工作只有一些片段保留,技能全部遗忘
		4分,对以往的知识或技能全部磨灭
B.4.3 时间／空间定向	□分	0分,时间观念(年、月、日、时)清楚;可单独出远门,能很快掌握新环境的方位
		1分,时间观念有些下降,年、月、日清楚,但有时相差几天;可单独来往于附近街道,知道现住地的名称和方位,但不知回家路线
		2分,时间观念较差,年、月、日不清楚,可知上半年或下半年;只能单独在家附近行动,对现住地只知名称,不知道方位
		3分,时间观念很差,年、月、日不清楚,可知上午或下午;只能在左邻右舍间串门,对现住地不知名称和方位
		4分,无时间观念;不能单独外出
B.4.4 人物定向	□分	0分,知道周围人们的关系,知道祖孙、叔伯、姑姨、侄子侄女等称谓的意义;可分辨陌生人的大致年龄和身份,可用适当称呼
		1分,只知家中亲密近亲的关系,不会分辨陌生人的大致年龄,不能称呼陌生人
		2分,只能称呼家中人,或只能照样称呼,不知其关系,不辨辈分
		3分,只认识常同住的亲人,可称呼子女或孙子女,可辨熟人和生人
		4分,只认识保护人,不辨熟人和生人
B.4.5 社会交往能力	□分	0分,参与社会,在社会环境有一定的适应能力,待人接物恰当
		1分,能适应单纯环境,主动接触人,初见面时难让人发现有智力问题,不能理解隐喻言
		2分,脱离社会,可被动接触,不会主动待人,谈话中有很多不适词句,容易上当受骗
		3分,勉强可与人交往,谈吐内容不清楚,表情不恰当
		4分,难以与人接触
B.4.6 总分	□□分	上述5个项目得分之和

(1)B.4.1~B.4.5。这5个项目由评估员通过询问主要照护者进行评定。依照各个项目的评分标准进行评分,在相应的分值上打"√",并将具体的分值填写在"□"内。

(2)B.4.6 总分。由B.4.1、B.4.2、B.4.3、B.4.4、B.4.5这5个项目的得分相加得出。将总分的分值填写在分值栏内的"□□"中。

三、老年人能力评估报告

老年人能力评估报告(见表13-2-8)是结果判定部分。在这份评估报告中,首先确定出日常生活活动、精神状态、感知觉与沟通、社会参与这4个一级指标的分级,然后根据表13-2-9中的老年人能力等级划分标准,并结合等级变更信息,将老年人的能力划分为能力完好、轻度失能、中度失能、重度失能4个等级。

表13-2-8　老年人能力评估报告

C.1 一级指标分级	C.1.1　日常生活活动	□级	0 能力完好:总分为100分 1 轻度受损:总分65~95分 2 中度受损:总分45~60分 3 重度受损:总分≤40分
	C.1.2　精神状态	□级	0 能力完好:总分为0分 1 轻度受损:总分1分 2 中度受损:总分2~3分 3 重度受损:总分4~6分
	C.1.3　感知觉与沟通	□级	0 能力完好:意识水平为0分,且视力和听力评为0分或1分,沟通评为0分 1 轻度受损:意识水平为0分,但视力或听力中至少一项评为2分,或沟通评为1分 2 中度受损:意识水平为0分,但视力或听力中至少一项评为3分,或沟通评为2分;或意识水平为1分,且视力或听力评为0~3分,沟通评为0~2分 3 重度受损:意识水平为0分或1分,但视力或听力中至少一项评为4分,或沟通评为3分;或意识水平为2分或3分
	C.1.4　社会参与	□级	0 能力完好:总分0~2分 1 轻度受损:总分3~7分 2 中度受损:总分8~13分 3 重度受损:总分14~20分
C.2 等级变更信息	C.2.1　确诊为认知障碍/痴呆	□	1 有　2 无
	C.2.2　确诊为精神疾病	□	1 有　2 无
	C.2.3　近30d内发生过2次及以上意外事件,如跌倒、走失、噎食、自杀	□	1 有　2 无
C.3　老年人能力等级		□级	0 能力完好 1 轻度失能 2 中度失能 3 重度失能
评估员签名_____、_____　　　　　　　　日期___年__月__日 信息提供者签名_____　　　　　　　日期___年__月__日			

表13-2-9　老年人能力等级划分

能力等级	等级名称	等级标准
0	能力完好	日常生活活动、精神状态、感知觉与沟通的分级均为0,社会参与的分级为0或1
1	轻度失能	日常生活活动的分级为0,但精神状态、感知觉与沟通中至少一项的分级为1~3,或社会参与的分级为2; 或日常生活活动的分级为1,精神状态、感知觉与沟通、社会参与中至少有一项的分级为0或1
2	中度失能	日常生活活动的分级为1,但精神状态、感知觉与沟通、社会参与的分级均为2,或有一项的分级为3; 或日常生活活动的分级为2,且精神状态、感知觉与沟通、社会参与中有1~2项的分级为1或2
3	重度失能	日常生活活动的分级为3; 或日常生活活动、精神状态、感知觉与沟通、社会参与的分级均为2; 或日常生活活动的分级为2,且精神状态、感知觉与沟通、社会参与中至少有一项的分级为3

（1）C.1　一级指标分级。评估员根据"老年人能力评估报告"中对日常生活活动、精神状态、感知觉与沟通、社会参与这4个评估表的评定结果,依据表13-2-8中各一级指标的分级说明,确定4个一级指标的分级,在C.1.1~C.1.4这4个项目相应的分级数字上打"√",并将级别的具体数值填写在各栏目的"□"内。

（2）C.2　等级变更信息。评估员根据"老年人能力评估基本信息表"中（"被评估者的基本信息"）"A.2.13　疾病诊断"和"A.2.14　近30d内意外事件"这2个项目的记录,确定有无等级变更信息,在C.2.1~C.2.3这3个项目相应的选项序号上打"√",并将选项序号的具体数值填写在各栏目的"□"内。

（3）C.3　老年人能力等级评估。评估员根据C.1和C.2的结果,依据表13-2-9中列出的老年人能力等级划分标准,确定该老年人的能力等级,在相应的等级序号上打"√",并将能力等级的具体数值填写在"□"内。

需注意:如果老年人被确诊为认知障碍/痴呆、精神疾病,或近30d内发生过2次及以上跌倒、噎食、自杀、走失等意外事件,则在依据老年人能力评估报告所评定出的能力等级上再加重一个等级。

（4）签名。评估员签名:2名评估员进行确认后,签上评估员的姓名和评估完成日期。信息提供者签名:请信息提供者签上全名和日期。

四、老年人能力等级判定卡

老年人能力等级判定卡（见图13-2-1）是以图示的方式,帮助评估员准确定位老年人的能力等级。评估员可根据日常生活活动、精神状态、感知觉与沟通、社会参与这4个一级指标的分级,确定出能力等级的点位,从而判定出老年人的能力等级。之后,再根据等级变更信息,确定是否需要加重一个等级。

能力等级	日常生活活动	精神状态				感知觉与沟通				社会参与			
		0	1	2	3	0	1	2	3	0	1	2	3
0 能力完好	0												
	1												
	2												
	3												
1 轻度失能	0												
	1												
	2												
	3												
2 中度失能	0												
	1												
	2												
	3												
3 重度失能	0												
	1												
	2												
	3												

注：使用结果判定卡时，一般根据日常生活活动进行初步定位，锁定目标区域，然后根据其他三项能力，在判定卡上同一颜色区域定位查找相应的能力等级。以下为几种特殊情况：
1. 当日常生活活动为0，精神状态、感知觉与沟通有一项为1~3，或社会参与为2，判定为轻度失能
2. 当日常生活活动为1，后三项有一项为0或1，判定为轻度失能；后三项均为2或某一项为3，则判定为中度失能
3. 当日常生活活动为2，后三项全部为2或某一项为3，判定为重度失能，否则为中度失能

图 13-2-1 老年人能力等级判定卡

综上所述，以上的各个部分相辅相成，其主要功能如下：

（1）"老年人能力评估基本信息表"主要提供被评估者的背景信息。同时，其中的疾病信息和意外事件作为能力等级变更的依据之一，如果老年人被确诊为认知障碍／痴呆、精神疾病，或近30d内发生过2次及以上跌倒、噎食、自杀、走失，则在依据"老年人能力评估表"所评定出的能力等级上再提高一个等级。

（2）"老年人能力评估表"是评估的主体部分，由日常生活活动、精神状态、感知觉与沟通、社会参与4个一级指标、22个二级指标组成，其评估结果是进行老年人能力等级划分的主要依据。

（3）"老年人能力评估报告"是结果判定部分，综合老年人能力评估报告中4个一级指标的等级划分，以及等级变更信息，通过综合评价，最终将老年人的能力划分为能力完好、轻度失能、中度失能和重度失能4个等级。

（4）"老年人能力等级判定卡"是供评估员对老年人能力等级进行综合判定的辅助工具，主要协助评估员利用该判定卡，直观、便利地综合4个一级指标的等级划分，确定出老年人能力等级。

▼案例3▼

男性，75岁，大专文化程度，丧偶，4年前被确诊为老年痴呆，目前评估为中度。近3个月无意外事件发生。因子女无法照顾，现申请入住养老机构。在进行入院初始评估时，4个一级指标的评定结果如下：日常生活活动总分为70分；精神状态总分为3分；感知觉与沟通中，意识水平为0分（清醒），视力为1分，听力为0分，沟通为2分；社会参与总分为11分。

思考：1.请判断该老年人4个一级指标的分级。

2.请判断该老年人的最终能力等级。

分析：

1.依据老年人能力评估报告中提供的4个一级指标的分级说明，判断该老年人4个一级指标的分级如下：① 日常生活活动：该老年人总分为70分，判定为1级（轻度受损）；② 精神状态：该老年人总分为3分，判定为2级（中度受损）；③ 感知觉与沟通：该老年人意识水平为0分，但沟通为2分，判定为2级（中度受损）；④ 社会参与：该老年人总分为11分，判定为2级（中度受损）。

2.依据表13-2-9提供的老年人能力等级划分标准，该老年人日常生活活动分级为1，精神状态、感知觉与沟通、社会参与的分级均为2，因此初步判定该老年人的能力等级为2（中度失能）。但该老年人为中度痴呆，存在 C.2.1 这一条等级变更信息，因此，在能力等级上加重一个等级，即判定该老年人的最终能力等级。

第三节 老年人能力评估的组织和实施

为了确保评估的规范性和准确性，《老年人能力评估》行业标准对评估的组织和实施进行了以下规定。

一、评估时间

老年人能力评估应为动态评估，包括接受养老服务前的初始评估、接受养老服务后的定期评估、状况发生变化后的即时评估以及对结果有疑问时的复评。

1.接受服务前的初始评估。在接受养老服务前，由评估员对老年人进行初始评估。

2.接受服务后的常规评估。在接受养老服务后，如果老年人的健康状况没有发生特殊变化，通常每6个月进行1次定期评估。

3.状况发生变化后的即时评估。当老年人的健康状况出现特殊问题,导致能力发生变化时,应对老年人进行即时评估,重新判定其能力等级。

4.因评估结果有疑问进行的复评。如果评估员对评估结果有疑问,可提出复评申请。

二、评估实施者

1.评估机构。实施评估的机构应取得民政部门的资格认证或委托。每个评估机构至少应有5名评估员。

2.评估员。评估员应具有医学或护理学学历背景,或取得社会工作者资格证书,或取得高级养老护理员资格证书,并经过专门培训获得评估员资格认证。

三、评估环境

1.评估环境应安静、整洁、光线明亮、空气清新、温度适宜。

2.至少有3把椅子和1张诊桌、4~5个台阶,以供评估使用。台阶的踏步宽度不小于0.30m,踏步高度0.13~0.15m,台阶有效宽度不应小于0.9m。

四、评估程序与方法

1.每次评估由2名评估员同时进行。

2.评估员通过询问被评估者或照护者,填写"老年人能力评估基本信息表";按照老年人能力评估的4个评估表,依次对老年人的日常生活活动、精神状态、感知觉与沟通、社会参与进行逐项评估,填写每个二级指标的评分。

3.评估员按照各级指标的分级标准,确定各一级指标的分级,填写在"老年人能力评估报告"中。

4.评估员按照老年人能力等级划分的规定,根据4个一级指标的分级以及等级变更信息,确定老年人能力等级,填写在"老年人能力评估报告"中。

5.评估结果经2名评估员进行确认并签名,并请信息提供者签名。

▼小　　结▼

人口老龄化已成为全世界关注的热点问题。为了充分利用有限资源,需采用统一、规范的评估工具,对老年人的能力进行评估和分级,从而提供适合其能力等级需求的照护服务。通过本章的学习,使老年护理师了解老年人能力评估的基本内容,依据《老年人能力评估》行业标准,掌握老年人能力评估的工具和使用方法,从而具备对老年人进行能力评估,并进行能力分级的基本技能。

▼思 考 题▼

某老年护理师正对一名69岁的女性老年人进行入院初始评估。该老年人为中学文化程度,配偶健在,患有风湿性关节炎5年。近3个月发生过2次跌倒。对4个一级指标的评定结果如下:日常生活活动总分为90分;精神状态总分为0分;感知觉与沟通中,意识水平为0分(清醒),视力为1分,听力为0分,沟通为0分;社会参与总分为3分。

1.请判断该老年人4个一级指标的分级。

2.请判断该老年人的最终能力等级。

第十四章　老年人健康教育的组织与实施

学习目标：

1.描述老年人健康教育的重要性。

2.分析老年人健康教育的注意事项。

3.解释老年人健康教育的程序。

4.举例说明老年人健康教育常用方法和技巧。

老年期是人生的重要时期,在老年人疾病增多及心理调节能力降低的现实情况下,对其进行健康教育的重要性日趋显著。通过健康教育可使老年人了解和掌握疾病知识、重视健康、配合医护治疗、提高自我保健能力和生活质量。从社会角度看,老年人群在社会中是一个特殊的群体,目前人口老龄化问题已成为社会发展中一个重要的公共卫生问题。因此研究探讨老年人健康问题,结合老年人的生理和心理特点,采取多种形式开展健康教育是老年人健康护理工作的一项重要内容,有着重大的现实意义和历史意义。

第一节　概　　述

一、开展老年人健康教育的重要性

健康教育是通过有计划、有组织、有系统的社会和教育活动,促使人们自愿改变不良的健康行为和影响健康行为的相关因素,消除或减轻影响健康的危险因素,预防疾病,促进健康和提高生活质量。加强对老年人的健康教育,帮助他们学习和掌握一些必要的老年期的生理及防病知识,提高自我保健能力,增进身心健康,意义是十分明显的。开展老年人健康教育的重要性具体体现在:

1.引导和促进老年人的健康和自我保护意识。

2.帮助老年人学会基本的保健知识和技能。

3.促使老年人养成有利于健康的行为和生活方式。

225

4.使老年人了解和掌握疾病知识、配合医护治疗、促进康复。

5.帮助老年人合理利用保健服务资源。

二、老年人的特点和健康教育的重点内容

1.老年人的特点

(1)容易患多种疾病:老年人的身体结构和生理功能呈现不同程度的退行性改变,对环境的适应能力减弱,易患多种疾病。

(2)自理能力下降:老年人神经和肌肉功能降低,心脏负荷能力和血管弹性减弱,活动耐力和自理能力下降,加之某些慢性疾病的复发,以至于生活自理能力下降。

(3)记忆力下降:老年人由于生理功能的退行性变化,认知功能的减退,反应迟缓,记忆力下降。

(4)知识缺乏:由于受文化程度的限制,一些老年人知识严重缺乏,对疾病的治疗、预后、并发症等认识不足,对疾病的自我保健意识淡薄,对康复缺乏信心。

(5)情绪悲观:由于老年人不同程度患有疾病如糖尿病、高血压、冠心病等疾病的长期困扰,使其存在忧郁、悲观、失望心理。

2.老年人健康教育的重点内容

(1)老年人常见疾病防治知识教育:包括心脑血管疾病、高血压、糖尿病、气管炎、白内障、青光眼、颈椎病、老年常见肿瘤、老年性痴呆等老年人常见慢性病的防治,使老年人学会一些具体的预防措施和早期识别方法,做到无病早防,有病早治。

(2)合理用药教育:老年人大多都同时患有多种疾病,又是慢性病,需要长期服药。有的人不遵医嘱,擅自增减、停药;有的迷信广告,自购新药;有的听人推荐,偏信单方。健康教育针对这些情况应正确引导。

(3)康复知识教育:对已经患有某些慢性疾病或有残疾的老年人,通过健康教育帮助老年人掌握一些康复知识和措施,减少老年人身体上、精神上的痛苦;同时要教育家属及其他人尊重爱护病残者,不歧视病残者。

(4)饮食指导:通过健康教育帮助老年人了解合理饮食的重要性,以及具体的合理饮食的方法。

(5)运动指导:结合老年人的健康状况,指导他们选择适宜的运动方式,以及运动过程中的注意事项。

(6)心理调适指导:根据老年人的心理特点,解决他们正确处理精神卫生方面的问题,鼓励他们科学地分析问题,开阔视野,陶冶性情。

3.老年人健康教育的形式

健康教育的形式灵活多样,常用的老年人健康教育形式有以下几种:

(1)群体讲座:对于老年人普遍存在的健康问题,可以采用群体讲座的形式开展健康教育,如利用讲座向老年人讲授慢性病的病因、治疗及保健常识等知识,指导他们了解、掌握,

并在日常生活中加以运用。

(2)个别指导:根据不同老年人的情况,可进行各种有针对性的指导。对初发病的老年人着重讲解饮食、运动、用药及自我护理知识。对患有慢性病的老年人则指导他们及时进行相关监测以预防并发症的发生。

(3)相互交流:邀请一些病情控制较为理想的同种疾患老年人进行座谈和交流,介绍成功的经验,也请饱受并发症之苦的老年人谈切身体会和经验教训,病友之间的交流最直接,对老年人影响较大。

(4)形象教育:建立健康教育专栏,利用图片、漫画等进行形象教育,这种形式直接、生动,老年人可从中得到更深刻的启示。

4.老年人健康教育的注意事项

(1)考虑活动过程中的安全:老年人健康教育应该时时以参与者的安全为优先考虑的问题,为防止事故的发生需要制订安全规则并在活动开始时告知参与者。安全风险的应对方案应事先确定,特别是应掌握紧急联络人的联系方式等。

(2)加强与老年人的沟通:在进行健康教育过程中,态度要和蔼可亲,尊重老年人,通过与老年人的交流、沟通及时了解老年人的心理反应,得到老年人的信任,建立良好的护患关系,保证健康教育的顺利进行。

(3)教育内容要重点突出,反复强化:老年人的理解能力降低,且容易遗忘,可进行反复强化的教育,加强老年人对健康教育内容的理解和记忆。

(4)注意区别不同老年人的接受能力:老年人文化层次的不同,对健康教育的接受能力有较大差异,应区别对待。

(5)将健康教育内容贯穿于护理工作中:采取边护理边教育的方法,利用一切与老年人进行接触的机会开展健康教育。

第二节　老年人健康教育的程序

开展老年人健康教育的程序如下(见图14-2-1)。

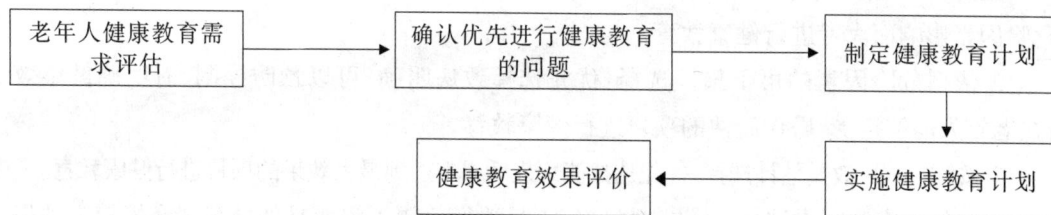

图14-2-1　老年人健康教育程序

一、老年人健康教育需求评估

在对老年人群或个体开展健康教育工作之前,一般需要进行以下两方面的评估。

1.教育对象的评估

教育对象评估的内容包括:

一般状况:包括年龄分布、性别构成、职业状况、受教育程度、家庭经济条件以及一般的生活习惯等。

健康问题与危险因素:可以通过健康体检和相关因素调查来获得。

学习能力:可以通过观察、测量、考核等方式确定。

学习态度和动机:可以通过访谈、问卷调查等方式进行考察。

对健康知识的了解程度。

对相关信息的信任程度。

健康相关行为实施情况。

2.环境评估

主要是指对老年人生活的环境进行评估,以此了解老年人的生活环境及可能存在的健康风险。一般包括两方面内容:

物理环境:常用的有医疗保健服务地点距离老年人居住地的远近,提供服务是否及时;自然环境是否适宜居住,有无污染源或危险环境;人工建筑是否与自然环境协调等。

人文社会环境:主要包括各种社会系统,如保健系统、福利系统、教育系统、经济系统、宗教系统、娱乐系统、沟通系统、安全与运输系统等。

环境评估中,应特别注意为老年人提供安全保障的无障碍设施是否完善,如地面防滑、安全扶手等。如通过评估和分析发现环境中存在安全隐患,则应对环境进行改造,同时在对这些老年人进行合理运动的健康教育时,可以适当增加一些改善关节灵活性的运动方法,以减少老年人跌倒发生的情况。

二、确认优先进行健康教育的问题

通过老年人健康教育需求评估,常常会发现老年人的健康需求是多方面的,此时就需要明确优先进行健康教育的问题。确认优先问题的基本原则是:

1.依据对老年人健康威胁的严重程度选择:优先选择致残致死率高、发病率高者、相关危险因素影响面大者进行健康教育。

2.依据危险因素的可干预性选择:优先选择致病明确、可以预防控制、有明确健康效益、老年人能够接受、操作简便的项目进行健康教育。

3.按照成本—效益估计选择:优先选择能用最低成本达到最大效果的项目进行健康教育。

4.分析主客观因素选择:优先选择老年人最迫切希望了解而且外部客观环境较为理想的项目进行健康教育。

三、制定健康教育计划

1.确定健康教育目标

（1）计划的总体目标。总体目标是计划希望达到的最终结果，是总体上的努力方向。如老年人糖尿病管理的总体目标可以是"人人保持正常血糖"。这个目标一般较为宏观，需要长时间的努力才能达到。

（2）计划的具体目标。具体目标是为实现总体目标而设计的具体、量化的指标。其基本要求是具体、可测量、可完成、可信并有时间限制。一个良好的具体目标应当包括对以下问题的回答：

①对谁？

②将实现什么变化？

③在多长时间之内实现这种变化？

④在什么范围内实现这种变化？

⑤变化程度多大？

⑥如何测量这种变化？

例如，"通过1年的健康教育，使某机构内体重指数超过28的老年人中有30％体重指数下降到24以内"就是一个较好的具体目标的例子。在这个目标中明确回答了对谁？体重指数超过28的老年人；实现什么变化？体重指数控制在24以内；在多长时间之内实现这种变化？1年；在什么范围内实现这种变化？某机构内；变化程度多大？30％的目标老年人；如何测量则可以在计划中详细阐述。

2.编制健康教育计划

编制健康教育计划的目的是准确地阐明健康教育的内容，即确定具体培训哪些内容，给予多少知识和技能以及如何培训这些技能。健康教育计划的主要内容应包括：教育内容、教育方法、时间分配、教具、评价方法等内容。明确的健康教育计划可以帮助准备教学内容、用具以及合理安排时间及准备评价用具，同时还可以使不同工作人员进行相同的健康教育内容时保持一致。下面以一次糖尿病老年人食品交换份的健康教育课程为例，说明健康教育计划的具体形式（见表14-2-2）。

表 14-2-2　糖尿病老年人食品交换份的健康教育课程计划

内容	方法	教具	时间（min）	评价
糖尿病的饮食原则	讲授	投影仪	3	提问
食品交换份法简介	讲授	投影仪	2	反示教
标准体重的计算	讲授、示教、反示教	投影仪、身高体重计	10	反示教
每日热量需求的计算	讲授、示教、反示教	投影仪、计算器	10	反示教
每日热量的三餐分配	讲授、示教、反示教	投影仪	15	反示教
不同食品的交换	讲授、示教、反示教	投影仪、食品交换份表	15	反示教
选择适于自己的食谱	案例分析	白纸、笔	20	反示教

四、实施健康教育计划

实施老年人健康教育即将计划中的各项措施变为实践。在制订了完善的老年人健康教育计划后,即可付诸实施。主要工作内容包括:确定和联系场地、印刷发放通知、组织实施、效果评价、档案整理等。

在老年人健康教育的具体实施过程中还应注意做好以下几点工作:

(1)首先开发领导层,以得到机构管理者的支持。

(2)协调社会各界力量,创造执行计划的良好环境。

(3)认真做好健康教育者的培训。

(4)培养典型,以点带面。

(5)不断调查研究,探讨新的教育形式和方法。

(6)及时总结工作,交流、推广好的经验。

五、评价健康教育效果

知识性的内容可以通过让老年人以复述、解释、判断正误及举例说明的方法来评价其对知识的掌握程度。态度方面的内容可以通过访谈、观察等方法进行评价。交流技能可以通过实例示范或访谈的方法来评价。操作技能可以通过让老年人实际操作演示的方法评价。决策技能则可以通过观察、示范、判断正误的方法来评价。

▼**知识链接**▼

老年人健康教育策略

1.增强老年人的认知功能:老年人健康教育应循序渐进,找到与认知功能相关的影响因素,对预防脑功能衰退、脑萎缩和记忆力减退的发生有极大意义。

2.激发老年人参与的积极性:用真诚赢得老年人的信任,让他们知道学习是强健身心和延年益寿的需要,启发和调动老年人学习的积极性,正确引导和激发老年人的参与性。

3.因人而异的灵活教育:健康教育的效果受诸多因素的影响,老年人的年龄、心理状态、生活方式、文化背景不同,同种疾病病程长短、接受能力、经济承受能力不同,对健康教育的需求、关心的问题也不同,因此,健康教育要采取因人而异的策略。

第三节　老年人健康教育常用方法与技巧

常用的老年人健康教育方法有针对群体的老年人健康教育讲座和针对个体的老年人健康咨询,同时可结合健康教育的内容发放相应的健康教育宣传材料。

一、群体健康教育讲座

在健康教育专题讲座中可能用到的方法和技巧主要有讲授、提问与讨论、角色扮演与案例分析、示教与反示教等。在具体实践过程中,可以根据教育对象的特点和教育内容的不同,综合选择这些技巧和方法。

1.讲授

讲授是较传统的健康教育方式,讲授适用于传授知识,是最常用的教育方法。针对老年人的特点,对这一人群开展健康教育的讲授最好能满足短小精干、重点突出、直观生动的特点。

短小精干:讲座规模与讲座时间不宜过大过长。一般老年人健康教育活动每次人数不超过30个,每次讲授的时间也不要过长,最好不要超过2h,一般以30~60min为宜。

重点突出:讲授时要给重点内容留出充分的讲授时间,以保证老年人可以充分理解所讲的内容。需要的话还可以结合其他的方法反复强调或解释重点内容。

直观生动:讲授时选用的教具以直观教具为宜,如挂图、模型等。讲课的语言则应当生动鲜活。用老年人可以理解的生活用语代替专业用词,用老年人身边的例子代替枯燥的说教方式可以起到提高讲授效果的作用。

以讲解高血压的监测为例,可以先用高血压老年人发生的危险情况作为开端,吸引老年人关注高血压的危害性。接下来讲解什么是高血压,此时注意用"高压""低压"代替"收缩压""舒张压"这样的专业术语。接下来就是有关血压监测的意义和方法的讲解,这应当是这一次课的重点,至少要将一半以上的时间留给这部分内容。此外还可以辅助以常用的血压监测仪器实物或照片,以便加深老年人的印象。

2.提问

在讲授中可穿插提问。提问既可以用于讲授或讨论前的评估,也可以用于健康教育后的评价手段。提问的要点包括:

精心准备问题:问题或者能够激发学习兴趣,或者可以开启思路,或者用于评估或评价。

提问之后要给听众留有充分的时间进行思考反馈:让听众有时间消化问题才能强化认识、加深思考,问题与答案连接过分紧密会影响提问的效果。

当听众对问题进行反馈或讨论时不要急于评价正确与否:应当为听众提供充分发表自己意见的机会。过快地对听众的看法进行评价容易打消其思考和表达的积极性,对以后类似的活动造成阻碍。

不要过度使用提问:每一次提问都可以吸引听众的注意力,提高他们听课的兴奋性,但过度使用会导致听众疲劳,减弱教育效果。以促进老年人适宜运动的健康教育为例,在开始课程之前可以先提问,"请各位老年人都说说你们现在用的是哪种锻炼方式呢?为什么你们愿意使用这种方式进行锻炼呢?"这是对老年人运动现状的评估。根据评估结果,可以讲授不同运动方式相比所具有的优点。

3.讨论

讨论可以通过老年人之间的互相交流、互相启发，起到调动老年人学习积极性、丰富教学内容、提高教学效果的作用。提问和讨论适用于培训知识、态度、交流技能、决策技能，是使用广泛的健康教育方法。

开展讨论时要注意以下问题：

控制分组讨论的人数：如果希望讨论气氛热烈、每个人都能够发表看法，则应控制每组讨论人数以5~6人为宜，最多不要超过10~20人。

明确需要讨论的内容：要提前充分准备，对需要讨论的内容和中间可能出现的问题要做到心中有数，以便控制讨论的节奏与方向。

讨论的时间要充分：根据讨论内容决定讨论时间，一般至少需要5~10min。这样才能保证每个人都能有时间思考和表达。

在讨论中起到主持的作用：根据讨论的内容和预期的目的来引导讨论的方向与节奏，同时可以做记录。注意在讨论过程中也不要评价老年人反应正确与否，以防阻碍讨论的进行。

在讨论结束后要及时总结：每一次讨论都有其预期的目的。如果是评估，则在讨论后要将评估的结果予以小结；如果是评价，则在讨论后应当对老年人的反应予以评判，说明其对知识或技能的掌握程度如何，应当如何保持或改进。

4.示教与反示教

示教与反示教是指由教育者为教育对象演示一个完整程序及正规的操作步骤，然后由教育对象在教育者的帮助指导下重复这一正确操作的全过程。示教与反示教是培训操作技能的最重要的方法。在进行示教与反示教时应当注意以下几个问题：

充分准备：教育者在进行示教前必须对所示教的内容有充分了解。

分解示范：对老年人不太熟悉的各种操作，尤其是较为复杂的操作，应当把整个操作过程分解成一个个简单的步骤，让受教育者掌握每一个分解步骤之后，再连贯操作。可以先连贯地将操作过程示范一次，然后分解示范每一个步骤，并同时讲解每个步骤的操作要点，最后再连贯示范全过程一次。

指导反示教：在讲解和示范完毕，应当让老年人进行反示教，即练习。当老年人在反示教的过程中，需要仔细观察他们的每一个步骤是否正确，及时给予指导或纠正。首先可以让老年人对每一个步骤单独练习，当每一个步骤都正确无误之后，则开始连贯地进行全部操作的反示教，此时主要是增加受教育者的熟练度。

二、个体健康咨询

作为健康教育的形式之一，健康咨询常常是一对一、面对面地咨询，此时老年护理师不但要有丰富的医学护理知识，还要能够正确运用人际交流技巧。

1.基本步骤

健康咨询有六个基本步骤,而每一步骤又都需要不同的交流技能,各步骤间相互衔接并需要不断地反复循环使用于咨询过程中(见图14-3-1)。

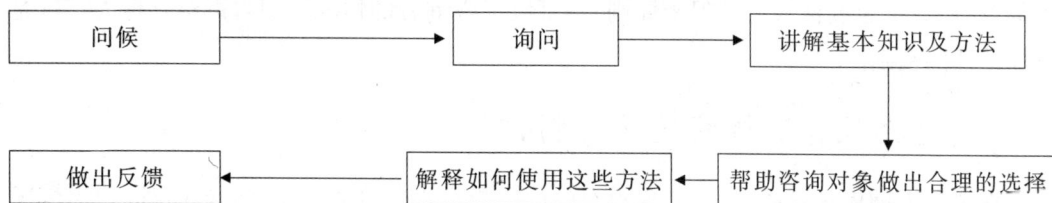

图 14-3-1　健康咨询的步骤

问候:问候是咨询的开始,要合理运用语言与非语言沟通技巧,尤其是非语言沟通技巧,让老年人产生亲切和信任的感觉,这样才会说出自己的真实问题。

询问:先从一般性问题问起,逐渐深入到问题的本质。此时宜多使用开放性问题。如"今天感觉如何?""这两天血糖控制得如何?"在交谈中,要认真倾听,不要随便打断对方的讲话,以免导致其不能充分表达自己的问题。当老年人提出问题之后,还要注意自己的反应,应当以正面、积极的反应为主,尽量不要简单评价对与错。

讲解基本知识及方法:讲述和介绍一些基本知识与技能需要利用健康教育的手段。但由于此时教育对象比较单一,常常就只有一个人在听,因而要针对前来咨询的人的具体情况给予讲解,做到有效的放矢。

帮助咨询对象做出合理的选择:咨询是帮助咨询对象做出选择,而不是强迫和劝告。这是在进行健康咨询中需要注意的重要问题。

解释如何使用这些方法:知识的运用方法一定要符合老年人本身的实际情况。如介绍家庭消毒方法时,应当以家庭内已有的设施为基础,如蒸煮、微波消毒、阳光暴晒等,而不一定非要使用消毒柜。只有符合实际条件又简便易行的方法才最容易被接受。

接受反馈:接受反馈实际上发生在咨询的每一个步骤当中,每当讲解时或讲解后应当注意倾听和观察居民的反映。根据对方的反馈调整下一步要咨询的内容。

2.健康咨询的注意事项

对老年人进行健康咨询时,要注意以下问题:

建立良好的人际关系:为建立良好的人际关系,必须合理运用沟通技巧,从初次见面开始就发展出相互信任和接纳的关系。

创造宽松的沟通氛围:在健康咨询中应当允许咨询者充分地表达自己的意见,无论其问题如何,都应该保持着开放与接纳的态度,让对方感到无论自己有什么问题都不会被批评否定。

准确地发现问题:在健康咨询中要能对咨询者的情况感同身受,这样才能准确发现对方的问题。尤其是对于一些隐藏的问题,可能咨询者本人也说不清楚,这时就需要老年护理师利用专业技能来帮助咨询者分析和确认问题了。

提出合理建议:健康咨询的建议应当是针对咨询对象的实际情况、能够确实解决其问题而又简便易行的方法。

为咨询者保密:由于健康咨询与咨询者的生活密切相关,因而可能会涉及一些个人隐私问题,所以一定要注意遵守保密原则,不可以把咨询者的情况随便告诉给其他人。这是建立信任的基础。

三、健康教育资料的设计与制作

在老年人健康教育中,除了利用现有的健康教育资料以节省时间和经费外,很多情况下需要制作新的材料。制作健康教育资料应当注意以下的问题。

1.正确选择健康教育资料的媒介

按照媒介的特性不同,教育资料可以分成文字性资料和视听性资料两大类型。

文字性资料:常见的有标语、宣传册或宣传单、宣传画等。文字性资料制作简便、费用低廉,是最常见的健康教育资料类型。

视听性资料:受众面比较广,而且传播迅速、生动逼真,因而成为现代社会广为使用的传播手段。但其缺点是需要专业人员制作、费用高昂,因而在一般小型健康教育中并不经常使用。

2.合理安排健康教育资料的内容和形式

电子媒介的健康教育资料制作过程比较复杂,专业性强,此处仅介绍印刷类媒介的设计制作。

标语:标语是最简练和最富于宣传性的一种健康教育形式。为吸引老年人的注意,标语应当颜色鲜艳、字体醒目。而标语的内容则应当言简意赅而又具有鼓动性。例如,在小区门口张贴标语"精神健康伴老龄,安乐幸福享晚年"。

宣传册或宣传单:宣传册或宣传单是印刷类宣传品中最常用且效果较好的一种。一般适用于内容较多、文字较长的情况。制作出的宣传单(册)文字与纸张的对比应当强烈,字体应当清晰、大小适中,方便阅读,尤其是方便老年人阅读。

宣传画:宣传画是利用直观形象的方式进行健康教育,而且不受文化水平的影响,突破文字和语言的限制,是老年人喜闻乐见的宣传方式。好的宣传画应当主题突出、色彩鲜明、清晰易懂。如果要配以文字,则注意不可喧宾夺主。

▼ 示　　例 ▼

改善营养均衡的健康教育系列活动计划

目的:

1.帮助参与者了解不良饮食习惯所引起的营养均衡问题,以及正确摄取饮食的重要性;

2.介绍即使是独居者或高龄者也能轻松简单调理饮食的方法;

3.防止因营养不足造成的卧床不起。

活动时间:共7次活动,每周1次,每次100min(见表14-3-3)。

表14-3-3　具体方案

时间(min)	第一次		第二次	第三次	第四次	第五次	第六次		第七次
10	健康评估(测量血压;观察脸色、表情、动作等)		健康评估(测量血压;观察脸色、表情、动作等)	健康评估(测量血压;观察脸色、表情、动作等)	健康评估(测量血压;观察脸色、表情、动作等)	健康评估(测量血压;观察脸色、表情、动作等)	健康评估(测量血压;观察脸色、表情、动作等)		健康评估(测量血压;观察脸色、表情、动作等)
10	开幕式(主讲人问候、活动目的、参与者注意事项等) 小游戏(消除参与者紧张)	第一星期间人按照食检记常的生活第二次活动时记将带来	今日目的小游戏	今日日的小游戏	今日目的小游戏	今日目的小游戏	今日目的小游戏	第二至三星期间各按照食检食情况饮食均衡(每星期一次)	说明教育内容和方法 评估育后的和
30	讲座1:健康的饮食习惯;已经营养不良了吗?		进行健康教育前评估:饮食习惯评估(使用饮食习惯检查表)	讲座2:均衡是饮食所在	讲座3:改善饮食习惯	讲座4:高龄者的饮食和营养	介绍以使用冰箱、电磁炉、微波炉调理蔬果品的方法;根据现场能够使用的设备,尽可能让参与者自己动手做		1.进行健康饮食与习惯指导 2.营养体改善的个指导
10	休息,补充水分			休息,补充水分	休息,补充水分	休息,补充水分			休息,补充水分
30	饮食习惯检查表的记录方式			均衡饮食小游戏	改善饮食生活:一星期间饮食习惯检查表的记录方式	改善饮食生活:一星期间饮食习惯检查表的记录方式			调整个体目标
10	口腔保健操		口腔保健操	口腔保健操	口腔保健操	口腔保健操	口腔保健操		

参与人数:20~25人。

注意事项:

1.要改变老年人的饮食习惯较为困难;

2.尽量避免强迫参与者一定要改善他们的饮食习惯;

3.可通过小游戏或评价表等有趣的方式进行。

▼ 案 例 ▼

某机构内李大爷,68岁,5年前诊断为高血压。李大爷记忆力较差,经常忘记服药;平时运动较少,近1年来,体重增加15kg;近半年经常感到头晕,眼花,偶有胸闷;最近感到头痛加重,并告知值班张医生,张医生给李大爷量血压,170/100mmHg,心电图显示有心肌缺血的表现,诊断为高血压病2级。张医生为其调整了药物剂量,并增加了一种药物。

问题:

1.如果你是李大爷的照顾员,对李大爷进行健康教育的主要内容是什么?

2.对李大爷进行健康教育时应注意哪些问题?

分析:

1.李大爷目前处于高血压2级,且有头痛、头晕、眼花、胸闷等症状,心电图显示有心肌缺血,伴有肥胖、运动少等危险因素,不能遵医嘱服药。开展健康教育,重点应教育老年人正确认识高血压病的危害,规范治疗以预防心脑血管病的发生的重要性;坚持非药物治疗,改变不良生活方式;强调长期药物治疗的重要性,坚持规范化药物治疗,遵医嘱按时按量服药;定期测量血压,并监测服药与血压的关系;同时对家属进行健康教育,督促老年人按时服药并坚持非药物治疗。

2.针对像李大爷一样的老年高血压病人,在进行健康教育时应注意应用成人教育理论,首先应通过良好的沟通赢得对方的信任,调动对方积极参与学习的积极性,并针对李大爷的文化背景进行个性化的健康教育,将健康教育内容贯穿于护理工作中,同时结合开展家属教育,教育内容要重点突出,采用有阶段性、针对性的教育。

▼ 小 结 ▼

在老年人疾病增多及心理调节能力降低的现实情况下,对老年人进行健康教育的重要性日趋突出。如何安排老年人的幸福晚年,指导老年人规律地生活,增进他们的身心健康,使之益寿延年,已成为一个重大的社会问题。结合老年人的生理和心理特点,采取多种形式开展健康教育是老年人健康护理工作的一项重要内容,有着重大的现实意义和历史意义。

通过本章的学习,帮助护理师了解老年人健康教育的重点内容及注意事项,掌握老年人健康教育的程序及老年人健康教育常用方法和技巧,能够结合老年人健康需求开展健康教育。

老年人作为社会中一个特殊群体,其健康教育需求具有与其他人群不同的显著特点,在对老年人进行健康教育时应针对其生理心理特点,应采取相应的策略,帮助老年人预防疾病、延缓衰老,提高自我保健能力和生活质量。

第十五章　老年人身体活动训练照护

第一节　老年人身体活动训练照护的设计流程

随着年龄的增长,人类的身体器官、功能都会出现退行性变化,随着生理方面的衰老,心理方面也会出现相应的改变,于是,老年人的身体动作变得迟缓、走路缓慢、容易疲劳、搬不动重物、容易摔倒,而这些现象的出现与老年人动作性和体力的下降密切相关。动作性下降和体力下降会使老年人的行动受到节制,活动范围变窄,进而使老年人出行的欲望降低,出现自闭,如卧床不起和认知障碍等。通过适当的运动锻炼,可以恢复老年人虚弱的活动能力,但是必须规避锻炼的风险,强调安全性。要使身体活动训练安全有效,必须遵循一定的训练流程(图15-1-1)。

一、老年人健康照护诊断

健康诊断是规避训练风险的基础。准确的健康诊断为活动方案的制订、实施以及目标的预设提供科学依据,老年人的综合健康功能主要包含了5个维度:躯体健康、精神健康、日常活动能力、经济状况及社会资源状况。

(一)日常生活功能

日常生活功能的测试主要用来评定老年人独立生活的能力,独立生活的能力不仅与躯体健康有关,与精神健康也有极大关系,同时也决定着老年人的社会功能。老年人的日常生活功能包含着反映其基本生活自理能力的生理性日常生活能力和反映其操持家务和独立生活能力的工具性日常生活能力。

诊断	结果	
1.疾病历史 2.肌肉功能 3平衡功能 4.关节活动度 5.心脏功能 6.认知功能	1.有无慢性疾病(若有,是什么,程度如何) 2.当前各功能的状态(功能表现) 3.正在做什么活动(活动表现) 4.能做什么活动,不能做什么活动(活动能力)	健康诊断
依据	限制因素(总体)	
1.健康诊断结果 2.活动目标 3.个人喜好	活动方式、活动强度、活动时间及时间带、活动频率	活动方案制定
一次活动	限制因素	
1.准备活动 2.主体活动方式 3.放松活动	活动方式、活动强度、活动时间、动作质量	活动方案实施
效果	表现	
1.病历史 2.肌肉功能 3.平衡功能 4.关节活动度 5.心脏功能 6.认知功能	1.慢性病的程度有无好转 2.当前各功能状态(功能表现) 3.是否达到了制定活动方案的目标	活动效果评估

(反馈)

图 15-1-1　老年人身体活动训练照护流程图

(二)躯体健康

躯体健康指躯体无明显畸形、心血管系统、呼吸系统、运动系统无明显病变,同时未患有慢性疾病。

(三)精神健康

精神健康的评估包含认知能力和精神健康,精神健康主要反映个体对生活幸福感的评价。

(四)社会健康

社会健康的评价有3个方面:社会交往、社会支持和家庭支持程度以及人际关系的好坏。

(五)经济状况

经济状况主要是通过个人收入能否满足老年人的个人需要,是否需要另外的支持等来衡量。

二、健康状况评估

对老年人的健康诊断一方面可以通过老年人的报告,另一方面可以通过简单的测试评估,除此之外,照护人员的自我观察也是一种不错的选择!

（一）老年人的自我报告

通过自我报告可以获得老年人的病史（有无慢性疾病、有无历史伤病、服用药物状况、有无跌倒等、先前的身体活动状况、想通过身体活动达到什么样的健康目标以及其他身体表现出完成某些动作时会出现疼痛、易疲劳、胸闷、气短等）。

（二）简便的测试

1.5次坐立实验（根据个体情况可以用1次、5次、10次）

方法：受试者坐在高45cm左右无扶手的椅子上，双脚着地，背部不贴靠椅背，双手交叉于胸前（对于体弱的老年人可以借助辅具站立），在听到测试开始命令后，以尽可能快的速度完成5次起立和坐下动作。

5次坐立实验的时间变化不一与下肢肌力有关，而且与平衡、反应时间、认知水平和心理状态均有密切关系，5次坐立实验所包含的复合功能表现也能很好地预测跌倒危险。

2.功能性前伸测试

方法：受试者靠近墙，侧向站立，将皮尺横向水平固定在受试者肩峰同高的墙上，受试者双脚自由平行站立，首先右侧上肢平伸90°肘伸直，腕中立位，手握拳，以第三掌指骨为标准，记录初始第三掌指骨所在位置的刻度，然后令受试者尽力平行于皮尺向前伸上肢至最大稳定极限（不允许挪动双脚），记录第三掌指骨所在位置的刻度，计算两位置之间的距离。

功能性前伸动作测试能较好地预测老年人跌倒，在一定范围内，功能性前伸距离越远，老年人跌倒的危险性越大。

（三）照护者的观察

1.关注动作

由于某块或若干块肌肉无法活动或肌力变弱，会出现其他较强的肌肉代替其完成工作，称之为代偿运动。活动时主动肌肉瘫痪或弱化时，代偿肌肉就会代替其行使主动权，而训练的目的是使不活动的肌肉或者是弱化的肌肉恢复正常，因此准确的动作是训练的前提。照护者在活动之前应仔细观察老年人日常生活的动作，发现弱化的肌肉。

2.关注日常生活

观察老年人必须进行的日常活动表现：活动的欲望、完成某个动作的能力，喜欢的活动等。

三、活动方案制订

活动方案的制订是帮助老年人进行身体活动训练的基础。活动方案的制订以提高老年人的灵活性、力量、耐力、平衡能力为主，这四个方面的提高有利于保持身体功能、维持身体肌力、增强独立生活能力、预防跌倒，进而提升生活质量。灵活性训练能帮助老年人维持或提高关节的活动范围；力量训练可以维持肌肉力量，提高骨密度，帮助老年人完成日常生活的主要活动；耐力训练帮助老年人改善心肺功能，减少慢性疾病的发生；平衡训练对预防跌倒有重要意义。

(一)灵活性训练

灵活性训练包含动态拉伸和静态拉伸。主要肌群的拉伸每周至少2次,推荐每周5次,每次保持30~60s,做2~4组。灵活性练习最好在力量或耐力训练之后,肌肉已经发热时进行,这样可以减少损伤的风险。对于身体虚弱或者卧床不起的老年人,照护人员可帮助其进行在可以活动范围内的锻炼,然后进行缓慢的动态拉伸或静态拉伸。

(二)力量训练

力量训练可以通过器械训练、徒手训练、阻力带训练、克服身体重量训练、水中阻力训练等来实现。力量训练推荐每周2~3次,每次包含2~3个上肢动作、2~3个躯干动作及2~3个下肢动作,每个动作10~15次。力量训练可以在床上、椅子上或站立位完成。

(三)耐力训练

耐力训练也称有氧训练,通过主要肌群如腿、手臂的活动维持较高心率一段时间。常见的活动包括健步走、爬楼梯、广场舞、武术、游泳等。耐力训练推荐每次运动30~60min,每周3~5次。

(四)平衡训练

平衡训练是指那些挑战稳定身体和稳定姿态的动作。平衡训练每周2~3d,每个平衡姿势持续10~15s。训练时可以依靠墙壁、桌子、椅子来完成动作。

在身体活动训练中,灵活性训练、力量训练、耐力训练和平衡训练可以只有一个练习要素,比如只做灵活性训练;也可以同时进行2~3个,甚至是4个练习,比如60min的身体活动方案中准备部分进行10min的动态拉伸,主体部分进行30min的有氧舞蹈训练和10min的力量训练,放松部分进行10min的平衡为主的单脚站立静态拉伸。

活动方案的制订必须遵循以下原则:

1. 必须与老年人的活动能力相适应。比如老年人在进行5次坐起测试时并不能完全完成动作,活动方案在制订时可考虑锻炼下肢肌肉力量,进行蹲起训练,要求半蹲,幅度不宜过大,注重动作完成的质量;同时结合瑜伽中与平衡相关的动作。而对于脊髓损伤的老年人,活动方案的制订可以考虑使用摇摆哑铃练习上肢力量及控制力,以保证上肢肌肉力量来完成力所能及的自我照顾。

2. 必须参考老年人健康诊断结果。比如有高血压的老年人进行身体活动以有氧代谢运动为主,避免做静力的推、拉、举等动作;肥胖的老年人也建议用有氧运动结合力量练习的方法。

3. 必须与老年人的喜好相一致。比如有的老年人喜欢音乐,活动方案的制订可以使整个训练在音乐配合下完成;而有的老年人则喜欢传统项目,如武术、空竹等。整个活动方案的制订必须有开始的准备活动、主体训练和放松练习三个部分,主体部分在进行自己喜好项目的同时可以加上轻器械训练。

4. 必须符合循序渐进的多元化原则。对于老年人参与身体活动训练,安全和坚持是基础,因此活动方案的制订应遵循从小到大的原则,刚开始以缓慢的低强度活动为主,随着训练时间的加长,逐渐加大负荷。对于久坐的和残障的老年人,开始时可包含一个或两个成分,随后慢慢将4个成分整合放入同一个活动方案。对于功能很差或者卧床不起的老年人,提高关节活动范围和防止关节僵硬的灵活性训练是首选。对于曾经有损伤且刚刚康复的老年人,开始时可应用动态拉伸来增加心率并提高耐力。

四、活动方案实施

在完成老年人身体活动方案的制订之后,方案的实施是老年人是否发生损伤的关键。在活动实施过程中必须注意:

1.老年人身体活动方案必须在照护人员看护下完成,照护人员应观察老年人完成身体活动时的表现,比如出现呼吸频率过快时,提醒其放慢速度或减小动作幅度。同时可以使Borg度量表–自我感知运动强度量表(图15–1–2),适时询问老年人的感受,中低强度在6~13之间。

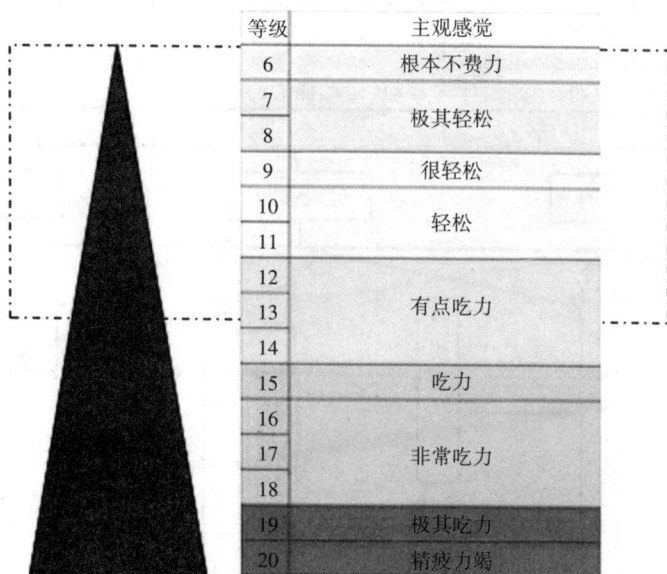

等级	主观感觉
6	根本不费力
7	极其轻松
8	极其轻松
9	很轻松
10	轻松
11	轻松
12	有点吃力
13	有点吃力
14	
15	吃力
16	非常吃力
17	非常吃力
18	
19	极其吃力
20	精疲力竭

图15-1-2　个体主观体力感觉图

2.在实施身体活动方案的过程中,照护人员需观察老年人的表现,做到灵活多变。当老年人感觉完成动作较困难时,照护人员应立即做出调整,选择有相似功能,但强度、难度较小的动作。比如平衡训练时进行单脚站立动作的练习,老年人完成动作很困难,照护人员可辅助其完成,让老年人手扶墙壁或者照护人员的肩膀,在进行2组动作之后可以使其尝试放开手臂,独自完成动作。

3.照护人员必须保证活动训练过程中的安全性,规避二次损伤的发生。要保证安全性,必须关注负荷强度和动作质量,由于老年人的身心功能退化,强度过大可能造成骨折等不可挽回的损伤,而错误动作姿态将会加重关节损伤。

4.保证每次身体活动训练均包括准备部分、主体部分和放松部分。准备部分可以提高神经中枢和肌肉的兴奋性,增加肌肉的血流量和供氧量,使体温升高,降低肌肉的黏滞性,增加弹性,预防损伤。主体部分也就是正式训练,适宜的负荷强度对提高机能状态有积极的影响,但是适宜的状态需经过老年人反复调试才能达到较准确的程度。放松部分是使紧张的肌肉逐渐松弛,心血管和呼吸系统得以缓解,使疲劳消除加快,促进身体的恢复。

五、活动效果评估

身体活动效果的评估强调与健康诊断和活动方案相符合,同时强调效果评估是一个过程,而非结果(见图15-1-3)。

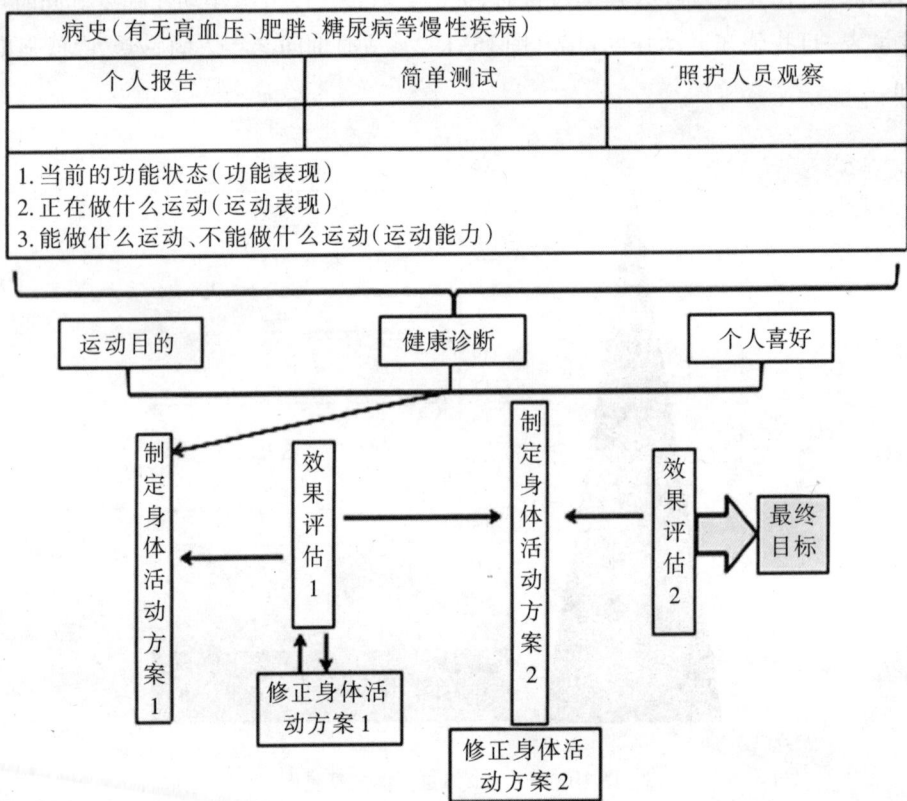

图15-1-3 老年人身体活动效果评估流程图

第二节　老年人常见慢性疾病的运动康复

一、高血压

(一)高血压简介

高血压分原发性高血压和继发性高血压两种。继发性高血压是其他疾病的伴随症状，病因明确，近5%的高血压归于此类。而原发性高血压是指原因不明的血压升高综合征，约占95%，即平时所说的高血压病。高血压是多种心脑血管疾病的重要致病因素，严重者可导致心、脑、肾等器官功能衰竭，是心血管病死亡的主要原因之一。目前，我国患高血压老年人已逾8000万，数量居世界各国首位。因此，老年高血压防治工作重要而艰巨。

(二)运动降压机制

大量研究表明，锻炼结合其他生活方式对高血压的预防积极有效，在长期和短期降压方面，低强度至中等强度的锻炼是足够的。长期有氧耐力运动的降压机制表现为：有氧耐力运动可降低交感神经系统活性，利于血管重塑；还可以改善胰岛素抵抗，减少药物用量，降低药物不良反应，进而提高心血管调节适应能力，稳定血压水平。长期力量训练(抗阻训练)的降压机制表现为：促进血管外周阻力下降，改善脂代谢，并对某些血管活性物质产生影响。

(三)项目选择

高血压老年人宜选择中低强度有氧训练作为主要锻炼方式，如快走、慢跑、骑车、游泳、慢节奏的交谊舞、气功、太极拳和放松疗法等。高负荷和大强度抗阻训练能够对老年人高血压前兆值产生良性影响，使之在48h后恢复至正常范围。国内研究发现：通过抗阻训练可使老年人收缩压下降，在一定程度上降低心血管病、中风和死亡的发病率。因此，可以把一定强度的抗阻训练作为辅助手段列入训练方案，用于预防和控制高血压。如克服自身重力的引体向上、仰卧起坐、俯卧撑等，自由重量器械训练(哑铃、杠铃等)，瑞士球训练，弹力绳训练。

(四)运动处方

见表15-2-1。

表15-2-1　高血压有氧运动和抗阻运动处方

	有氧运动	抗阻运动
运动形式	拍打"八虚"健身法(第十六章第一节)、八部金刚功(第十六章第二节)、坐式八段锦(第十六章第三节)、步行(第十六章第五节)、慢跑(第十六章第六节)、广场舞、游泳等	弹力绳训练(第十六章第四节)，自由重量器械训练，瑞士球训练等

续表

	有氧运动	抗阻运动
运动强度	1.级高血压运动时控制心率在102~125次/min或运动后心率增加不超过运动前的50% 2.级高血压运动后心率不应超过运动前的30%	40%~50%最大一次收缩（IRM） 40%~50%最大一次收缩（IRM）
持续时间	45~60min（含10~20min热身活动，20~30min有氧运50~60min（含10~15min热身动，5~10min整理放松，逐渐恢复至平静水平）	10~60min（含10~15min热身活动，30~35min抗阻训练，10min整理放松）
运动频率	3~5次/周	1~2次/周
注意事项	①时间：每天下午4~5点，避开早晨至中午时间段，天热时热身时间可缩短，天冷则应稍延长；②衣着：寒冷季节注意保暖；③动作：放松心情，放缓节奏，保持速度，避免屏气、突然发力和大幅度动作；血压得到控制前避免弯腰低头；④特别提示：出现头晕、恶心或者呕吐等不适状况时，应停止运动，安静休息或就医	

二、糖尿病

（一）糖尿病简介

糖尿病（diabetes）是因胰腺功能下降、胰岛素抵抗等引起糖、蛋白质、脂肪等代谢紊乱的疾病，以空腹血糖水平升高、"三多一少"（多尿、多饮、多食、消瘦）为典型表现。老年人血糖控制不好，会引发肾脏、眼睛等部位并发症，且无法治愈。

糖尿病有4种类型：1型糖尿病（常见于青少年）、2型糖尿病（占比达90%）、妊娠糖尿病（常见于妊娠前后妇女）、特殊类型糖尿病（因遗传缺陷或药物导致）。

糖尿病常见且多发，患病率随生活水平提高、人口老龄化、生活方式改变而快速增加。据世界卫生组织估计，到2025年全球糖尿病患者将达到3亿。目前我国糖尿病患者已逾4000万，居世界第2位。糖尿病已成为发达国家继心血管疾病和肿瘤之后的第三大非传染性疾病，给社会发展带来沉重负担，给人类健康造成严重威胁。

（二）运动降糖机制

运动疗法对2型糖尿病有较显著的治疗作用，运动干预同药物治疗的效果非常类似，研究证明，长期有规律的运动能有效降低2型糖尿病患者的血糖，疗效类似口服降糖药物。运动通过刺激骨骼肌葡萄糖转运蛋白4（GLUT4）载体蛋白向血浆细胞膜移动，加快葡萄糖转运，提高肌组织的葡萄糖摄取及肌糖原的合成能力，增强胰岛素分泌能力和组织对胰岛素的敏感性，加速脂肪分解并改善脂类代谢和蛋白质代谢。

（三）项目选择

糖尿病老年人选择运动形式应以消耗血糖、提高机体对胰岛素的敏感性为目的，不同项目可以组合、交叉进行，但须避免过度激烈紧张的运动。首选中低强度、以糖的有氧代谢为主要能量供应方式的长时间有氧运动形式，最好选择大肌肉群、多肌肉群参加的运动项目,做到上下肢肌肉群兼顾。同时以抗阻训练作为辅助运动。

(四)运动处方

见表15-2-2。

表15-2-2　糖尿病运动处方

	有氧耐力运动	抗阻力量运动
运动形式	拍打"八虚"健身法(第十六章第一节)、八部金刚功(第十六章第二节)、坐式八段锦(第十六章第三节)、步行(第十六章第四节)、慢跑(第十六章第六节)、郊游、登山、台阶运动(楼梯和室内台阶);游泳、体操、高尔夫球、门球、乒乓球、羽毛球等;自行车(含室内和室外);舞蹈、游戏等	弹力绳训练(第十六章第四节)、仰卧飞鸟(第十六章第十节)、蹲起(第十六章第七节动作3)、静力性力量练习(以上下肢为主)等
运动强度	美国运动医学学会推荐40%~60%VO$_2$max,或是60%~90%HRmax。国内研究认为35%~75%VO$_2$max和35%~75%HRmax均有效	40%~50%最大一次收缩(IRM)
持续时间	每次运动30~60min(含热身和结束整理活动),结合抗阻辅助训练,每天运动总时长不能超过2h	
运动频率	3~5次/周	
监控标准	系统运动锻炼后,2型糖尿病老年人自身空腹血糖、餐后血糖水平及HbAlc指标是否趋向正常水平,最后被稳定在正常水平,并可以长期保持	
注意事项	①对老年人进行全面体检,联合医生制订锻炼方案.运动过程中结合实际进行调整;②运动前、中、后开展血糖监测,发现状况及时处理;③空腹时不可运动,运动时应随身携带糖果,一旦发生低血糖反应,应即刻进食;④餐后30min或1h后方可开展运动,在降糖药物作用高峰时间不要运动;⑤并发症老年人不可选择举重等力量训练;⑥出现头晕、恶心或者呕吐等不适状况时,应停止运动,安静休息或就医;有视网膜病变者,不能选择举重和潜水等运动,开展其他运动时头部位置不能低于腰部;有周围神经病变者,不可负重锻炼,而且应避免身体过度伸展;⑦运动时应衣着宽松,每天洗脚并检查脚部有无感染、红肿、青紫、水疱等现象;⑧运动前需热身,运动后需整理,生活中控制饮食	

三、肥胖

(一)肥胖症简介

肥胖是体内脂肪堆积过多或分布异常的状态。根据有无明确疾病因素,可把肥胖分为单纯性肥胖(即非疾病引起的肥胖,占总数的95%)和继发性肥胖(即其他疾病导致的肥胖,占5%)。1997年世界卫生组织正式将肥胖认定为疾病,认为健康损害来自肥胖本身以及肥胖诱发的疾病如高血压、糖尿病、心脑血管疾病和某些癌症等两方面。随着科学技术的进步和人们膳食结构的改变,肥胖者数量在世界范围内不断增长,发病率逐年升高。肥胖会严重影响健康,不仅会降低老年人的生活质量,而且增加社会负担。

我国2014年国民体质监测数据显示,2014年老年人的超重率41.6%,比2010年增长1.8个百分点;老年人的肥胖率13.9%,比2010年增长0.9个百分点;超重和肥胖率在15年内连续增长。超重与肥胖问题已经成为影响我国老年人群体质的突出问题。但从数据来看，近年来，超重与肥胖检出率的增长幅度有所减缓，这或许与全民健身服务的完善有关。

（二）肥胖的诊断

常用的肥胖诊断指标是体质指数（BMI），其含义是：体重除以身高平方的商（$kg·m^{-2}$）。该指标综合了体重和身高两个因素，主要反映全身性肥胖和超重，简单易行，避免了性别影响，降低了身高影响，但无法反映局部体脂分布情况。2002年WHO在《亚太地区肥胖的重新定义和处理》中将BMI大于23（$kg·m^{-2}$）和25（$kg·m^{-2}$）分别定为超重和肥胖。我国制定的BMI评价标准为：BMI<18.5为"体重过轻"，18.5≤BMI<24.0为"体重正常"，24.0≤BMI<28.0为"超重"，BMI≥28.0为"肥胖"。国家评定标准显然比世界卫生组织的标准宽松许多。

（三）运动减肥机制

在有氧运动过程中机体以糖和脂肪供能为主，而无氧运动主要是通过无氧代谢、以磷酸原和糖酵解（而非脂肪）供能为主。所以运动减肥的主要运动形式是有氧运动。有氧运动可帮助平衡人体体重和能量，通过调节神经内分泌降低体脂含量、增加能量消耗，提高机体的基础代谢率等。同时运动可增强机体呼吸系统、消化系统、血液循环系统机能，改善个体心理环境和免疫能力。这些均有助于控制体重增加或减重。运动疗法无副作用，费用低、疗效久，日益受到人们青睐。但同时须合理控制饮食，减少能量摄入，才能取得良好效果。

（四）运动处方

见表15-2-3。

表15-2-3　肥胖症运动处方

	有氧耐力运动（主要形式）	抗阻力量训练（辅助形式）
运动形式	步行（第十六章第五节）、慢跑（第十六章第六节）、游冰、跳绳、台阶运动（楼梯和室内台阶）、跳健美操、自行车（含室内和室外）等	弹力绳训练（第十六章第四节）、杠铃、哑铃、俯卧撑、引体向上、立定跳远等
运动强度	年轻人60%~85% HRmax，中老年人60%~75% HRmax	40%~50%最大一次收缩（IRM）
持续时间	每次运动30~60min（含热身和结束整理活动），结合抗阻辅助训练，每天运动总时长不能超过2h	
运动频率	3~6次/周	2~4次/周
注意事项	①制定运动处方须结合体检和体能检测结果，选择适宜的运动项目和运动负荷，保证有效性和安全性；②运动前做好热身活动，然后进行专门训练，先开展小强度活动，后开展较大强度活动，注意身体对运动负荷的反应，结束时进行整理活动；③运动的同时要控制饮食，以清淡、低热量为宜，膳食结构要合理，晚餐热量宜少	

四、冠心病

(一)冠心病简介

冠心病是冠状动脉粥样硬化性心脏病的简称,又名缺血性心脏病。指由于冠状动脉发生了粥样硬化,无法有效供给营养物质进而导致心肌损害,主要表现为心绞痛、心律失常、心肌梗死及心源性猝死。此病多发于40岁以上成人。男性发病多于女性,我国男女比例约为2:1。近年来发展中国家发病率日渐升高,发病趋于年轻化,是严重危害大众健康的常见疾病。

(二)运动治疗冠心病的机制

运动干预对冠心病的疗效主要体现在:首先,开展运动可减少老年人长期卧床休息造成的不良后果,促使血流加速,降低血栓和呼吸系统并发症的发生概率。其次,运动可提高外周骨骼肌的氧利用率,增强中枢神经的调节能力。提高肺活量,改善免疫力,从而减轻心脏负荷,增强心肌抗病能力。第三,运动可改善脂质代谢水平,降低血脂和体重,改善老年人情绪和高血糖及胰岛素敏感性。第四,运动可使心肌纤维肥大,增加毛细血管数量,增强心肌收缩能力,改善心脏冠脉循环,预防心肌缺氧。

(三)有氧运动处方

见表15-2-4。

表15-2-4　冠心病有氧运动处方

运动形式	步行(第十六章第四节)	保健操(第十六章第八节)
运动强度	50%~85%VO$_2$max 或 70%~85%HRma,3~7 km/h	微微出汗
持续时间	方法一:每次 20~60min,每 20min 左右间歇 3~5min,逐渐持续时间,形成每次 30min 休息 5min、每日 2 次的运动模式 方法二:先慢速(60~70 步/min)行走 500m,再中速(80~90 步/min)行走 1000m,最后用慢速走 500m,每段间歇 3~5min。每次走路 20~30min,每日 1~2 次	30min 左右
运动频率	3~5 次/周	3~5 次/周
注意事项	选择平坦道路,注意步态稳定,步幅均匀,呼吸自然,防止跌倒	呼吸平稳,动作舒缓,尽可能使躯干、四肢伸展,肌肉拉伸

(四)力量运动处方

见表15-2-5。

表15-2-5　冠心病力量运动处方

运动形式	弹力绳(第十六章第四节)、肩后推举(第十六章第八节)、坐位抬腿(第十六章第九节)
运动强度	40%~50%,最大一次收缩(IRM)
持续时间	每次20~30min,每10min左右间歇30s
运动频率	3次/周
注意事项	以大肌群如腿、躯干和上臂为主,进行缓慢的全关节范围内的抗阻运动

(五)注意事项

1.在身体状态良好情况下训练,如遇感冒或发热,须在症状和体征消失2d后方可恢复训练。

2.衣着宜宽松、舒适、透气,穿运动鞋。

3.餐后不宜剧烈运动。

4.在寒冷和炎热的气候下要相对降低运动量和运动强度。

5.上坡时须减慢速度。

6.为老年人定期检查、修正训练方案,避免过度训练。

7.运动时发现下列症状应停止运动,及时就医,如上身不适(包括胸、臂、颈或下颚等部位酸痛、烧灼痛、缩窄感或胀痛)、无力、气短或骨关节不适(关节痛或背痛)。

8.药物治疗发生变化时,须相应调整运动方案。

9.避免竞技性运动。

五、骨质疏松症

(一)骨质疏松症简介

骨质疏松症是因增龄衰老或医学原因引起的,以骨量减少、骨组织微细结构破坏、骨脆性增加及骨折危险性升高为特征的一种系统性、全身性骨骼疾病。临床表现和体征主要是疼痛,其次为驼背、骨折、身长缩短及呼吸系统障碍等。

流行病学研究发现,骨质疏松症主要发生于绝经后妇女和老年人,我国75岁以上妇女骨质疏松症发病率高达90%。美欧等发达国家骨质疏松症的发病率也较高,由此造成的经济损失数以亿计。

(二)运动治疗骨质疏松症的机制

大量研究表明,运动通过影响与骨代谢有关的营养、肌力、骨生物力学效应、激素及局部调节因子等因素来影响骨重建过程,使骨质得以维持或增加。但运动影响骨代谢过程极其复杂,具体机制有待于进一步研究。

(三)运动方式

不同的运动项目对骨组织的刺激作用大小不一,骨密度会随运动项目的不同而发生改变。在既定的运动时间、频率及强度范围内,抗阻力量运动和有氧耐力运动均能有效改善骨密度,举重等抗阻力量运动的效果优于中长跑、自行车等有氧耐力运动,但大负重、高爆发性抗阻力量运动对老年人的循环系统有不利影响。步行、登山、太极拳、五禽戏等有氧运动对骨质疏松症均有疗效。在实践中应以抗阻力量运动为主,有氧耐力运动为辅,同时结合老年人以个人兴趣爱好及身体状况选择合适的运动项目。

(四)运动处方

见表15-2-6。

表15-2-6 骨质疏松症运动处方

	抗阻力运动	有氧耐力运动
运动形式	弹力绳训练(第十六章第四节)、仰卧起坐(第十六章第十节)、俯卧撑、蹲起、引体向上等	拍打"八虚"健身法(第十六章第一节)、八部金刚功(第十六章第二节)、坐式八段锦(第十六章第三节)、步行(第十六章第五节)、慢跑(第十六章第六节)、门球、骑自行车、舞蹈、游戏等
运动强度	以此日不觉疲劳为宜	50%~80%VO$_2$ max 或 60%~90%HRmax
持续时间	每次30~60min,持续7~9个月方能改变骨量并达到新的稳定水平	同前
运动频率	3~5次/周	3~5次/周
注意事项	①把安全放在首位,掌握好身体重心,避免发生运动损伤,防止失重跌倒,不应过度低头、甩头,动作上下起伏不宜过大;②着装应舒适,运动前热身,运动后整理;③应根据个体差异确定运动量,动作由慢渐快,若有不适需立即调整;④老年人不宜开展的活动有:各种负重动作、快速扭转运动(如高尔夫球)、椎体骨质疏松症老年人应避免过度前屈(如触摸脚尖及划船动作);⑤药物发挥作用期间应避免运动,以防跌倒或晕厥	

六、风湿性关节炎

(一)风湿性关节炎简介

风湿性关节炎是一种常见的全身性结缔组织炎症。中医认为病因是风寒湿邪入侵机体,阻碍血液循环,使肌肉、韧带、筋膜、滑囊等不能得到充分滋养,进而诱发疾病。临床表现多以急性轻中度发热和关节疼痛开始,疼痛部位游移不定,多为髋、膝、踝等大关节,其次为肩、肘、腕等小关节;病变局部呈现红肿、灼热或剧痛,几个关节可能同时发病;若风湿侵犯心脏,则可能引发心肌炎,甚至遗留心脏瓣膜病变。

根据发病缓急,可把风湿性关节炎分为急性和慢性两大类。急性风湿性关节炎发病急促,约有5%的患者在发病前3周内曾患有咽峡炎、扁桃体炎等,临床表现有倦怠乏力、烦躁、发热(大多数为高热)、出汗等。关节肿痛,活动受限,炎症消退后,关节功能恢复正常,无后遗症,但常复发。慢性风湿性关节炎多由急性期治疗不彻底、反复发作、迁延而致,或因体质虚弱、湿邪留驻所致。主要临床表现：多无高热，少数有低热；较大关节多红肿、活动受限及游走性疼痛；下肢和膝关节部位的皮肤常有红色、突兀的圆形结节即风湿结节。慢性风湿性关节炎如果治疗不及时、不彻底，可能导致关节变形乃至残废。

（二）运动疗法与机制

运动疗法大致有以下几种：关节可动范围训练、增强肌力运动、步行训练和日常运动主要采用现代体育项目或传统体育功法（如五禽戏、易筋经、八段锦、太极拳等）作为治疗手段，以疏通经络、调理脏腑、强健筋骨、滑利关节，恢复关节功能，改善关节腔及周围组织的血液循环，加速局部新陈代谢，消除炎症，减轻关节肿胀及疼痛，加速身心功能康复。

（三）运动处方

见表15-2-7。

表15-2-7　风湿性关节炎运动处方

	有氧耐力运动	抗阻力运动	柔韧训练
运动形式	拍打"八虚"健身法（第十六章第一节）、八部金刚功（第十六章第二节）、坐式八段锦（第十六章第三节）、步行（第十六章第五节）、慢跑（第十六章第六节）、门球、骑自行车、舞蹈、游戏等	弹力绳训练（第十六章第四节）、仰卧起坐（第十六章第十节）、俯卧撑、蹲起、引体向上等	主动拉伸　被动拉伸
运动强度	40%~85%VO$_2$max或55%~90%HRmax	自我感觉疲劳为止	以不出疼痛为限
持续时间	20~60min	30min左右	每组大肌群2~3min
运动频率	3~5次/周	3~5次/周	3~7次/周
注意事项	大肌群参与，持续时间酌情逐步增加	身体不同部位大肌群逐一训练	主要大肌群均需训练，在有氧耐力训练和抗阻力量训练之前进行

风湿性关节炎老年人需要加强身体素质锻炼，具体包括耐力锻炼和力量锻炼两个方面：耐力锻炼可增强心肺功能和身体机能，帮助改善睡眠质量，控制体重。可选择步行、自行车骑行和游泳等。锻炼时间从初始的5~10min，依次增加5min直至可以坚持运动30min，运动强度可视老年人病情改善进展逐步增加。

力量锻炼可维持和增强老年人肌肉力量，维持关节稳定。可选择等长运动、等张运动和柔韧运动。等长运动适用于关节肿痛者，等张运动适用于训练身体某组特定肌肉，可减少肌肉痉挛。柔韧运动可增强关节灵活性，适用于关节僵硬的老年人。

（四）常见关节练习方法

见表15-2-8。

表 15-2-8 风湿性关节炎关节练习方法

关节名称	体位	方法	动作次数	注意事项
颈部	中正站立	前屈后伸:吸——颈部前屈尽量接近胸骨柄上缘,呼——颈部最大程度后伸	前屈1次、后伸1次为1组,重复8组	双手叉腰,深呼吸并与动作配合,头晕或其他不适,应放慢动作速度或停止练习
		左右侧屈:吸——头向左侧屈,呼——头部还原;吸——头向右侧屈,呼——头部还原	左右各侧屈1次为1组,重复8组	同上
肩肘	中正站立	肩肘外旋:吸——肘部带动肩部向上向外旋转抬起,呼——肘部带动肩部向后向下旋转落下;肩肘内旋:吸——肘部带动肩部向上向内旋转抬起,呼——肘部带动肩部向外向下旋转落下	内旋、外旋各重复至少2个8拍	双手侧举搭在肩井穴上,练习过程中保持手的位置,最大程度旋转肩肘
肩肘	坐位	抬起前臂,略高于腰,握拳伸屈肘部	一屈一伸为1组,左右手各重复至少8组×3	屈伸动作视情况可快可慢,两臂可单独也可同时进行,组间可休息放松数秒
手部、腕部、前臂	站立坐位均可	五指尽力张开,再用力握紧拳头,带动前臂做内旋和外旋动作	内旋、外旋各1次为1组,左右手重复至少8组	动作视情况可快可慢,两手可单独也可同时进行,组间可休息放松数秒
腰背部	中正站立	前屈后伸:双手叉腰,双腿伸直,腰部向前向下弯曲到最大限度,然后抬起还原到中正站立位,腰部向后向下弯曲到最大限度,然后抬起还原到中正站立位	前屈、后伸各1次为1组,重复8组	动作应缓慢,头晕或其他不适,应停止练习
		左右侧屈:双臂自然下垂,腰部做左侧屈,左手顺左腿外侧尽量向下,然后还原腰部;右侧屈同理	左右各侧屈1次为1组,重复至少8组×2	动作应缓慢,头晕或其他不适,应停止练习
踝关节	站立坐位均可	踝部屈伸:双腿伸直,双手叉腰,足部先最大程度背屈,再最大程度跖屈	背屈、跖屈各1次为1组,重复至少8组×2	应提前做好肌肉放松,以免造成痉挛;若发生痉挛须停止练习并放松
	仰卧	空中蹬车:慢慢举起腿,尽量屈髋屈膝背屈踝关节,然后向前上方伸腿蹬出	以8拍为1组,可重复3~5组	左右腿交替进行或同时屈伸,组间注意休息
	站立	蹬转滚木法:足踩住圆形木棍,前后滚动	以8拍为1组,可重复3~5组	注意屈伸关节,组间可休息

关节名称	体位	方法	动作次数	注意事项
膝关节	站立	膝关节屈伸:双手叉腰,一腿屈膝缓慢抬起,足面绷直,尽量屈曲膝关节至最大限度,然后缓慢伸直膝关节,直到膝关节充分伸直	以8拍为1组,可重复2~3组	左右腿交替进行,体弱者可以扶桌椅、栏杆站立
	站立	下蹲屈膝:双脚微开步,双手扶膝,缓慢下蹲至最大限度,然后缓缓站起复原	以8拍为1组,可重复2~3组	下蹲和站起速度要缓慢,不可猛起
	站立	后抬腿:单腿站立,另一条腿后伸达到充分伸髋,然后缓慢抬高小腿,屈膝到最大程度	以8拍为1组,可重复2~3组	双腿交替进行,体弱者可扶桌椅、栏杆等保持稳定
	仰卧	抱膝触胸:双脚平放,屈膝,一侧膝慢慢向胸部方向抬起,双手抱膝拉向胸前,至最大限度,然后慢慢还原	以8拍为1组,可重复2~3组	双膝交替进行,至僵硬消失为止

(五)注意事项

1.锻炼项目一般不宜超过2项,须坚持不懈,并注意劳逸结合、饮食有节,勿饮食凉冷食物。

2.锻炼过程中若发现老年人食欲差、体重下降、失眠,或脉搏超过原来的30%,应酌情减少运动量,必要时尽快就医。

3.关节炎发作期或活动期应限制活动频率和运动量。

4.运动时注意关节保暖,多在天气晴朗时阳光下锻炼,避开寒湿。

5.锻炼之前须热身,预防运动损伤。热身活动强度应适宜,以免造成新的损伤,可配合热敷、按摩等进行。

6.出现下述情况须停止锻炼:异常或持续性疲劳,虚弱加重,关节活动范围缩小,关节肿胀加重,运动后持续疼痛超过1h。

七、颈椎病

(一)颈椎病简介

颈椎病又称颈椎综合征,是颈椎骨关节炎、增生性颈椎炎、颈神经根综合征、颈椎间盘脱出症的总称,是一种以退行性病理改变为基础的疾患。主要由于颈椎慢性劳损、骨质增生,或椎间盘脱出、韧带增厚,致使颈椎脊髓、神经根或椎动脉受压,出现一系列功能障碍。

随着社会老龄化和生活方式的改变,颈椎病已成为常见病和多发病,发病率逐年提高,且发病年龄趋向低龄化。颈椎病的症状多样而复杂,临床症状主要有:头颈肩背手臂酸痛,颈部僵硬,活动受限;一侧肩背部沉重感,上肢无力,手指发麻,肢体皮肤感觉减退,手握物无力,有时不自觉地握物落地;严重者伴有下肢无力,行走时脚下绵软无力、头晕头痛等。

(二)运动疗法的机制

运动对于颈椎病的疗效体现在:增强了颈部相关肌肉和韧带的疲劳耐受度,促进颈椎区血液循环和新陈代谢,改善了颈椎的稳定性和灵活性,防止肌肉萎缩及反复发作。改善骨代谢,增加了骨的韧性及强度,预防骨质疏松,延缓椎骨的退行性病变。对于老年人而言,运动既能维持骨量,又能提高肌力、协调性和椎体稳定性,增加关节活动范围,并增强跌倒时关键部位的保护能力。合理的锻炼还能改善颈部软组织或韧带粘连现象,调整椎间小关节的紊乱,解除或减缓血管及神经根受压迫的状态。

(三)运动处方

见表15-2-9。

表15-2-9　颈椎病运动处方

运动形式	拍打"八虚"健身法、八部金刚功、坐式八段锦、步行、慢跑、健身操、游泳
运动强度	老年人康复期内、康复3个月后及完全康复后的适宜运动心率分别相当于最大心率的60%、75%和85%
持续时间	颈部锻炼操:15~20min/次;康复治疗期的老年人,30~45min/次,康复后:10~15min/次
运动频率	3~4次/周,锻炼间歇不宜超过3d
注意事项	①饱餐、饥饿或自觉不适时不宜锻炼,颈部活动受阻,活动时出现疼痛或眩晕时,应放慢速度、减小幅度或中止锻炼;②改变不良坐姿和睡姿,选择合理高度的枕头。正确的坐姿是躯干胸段前倾约15°头再比躯干前倾15°。睡姿一般以仰卧、侧卧为宜;枕头高度略超过人体肩宽为宜;③禁止闭目做大幅度的颈部环绕动作,椎动脉型老年人不宜做侧转和旋转等动作

八、肩周炎

(一)肩周炎简介

肩周炎又叫肩关节周围炎,俗称"五十肩",是肩关节周围肌肉、韧带、滑膜及关节囊慢性炎症及粘连引起的一种以疼痛和活动受限为特征的疾病。肩周炎有广义和狭义之分,广义肩周炎是指肩关节周围任何部位的炎症,狭义肩周炎是指由各种原因引起的肩关节周围软组织出现无菌性炎症、疼痛、粘连,导致以肩关节运动障碍为主要症状的一种疾病。通常所说的肩周炎是指狭义肩周炎。

肩周炎为中老年人的常见病、多发病,50~60岁为发病高峰,女性较男性多见,左右手无明显差异,多见于体力劳动者。冬、春两季多发。约有10%的肩周炎老年人在第一次患病的5年内对侧肩关节也会发病。临床表现主要有:初期肩部轻度酸痛,病情加重时整个肩关节疼痛难忍,夜间及遇寒时加重;活动受限;晚期肩部肌肉萎缩。

(二)运动疗法的机制

肩周炎的病理反应包括肩关节周围组织水肿、渗出、粘连等,产生疼痛及活动阻碍。通过运动锻炼,可改善血液循环和新陈代谢,消散或吸收水肿和瘀血,滋养关节筋脉和肌肉,恢复关节功能;运动可改善神经肌肉功能,恢复肌肉力量;运动还能维持并改善肩部肌肉组织的正常形态和功能,发挥机体的代偿功能,且具有一定的镇痛作用。

(三)运动方式

肩周炎的运动治疗可选择徒手操、器械操、传统养生功法(如八段锦、太极拳)等。下面介绍徒手操和器械操的锻炼方法(见表15-2-10)。

表15-2-10　肩周炎的锻炼方法

锻炼方式	动作名称	要求	注意事项
徒手操	上肢画圆	老年人站立位,弓箭步,一只手叉腰,另一只手握空拳置于腰部,以手臂带动肩关节顺时针、逆时针进行画圆。以8拍为1组,可重复3~5组	画圆时尽量伸展至肩关节最大活动范围
	后向振臂	老年人站立位,双臂自然垂于体侧,双手自然张开,双臂同时向后向上抬起,达到极限后再用力向身后振臂,同时胸部向前挺出。然后将双臂同时向前向上抬起,直至双臂平行上举过头顶,达到极限后用力向身后振臂,同时胸部向前挺出。以8拍为1组,可重复3~8组	组间可以短暂休息
	背后拉手	老年人站立位,双手置于背部,健侧手拉住患侧腕部,逐渐用力,将患侧手向上后方和健侧拉动。以8拍为1组,可重复3~5组	拉至极限再重复下一次
	推颈展臂	老年人站立位或坐位,双手在颈后交叉抱头,双肘带动双臂向外向后做振动运动,以8拍为1组,可重复3~5组	振动须达到极限位置
	背后摸肩	老年人站立位,双臂自然垂于体侧,一侧臂屈肘置于背后,然后尽量后伸,用手背击接触另一侧肩胛,碰触到后持续5s后放松,以8拍为1组,可重复3~5组	组间可以短暂休息
	"托天"	老年人站立位或坐位,双手十指交叉,掌心向上,由腹前缓缓托起,在锁骨部位翻掌向外向上托起过头顶,手背向下,同时眼随手走,抬头向上看双手。当双肘关节完全伸直,双手达到极限后,头部恢复平视,双手打开向两侧展开,掌心向下慢慢压下至大腿两侧。如此重复3~5个8拍	组间可以短暂休息
器械操	哑铃操	①取站立位,单手持哑铃做前举、后伸、内收、外展等动作。动作交替进行,做5~10min ②双手各持哑铃由大腿外侧侧平举,高与肩平,维持3~5s后复原,重复2~3个8拍。再双手持哑铃前平举,高与胸平,维持3~5s后恢复原位,重复2~3个8拍 ③取仰卧位,双手持哑铃上举,双肘关节伸直,与床面垂直。双臂缓慢向身体两侧打开,倾斜约45°,维持3~8s后复原,重复2~3个8拍 ④取俯卧位,单手持哑铃垂于床侧,肘关节伸直。向外向上缓慢抬起手臂,高与床面平,维持3~5s后复原,重复2~3个8拍	动作应柔和,组间可短暂休息

锻炼方式	动作名称	要求	注意事项
器械操	滑轮操	站立吊环前,双脚与肩同宽,双手握紧吊环,两臂轮流外展上、下运动。重复3~5个8拍	动作应柔和,组间可短暂休息
	体操棒	肩前屈:取站立位,双脚与肩同宽,双手紧握体操棒置于腹前,挺胸收腹,平视前方;双手握体操棒尽量上举,肘关节始终保持伸直,上举至最大限度,维持2s后复原,重复2~3个8拍	身体尽量靠墙,以防动作变形,组间可休息
		肩后伸:双手握体操棒于身后,肘关节始终保持伸直,双手带动体操棒用力向后向上伸展,至最大限度维持2s后复原,重复2~3个8拍	不能含胸弯腰

(四)运动强度

一是以心率作为监控标准:合适心率数值=170(或180)-年龄(岁)。二是以老年人体感舒适度作为监控标准:运动时老年人感觉肩部微痛且能忍受,说明运动强度适宜。运动后,自感呼吸略快,但无胸闷、心悸、气短、喘憋,则说明强度基本合适。若运动中或运动后出现心悸、气短、喘憋、口唇青紫、头晕、血压升高、身体有明显疲劳感,则说明运动强度过大,应予以调整。

(五)运动频率和时长

每周5~7d,每天早晚各1次。如果身体较好,可每日增至多次;如果老年人心肺功能较差或年龄较大,应减少次数,并在锻炼过程中增加休息次数和时间。每次运动30~60min,具体可根据老年人年龄、身体状况、运动项目特点等因素进行微调。

(六)注意事项

1.运动前充分热身,放松肩部,防止伤害。

2.与药物疗法配合,不能用锻炼替代药物和其他疗法。

3.运动后注意保暖,做3~5min的整理和放松,10~20min热敷。

4.做好自我监测,运动前做常规检查,治疗过程中定期复查,前后对比了解运动效果,及时调整锻炼方案。

九、慢性阻塞性肺疾病

(一)慢性阻塞性肺疾病简介

慢性阻塞性肺疾病简称慢阻肺,以持续气流受限为特征,其气流受限多呈进行性发展,与气道和肺组织对烟草、烟雾等有害气体或有害颗粒的慢性炎性反应增强有关,临床表现:胸闷气急,咳嗽咳痰,气短或呼吸困难,持续性气流受限是标志性症状,严重时可出现呼吸衰竭。病程迁延可达三四十年。致病因素有吸烟、大气污染、感染、气候变化及营养不良等,吸烟是最重要的原因。

慢阻肺常见多发,严重影响老年人的生命质量,病死率较高,给老年人及其家庭以及社会带来沉重经济负担。调查显示：我国40岁以上人群中慢阻肺的患病率高达8.2%。据"全球疾病负担研究"项目估计，2020年慢阻肺将位居全球死亡原因的第3位。

（二）运动治疗慢阻肺的机制

运动锻炼可以阻止或延缓肺部疾患的发展；增加胸腔活动，增强肺活量，改善通气功能；加强呼吸的协调性，减少呼吸时气管或肺泡的塌陷；提高呼吸肌群机能及呼吸效率；提高老年人身体活动能力，改善心理环境。

（三）运动处方

见表15-2-11。

表15-2-11　慢性阻塞性肺疾病运动处方

	有氧耐力运动	抗阻力量运动
运动形式	八部金刚（第十六章第二节）、坐式八段锦（第十六章第三节）、步行（第十六章第五节）、慢跑（第十六章第六节）、健身操（第十六章第七节）、骑车等	弹力绳、肩后推举、坐位抬腿、仰卧飞鸟等
运动强度	45%~80% VO$_2$max 或 55%~90%HRmax	40%~50% 最大一次收缩（IRM）
持续时间	30~45min/次	20~30min/次
运动频率	2~3次/周	2~3次/周
注意事项	①避免剧烈运动，锻炼过程中须预防感冒；②严禁抽烟或吸入二手烟；③空气污染时或气候转换之际减少锻炼活动	

第三节　老年人运动损伤的照护与康复

运动损伤后采取正确的照护和康复方法，可以减少渗出和出血，防止损伤的进一步加重和减少并发症，有利于损伤组织更好更快地恢复。老年人由于生理机能下降，损伤后组织恢复能力降低，因此，老年人运动损伤后应该注重正确的照护和康复。

一、评估内容及照护与康复要点

见表15-3-1。

表15-3-1　老年人常见的软组织挫伤评估内容及照护与康复要点

评估内容	照护与康复要点
皮肤、肌肉挫伤、皮下血肿、瘀血	损伤后即刻停止运动，如果出现皮肤破损，先对伤口进行消毒处理，可用干净布包扎；如局部红肿疼痛，可给予冷敷，局部加压包扎，并抬高患处；急性期过后视情况给予理疗或运动训练

评估内容	照护与康复要点
肌肉、肌腱损伤	立即给予冷敷,局部加压包扎,并抬高患处;严重者在上述处理后立即送往医院进行治疗;恢复期可进行理疗或运动训练
踝关节扭伤	早期处理同肌肉、肌腱损伤,视情况可穿戴护具,如:护踝;急性期过后可到医院康复理疗科进行功能评估以确定合适的功能训练
腰扭伤	卧床休息,视情况可到医院进行诊治;穿戴护腰以缓解疼痛,视情况进行牵引、理疗及功能训练
疲劳性骨膜炎	停止大运动量运动,避免跑跳,注意休息;进行热敷或其他理疗,恢复后再循序渐进进行运动
肌肉痉挛	可对痉挛肌肉进行牵伸、热敷,如果出现红肿疼痛,可给予冷敷,视情况到医院进行诊治
骨折	立即停止伤肢活动,如出现休克症状,应立即平躺休息,可喝些热茶水,然后进行包扎,并立即送往医院治疗

二、与老年运动损伤有关的照护与康复技术

(一)RICE原则

急性运动损伤后,恰当的处理对愈后意义重大。RICE(rest,ice,compression,elevation),即:"休息、冰敷、加压、抬高"。RICE原则可属于急性肌肉、韧带等软组织损伤。在急性运动损伤的最初24~48h内,损伤局部可出现出血、渗出和疼痛,正确运用RICE原则可以减少出血和渗出,缓解肿胀和疼痛,有利于组织愈合,缩短康复时间。

1.休息制动(rest)

主要是指限制损伤部位的活动。运动损伤发生后,休息制动是首要措施。制动可以避免损伤进一步加重,有利于受伤组织恢复。如果损伤比较严重,需要去医院就诊,根据情况可能需要使用拐杖、支具或护具等来保护损伤部位以达到更好的制动效果。

常见的支具和护具有:护腰、护膝、护踝、护肘、护腕等,根据损伤严重程度和保护需要,有些护具本身带有外固定架和活动刻度,能达到更好地制动效果;有些护具内部缝制有软钢条或支持带,起到保护损伤肌肉、韧带和关节的作用。

目前制动的方法还有贴布,通过在损伤局部贴上一定弹性或无弹性的胶布,可以在一定范围内限制肌肉和关节的活动,让损伤组织得到更好的休息。

2.冰敷(ice)

冰敷的主要原理是:①冷刺激使受伤处血管收缩,减少渗出和出血,从而减少肿胀;②缓解局部疼痛;③放松肌肉;④消炎、降低局部新陈代谢率,缓解发炎所引起的红、肿、热、痛。

运动损伤发生后24~48h内,应尽可能对伤处进行冰敷。冰敷时,不要将冰块直接接触皮肤,可用毛巾或衣物包裹冰袋后再进行,也可用任何冷冻的物品代替冰袋,甚至是一袋冷

水。每次冰敷15~20min,20~30min后可再冰敷1次,必要时冰敷频率可达每小时1次。

3.加压包扎(compression)

和冰敷一样,加压包扎一般也在受伤后24~48h内进行。加压可以使受伤部位组织内压力增高,缩窄血管,减少渗出和出血,缓解局部肿胀。加压包扎还有固定受伤部位的作用。

包扎应从损伤部位远端开始,逐层覆盖向近端包扎。包扎时可把冰袋包裹于内,通过二者协同作用消除肿胀。包扎可使用弹力绷带和常规的非弹力绷带,甚至是一片衣物。包扎时注意不要过紧,如发现肢体末端,如:手指、脚趾等出现皮肤颜色苍白或麻木、发冷,可能是包扎过紧所致,应即刻拆除绷带。

4.患肢抬高(elevation)

受伤后,应尽可能地抬高受伤部位,使其高于心脏水平,利用重力帮助血液和淋巴回流,减少渗出和出血,缓解肿胀。运动损伤后48h内建议全天患肢抬高。

(二)理疗

理疗是物理治疗的简称,是指利用一切冷、热、声、光、电等物理手段达到治疗疾病的目的。理疗对于损伤后的软组织有很好的消炎、消肿、化瘀作用,并能改善局部血液循环,提高局部免疫力,促进损伤组织的恢复。

1.热疗

热疗是通过加热的方法,改善局部组织血液循环,促进损伤组织恢复。热疗可以通过直接传导的方法,如:热敷、蜡疗等;也可以通过热辐射,如:烤火、红外线等;还可以通过内生热,如:超短波、分米波等。

(1)治疗原理:①改善局部血液循环;②促进局部渗出物的吸收,有利于消肿;③低肌张力,增加胶原组织的延展性;④镇痛作用;⑤增加局部新陈代谢及酶的活性;⑥消炎作用。

(2)禁忌证:①运动损伤急性期禁止热疗,一般在损伤48~72h后才可以进行;②具有出血倾向者;③心血管机能代偿不全者;④活动性结核者、恶性肿瘤者;⑤对于超短波、分米波等高频治疗,体内植入金属、心脏起搏器者为禁忌。

2.磁场疗法

磁场疗法是利用磁场作用于人体治疗疾病的一种方法,简称磁疗。对于运动损伤,磁疗具有如下作用:①缓解肌肉痉挛,使肌张力降低;②止痛;③消炎;④消肿;⑤软化瘢痕,早期应用,有预防瘢痕形成和促进瘢痕软化的作用。

禁忌证:一般运动损伤急性期24~48h内不做磁疗,目前尚无绝对的禁忌证,但下列情况一般不要进行磁疗:①白细胞总数在3000个/cm³以下者;②有出血或出血倾向者;③体质极度衰弱者;④患有严重心、肺、肝及血液疾病者;⑤对磁疗过敏或磁疗后副作用严重者;⑥孕妇下腹部、严重心脏病老年人的心前区禁用。

3.超声波疗法

超声波疗法是指应用频率为2000Hz的超声能,通过各种方式治疗人体疾病的方法。理疗中常用的超声频率为800~1000kHz,是运动损伤后常用的一种理疗方法。

（1）治疗原理：①机械振动作用。可看作对细胞内物质的"微细按摩"，引起细胞功能的变化，在治疗剂量内可增强半透膜的弥散作用，提高细胞代谢功能，改善血液和淋巴循环，促进损伤组织的血管形成，提高组织再生能力。同时也有软化硬结瘢痕的作用。②温热效应：超声的机械能在组织中可转变成热能，也是内生热的一种。③理化效应：治疗剂量超声可增强生物膜弥散过程，可促进病理改变的组织恢复；可使凝胶转化为溶胶状态，软化病态肌肉和肌腱；通过聚合与解聚作用，诱导组织液中形成高活性的自由基，可使蛋白质解聚为有机分子，对酶的活性产生影响；改变组织液氢离子浓度，适当剂量可减轻急性炎症伴有的局部酸中毒及疼痛症状。

（2）禁忌证：①恶性肿瘤、持续高热；②出血倾向；③孕妇的腹部、小儿骨骺部；④头部、眼睛、心脏、生殖器部位治疗时需严格掌握剂量。

4.光疗

光疗，是利用阳光或人工产生的各种光辐射治疗疾病的物理疗法，一般分为红外线、可见光线、紫外线和激光四种。

（1）红外线疗法：红外线主要由热光源产生，但所有高于绝对零度（-273℃）的物质均可产生红外线。我们主要利用其热作用来达到治疗目的，是热疗的一种，其治疗原理和禁忌证与热疗类似。治疗时另须注意保护眼睛。

（2）可见光疗法：可见光有加强糖代谢、促进机体氧化过程、加强脑垂体机能、提高脑皮层张力、加强交感神经系统兴奋性、增加骨骼肌张力、加强机体免疫力等作用。

（3）紫外线疗法：生物学作用主要是光化学效应，与红外线主要以热为主的生物学效应不同。光疗中，紫外线常简单分为短波紫外线和长波紫外线，其中短波紫外线光化学作用更强，安全性更高。

治疗作用：①抗炎；②镇痛；③促进维生素D的吸收；④脱敏；⑤促进组织再生；⑥促进皮下瘀血的吸收。

禁忌证：红斑狼疮、急性泛发性湿疹、血卟啉或日光性荨麻疹、皮肤癌变、着色性干皮病等。

（4）激光：激光对组织的生物学作用主要表现为光化作用、热作用、压强作用、电磁场作用和弱激光的刺激作用等。低功率激光具有促进组织生长愈合消炎、镇痛和舒张血管的作用。

（5）低中频电疗：低频电疗是指应用频率在1000Hz以下的脉冲电流治疗疾病，中频电疗的应用频率则为1000~100 000Hz。由于两类电疗治疗作用类似，故放在一起。

治疗作用：①兴奋神经肌肉组织，防止肌肉萎缩，恢复神经、肌肉功能；②改善局部血液循环，促进水肿吸收；③镇痛作用；④镇静作用；⑤音频电疗还有软化瘢痕的作用。

禁忌证：急性化脓性炎症、恶性肿瘤、出血倾向、血栓性静脉炎、肌肉痉挛、骨折未治愈者等。

6.高频电疗

理疗学把频率高于10万赫兹的交流电称为高频电，其以电磁波的形式向空间传播。

高频电疗通过热效应和非热效应而产生效果。非热效应是指在高频电场下,组织温度未见明显升高,而理化特性发生了一系列改变。高频电疗包括:长波疗法、中波疗法、短波疗法、超短波疗法、微波疗法等。

治疗作用:①改善局部血液循环;②改善局部组织营养代谢;③消炎作用;④促进肉芽组织和结缔组织再生,加速伤口愈合。

禁忌证:恶性肿瘤、出血倾向、心血管机能代偿不全、活动性结核以及体内植入金属物体、心脏起搏器者。

(三)牵引

牵引是指应用外部装置对身体某一部位或关节施加牵拉力,使其发生一定分离,同时周围软组织得到适当牵伸,从而达到治疗目的的一种方法。常见的牵引治疗有颈椎牵引、腰椎牵引和四肢关节牵引,其中腰椎牵引和颈椎牵引最为常见。

治疗原理:①解除肌肉痉挛,放松肌肉,缓解疼痛;②通过牵伸关节周围肌肉、韧带和关节囊等软组织,改善局部血液循环,促进水肿的吸收和炎症的消退,有利于损伤的软组织修复;③松解粘连,牵伸挛缩的关节囊和韧带;④增大椎间隙和椎间孔,减轻甚至解除神经根所受的刺激和压迫;⑤恢复颈椎或腰椎的平衡,降低椎间盘内压,缓冲椎间盘向四周的压力;⑥牵开小关节间隙,解除滑膜嵌顿,恢复椎骨间的正常序列和相互关系。

1.脊椎牵引方法

认真分析老年人病情及身体条件选用合适的牵引方法。

(1)颈椎牵引方法:根据机器或老年人病情不同,有坐位牵引和卧式牵引两种。牵引效果主要由牵引的角度、时间和重量等因素决定。

①角度:如主要作用于下颈段,牵引角度应稍前倾,可在15°~30°之间,如主要作用于上颈段或环枢关节,则前倾角度应更小或垂直牵引,同时结合老年人自身感觉来调整角度。

②重量:间歇牵引可以其自身体重的10%~20%确定,持续牵引则应适当减轻。初始重量应较轻,以后视情况逐渐增加。

③时间:连续牵引15~20min,间歇牵引20~30min,每日1次,10~15d为1疗程。

④牵引方式:有连续牵引和间歇牵引两种,目前常用的是电脑控制下的间歇牵引。

(2)腰椎牵引方法:一般采用仰卧屈髋屈膝位,牵引力通常以自身体重的一半作为起始牵引重量,以后根据情况逐步增加,最多可加至老年人体重大小。以间歇牵引为主,每次20~30min,每日1~2次,15~20d为1疗程。

2.脊椎牵引注意事项

(1)充分注意个体差异,密切观察老年人的感受及反应,根据情况适当调整,如有任何不适即刻停止治疗。

(2)高龄老年人、体质较弱者、骨质疏松老年人,以及患有肿瘤、颈腰椎结核、颈腰部外(内)伤、椎管骨性狭窄等疾病的老年人不宜使用牵引治疗。若确有需要,应在医生监督指导下进行。

(3)牵引结束后,应尽量保持原体位休息5~10min,不做脊柱活动,避免造成脊柱损伤。

（四）手法治疗

手法治疗是指治疗师徒手或借助工具治疗疾病的一种方法,是治疗慢性软组织疼痛和运动损伤的有效方法。手法不仅仅是按摩,应包含所有徒手或借助工具的治疗方法,如:整脊、正骨、关节松动、软组织松动、神经松动、肌肉能量技术等。通过近30余年运动医学、生物力学和康复医学的发展,手法不仅仅是指一系列的治疗技术,还应包含对人体整体或局部运动功能的诊断分析,通过对人体神经、肌肉、关节、骨骼以及整体或局部运动控制情况的判断,才能制订适宜的手法技术,或以这些手法技术作为其他整体性干预措施的补充或支持性治疗。因此,手法治疗是运动功能障碍治疗体系的重要组成部分。

手法治疗注意事项:①手法治疗必须由专业人士实施,有专业的检查、诊断和评估。②如果出现任何不适,应即刻停止治疗,重新检查评估,或转诊给相关专科医师。③颈椎手法治疗时,应密切关注老年人状态变化,如有异常,即刻停止或改变施术方式。

（五）运动疗法

运动疗法,是指利用器械或徒手,通过主动或被动运动等方式,缓解症状或改善功能的一种治疗方法。运动疗法是康复治疗的核心治疗手段,在运动损伤后期,可以帮助肌肉、韧带和关节恢复健康状态,从而使机体恢复正常的感觉、运动和平衡控制等功能。

1.牵伸训练

也叫拉伸运动。通过主动和被动牵伸肌肉,以达到放松、锻炼肌肉的目的,是运动损伤恢复期及预防再次损伤的一种有效锻炼方法。牵伸训练可以帮助恢复肌肉健康状态和正常本体感觉,改善关节稳定性和柔韧性,增强运动的灵敏性和协调性,并有一定的预防再损伤作用。

（1）牵伸的种类:①被动牵伸:由照护者帮助被动牵伸,可以是弹性牵伸或静态牵伸。②主动牵伸:牵伸者主动进行,也可在照护者配合下进行主动牵伸。③弹性牵伸:快速有弹性地对肌肉进行牵拉,可以为主动或被动牵伸。能强烈引起牵张反射,容易造成肌肉损伤,但由于能易化运动功能,可作为运动前的准备活动。④静态牵伸:可以为主动或被动牵伸,能抑制牵张反射,有利于放松肌肉。缓慢拉长肌肉,保持舒适范围15~30s,当感觉被牵伸的肌肉放松后,可以加大牵伸范围,保持舒适范围15~30s,重复3次以上相同动作。

（2）牵伸的使用原则:①热身后牵伸。先进行10~15min热身运动,使肌肉血液循环增强,再进行牵伸。②牵伸两次。第一次:热身后、运动前牵伸,可以先进行静态牵伸,反复几次,逐步拉开肌肉,增加关节的活动范围,然后再进行主动的弹性牵伸,如弹跳等。第二次:锻炼后牵伸活动,静态牵伸,逐步放松肌肉,改善关节活动范围。③平时的牵伸可单独进行静态牵伸,达到放松肌肉的作用。

（3）牵伸的注意事项:①循序渐进,避免过度牵伸,以无痛为原则。②避免过度牵伸肌力较弱的肌肉。③注意保护关节,防止关节损伤。④如有疼痛加重,立即停止训练,必要时可找医生诊断和治疗。

2.肌肉功能训练

肌肉功能主要包括肌肉的力量和耐力。运动损伤后,由于早期制动以及恢复期运动减少,肌肉会出现不同程度的萎缩。老年人生理机能下降,肌肉训练应循序渐进,量力而为,应以日常生活改善为目的,不应该片面追求肌力。

(1)增强肌力的训练原则:①阻力原则,可通过哑铃或其他器械给予肌肉一定的阻力。②超常负荷原则,要改善肌力,肌肉的负荷须超过日常的活动需要。③训练次数宜多原则,只有坚持每日多次的训练才能增强肌力。④训练至疲劳但不过度疲劳原则,出现运动速度减慢,运动幅度下降,以及显著的不协调,或主诉疲乏劳累,应即刻停止训练。

肌肉耐力训练耐力大小与肌力大小有明显的正相关,增强肌力就能增强肌肉耐力。

(2)肌肉训练注意事项:①循序渐进,量力而为,可2~3次/周。②高血压或其他心血管疾病者,应与专科医师沟通后量力进行。③训练时出现疼痛或24h后仍有疼痛,应停止训练,或减少训练强度,必要时找医师诊治。④训练时出现任何不适感,应即刻停止训练,必要时可找医师诊治。

3.功能训练

人体是一个整体,不能孤立地看待单个肢体、关节或肌肉,各个运动单位通过神经系统、骨骼、关节和肌腱有机地结合在一起,使运动更加平滑、准确和有效。人类出生后,随着神经系统的逐渐发育,在出生后1年左右,运动系统开始形成各种基本的运动模式。在此基础上,通过不断地运动学习和神经的可塑性固化,继续学习新的运动技巧并形成新的运动模式。

在基本运动模式中,腰椎和骨盆的核心稳定,以及颈椎和头部的平衡是保证所有运动顺利进行的前提,在此基础上,其他四肢关节也必须保证稳定和灵活。如:肩胛稳定性差,除了可能导致肩关节损伤外,由于损伤后会造成肩胛运动控制功能进一步下降,使肩关节出现反复损伤,损伤后恢复效果差;膝关节或踝关节的反复损伤,可能与腰椎和骨盆的核心稳定或髋关节的稳定有关。这些运动功能的实现,需要人体三个方面功能的正常参与,即:感觉输入、中枢运动控制和运动实施。急性或慢性运动损伤除造成组织结构和功能损害外,还会引起周围感觉输入的减弱,从而进一步使中枢运动控制功能受到影响,即使在损伤组织结构完全恢复后,这些本体感觉输入和中枢运动控制功能还不能完全恢复正常。因此,损伤后的功能训练必须从整体运动控制功能考虑。

运动损伤后的功能训练是有目的的、整体性的训练。分析运动损伤的原因一方面可以从整体上进行分析,例如:肩胛稳定性差导致肩关节的反复损伤;另一方面可以从机体在整体运动模式中的不协调因素方面进行分析,例如:踝关节扭伤后容易再次损伤,可能原因是踝关节和膝关节的本体感觉和平衡稳定性下降,治疗上就应考虑加强膝、踝部的本体刺激和稳定性训练。有目的的功能训练,就是分析人体区域性或全局性功能平衡,分析运动模式的正常与否,分析感觉、中枢运动控制及运动实施单元是否受到影响,甚至是否是某个韧带、肌肉的功能下降造成这些影响。

功能训练注意事项:①功能训练必须由专业人士检查评估后实施。②循序渐进,如果出现任何不适,应即刻停止治疗,重新检查评估,或转诊给相关专科医师。③可结合其他治疗一并进行。

第四节 老年人肢体康复

一、康复的定义及基本知识

1.康复的定义

康复是综合协调地应用医学、社会、教育、职业的措施，对老年患者进行训练，使其生活能力达到尽可能高的水平，减少病伤残者的社会功能障碍，使病伤残者能重新恢复健康。

20世纪80年代，康复医学被引入我国，其服务对象主要是残疾人、术后恢复者。后来，随着世界上许多发达国家进入老龄化社会，老年人的康复成为提高老年人生活质量不可缺少的部分。随着康复的定义向广义发展，现在，康复不仅针对病残者、老年人，而且服务于健康和亚健康人群。

2.康复的目的和重要性

通过康复治疗和训练，达到促进生理和心理健康、最大限度地提高生活质量、适应社会、回归社会的目的。

目前我国有许多大型康复中心、康复医院，养老机构中康复技术力量也不断增强。但是我国养老服务还处于水平低、覆盖广的状况，所以，因地制宜地把康复疗法运用到日常生活中是非常重要的工作。这需要养老护理员发挥聪明才智，不断摸索、不断发现。

3.康复的分类

从康复作用的角度分为预防性康复、治疗性康复、恢复性康复。

4.康复的方法

(1)物理疗法(PT)。物理疗法多指电、光、声、磁、水、蜡、压力等物理因子治疗，对炎症、疼痛、瘫痪、痉挛和局部血液循环障碍有较好效果。物理疗法主要包括：①电疗法。如直流电离子导入法、直流电药物导入法、低频脉冲电疗等。②光疗法。如红外线仪、紫外线仪、激光治疗法等。③声疗法。如超声波治疗仪治疗等。④磁疗法。如温热磁场治疗仪治疗等。⑤水疗法。如水冲运动、气泡浴、足浴、药物浴、温泉浴、涡流浴等。⑥传导热疗法。如蜡疗、沙疗、温热磁场疗法等。⑦冷疗法。如冷敷、冰袋、冰囊法等。

(2)运动疗法(KP)。运动疗法是徒手或借助器械进行各种运动以改善运动功能的方法，如活动瘫痪的肢体，将不正常的运动模式转变为正常或接近正常的模式，增强肌肉的力量。可采用体操、球类、跑步机、哑铃等运动方式。

(3)作业疗法(OT)。作业疗法是针对老年患者的功能障碍，从日常生活活动中，选出一些针对性的手工操作作业，让患者按照指定的要求进行训练，以逐步恢复功能的方法。

(4)言语治疗(ST)。言语治疗是对脑卒中、颅脑外伤后或小儿脑瘫等引起言语障碍进行矫治的方法。通过会话练习、改善发音等方法恢复患者交流能力,用于失语、口吃、耳聋者。

(5)心理疏导与治疗。通过催眠疗法、行为疗法、松弛疗法、音乐疗法和心理咨询等对患者进行治疗。

(6)文体治疗。选择老人力所能及的文体活动,进行功能恢复训练,一方面恢复其功能,一方面使老年患者得到娱乐,达到身心愉快。

(7)中国传统治疗。中医学中,数千年前已有按摩、针灸、体育锻炼等康复治疗的方法,中国传统康复治疗就是将上述治疗方法用于康复。

(8)康复工程。康复工程是应用现代工程学的原理和方法,恢复、代替或自建老年患者的功能。可采用假肢、矫形、智力障碍康复治疗等方式。

5.康复治疗的生理基础

(1)对运动系统的支持。能够提高肌张力、韧带弹性和关节活动度,因而可防止运动器官的畸形和损伤、缓解疼痛和改善功能障碍。

(2)对心血管系统的影响。康复治疗一方面能使血管扩张,血流增多;另一方面能使静脉回流加快,对心脏功能有良好作用。

(3)对呼吸系统的影响。体育运动时,横膈运动的幅度增加,肺通气量、氧摄取量增加.有利于提高肺功能。

(4)对消化系统的影响。可改善胃肠功能,提高老年人的消化吸收能力,对防治消化系统慢性疾病和促进身体健康有重要的作用。

(5)对新陈代谢的影响。能够提高脂肪类、类脂类和糖的代谢,适当的运动可防止高血脂、高血糖。

(6)对神经系统的影响。对神经系统的兴奋和抑制过程有调节作用,可增加脑部血液中的氧含量,延缓脑细胞的衰老。

二、老年人常用的作业疗法

1.作业疗法的定义

作业疗法(OT)是针对老年人的功能障碍,从日常生活活动、手工操作劳动或文体活动中,选出一些针对性强、能恢复患者功能和技巧的作业,让老人按照指定的要求进行训练,以逐步复原其功能的方法。在自理生活方面,常选用进食、梳洗、穿衣,从床上到轮椅等活动;在手工操作方面,常选用木工、纺织、刺绣、制陶、手工艺品制作等;在文体活动方面,常选用套环、拼七巧板、书法、绘画和各种有意义的游戏等。对于活动困难者,养老护理员还要为他们制作一些有利于克服困难的自助工具。

2.作业疗法的作用

作业治疗着眼于帮助老人恢复正常、健康、有意义的生活方式和生活自理能力,使老人掌握日常生活技能,能适应居家条件下的生活。作业疗法还能够提高老人对外界环境的适应力,鼓励老人积极工作、娱乐、参与社会活动等。

作业治疗是座桥梁,把老人和家庭与社会连接起来,挖掘潜力以适应家庭和社会环境的需要。作业疗法对于老年病,如脑血管意外的后遗症、关节疾患有较好疗效,对老年人的焦虑症、抑郁症、情绪障碍也有一定改善。

3.常用的作业疗法

(1)维持日常生活所必需的训练。训练内容包括穿衣、进餐、个人卫生、洗浴、整容等,这些日常生活作业是生活自理所必需的。训练老人应用辅助器具或使用合适的家用设施,以完成日常生活活动。

(2)能创造价值的工作训练。训练内容包括木工、缝纫、机械装配、办公室作业(打字、资料分类归档)等。通过从事这种作业活动,老人可以取得一定报酬,又能为社会提供服务或增加精神财富和物质财富,使其具有成功感。

(3)家务活动训练。训练内容包括烹调、备餐、家具布置、居室清洁装饰、家用电器使用等,养老护理员应指导老人如何省力。

(4)消遣性活动训练。①应用手工艺活动进行治疗,如泥塑、陶器、工艺编织等,既能增强手的功能活动,又可转移对疾病的注意力,改善情绪。②组织老人参加文娱活动,改善身心功能,促进康复。文娱项目包括旅行、舞蹈、戏剧表演、戏剧欣赏、划船、钓鱼、棋艺、书画、音乐表演、音乐欣赏等。③通过种植花草、栽培盆景、园艺设计等作业进行治疗,对恢复身体和精神均有好处。

三、日常生活活动能力(ADL)的评定

ADL是日常生活活动能力(Activities of Daily Living)的英文缩写,指满足个体自身每日生活必需的更衣、进食、排泄、行走、洗漱等自理能力,其得分是评价是否具备生活自理能力的标志。

日常生活采用"日常生活活动能力量表",该表可以客观地评定老人的日常生活能力和日常生活活动能力的程度,以便养老护理员给予老人适当的照顾和护理,见表15-4-1。

表15-4-1　**日常生活活动能力量表**(activities of daily living,ADL)

请在数字上圈上最适合的情况	
乘坐公共汽车　1　2　3　4	梳头刷牙等　1　2　3　4
行走　　　　1　2　3　4	洗衣　　　1　2　3　4
做饭菜　　　1　2　3　4	洗澡　　　1　2　3　4
做家务　　　1　2　3　4	购物　　　1　2　3　4
服药　　　　1　2　3　4	定时上厕所　1　2　3　4
吃饭　　　　1　2　3　4	打电话　　　1　2　3　4
穿衣　　　　1　2　3　4	处理自己钱财　1　2　3　4

答题方法:每个问题后面的数字分别代表程度,"1"表示自己完全可以做;"2"表示自己做有困难;"3"表示需要别人帮助;"4"表示自己完全不能做,需要别人照顾。

结果评定:可按总分和单项分结果进行评定、分析。

最高56分,低于16分为完全正常;大于16分说明有不同程度的功能下降;单项分1分为正常,2~4分为功能下降。凡有2项以上≥3分,或总分≥22分,为功能有明显障碍。

养老护理员应对老人的日常活动能力进行评定,根据老人日常生活活动能力的得分,结合实际情况,给予适量的照料。既不要盲目"包办代替",使老人产生过多的依赖,也不要"大松手",使老人过于疲劳。2~4分为功能下降,应给予中等程度的照顾。凡有2项或2项以上≥3分,或总分≥22分,为功能有明显障碍,应在生活上给予适当的全面的照顾。对于每一项日常生活中的操作,养老护理员应实际观察老人能做到什么程度,老人能自己做的尽量让他自己做,因为生活自理不仅可以延缓老人身体的衰老,而且还能满足老人的心理需求。

四、肢体康复操作技能

(一)肢体训练的方法

老人长期卧床的情况下,肌张力下降,严重者肌细胞因废用而纤维化,不仅肢体无力,有时还能造成关节僵硬、变形,老人的自理能力就会受到影响。所以,卧床早期就要进行肢体的被动活动,防止发生废用症候群。训练时应先从大关节活动,逐步到小关节。开始可由养老护理员帮助老人活动,当老人掌握训练要领后,可以由老人自己用健侧肢体活动患侧肢体。肢体康复的目的是使老人尽可能地恢复自我生活能力,提高日常生活活动能力,减轻家庭、社会的负担。

1.肢体被动运动的方法

(1)操作技能。

①准备工作:向老人做好解释征得同意后,将老人体位安置舒适,穿着较宽松的衣服。

②操作程序。

a.上肢被动活动,如图15-4-1所示。

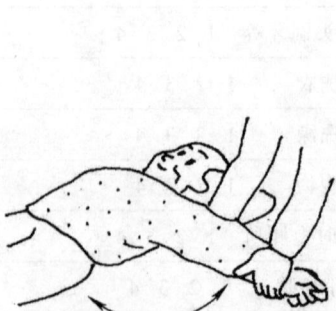

动作1　侧伸手臂与肩拉平　　　动作2　手臂由体侧上举呈90°　　　动作3　屈臂

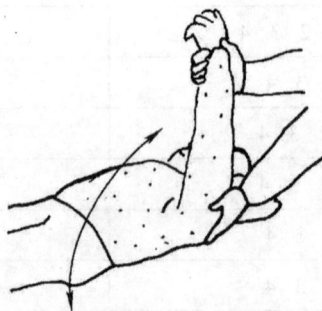

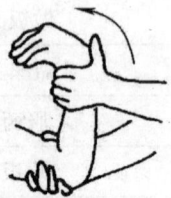

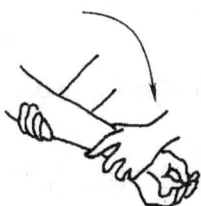

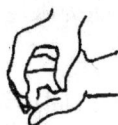

动作4 伸臂 | 动作5 握拳,拇指不能一起弯曲时可以单独进行动作 | 动作6 伸掌

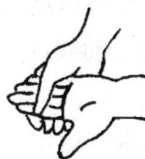

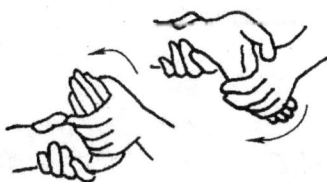

动作7 手心向上,一只手抓住手腕,另一只手向下按压,再向内按压

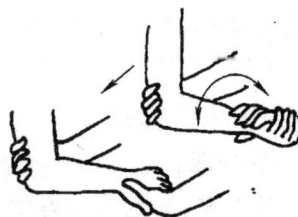

动作8 抓住手腕摇肘

图15-4-1 上肢被动活动

b.下肢被动活动,如图15-4-2所示。

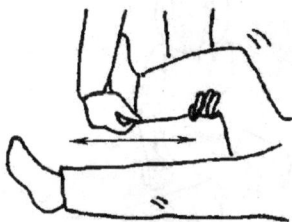

动作1 一只手抬起小腿,另一只手托住足跟,将腿抱牢,呈水平线慢慢屈伸

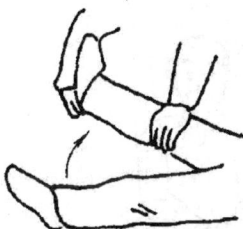

动作2 腿伸直,一只手按住膝关节,另一只手扳住足跟向旁扳动

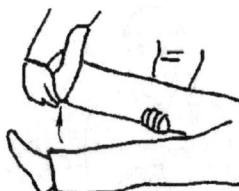

动作3 一只手托在膝下,另一只手扳住足跟,腿伸直上下扳动

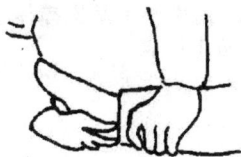

动作4 用一只手按住脚踝,另一只手扳足跟

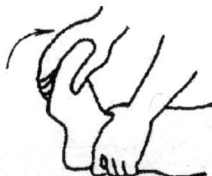

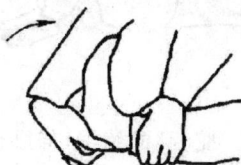

动作5 一边扳足跟,一边用手腕的内侧压脚尖

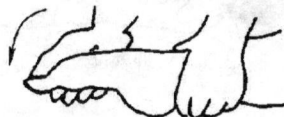

动作6 按住足腕部,屈伸脚趾

图15-4-2 下肢被动活动

（2）注意事项。

①做肢体被动运动时，从大关节开始，逐渐到小关节。

②运动幅度从小到大，以不引起疼痛为限度。每日做肢体被动运动5~6次，每次10~20min。

③要在应用以上各种被动活动方法的同时，充分被动活动。对肢体的肌肉进行按、揉、搓，使肌肉尽可能地保持肢体的功能位置。如静卧时足与小腿保持90°角，以防止足下垂。

④老人要主动配合活动，可用健侧肢体带动患侧肢体，或用能活动的手指反复活动不能活动的手指。

2.肢体主动训练的方法

（1）操作技能。

①准备工作：向老人做好解释征得同意后，将老人体位安置舒适，穿着较宽松的衣服。

②操作程序。

a.上肢主动训练，如图15-4-3所示。

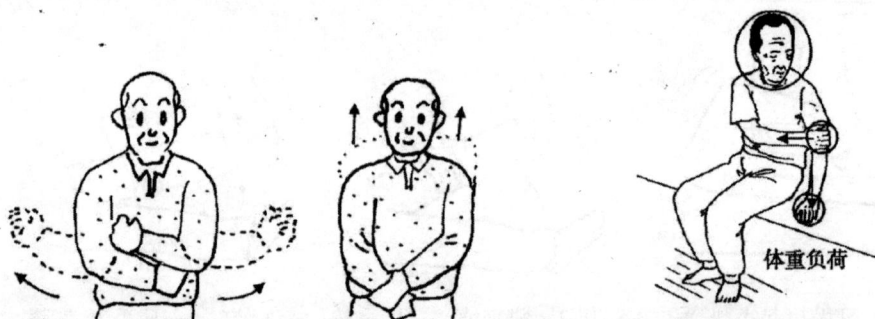

动作1 臂和肩的练习（坐位，双肩上下耸动。如果是偏瘫的老人，就用健侧的手握运动）

动作2 上肢支撑力的练习（坐位，）患侧的手伸向侧面，住患侧健侧的的手，两手组合，一起手固定患侧的肘部，用患侧手掌支撑体重。练习肩、臂的支撑力，防止拘挛）

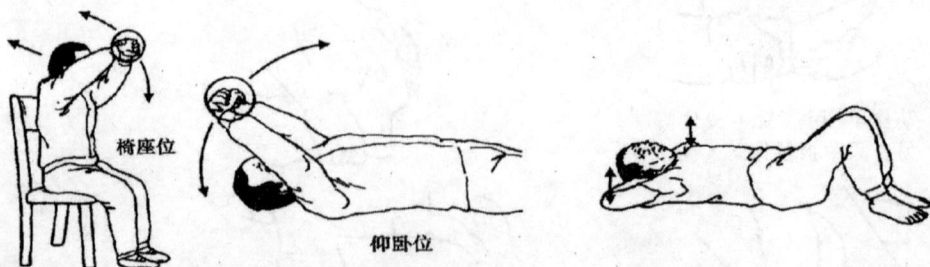

动作3 腕部和肩部的练习（坐位或仰卧，两手相握，健侧手握住患侧手，肘部伸直，过头顶部展再回原位。如此反复）

动作4 防止"驼背"的练习（仰卧位，手枕在脑后，肩部做内收、开的运动）

图15-4-3 上肢主动训练

b.下肢主动训练,如图15-4-4所示。

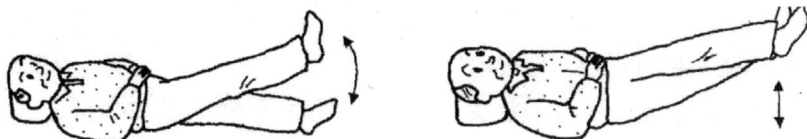

动作1 下肢抬高练习(老人仰面躺在床上,脚尖向上,伸直下肢,双腿交替抬高30cm左右。如果是偏瘫老人,可将健侧小腿伸到患侧小腿下,健侧腿用力向上抬以带动患侧腿,使双腿抬高30cm左右)

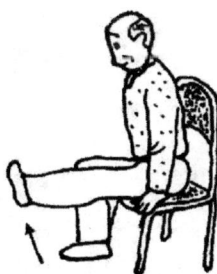

动作2 下肢屈伸练习(老人坐在椅子上,一只脚平放在地上,另一只脚做屈膝、伸直的运动)

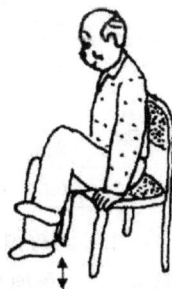

动作3 踏步练习(老人坐在椅子上,双腿做踏步运动)

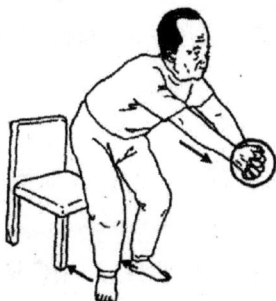

动作4 臀部抬起练习(老人坐在椅子边上,两手相握,上半身前倾并站起。为保证安全,最初可做臀部抬起练习,逐渐增加臀部离椅子的高度,直到顺利站起)

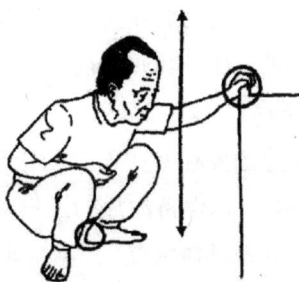

动作5 蹲下、站起练习(手握稳扶手,做蹲下、站起训练。锻炼腿部肌肉,并作为如厕自理的康复训练动作)

图15-4-4 下肢主动训练

(2)注意事项。

①训练前做好准备工作,换好舒适的衣裤和鞋袜,排空大小便。

②每次训练要从大关节逐步到小关节,上肢从肩关节开始到肘关节、手指关节,下肢从髋关节到膝关节。

③在训练过程中要鼓励老人,使老人对肢体康复充满信心,主动配合肢体锻炼。

④肢体训练每日进行3~4次,每次20~30min。训练中注意观察老人一般情况,保证老人安全。

⑤训练后给老人饮少量温水,并做好记录。

(二)老年人常用的作业疗法

1.操作技能

(1)根据老人的具体情况进行评估。

(2)制定作业疗法计划,包括作业疗法种类、治疗目的、次数、注意事项。

例如,一男性老人,78岁,脑出血恢复期,左侧肢体活动受限,需进行作业治疗。经过作业功能的检查和评估后,为老人制定作业疗法计划,见表15-4-2。

表15-4-2 作业疗法计划

序号	治疗种类	治疗目的及活动	次数和时间
1	日常生活活动训练	恢复手细致活动功能,训练解、系衣扣,手持碗筷、梳头、拧干毛巾	每日2次,每次60 min
2	家务活动训练	参与餐前准备、居室清洁,为恢复劳动能力做准备	每日1次,每次30~45min
3	工艺治疗	训练手细致功能,改善情绪,如泥塑、编织等	每周2次,每次1~2h

(3)训练方法:①每次训练开始时先做患侧上肢关节的被动运动,从肩关节开始到肘、腕及手关节,时间约5min。②根据老人患侧上肢的功能状况,训练患侧上肢与健侧上肢的协调运动,时间25~30min以上。③训练中,健侧手重叠在患侧手背下,借助健侧带动患侧,运动双上肢。④训练中,利用躯体前屈的重心,做肩、肘、腕关节的多种类型的组合运动。手指的运动和肩、肘的肢体位置必须保持独立。⑤手指如果有自主运动时,可采用圆球、圆柱体、跳棋等进行抓、捏的练习。

2.注意事项

(1)作业疗法要在专业人员的指导下进行训练,养老护理员协助完成训练。治疗要由同一治疗师执行,以保持治疗的连贯性和一致性。

(2)针对老人具体情况,制定作业疗法训练的长期目标和短期目标,循序渐进,按照计划进行训练。

(3)及时肯定老人的训练成绩。对失败和效果不明显的老人要善于引导,鼓励老人坚持训练,做到持之以恒。

(三)老年人生活动作训练

生活动作训练的目的在于更多地挖掘老人自身潜力,提高老人的生活能力,使老人生活更有乐趣、更有自尊。只要时刻牢记这一点,养老护理员就会发现许多好的方法。

1.操作技能

(1)进食的训练。

①要激发老人自己进食的兴趣。进食是一种愉悦的生理活动,可满足人们的心理需要。所以,一日三餐要尽量让老人自己进食。

②将餐具进行合理改造。对于关节活动受限、手指不灵活的老人,可将餐具进行合理改造。如碗底加宽,装上防滑橡皮垫;匙柄加长、加宽;用带有单耳或双"耳环"的杯子等。剪口杯(杯子的一边口缘为斜面向上的切迹)适用于口唇闭合不佳的老人,如图15-4-5所示。

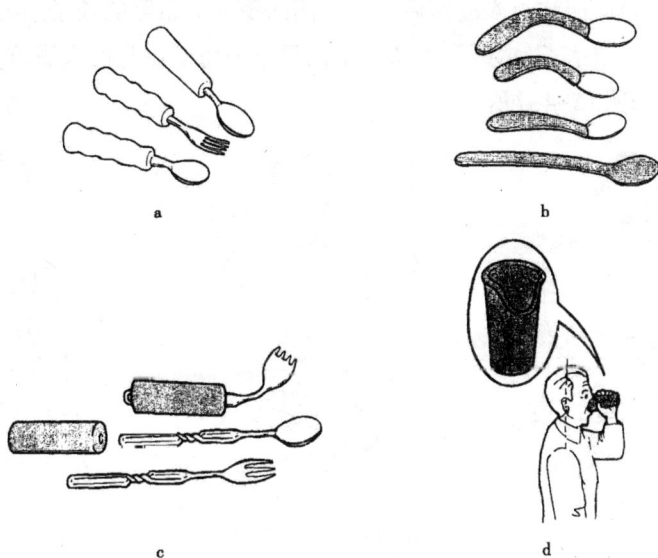

图 15-4-5　改造的餐具

a.容易拿的勺、叉，b.拿起来稳定的勺，c.手柄可调节的勺、叉，d.剪口杯

③训练老人的日常进食动作。取坐位，尽量让老人自己进食，养老护理员在一旁给予适量协助，逐步训练老人自己进食。

(2)更衣的训练。

①激发老人主动练习穿脱衣服的兴趣。尽量让老人自己穿脱衣服，老人取得成功时养老护理员要及时给予鼓励；失败时要给予安慰，不可批评、训斥老人。

②选择穿脱方便的衣服。选择宽松的前开口上衣，袖口宽松，大纽扣，直式纽孔易于穿脱，有时可用尼龙搭扣、掀扣、半环形搭钩代替纽扣和拉链等。

③培养老人独立更衣能力。尽量让老人自己穿脱衣服，养老护理员在一旁协助，逐步训练，直到老人能够独立更衣。通常坐位穿、脱上衣较为方便，卧位穿、脱裤子较为方便。

④注意穿脱上衣顺序。

a.脱上衣。掀起圆领衫前身至胸部→健侧的手抓住后领部衣服向前→经头将圆领衫拉下→先脱健侧的袖子，再用健侧脱下患侧袖子(先健后患)，如图 15-4-6 所示。

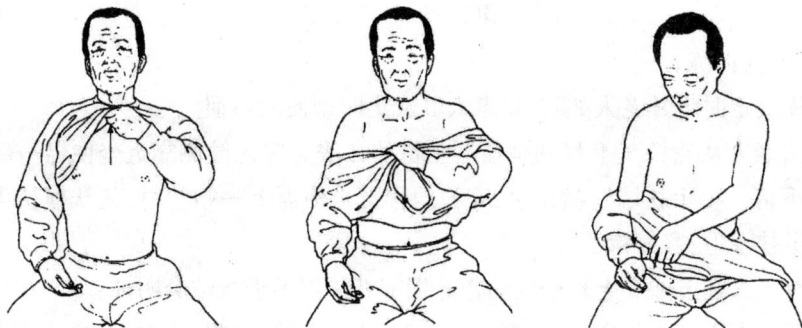

图 15-4-6　脱上衣

b.穿上衣。确认清洁上衣的前后→用健侧的手穿上患侧的袖子→再穿上健侧的袖子,用健侧的手抓住后身衣服和领子,经头套上圆领衫→将前后身的衣服拉下→整理领子和肩部(先患后健),如图15-4-7所示。

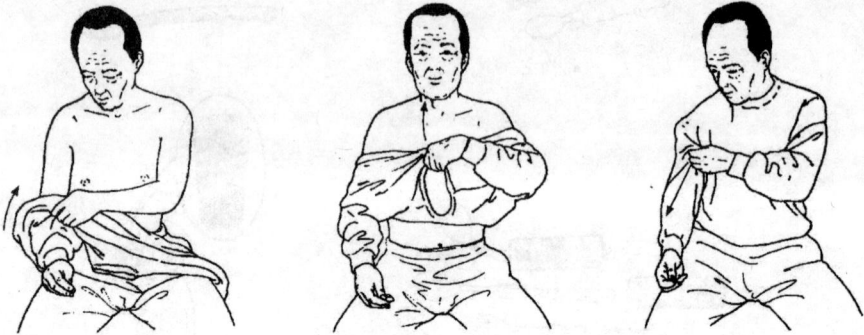

图15-4-7　穿上衣

⑤注意穿脱裤子顺序。

a.脱裤子。在床上立起健侧的腿→将腰带解开→将裤子脱到膝部→先脱健侧裤腿→再用健侧的脚脱掉患侧的裤腿(先健后患),如图15-4-8所示。

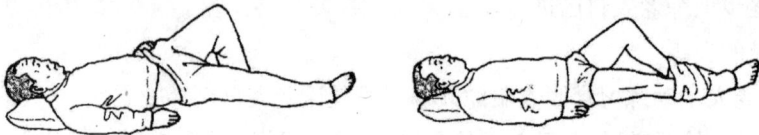

图15-4-8　脱裤子

b.穿裤子。先穿患侧裤腿→再穿健侧→将裤腿提至膝部→立起健侧腿→把裤子提到腰部,系好裤带,如图15-4-9所示。

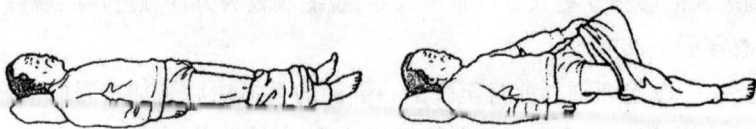

图15-4-9　穿裤子

(3)排泄的训练。

①首先要定时带领老人如厕,使老人养成定时排便的习惯。

②教给老人从轮椅车上移到坐便器坐稳的方法。首先健侧靠近坐便器→健侧手抓住扶手→脱下裤子→手扶墙壁横扶手,安稳地移至坐便器上→站起时,先扶横扶手站起→逐渐移扶到纵扶手上,穿好裤子。

③训练老人褪下或穿上裤子的动作并训练其使用手纸清洁会阴部。

④为保持老人大小便通畅,注意饮食调配,多食蔬菜、水果,定时饮水,使大小便训练顺利进行。

（4）卫生梳洗训练。卫生梳洗训练目标主要有洗手、洗脸、拧毛巾、使用肥皂、梳头、刷牙，将水倒入面盆和用后将水倒掉，拧开和关闭水龙头等操作。训练常用的梳洗用具如梳子、牙刷、毛巾等物品的使用方法；让老人掌握上肢的伸屈、旋转能力，手指抓握能力，锻炼手腕的灵活性和保持肩关节的稳定性等。

（5）利用家庭用品做功能训练。

①开杯子。打开容器盖或杯子盖，然后盖上并拧紧，如此反复，锻炼腕部力量和手指灵活性。

②解绳子。把绳子打上结，然后解开，为了增加趣味性，可教给老人不同的打结、解结方法。

③拨算盘。用算盘计算简单数学题，不仅练习了手指功能，还训练了大脑，防止脑组织的老化。

④折纸张。准备好手工材料，与老人一起折纸、做手工艺品。在折纸时，要多与老人交谈以增进感情。

⑤去果皮。在进食橘子、香蕉、花生等水果、干果时，鼓励老人自己剥去外皮。当老人取得成功时，要给予表扬和鼓励。

⑥择洗菜。让老人帮助做饭前的准备或做力所能及的家务事，使其有成功的愉快感。

⑦练写字。让老人写字绘画，在动笔写字的时候，既练手又练脑，长期坚持，其乐无穷。

⑧玩棋牌。爱好棋牌的老人，和家人一起玩牌、下棋，也是动手、动脑相结合，娱乐、康复相结合的活动。

⑨做手工艺品。准备好手工材料，与老人一起折纸、做手工艺品。在折纸或做其他工艺品时，要与老人交谈，以达到增进感情的目的。

2.注意事项

（1）要让老人尽可能独立完成日常生活活动。孝敬老人、照顾好老人的日常生活是一种美德，但照顾得过于周到，凡事都包办代替，反而使老人仅存的自理能力逐渐消失，这就叫"用进废退"。因此，要让老人尽可能独立完成日常生活活动，如起床、穿衣、如厕、行走、洗漱、进食、叠衣被、梳头、拧毛巾、扣纽扣、系腰带等，以锻炼肢体的灵活性。

（2）训练中要掌握好照顾老人的"量"和"度"。生活动作训练中要做到"放手不放眼"。要保持老人的生活能力，就要"放手"，尽量让老人"自己的事情自己做"；与此同时，还要提供必要的指导和帮助，防止老人受伤，并做到"不放眼"，密切观察老人的生活情况。

（四）健身器材的使用

健身器材能够锻炼肢体的功能、增加身体的柔韧性、调节血液循环，还可以健脑益智、增强记忆力、防止老年性痴呆。对老年人而言，要选择简单易学、实用、方便、没有冲击性、强度较低的健身器材，如跑步机、划船器、太空漫步器、扭腰器、定位自行车等。养老护理员根据老人的身体状态，帮助老人选择强度合适的级别。

1.多功能跑步机

多功能跑步机是养老服务机构常备的器材,是当今家庭健身器材中最简单的一种。多功能跑步机通过电机传送带的转动,使人以不同的速度被动地跑步或走动。使用时,先打开电源,根据老人个体情况调节好传送带速度(开始时慢一些),然后让老人大步迈上跑步器,开始跑步或走动。在老人没有完全熟练使用前,养老护理员要在旁监护,防止发生意外。

2.划船器

划船器主要是以模拟划船动作而设计的腿部锻炼器。锻炼时的技术动作非常简单,双手扶握把手,脚蹬踏板,模拟划船动作即可,如图15-4-10所示。

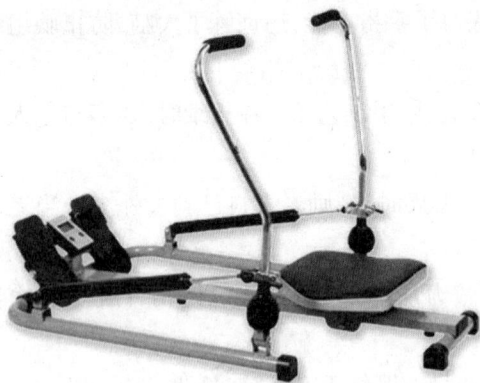

图15-4-10 划船器

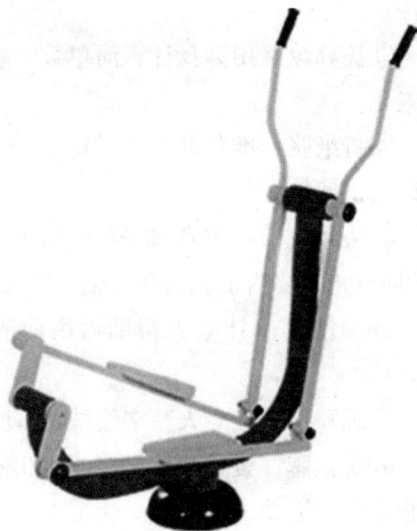

图15-4-11 太空漫步机

3.太空漫步机

太空漫步机是双臂前后推动,借助惯性双脚前后摆动的一种健身器。老人可以自如地掌握运动频率,如果采用不同的节拍、不同的方式、不同的力度等,则可以达到多种锻炼效果,如图15-4-11所示。

4.定位自行车

定位自行车是平衡、安全的健身器材,动作与骑自行车一样。定位自行车有普通型和电子控制型等,老人可根据自己情况调节蹬车频率和阻力。

使用健身器材前,要认真检查设备是否完好。充分做好运动前的准备动作,防止肌肉拉伤或腰扭伤等情况发生。帮助老人选择运动服装及合适的运动鞋。在老人完全熟练使用前,养老护理员要在旁守护,确保老人安全,防止发生意外事故。

第五节　老年人跌倒防控

老年人跌倒发生率高、后果严重,是老年人伤残和死亡的重要原因之一。65岁以上老年人每年跌倒发生率约为33%,其中半数以上会发生再次跌倒;而80岁以上老年人跌倒的年发生率高达50%。跌倒严重威胁着老年人的身心健康、日常活动及独立生活能力,也增加了家庭和社会的负担。我国于2011年由国家卫健委(原卫生部)正式出台的《老年人跌倒干预技术指南》,不仅从政策层面体现了国家对老年人跌倒问题的重视,而且标志着我国对老年人跌倒的研究开始纳入科学化、标准化、规范化的管理。

一、跌倒概念和危险因素

(一)跌倒概念

跌倒是指突发的、不自主的、非故意的体位改变,倒在地上或更低的平面上。按照国际疾病分类(ICD-10)对跌倒的分类,跌倒包括以下两类:①从一个平面至另一个平面的跌落;②同一平面的跌倒。跌倒的定义不包括由于瘫痪、癫痫发作或外界暴力作用引起的摔倒。

(二)危险因素

目前研究证实老年人跌倒的发生并不完全是一种意外,也不仅仅与年龄和健康状况相关,而是多种潜在的危险因素复杂交互作用的结果。对风险因素的准确识别与科学认识是制定规范、有效的跌倒防控和干预方案的前提和基础。危险因素越多,老年人功能障碍程度越严重,发生跌倒的可能性越大。全面认识跌倒的危险因素,才有可能防控跌倒的发生(图15-5-1)。

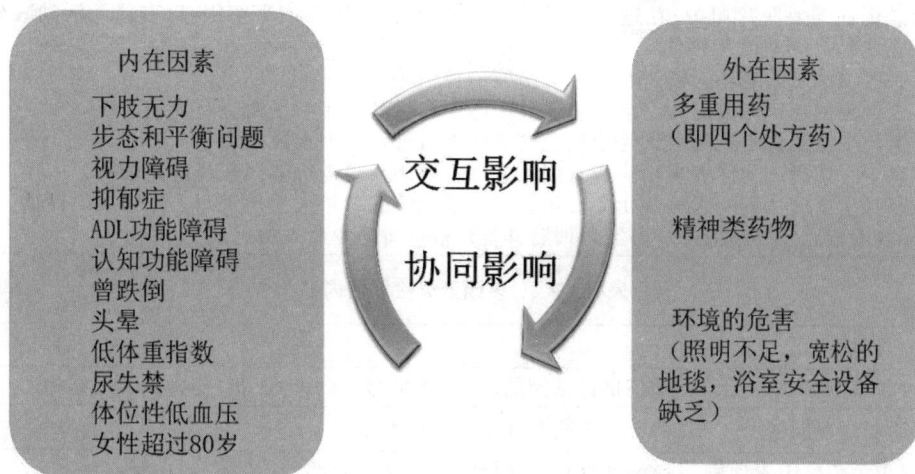

图15-5-1　跌倒内在和外在危险因素交互影响

1.跌倒危险的外在因素

首先考虑环境因素,包括各种场所,如医院、老人院、老年人住所(包括室内和户外)的各种导致老年人跌倒危险性增加的因素。调查显示,室外环境危险几乎存在于所有的社区,包括台阶和人行道缺乏修理、雨雪天气、拥挤等,都可能引起老年人跌倒。另外,室内不良环境也是导致老年人跌倒的危险因素,例如过强过暗的灯光、光滑的地板、松脱的地毯、不适宜的家具及卫生设施、过道有障碍物、浴室或楼梯缺少扶手、沙发过于凹陷或松软、卧室家具摆放不当等。

2.跌倒危险的内在因素

美国疾病防控控制中心(CDC)指出跌倒相关的危险因素包括:步态和平衡功能障碍、下肢肌力下降、感觉减退、多种慢性疾病、多种药物联合应用及其副作用等。研究发现,4种以上药物联合应用,会显著增加跌倒风险。地西泮、抗惊厥药、抗抑郁药等精神类药物主要通过影响平衡功能、认知功能、锥体外系作用引起头晕、反应迟缓和体位性低血压。与不服用这些药物的个体相比,服用精神类药物者跌倒和骨折风险增加了2倍。用药种类越多,发生跌倒的危险性越大。

二、跌倒危险因素筛查和评估

尽管跌倒在老年人群中普遍发生,但并非自然老化的必然结果,而是可以预防和控制的。只要能明确其危险因素,就可以制订有针对性的、有效的防控方案(表15-5-1、2,图15-4-2、3)。

表15-5-1 多因素风险筛查内容

筛查和评估
1.询问老年人是否(在去年)跌倒过
2.询问曾经跌倒过的老年人跌倒的频率和跌倒时的环境
3.询问老年人是否有行走困难或平衡困难
4.对因跌倒而需要医疗照护、在过去一年反复跌倒、有行走困难或平衡困难(有或无活动减少)的老年人需进行多因素跌倒评估
5.对有一次跌倒史的老年人需进行步态和平衡的评估
6.对有跌倒史的老年人需应用有效评估工具中的工具对其步态与平衡进行评估
7.对步态与平衡测试不能完成或完成较差的老年人需进行多因素风险评估
8.对步态与平衡测试期间表现出完成有困难或不稳老年人需进行多因素风险评估
9.对步态与平衡测试期间未表现出完成困难或不稳定性的老年人无须进行多因素风险评估
10.进行多因素风险评估应由一名经培训后具备合格资质的专业人员完成

表15-5-2 多因素风险评估内容

评估项目	评估内容
跌倒史	详细描述跌倒的环境、频率、跌倒时的症状、伤害或其他结构
用药情况问题	所有处方药和非处方药的剂量
与跌倒相关危险因素回顾	急慢性医疗问题(例如:骨质疏松症、尿失禁、心血管疾病)
躯体功能	重点检查步态、平衡、下肢肌力、身体移动能力和下肢关节功能

评估项目	评估内容
神经功能和心理	认知评估、下肢末梢神经、本体感觉、神经反射和精神心理
心血管状态	心率/心律、体位性脉搏变化、血压,如果情况允许,可以加测颈动脉窦刺激后心率血压反应
视敏度评估	视力和视野
双足与鞋子检查	足部有无畸形、关节病变和鞋子合适、软硬程度
生活能力评估	如常生活能力评估、包括适配器的使用和助行器的使用
环境评估	包括居家安全在内的环境评估

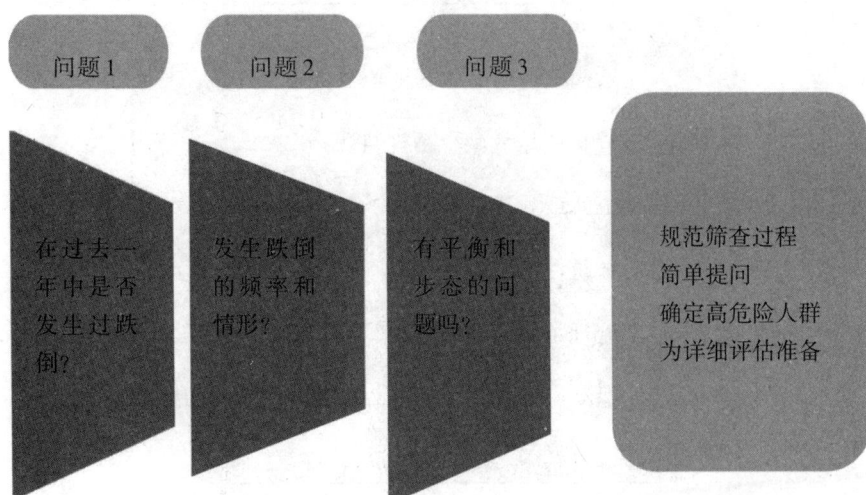

问题1　问题2　问题3

在过去一年中是否发生过跌倒?

发生跌倒的频率和情形?

有平衡和步态的问题吗?

规范筛查过程
简单提问
确定高危险人群
为详细评估准备

图 15-5-2　老年跌倒危险因素筛查评估流程

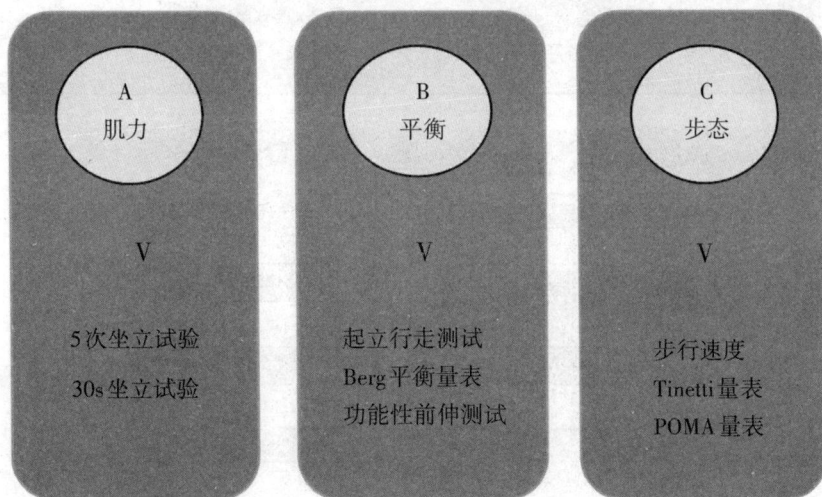

A 肌力
V
5次坐立试验
30s坐立试验

B 平衡
V
起立行走测试
Berg平衡量表
功能性前伸测试

C 步态
V
步行速度
Tinetti量表
POMA量表

图 15-5-3　跌倒相关的下肢肌力、平衡和步态的评估工具

三、老年人跌倒防控干预方法

跌倒防控指对潜在的危险因素进行客观评估,制订干预和锻炼计划,在不影响生活的情况下,防控计划对老年人降低跌倒风险具有重要的意义(图15-5-4、5)。

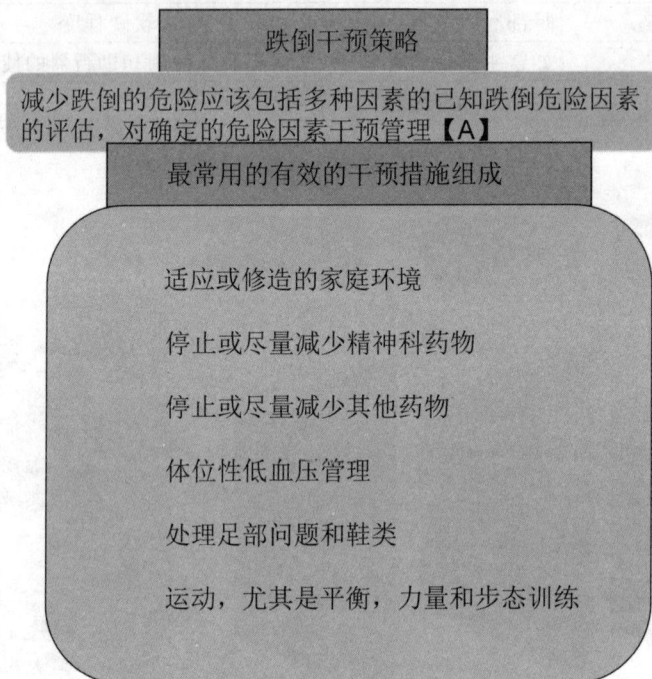

跌倒干预策略

减少跌倒的危险应该包括多种因素的已知跌倒危险因素的评估,对确定的危险因素干预管理【A】

最常用的有效的干预措施组成

适应或修造的家庭环境

停止或尽量减少精神科药物

停止或尽量减少其他药物

体位性低血压管理

处理足部问题和鞋类

运动,尤其是平衡,力量和步态训练

图 15-5-4　老年人跌倒危险因素最佳干预策略(A级证据)

结合针对多个危险因素的干预,以减少跌倒。特别注意以下领域:①适应环境;②平衡、转移、力量和步态训练;③减少的药物,特别是精神类药物;④视觉问题、体位性低血压和其他心血管疾病和医疗问题的管理

A级证据		B级证据
适应或修造的家庭环境	1	体位性低血压的治疗
平衡、步态和力量训练	2	精神类药物减少和简化
补充维生素D≥800IU	3	白内障手术、心脏起搏安装
专业团队干预	4	团队或个人家庭锻炼

图 15-5-5　老年人跌倒干预有效方法

（一）加强跌倒健康教育

加强健康教育是公认的有效干预措施。建立老年跌倒防控健康教室,普及跌倒风险意识,对存在高风险的老年人和家属提供健康教育并进行针对性的训练,能降低及消除跌倒危险因素,降低跌倒发生率。

（二）多学科、多因素的跌倒风险评估与筛查

筛查和评估有助于筛选出存在跌倒风险的人群。直接性的检查如步态、平衡、转向能力和关节功能等,是非常必要的。通过病史和相关检查可以发现跌倒的危险因素。此外还有很多评估方法用于明确平衡功能和活动功能的下降,可以提供客观、量化的评估数据,以识别与跌倒相关的危险因素。

（三）环境支持和居家环境改造

美国CDC调查发现,老年人大部分时间待在家里,保障生活环境的安全非常重要。老年人的活动场所应平整、干爽、没有障碍物,厕所、浴缸及楼梯两旁安装扶手,家庭照明也应改善。对有跌倒史的老年人,应由专业人员为其进行家庭危险评估和环境改装。

（四）监控药物副作用和相互作用

对于服用多种药物或有明显药物副作用的患者,应进行跌倒风险评估,以确定是否需要更换或停药以避免药物对平衡和注意力的负面影响。多个研究认为,减少精神药物的使用应是降低跌倒风险优先选择的措施,即使使用精神药物也应维持最小量,并告知患者药物不良反应及防控措施。

（五）积极治疗相关疾病

积极治疗帕金森氏症、认知障碍、中风等神经或精神性疾患,能有效减少跌倒发生;对患有高血压、糖尿病等慢性病的患者,除应治疗其基础疾病外,还应特别注意其晕厥、体位性低血压史;足部疾患和畸形应积极到专科进行有效治疗。对有骨关节肌肉疾病者,应进行功能锻炼以保持骨关节的灵活性,防止肌肉萎缩无力和骨质疏松,特别是要加强下肢肌肉力量和关节的锻炼。

（六）肌力、平衡与步态训练

科学规律的运动是防控老年人跌倒的重要措施。经常进行体育运动有利于心肺、呼吸、血管、内分泌、免疫等各系统功能,增强肌力,减轻甚至可能逆转肌肉萎缩,减缓许多年龄相关性的肌肉骨骼系统和心血管系统功能减退,甚至可替代药物治疗或作为药物治疗的辅助治疗。跌倒防控有效的运动方式包括平衡训练、肌肉力量、身体协调能力、有氧训练等,低运动量的下肢训练,如散步、慢跑、太极拳、水中运动、步行、有氧运动等被认为是老年人防控跌倒的重要手段。当然运动过程中,由于身体疲乏状态、重心偏移、暴露于环境危险因素中的概率增加等因素,都会增加老年人跌倒发生的风险,因此根据老年人身体状态和可控的主要危险因素选择适合的运动方式和运动强度,确保运动锻炼的安全性和适应性,避免可能产生的运动损伤,显得尤为重要。

1.肌力训练

老年人下肢肌肉力量减弱可导致平衡下降、异常步态、活动减少,造成跌倒风险增加。

股四头肌力量减弱或踝关节背屈强度下降及髋部力量减弱,均会加大老年人跌倒风险,而力量训练是可行的降低跌倒风险的方法。

老年人应每周进行2~3次以上包括主要肌群的肌肉力量训练,这些肌群包括腿、髋、胸、背、腹、肩和臂部的肌肉等,重点在下肢伸肌群,如臀大肌、臀中肌、股四头肌和小腿三头肌等。肌肉力量训练可以使肌肉获得比日常活动中更多的锻炼,包括哑铃操、俯卧撑、直线弓步蹲、起立动作和弹力带抗阻练习等。

如果肌肉力量训练的强度能达到中等或高强度,就能起到锻炼身体主要肌群的作用,应予记录其运动量。训练一般要求每组8~12个动作重复,如能完成2~3组运动,效果将更好。随着运动量和运动次数的增加,可以达到强化肌肉力量、锻炼肌肉耐力的效果。

2.平衡训练

老年人应定时评估平衡功能,同时每年至少进行一次视力和前庭功能检查。平衡功能减退的老年人可通过训练提高平衡能力,降低跌倒的危险性。每周进行至少3次专业的、个体化的平衡功能训练,包括安全保护下的后向行走、侧向行走、脚跟行走、脚尖行走、坐姿起立在内的这些训练,不仅可增加本体感受器的敏感度,而且可增强肌肉运动的分析能力和判断运动时间的精确度,降低跌倒的危险性。传统健身运动如太极拳、秧歌、健步走等也都证明对老年人的平衡能力有良好的作用。有眩晕和身体摇晃的老年人通过平衡能力训练能够显著提高静态与动态平衡能力。

3.柔软度训练

随年龄增长,老年人的关节及肌腱都会出现僵硬或退化,这种身体机能限制影响老年人日常生活的自主性。柔软度训练可分为静态及动态的伸展运动方式。动态伸展多用于运动前的暖身活动,通常只在单一平面上(不需要扭动躯干),且在最终位置时不需要固定姿势。静态伸展多用于运动后的缓和活动,通常要在不同平面上伸展(要扭动躯干),且在最终位置时多需要保持静止姿势10~30s或更长时间。柔软度训练要顾及每一个主要关节部位,身体慢慢调整至该伸展部位,持续10~30s的静态伸展,每项动作重复3~5次。伸展幅度为肌肉有绷紧感与轻微不适,但不能过大而引起疼痛。频率每周至少3次(最好每天),每次10~15min。在进行有氧运动时,可将伸展加入暖身及缓和的部分。

4.有氧运动

有氧运动主要以训练来增加心肺功能、改善耐力、增加心输出量,持续并节律性地锻炼较大的肌群,常见方式包括快走、慢跑、脚踏车、跳舞和游泳等。有氧运动的强度应根据老年人健康状态而定,建议用自觉吃力程度量表来评估老年人的有氧运动强度。"运动即有益,动比不动强",对维持老年人的健康而言,任何一种形式的运动都比不运动要好,所以,所有的老年人都应该积极参加运动,而应避免完全不运动。老年人的基础运动强度为每周150min中等强度运动或75min高强度运动或二者联合的等效有氧运动。每次运动持续时间应达到10min以上,并应坚持完成每次运动计划。

5.运动中注意事项

(1)当老年人病情不稳定、损伤或疾病无法控制时,应推迟运动。

（2）当老年人感觉胸痛、呼吸困难或呼吸短促、头晕、恶心，应及时告知照护者。

（3）告知老年人在任何不常做的运动中会出现肌肉酸痛，将酸痛作为训练强度的指南。如果运动后第2d肌肉非常疼痛，应在下一次运动中保持较低的强度。如果疼痛持续超过2~3d，应联系医生以获得相应的指导。

（4）应当避免出现关节疼痛，对于老年人来说，"没有痛苦就没有收获"的观念是错误的。

（5）提醒老年人在运动时正常呼吸，用力时不要憋气，尤其是血压偏高者。一般来说，肌肉收缩时呼气，肌肉放松时吸气。

▼ 知识链接 ▼

"活力不倒翁"家庭防跌体操

这套名为"活力不倒翁"的家庭防跌体操以静态及动态平衡训练为主，参考Fall Proof重心控制训练课程及新西兰Otago运动课程的动态平衡训练项目调整设计而成，包括3组共10个动作，由受试者受训掌握后，居家独立完成。疗程为4周，每周3次，每次治疗时间为20min，共计12次治疗。

1.静态动作

【直线站立平衡】

采用站立姿势，一开始可扶着物体支撑，信心增加后，可尝试不扶物站立。

姿势：双脚呈直线站立，一脚前一脚后，脚跟对脚尖（图15-5-6）。

目标：至少维持站立20s，时间愈长愈好。

变换：换另一脚在前方，做直线站立平衡。

【单脚站立平衡】

采用站立姿势，一开始可扶着物体支撑，信心增加后，可尝试不扶物站立。

姿势：单脚站立，脚向前或向后抬起皆可。

目标：至少维持站立20s，时间愈长愈好。

变换：换另一脚做单脚站立动态动作（图15-5-7）。

2.动态动作

【侧走运动】

站姿，手扶着椅子，将脚向旁边移动，依照信心程度，改变支撑：双手扶→单手扶→不需扶着椅子。

目标：左右来回侧走2步，维持30s（图15-5-8）。

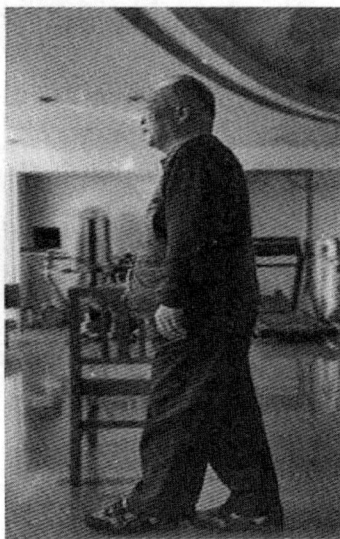

图15-5-6 直线站立平衡

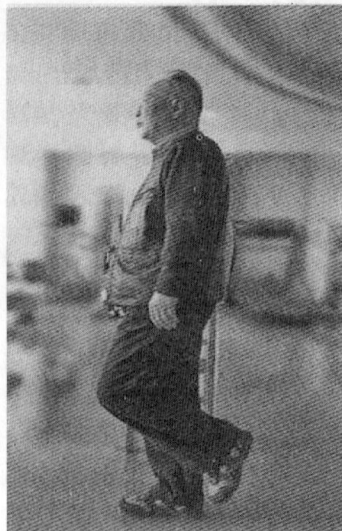

图 15-5-7　单脚站立平衡　　　　　　　　图 15-5-8　侧走运动

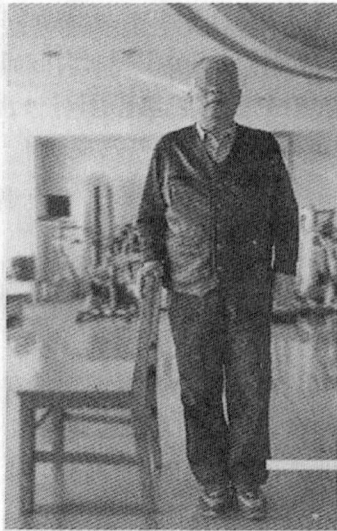

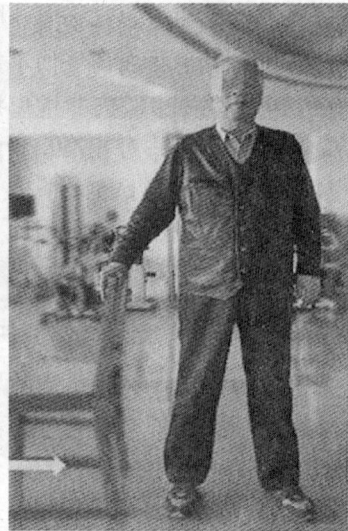

【踮脚尖】

站立,扶着椅子,踮起脚尖,重复10次。

慢动作执行,每个动作至少维持1s(图15-5-9)。

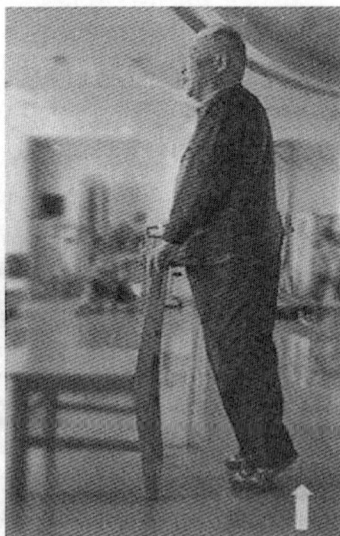

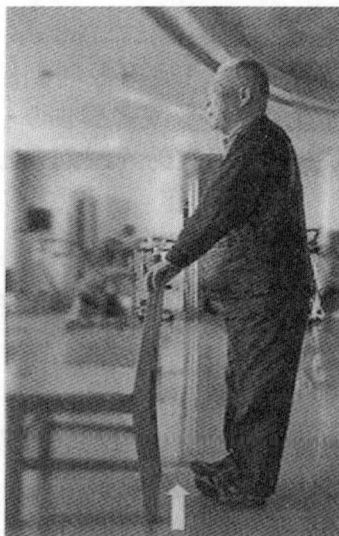

图 15-5-9　踮脚尖　　　　　　　　　图 15-5-10　抬脚尖

【抬脚尖】

站立,扶着椅子,脚跟固定不动,抬起脚尖,重复10次,慢动作执行,每个动作至少维持1s(图15-5-10)。

【原地走路】

侧站姿,用一只手扶着椅子,原地踏步30s,重复3次。

变换:转身换手扶着,走路30s,重复3次(图15-5-11)。

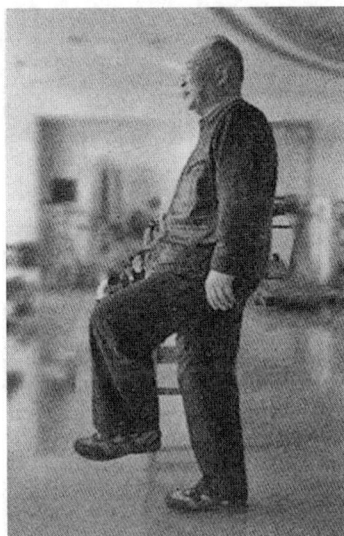

图15-5-11 原地走路　　　图15-5-12 摆动腿部活动　　　图15-5-13 踮脚尖走路

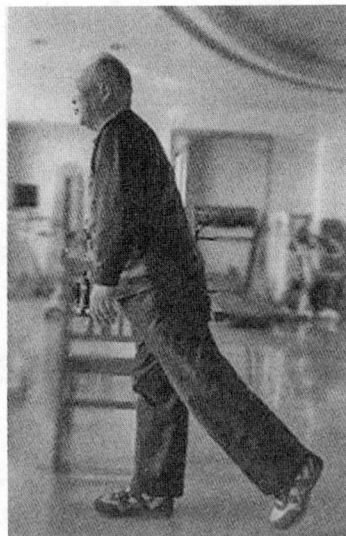

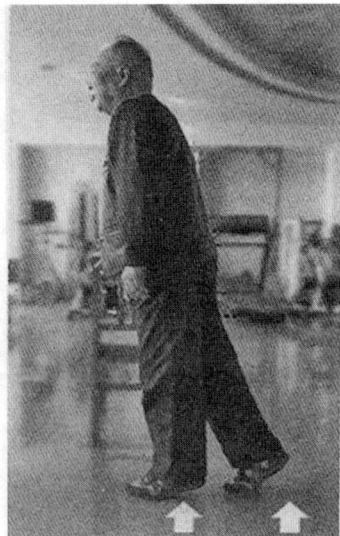

【摆动腿部活动】

侧站姿,用一只手扶着椅子,前后晃动腿部10次。

变换:转身换手扶椅子,晃动另一只腿10次(图15-5-12)。

3.动态—走路运动

【踮脚尖走路】

站姿,可扶着物体行走,若信心增加后,可以不扶物体行走。

抬起脚跟,用脚尖走路,向前行走10步,转身,用另一只手扶着向前走10步。

重复3次(图15-5-13)。

【用脚跟走路】

站姿,可扶着物体行走,若信心增加后,可以不扶物体行走。

抬起脚尖,用脚跟走路,向前行走10步,转身,用另一只手扶着向前走10步。

重复3次(图15-5-14)。

【直线向前行】

站姿,可扶着物体行走,若信心增加后,可以不扶物体行走。

脚尖对脚跟,走直线,向前行走10步,转身,用另一只手扶着,向前走直线10步。

重复3次(图15-5-15)。

【直线向后行】

站姿,可扶着物体行走,若信心增加后,可以不扶物体行走。

脚尖对脚跟,走直线,向后行走10步,转身,用另一只手扶着,向后走直线10步。重复3

次(图15-5-16)。

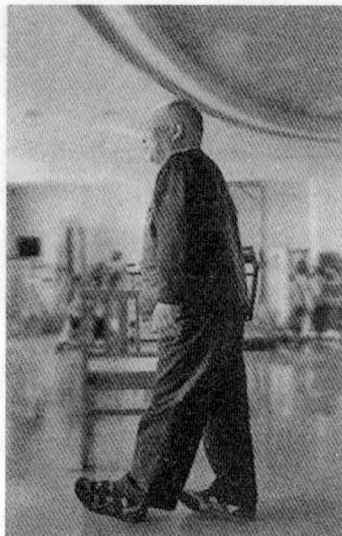

图 15-5-14　用脚跟走路　　　图 15-5-15　直线向前行　　　图 15-5-16　直线向后行

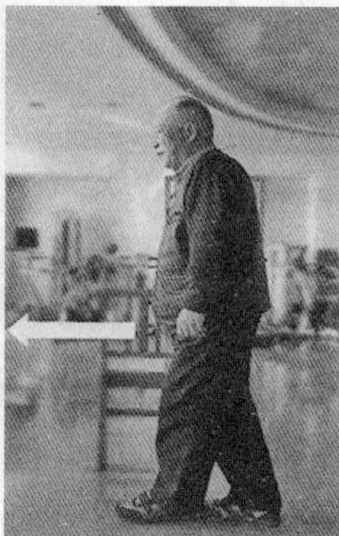

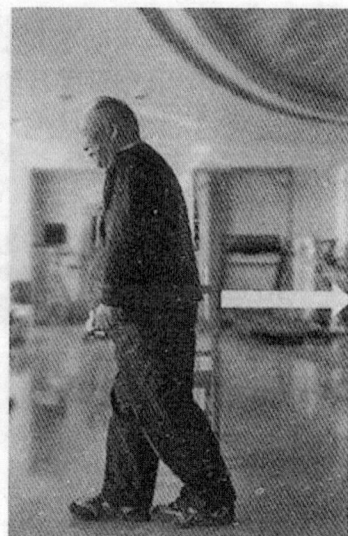

第十六章 老年人活动能力训练计划示例

第一节 拍打"八虚"健身法

1.简介

传统养生法认为:人体有八个大窝又称八虚,它们是双肘、双腋、双髀(即两胯)和双腘。"虚"指空隙、孔洞,引申为薄弱之处,五脏之邪多藏匿于八虚。肘窝部位是心经、心包经、肺经三条阴经通过的地方,拍两肘窝处肺经的尺泽穴和心包经的曲泽穴,有助于驱散心、肺之邪。双腋有四条经脉交汇:肺经、心包经、胆经和心经。拍两腋顶端的极泉穴,有助于驱散心、肝之邪,治疗肩臂疼痛等疾患。两髀即人体的腹股沟外侧有冲门穴,本穴物质由脾经腿膝下部经气汇聚而成,在本穴受热后呈上冲之状。拍打两髀不仅能加速气血运行健脾胃,还能刺激冲门穴,对月经不调等妇科疾患、血瘀痰湿有一定疗效。两腘窝正中有委中穴,该穴所在的足太阳膀胱经恰好经过腰背部,因此寒湿或损伤引发的腰背腿疼痛、坐骨神经疼、腰椎间盘突出等均可求助此穴。拍两腘有助于驱散肾脏之邪,且有利水消肿、治疗膝关节炎症之效。

2.动作要领及图示

(1)拍肘窝:左臂前平伸,左掌心向上,高与胸齐;右臂自然举起,右掌心向左,五指并拢、微微弯曲、掌心内含,右手拍打左臂曲泽穴,在穴位处稍停留,右臂复位重复拍打动作(图16-1-1)。

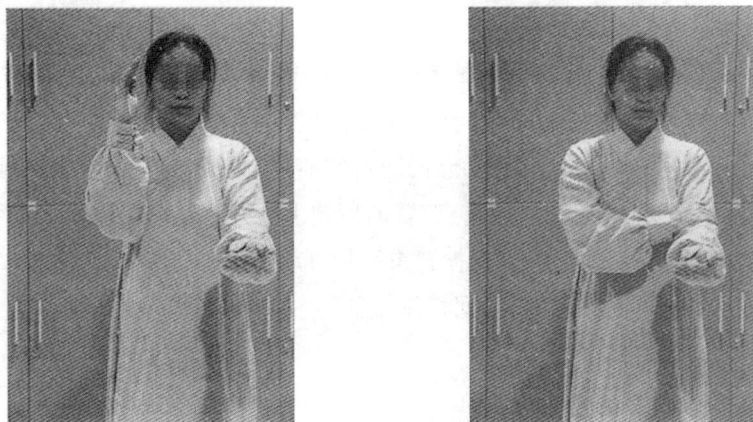

图 16-1-1 拍肘窝

每组拍打8次,可连做3~5组,组间稍作休息;可交替拍打左右肘窝。

(2)拍腋窝:左臂上举,右臂右展,右手五指并拢、微微弯曲、掌心内含。右手掌心拍打左臂腋窝中心,在腋窝处稍停留,向右展臂重复拍打动作(图16-1-2)。

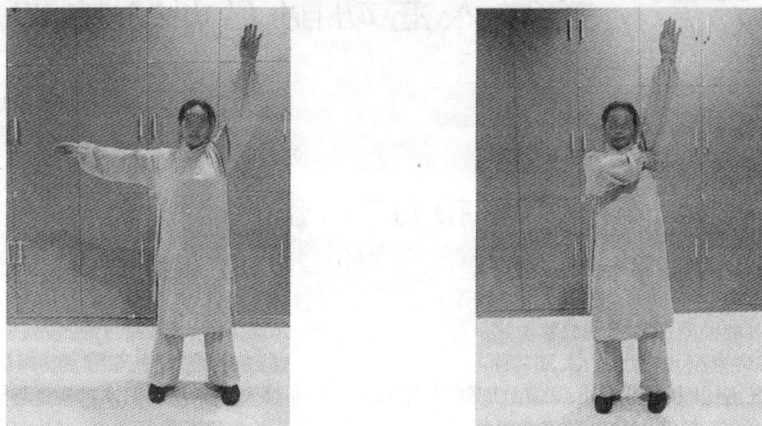

图 16-1-2　拍腋窝

每组拍打8次,可连做3~5组,组间稍作休息;可交替拍打左右腋窝。

(3)拍两髀:取坐位,左腿自然前伸,左臂抬起,五指并拢、掌心内含向下。左手拍打腹股沟外侧,在该处稍停留,抬起左臂重复拍打动作(图16-1-3)。

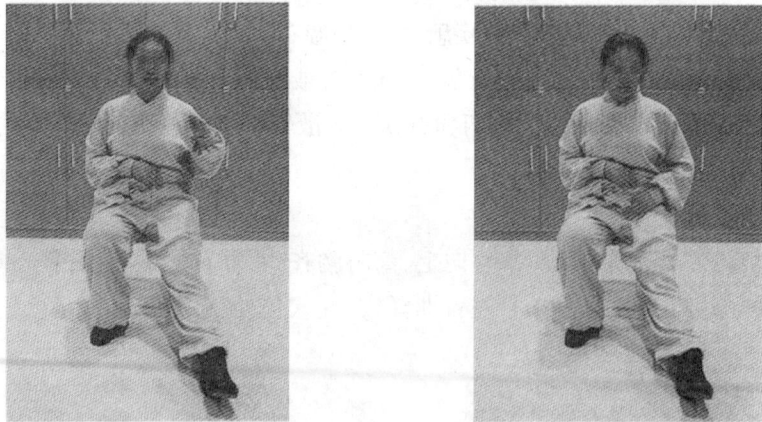

图 16-1-3　拍两髀

每组拍打8次,可连做3~5组,组间稍作休息;可交替拍打左右髀。

(4)拍两腘:取坐位,上身稍微前倾,两腿自然前伸,大腿与地面平行,大腿和小腿夹角约120°;双臂自然垂于体侧,掌心向前;双臂向后向上展开,五指并拢、掌心内含;双手向前拍打腘窝委中穴,在该处稍停留,向后振臂重复拍打动作。

每组拍打8次,可连做3~5组,组间稍作休息。

第二节 八部金刚功

1.简介

金刚长寿功即为中国道教养生功法之一,它吸取我国传统的气功文化精华,深扣"天人合一"律和"阴阳五行"论,金刚功练外功、练形体、练五脏六腑。用刚性内劲之气疏通全身经脉。坚持习练,能调理四肢,舒畅躯体骨骼关节;能调整脊椎骨的某些变形与错位,使其神经系统恢复正常;能协调五脏六腑运作,排出体内各种病气,强身健体。

该功法不分男女老少、不论肥瘦病残、不讲东西南北、不拘室内野外,皆可习练。少壮练之长智长力,老人练之健康长寿,健者练之增气增力,病者练之除疾除根,胖者练之正常减肥,瘦者练之体重增加;不出偏差,无走火入魔之虞。

金刚长寿功为历代单传之功法,知者甚少。由于历代皆是口传,故无文记载。后经张至顺道长结合自身数十年修炼心得,整理成文字公之于世,长期坚持,对身体健康必有助益。

张至顺道长所传的这部功法,按内部师承称为八部金刚功,分为八套动作,分别为:双手插顶利三焦,手足前后固肾腰,调理脾肤需单举,左肝右肺如射雕,回头望足去心疾,五劳七伤向后瞧,凤凰展翅周身力,两足顿顿饮嗜消。

八部金刚功功法的排列顺序,深含妙理。首先从"通利三焦"、发动全身气机开始。然后,对每个脏腑按序锻炼。按照《黄帝内经》的原理,应当先固肾腰,接之以"调理脾肤"(肤指皮肤与肌肉之间的隔膜细胞组织),继而是"左肝右肺",然后对最主要的"君主之官"的心脏,用"回头望足去心疾"来调理。在此基础上,还要对一些潜伏的"五劳七伤"身疾,以"神光向后瞧"来扫除它。这样有助于祛病强身,使身体更加健壮。又通过"凤凰展翅周身力"→"两足顿顿饮嗜消"的功法锻炼,使全身经络血脉畅通,消除饮食阻滞和不良嗜好,预防各种疾病,从而达到圆满功效。

2.动作要领及图示

预备式:身体直立,双手自然下垂置于身体两侧,目视前方。全身放松,心平气和,排除杂念,心静自然→左脚向左拉开,与肩同宽。两手五指并拢,稍用力(内劲),伸直。两臂伸直,两手向体侧略转,掌心向后稍斜。两手掌伸直,由体侧向上提至腰部,手心向上,指尖对肋。两手继续向前移至腹部,一手在脐上,一手在脐下,两手劳宫穴(握拳时,中指尖指向处)处在一条直线,上下相对。气归中宫(心与肾中间处)(图16-2-1)。

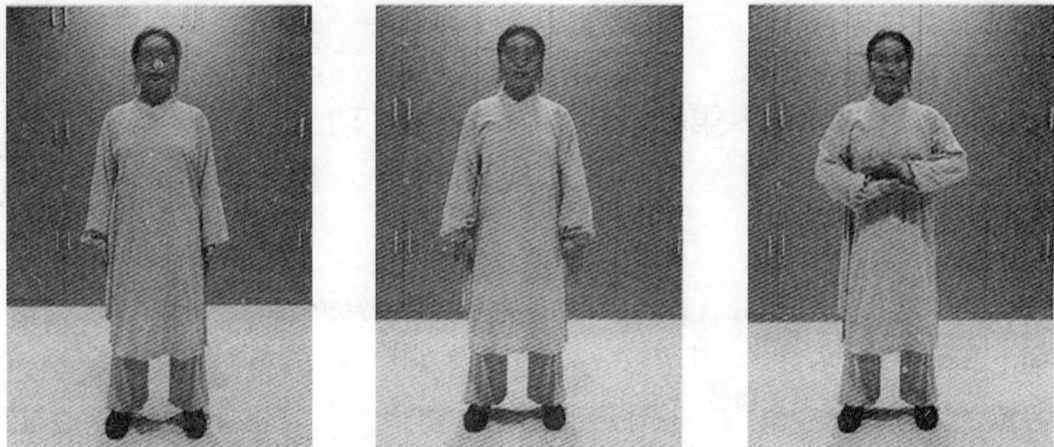

图16-2-1 预备式

（1）双手插顶利三焦：五指并拢，两臂向下充分伸展→直臂向身体两侧渐举至肩平，掌心向下，稍停，默念"生"字，以助气上升→两手五指并拢，以腕为轴，用内劲向上成立掌，掌心向外→曲肘，两手仰掌，向头顶百会穴（前后头发中点连线与两耳尖连线的交会点）处相靠，中指尖相接，置于百会穴上方约两指宽外，稍停，默念"长"字，再助气长→屈腕，两手背直掌相靠，指尖向上→两臂用力快速向头顶上方伸展至最大程度；稍停，默念"化"字→双手分开，两臂分别向体侧渐降至与肩平，掌心向下，稍停，默念"收"字→以手腕为轴，两手用力内勾，掌心向内，形成垂掌→以手腕为轴，两手用力内勾，掌心向内，形成垂掌（图16-2-2）。

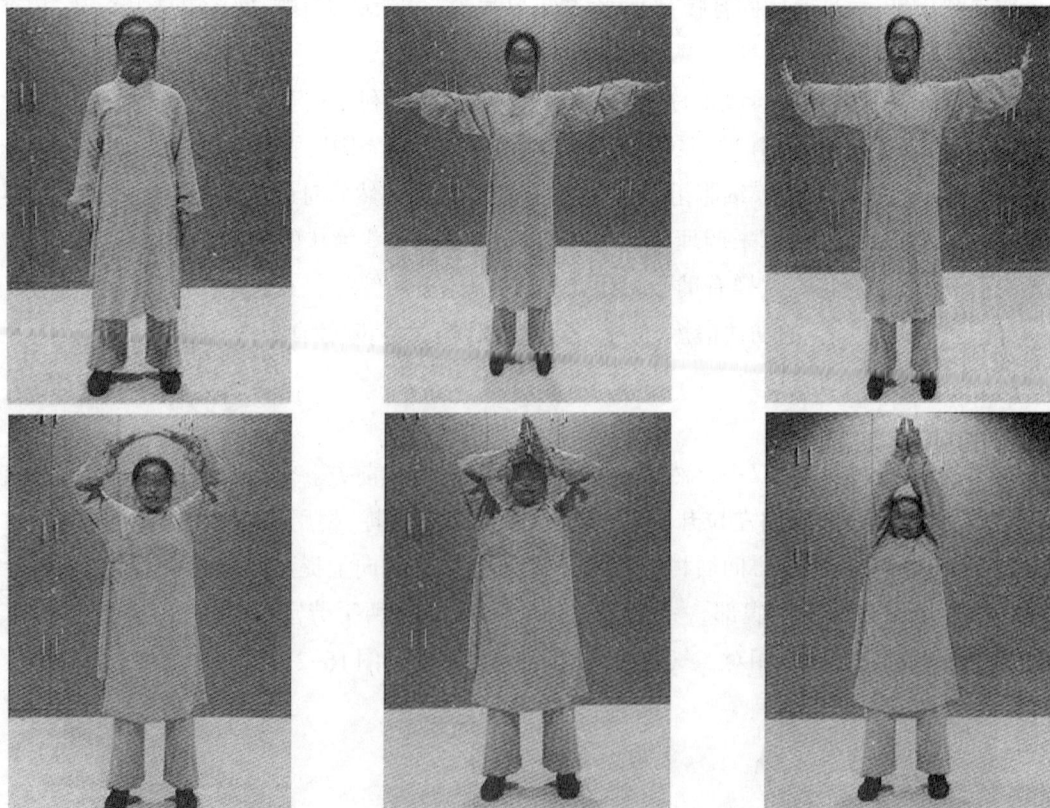

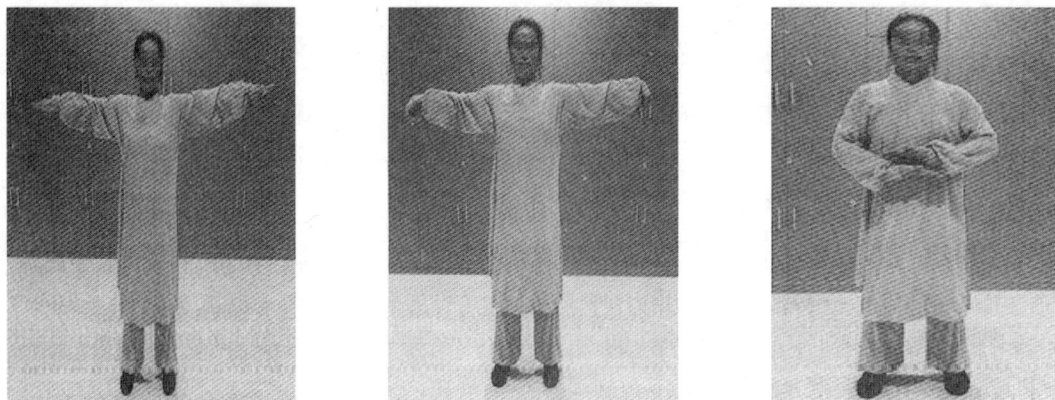

图16-2-2　双手插顶利三焦

（2）手足前后固肾腰：两手合掌（掌心内含），置于胸前→身体向左略转，左脚向左前方迈出一步，腿直身正→两手合掌向前冲出，直臂与肩同高，目视前方→两手内旋翻掌，左右掌背相互紧贴，掌心向外→两手分开向两侧平展，掌心向后，两臂成一字形，稍停→前腿屈膝成左前弓步，身体前倾（但不要弯腰勾头），目视前方；同时，两手直臂向后搂抱至尾椎部，合掌，稍停→合掌用力尽量往腰部上提→两掌分开，手掌贴于腰背→两掌沿脊椎两侧缓缓下推，至两臂伸直→两手由两侧分别斜向上提，掌心渐转向前，至两臂平直呈一字形与肩同高；与此同时，前腿蹬直，稍停→两手合掌收回胸前，左腿收回。两脚分开与肩同宽，自然站立。稍停后，身体微右转，做右式动作，与左式动作相同，唯方向相反（图16-2-3）。

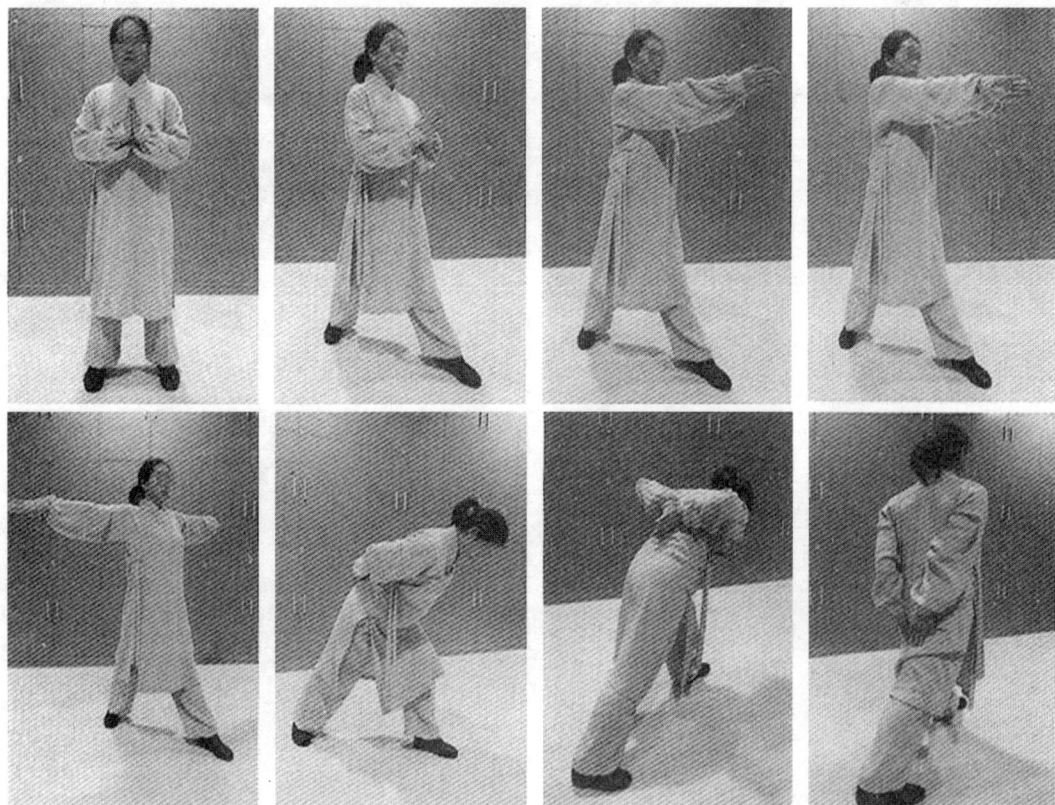

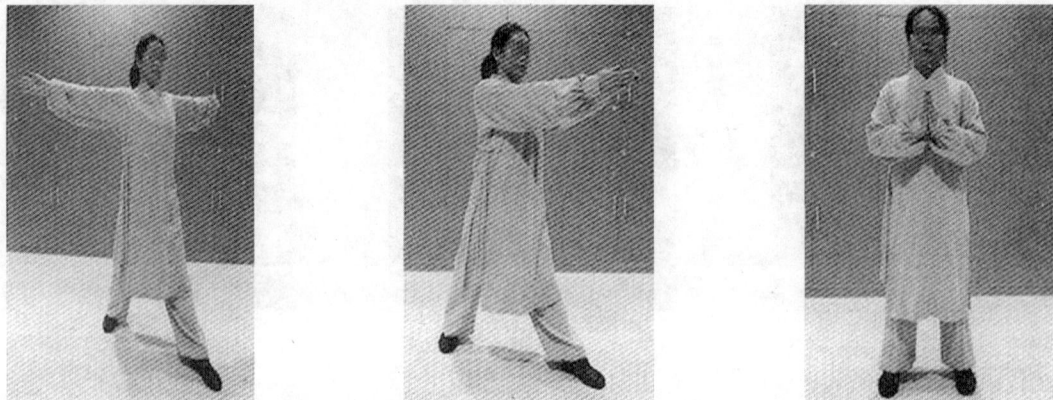

图16-2-3　手足前后固肾腰

(3)调理脾肤需单举:两掌变拳(前四指尽量内屈,拇指顶前四指指甲),两拳相对,拳眼向前,置于脐上→左脚向左迈出一大步→两掌同时动作:左掌掌心向上,经耳旁用力上举,变仰平掌,指尖向后;右掌从左腹外用力往下直按,指尖向左。同时,左腿屈膝成左弓步,头身正直向前,稍停,两手小臂同时内旋,左掌变立掌,掌心向右,指尖向上;右掌变垂掌,掌心向左,指尖向下→双手握拳,左拳下拉,右拳上提,相对置于左乳下;同时,左脚蹬直→双拳移至腹部。右式动作与左式相同,唯方向相反。最后左脚收回,与肩同宽,还原至起始身形(图16-2-4)。

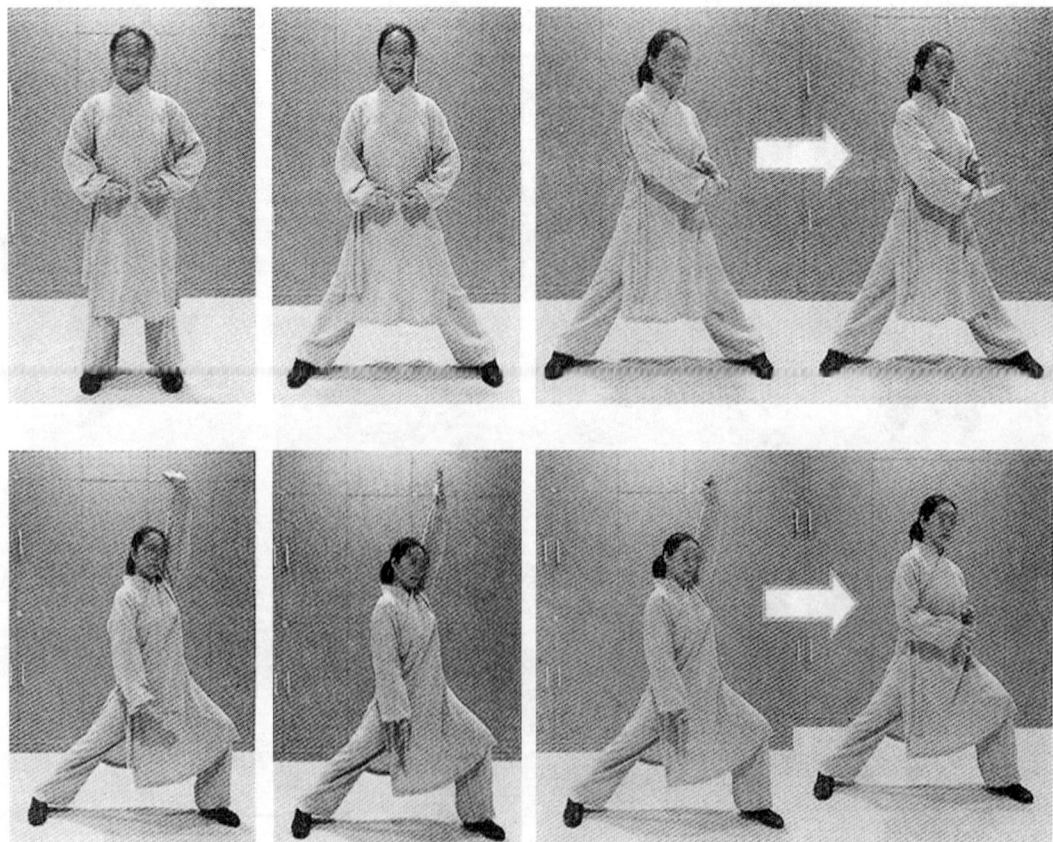

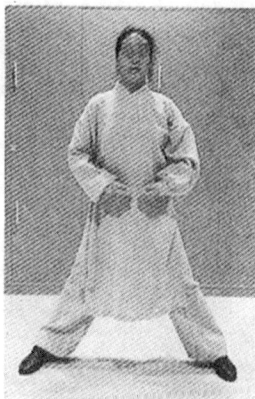

图16-2-4　调理脾肤需单举

（4）左肝右肺如射雕：左式：接上步，左脚向左迈开一大步，双拳置于脐上→双拳变掌，掌心相对。两臂平行向左伸直，与肩同高→双掌向上、向右伸直→向下。旋转两圈，在腹前下方稍停，两掌变拳相上提到脐部，右拳变立掌于胸前，掌心向左。绕右乳下半圈向右下经右膝弧形向右前上方推出→右手成侧掌，掌心向外，与肩同高，如开弓状；同时，左腿屈膝成左后弓步，重心在左腿。然后，左拳上提到右腋，拳心向内→左手如拉弦般平拉至左腋（拳、肩同高），稍停。意注右手劳宫穴，想象箭从劳宫穿射远方。猛翻右掌旋转成直掌，掌心向前→右掌变拳收至右肋。接着做右式，动作同前，唯方向相反。最后双手划一圈，收拳收左脚，还原如起始身形（图16-2-5）。

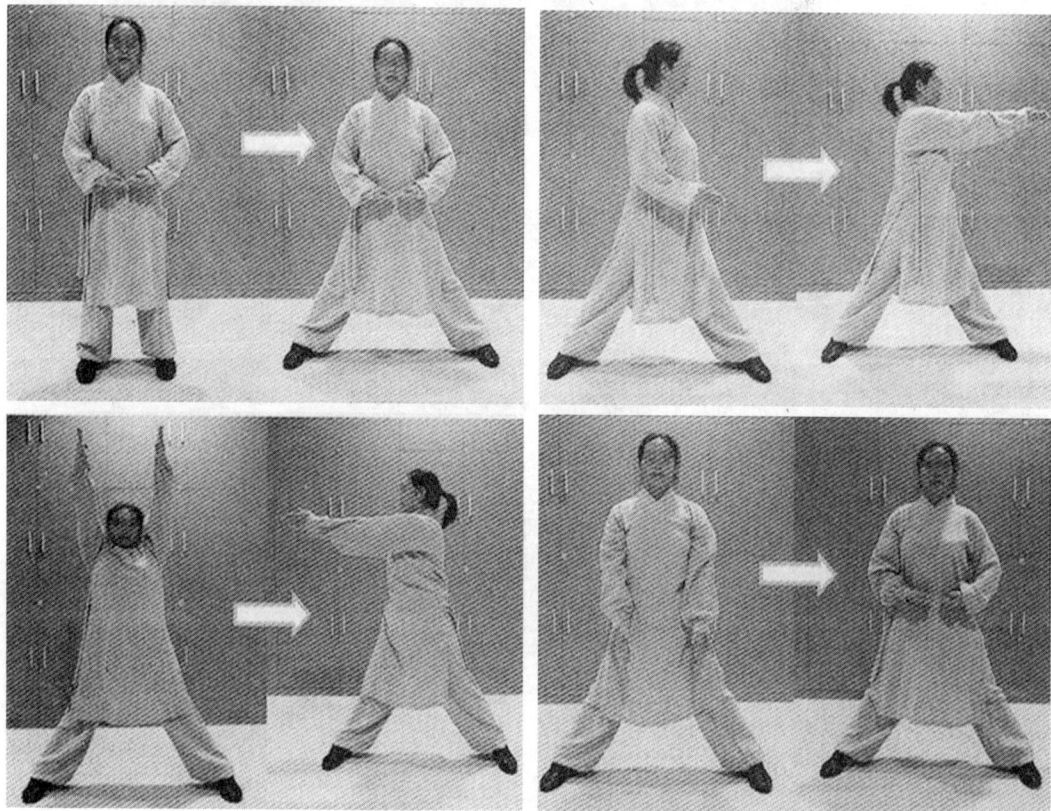

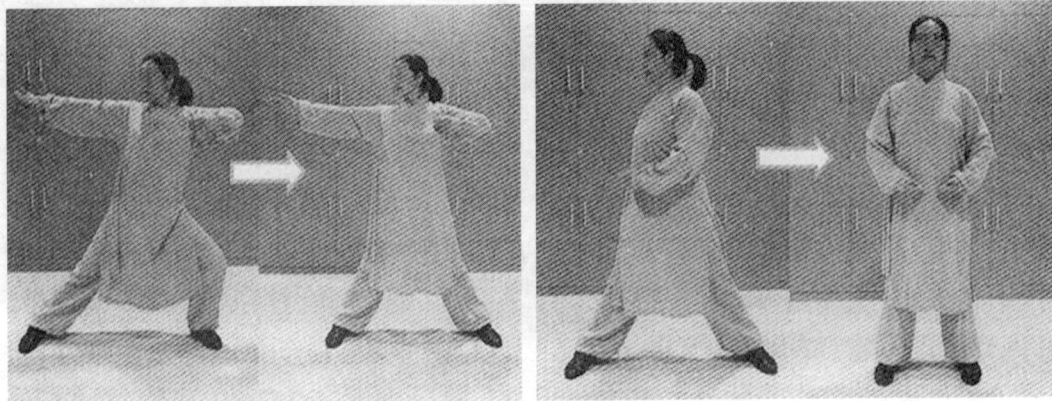

图 16-2-5　左肝右肺如射雕

（5）回头望足去心疾：左式：接上步，左脚向左迈出一大步，双拳提至左肋部→左拳变仰掌，向上提至左腋，右拳变平掌，掌心向上，上提至左乳。左掌指尖渐向下，向左后右脚跟方向插去；在左掌后插的同时，右掌翻掌下推，沿左脚向左前上方作半圆形推举（比头高一些）；同时身体前倾左转，左腿屈膝成左弓步，两手成一斜直线；同时转头向后，眼光从左肩微视右脚跟→两臂发力外旋伸展，两掌分别指向上下两个方向。握拳→收回至左腰，两拳相对，拳心向上；同时，左腿蹬直。双拳移至腹前，身体还原成起始身形（图 16-2-6）。

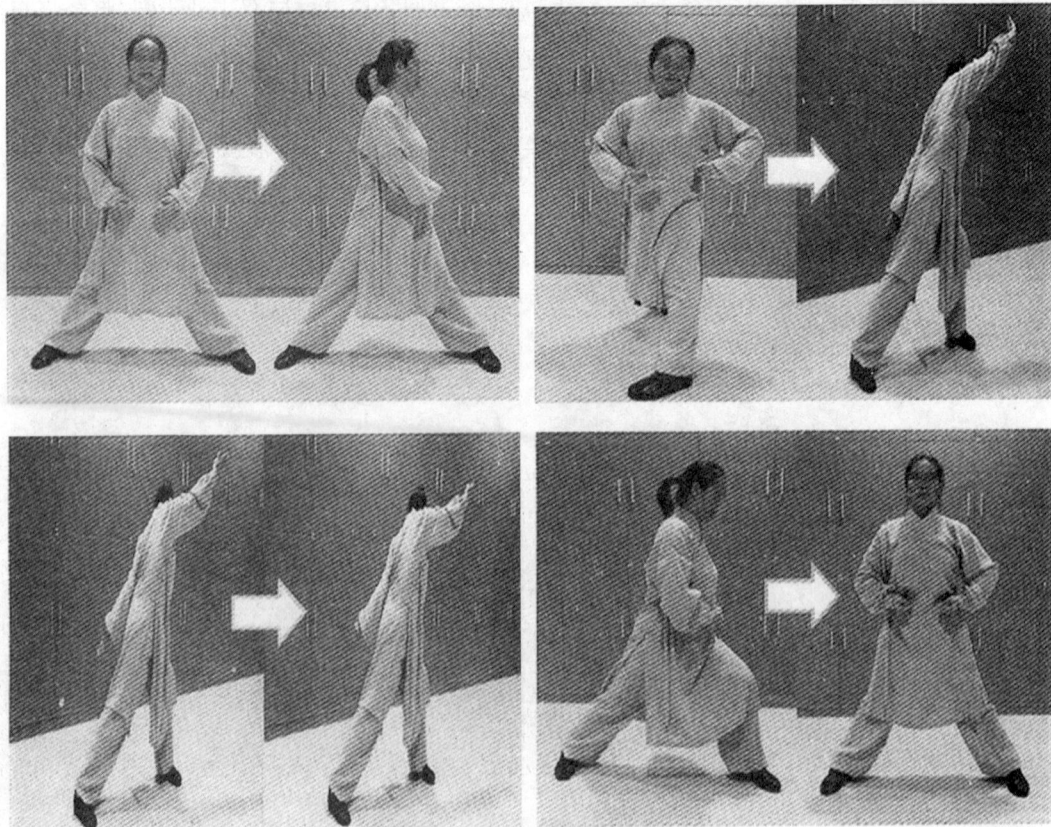

图 16-2-6　回头望足去心疾

(6)五劳七伤向后瞧:左式:由起始身形开始,双拳变掌,掌心向上,五指伸开,在脐部合拢交叉,拇指与拇指、小指与小指相叠。仰掌,沿身体中线上提至人中穴处稍停。翻掌,掌心向下,又沿胸中线下按至臂直,两臂紧贴身体,稍停→翻掌,掌心向下沿身体中线下按至臂直,两臂紧贴身体,稍停。接着,头向左慢慢转动,内视,至左肩,稍停,继续向后转,目光随头转动,慢慢地巡视,内视左半身和脊椎→头慢慢回转还原至胸前,面向正前方,内视。然后做右式,动作要领相同,方向相反。最后还原至起始身形(图16-2-7)。

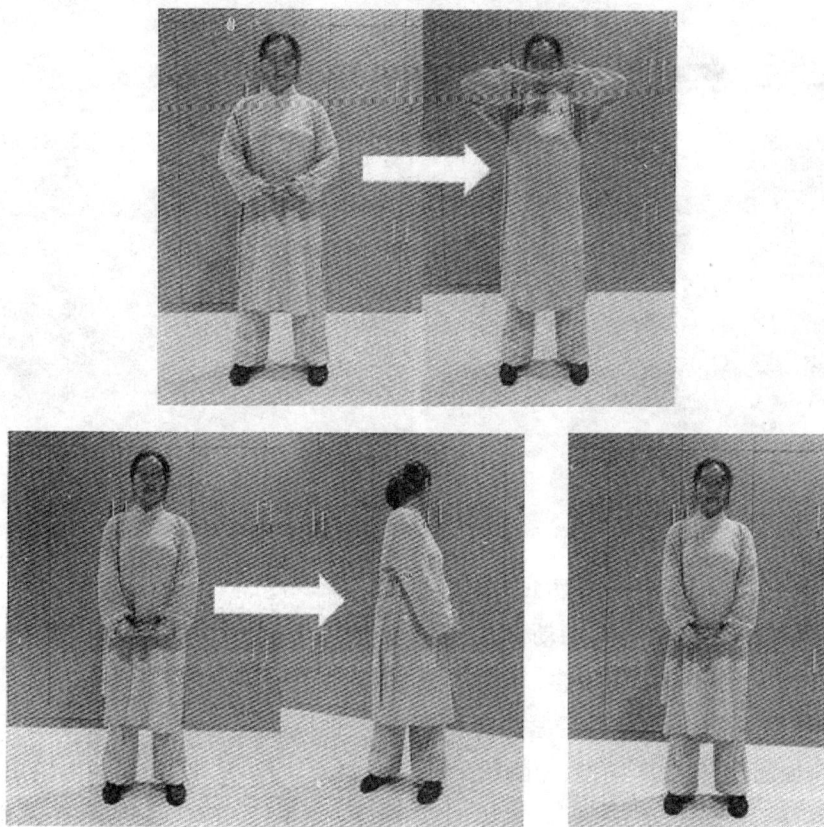

图16-2-7　五劳七伤向后瞧

(7)凤凰展翅周身力:由起始身形开始,左脚向左迈开一大步→右展翅:双拳变掌,掌心相对。两臂平行向左伸直,与肩同高,不停地向上划圈→接上动作:两臂继续向右、向下划圈。用同样的方法再划两圈→当划第三圈,双手到头顶时,身体右转,右手放于体侧→以腰带动左手,弯腰,左手指点右脚尖。直腰,左手举回头顶。再重复本动作两次。左展翅:两手同时上提至右侧,掌心相对,继续向上、向左、向下划三圈,重复弯腰点左脚尖三次。握拳归位。左右展翅合为一次,重复多次→结束本部功时,两手向左、向上、向右下旋转一圈至小腹,两掌变拳,拳心向上,相对置于脐部,收回左脚(图16-2-8)。

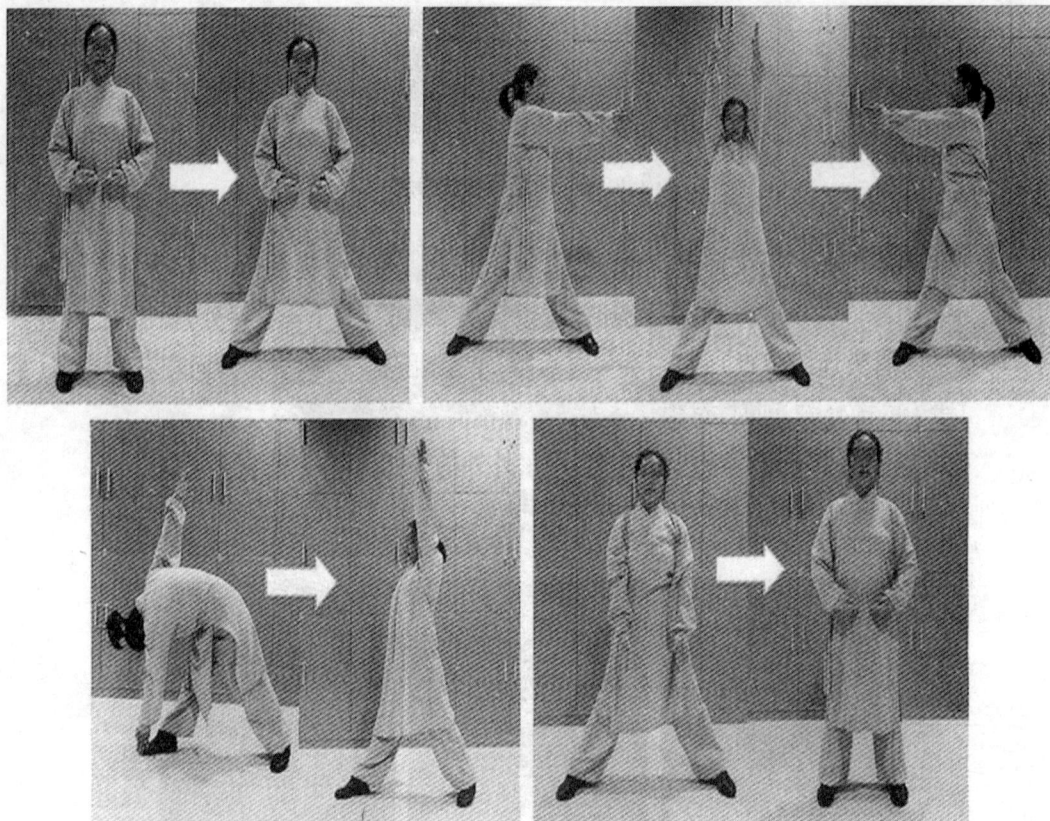

图16-2-8　凤凰展翅周身力

（8）两足顿顿饮嗜消：由起始动作开始，双拳变掌，掌心向上，五指伸开，在脐部合拢交叉。拇指与拇指、小指与小指相叠。仰掌，沿身体中线上提至人中穴处稍停→翻掌，掌心向下，沿胸中线直下按至臂直，两臂紧贴身体，稍停→两脚跟慢慢抬起，然后，轻轻下振，共5次。前两次提起稍高，速度稍慢，相隔较久；后3次提起较低，速度稍快，相隔较短。其节奏是"提—顿，提—顿，提—顿—顿"。提顿5次为一节，至少做5节。（注意事项：两臂加紧；上下牙齿咬紧，顿脚跟时如同自然落体）→最后，两脚分开，与肩同宽，翻掌，掌心向上，上提至脐部（图16-2-9）。

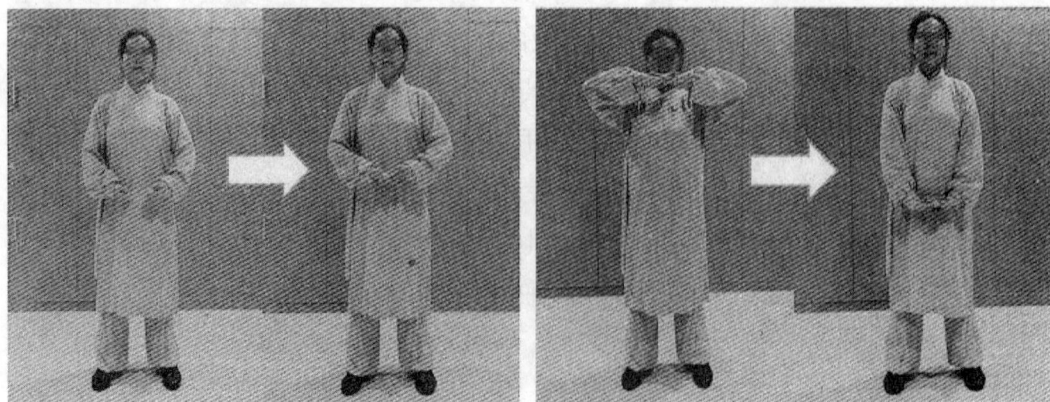

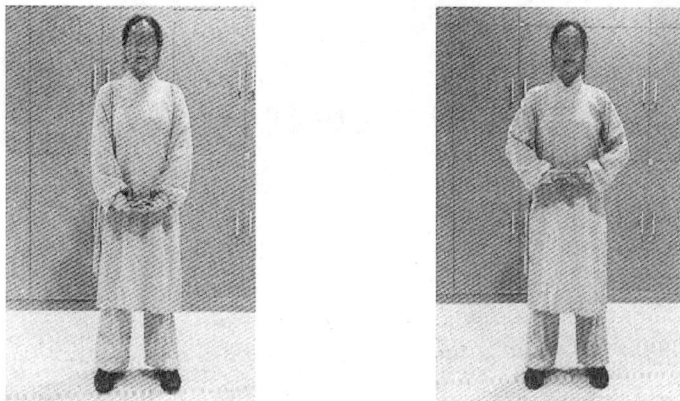

图16-2-9　两足顿顿饮嗜消

收功式：两手分开，指尖向上，指背相靠，置于脐上。两手上提至指尖到"天突穴"（胸骨上窝正中），稍停→舌顶上腭，随掌上提时，意想气从"气海"（脐下一寸半处）沿胸而上，经舌上"印堂"（两眉头连线中点）到"百会"，过后脑，下至"玉枕"→两手分开向左右变垂掌（掌心向内）置于胸部外侧，同时，意想气从玉枕沿颈椎向左、右肩分流→双手沿两肋向下推行→推至大腿两侧。随手下落，意想上下左右、里里外外的气如淋浴一般，直至涌泉穴（脚底正中凹陷处）→手指和全身都自然放松，再安静、自然站立片刻，即为收功完毕（16-2-10）。

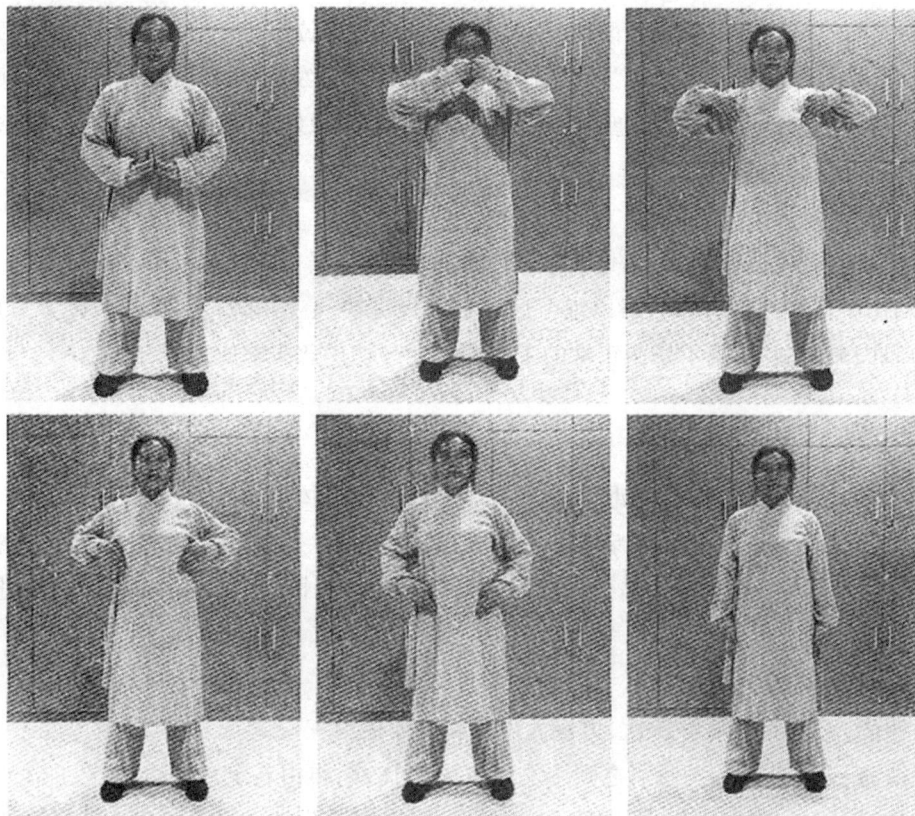

图16-2-10　收功式

第三节 八段锦(坐式)

一、习练要领

1.松静自然

身体和精神两方面都要达到放松。保持正确的姿势,做到松而不懈,配合均匀深长的呼吸,思想和情绪平稳安宁,排除一切杂念。

2.动作准确

练习时身体的姿势和动作的路线、规格要力求准确,这也是提高练习效果的重要因素。

在具体学习各式动作时,要对动作的路线、方位、幅度、角度、虚实、松紧分辨清楚,做到姿势工整,方法准确。

3.循序渐进

对于初学者特别是一些体质较弱的人群来说,在初学阶段,首先要克服由于练习可能给身体带来的不适,如肌肉关节酸痛、动作僵硬,身体各部位配合不协调、紧张,呼吸与肢体动作配合不好、不顺畅等。只有经过了一段时间和数量的练习,才会做到姿势准确,动作连贯,方法清楚,呼吸顺畅。不可急于求成,特别初学阶段,最好在老师的科学指导下进行,应持之以恒,循序渐进。

4.因人而异

由于练习者体质差异,尤其是老年人和体弱者,需根据自身状况来调节锻炼时间、习练遍数、动作幅度和运动量。一般以练习后感到精神愉快、心情舒畅、不感到太疲劳为宜,虽然有时肌肉略感酸胀,但不妨碍正常的工作和生活。切忌急于求成,贪多求快。

二、动作说明

预备式,端坐于椅凳前1/2处,两腿分开,膝盖朝前,上体自然正直,收腹含胸,两臂放松下垂,置于大腿上方,指尖向前,舌抵上腭,目视前方。排除杂念,调匀气息,诱导入静,两手掌翻转向上,两手拇指抵于无名指指根,其余四指握紧成"握固"状,两眼轻轻闭合,进入练习状态(图16-3-1)。

(一)叩齿搅海

1.叩齿:上下牙齿叩动18次,力量大小以震动牙根为宜。

2.搅海:舌尖在牙齿与嘴唇之间由左至右搅动18次,再由右至左搅动18次。

3.鼓漱:闭口,口腔充气,两腮外凸,再两腮收缩,将舌尖搅动后分泌出来的唾液像漱口水那样,反复鼓漱36次。

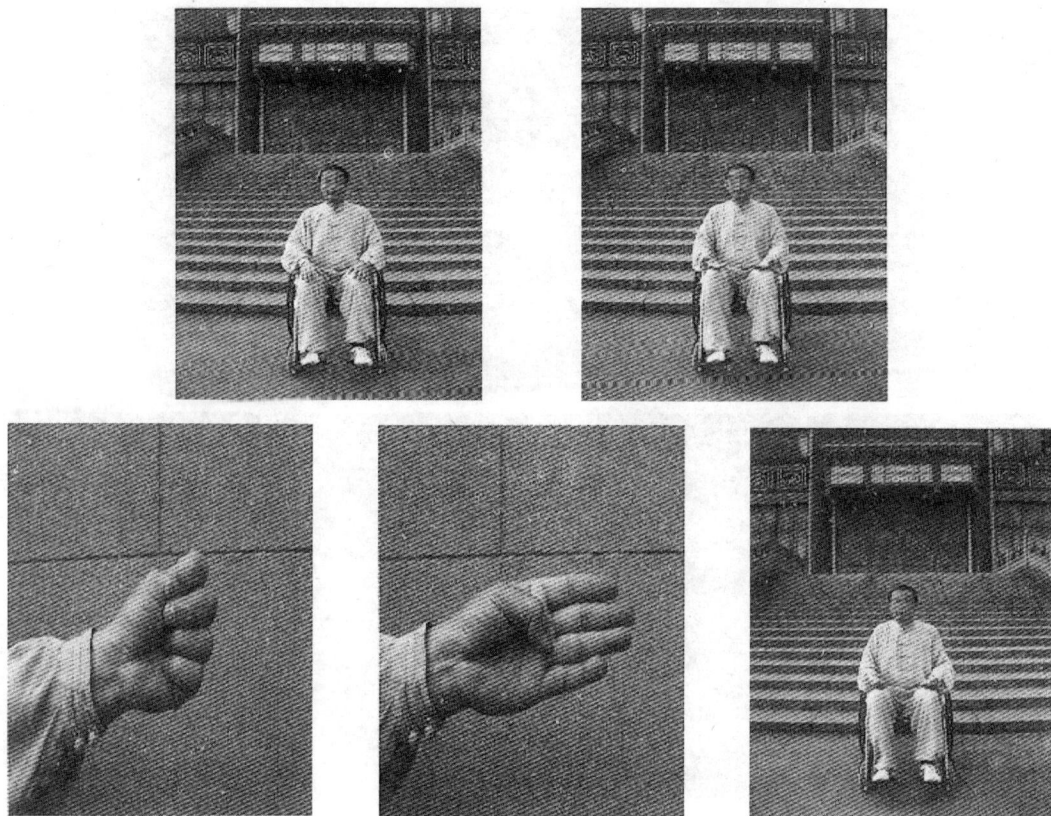

图 16-3-1　预备式

4.咽津:待唾液充满口腔后,分3次咽下,用意念诱导,徐徐沉入下丹田。

【动作要领】

1.叩齿力度要合适,舌尖搅动速度要均匀,鼓漱时舌体要放松。

2.体松心静,神态安详,呼吸自然。

【功效与作用】

1.叩齿搅海,刺激唾液分泌,唾液中含丰富的消化酶,有助消化。

2.牙齿与肾脏相对应,适度叩齿刺激,可加强肾脏功能,使肾脏精气充足。

(二)两手托天

1.两眼慢慢睁开,两掌手指腹前交叉,掌心向上;目视前方。

2.两掌上提至胸前,随之两臂内旋向上托起至肘关节伸直,掌心向上,力达掌根,抬头目视两掌。

3.目视前方;同时下肢肌肉绷紧,五趾用力下扣,呈"抓地"状两掌分开,慢慢向身体两侧下落至肩平时,臂外旋微屈,向体前合拢,掌心相对,两臂屈肘内合,大小臂约成90°时,小臂内旋,掌心向上,指尖相对,落于大腿上;同时,下肢和脚掌肌肉放松。

4.上托、下落为1遍,共做6遍(图16-3-2)。

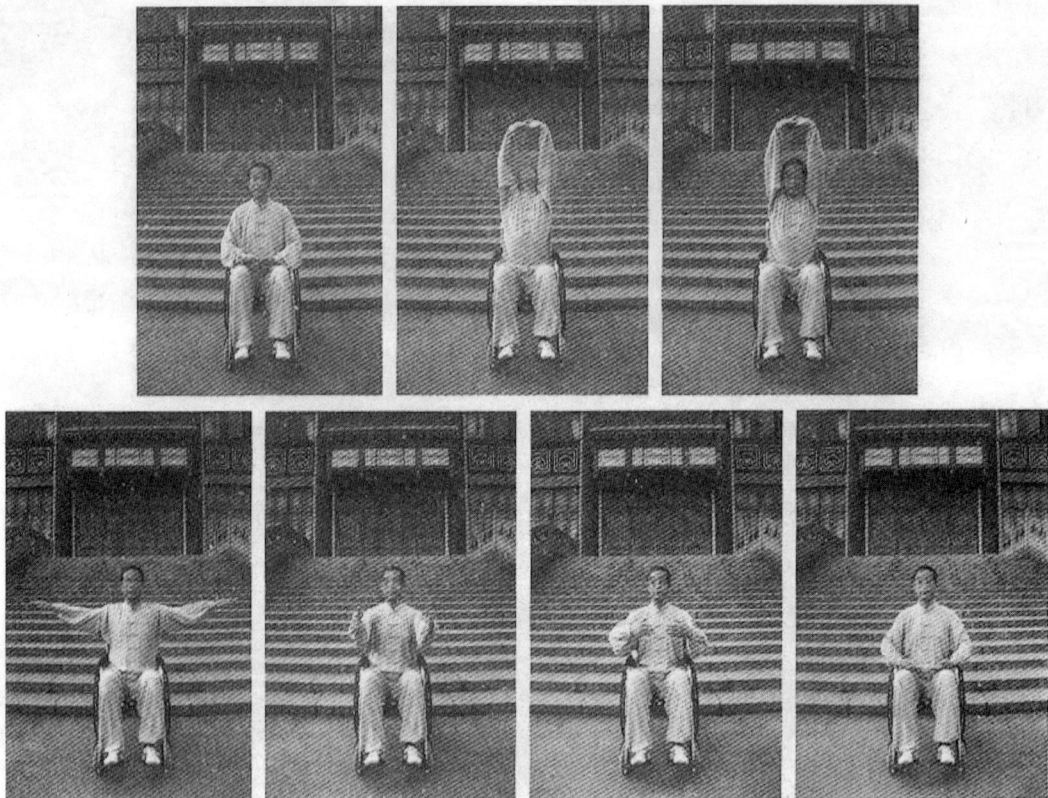

图 16-3-2　两手托天

【动作要领】

1.两臂上举,先舒胸展体,下颌内收时,要保持抻拉。

2.两掌下落时,松肩沉髋,松腕舒指,上体中正。

3.上托时可配合吸气,下落时可配合呼气。

【功效与作用】

1.两手交叉上托,缓慢用力抻拉,可增强上肢和肩背的力量,提高关节韧带的伸展性。

2.两手上托下落,疏通"三焦"气机,调理三焦功能,气血通畅。

(三)挽弓射雕

1.两手腕部相叠上提于胸前,右掌在外,掌心向内,两臂前撑,含胸圆背,头直身正,目视前方。

2.两臂屈肘内收,身体左转略前倾,右手向右侧拉至肩前,五指屈扣成"爪";同时,左臂内旋,向左后上方推出,左手中指、无名指、小指屈扣,拇指、食指伸直分开成"八字掌",坐腕,掌心向左,食指向上,稍高于头,犹如拉弓射箭之势;目视左掌方向。

3.右手五指伸开成掌,向上、向右划弧,与肩同高,指尖向上,掌心向外,左手指伸开成掌,松肩、沉肘、坐腕,掌心向外;目视前方。

4.两掌由两侧下落,捧于腹前,指尖相对,掌心向上;目视前方。再反方向做一次,动作相同,方向相反;一左一右为1遍,共做3遍(图16-3-3)。

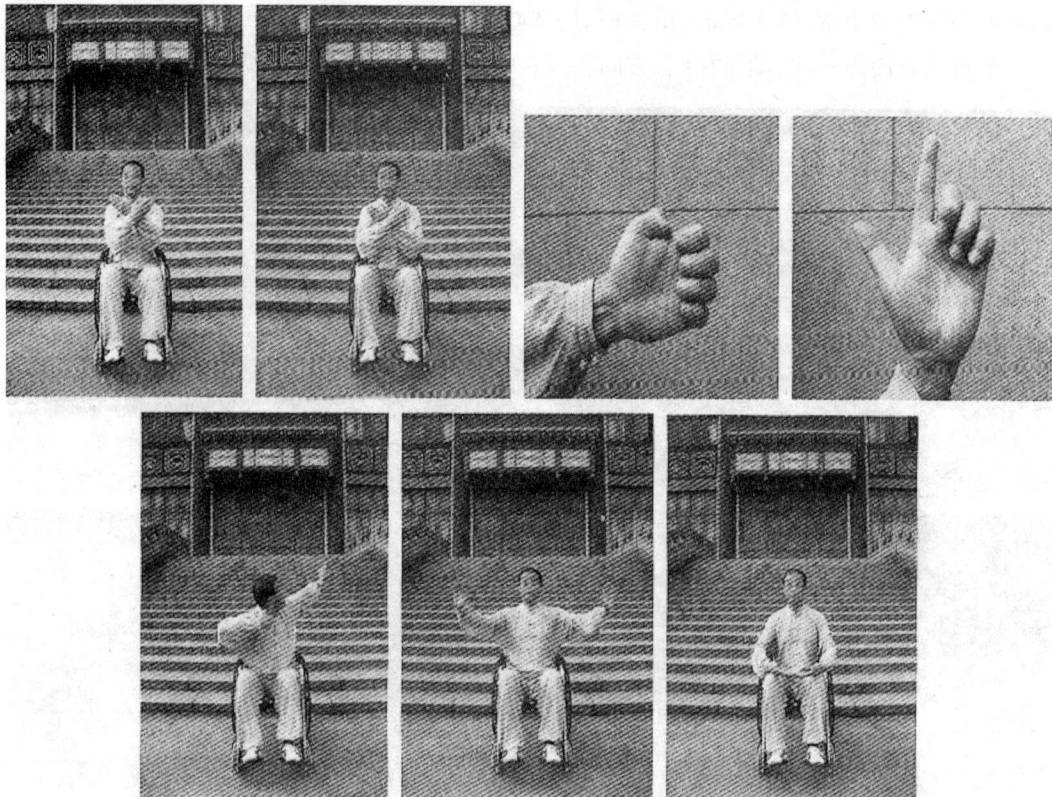

图 16-3-3　挽弓射雕

【动作要领】

1.两臂相合前撑,含胸圆背,劲力前后对撑,气沉丹田。

2.拉弓时,展肩扩胸,深吸气。

3.左手八字分开,坐腕竖指,掌心涵空,意念食指。

【功效与作用】

1.增强肩臂和手指的肌肉力量,提高手腕和掌指关节的灵活性。

2.含胸圆背、扩胸展肩,刺激背部夹脊穴和相关俞穴,有利于督脉[①]气血运行。

3.意念食指和拇指,调节手太阴肺经气血运行。

(四)铁臂单举

1.两掌上提至胸前,左掌内旋向上举至头部左上方,肘部微屈,力达掌根,掌心向上,指尖向右;同时,右掌内旋下按至右髋旁,肘部微屈,力达掌根,掌心向下,指尖向前;目视前方。

2.右掌经体前摆至左肩前,掌心向左,指尖向上,上体向右侧屈,左掌随之向右侧下方摆动,掌心向右,指尖向下;目视前方。

3.上体回复正直,两掌举至头前上方,掌心斜向上;目视前方。

---

①督脉:奇经八脉之一,起于胞中,下出会阴,经尾闾,沿脊柱上行,至颈后风池穴进入脑内,沿头部正中线经头顶、前额、鼻至龈交穴止。

4.两臂侧分下落,捧于腹前,指尖相对,掌心向上;目视前方。

5.再反方向做一次,动作相同,方向相反;一左一右为1遍,共做3遍(图16-3-4)。

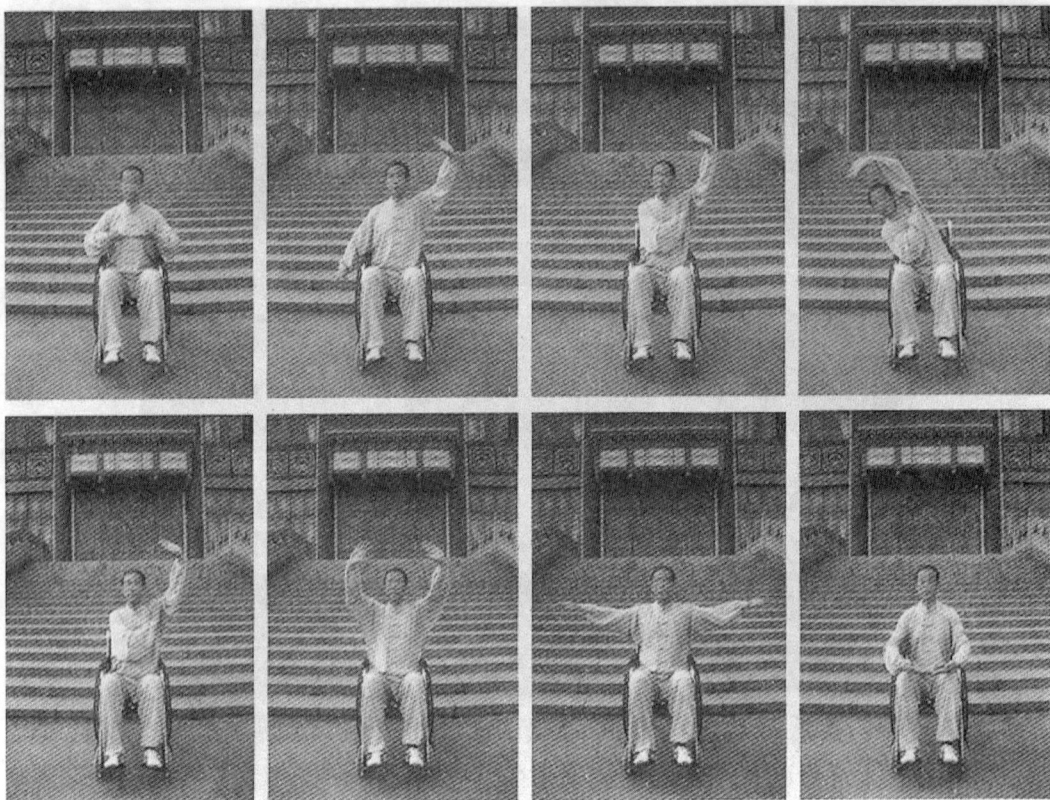

图16-3-4　铁臂单举

【动作要领】

1.上撑下按,力达掌根;舒胸展体,拔长腰脊。

2.上举手臂摆动与身体侧屈方向一致,防止身体前倾。

【功效与作用】

1.通过两上肢的对拉拔长以及身体的侧屈,增强上肢、肩背和肋间肌的力量,使脊椎内各椎骨间的关节和肌肉得到锻炼,增强脊柱侧屈的柔韧性。

2.牵拉腹腔,刺激中焦和脾胃相关经络穴位,起到了调理作用。

(五)双摇辘轳

1.两臂握空拳于腰部两侧,拳心向下。

2.挺胸抬头,上体稍后仰,同时两拳经体侧划弧上提至胸侧;目视前上方。

3.两拳继续向上划弧,再向前方伸出,上体前探,抬头、挺胸、塌腰;目视前方。

4.两拳向下划弧至膝前,低头、含胸、弓背、收腹,两拳收至腰部两侧,拳心朝下,上体伸直;目视前方。

5.两拳向前划立圆一圈为1遍,共做6遍(图16-3-5)。

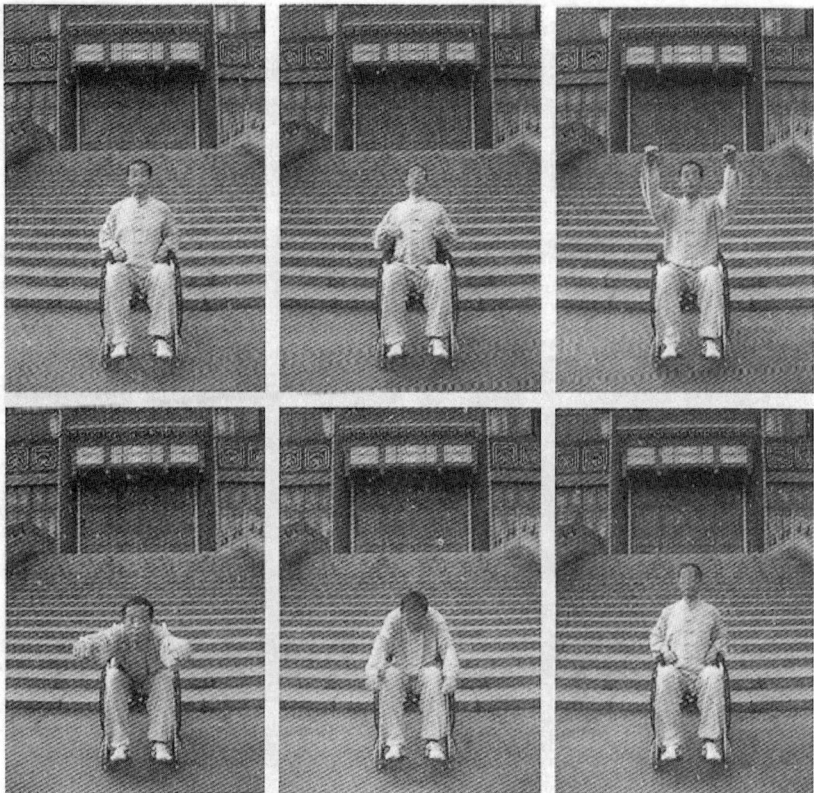

图16-3-5 双摇辘轳

【动作要领】

1.两臂前伸、回收均为立圆弧形运动,如摇辘轳。脊柱随之伸展、卷屈、蠕动,配合协调。

2.动作柔和,连贯灵活,幅度由小到大。

【功效与作用】

1.脊柱伸展、卷屈、蠕动,加强脊柱各关节的柔韧性和伸展度,增强腰背肌肉力量。

2.督脉行于背部正中,任脉行于腹部正中,脊柱的卷屈、伸展,牵动任督两脉,调理阴阳,疏通经络,活跃气血。

(六)摇头摆尾

1.两拳变掌前伸,按于大腿内侧近膝盖处,指尖向前,身体正直;目视前方。

2.身体前俯,目视前下方,身体顺时针向右摇转,目视右脚外侧,身体继续向后摇转至仰身,目视前上方,身体继续向左摇转,目视左脚外侧,身体继续向前摇转至俯身,目视前下方。身体前俯身时,两腿肌肉绷紧,五趾抓地;身体摇转仰身时,两腿和脚趾肌肉放松,共3圈;再反方向摇转3圈。

3.身体抬起,恢复开始姿势;目视前方(图16-3-6)。

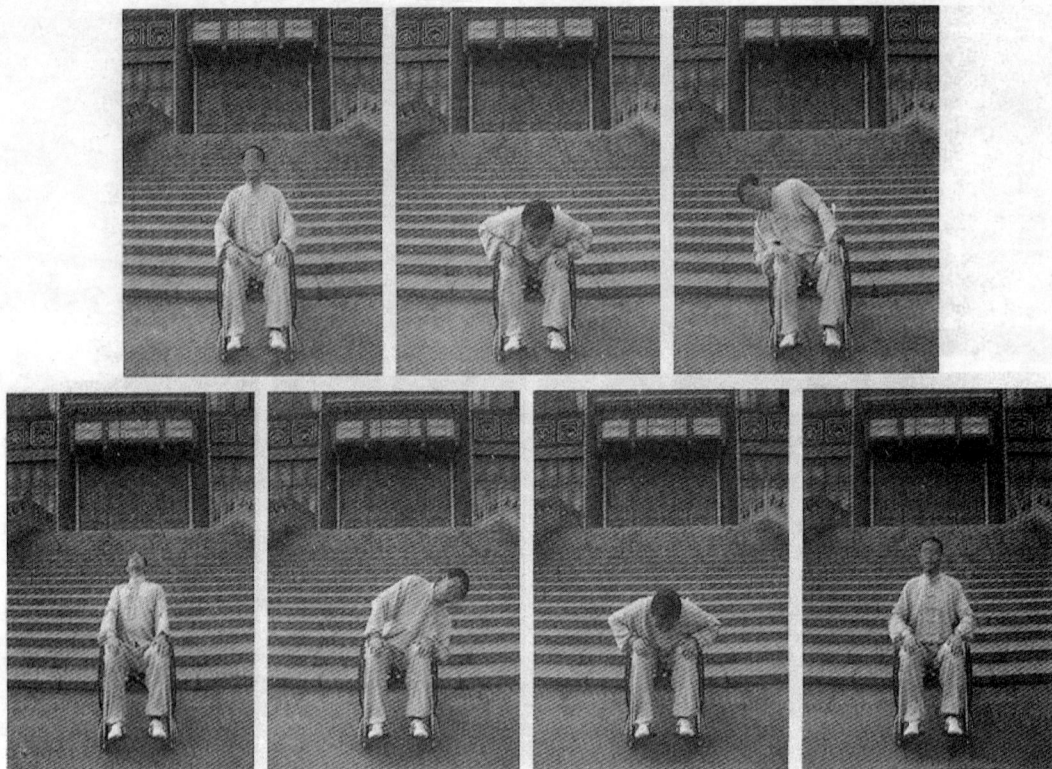

图16-3-6 摇头摆尾

【动作要领】

1.上体摇摆时,颈部与尾闾对拉拔长,摇转时颈部肌肉要放松,头顺势而转,动作柔和缓慢,圆活连贯。

2.摇转的幅度,由小到大,要控制身体的重心稳定,避免摔倒。

【功效与作用】

1.颈椎、胸椎、腰椎、骶椎较大幅度摇转,起到灵活脊柱关节,具有强腰固肾作用。

2.颈部与尾闾对拉拔长,牵动任督二脉;摇头摆尾间刺激大椎[1]和长强[2]两穴,达到疏经泄热的作用。

(七)攒拳怒目

1.两手成"握固"状,抱于腰侧,拳眼向上;目视前方。

2.左拳缓慢用力向前推出,快至尽头时,加力冲出,与肩同高,拳眼向上;怒目瞪视左拳;同时下肢肌肉绷紧,五趾用力下扣,呈"抓地"状。

3.左拳变掌,左臂内旋,虎口朝下,肘关节微屈,左臂外旋,左掌向左缠绕,五指伸直,掌心向上后握拳,目视左拳。

4.屈肘,左拳回收至腰侧,拳眼向上;同时,下肢肌肉放松;目视前方。

5.右手动作相同,方向相反;一左一右为1遍,共做3遍(图16-3-7)。

[1]大椎穴:位于背上部,当第一胸椎棘突之上与第七颈椎棘突之间的凹陷处。

[2]长强穴位于人体的尾骨端下,当尾骨端与肛门连线的中点处。

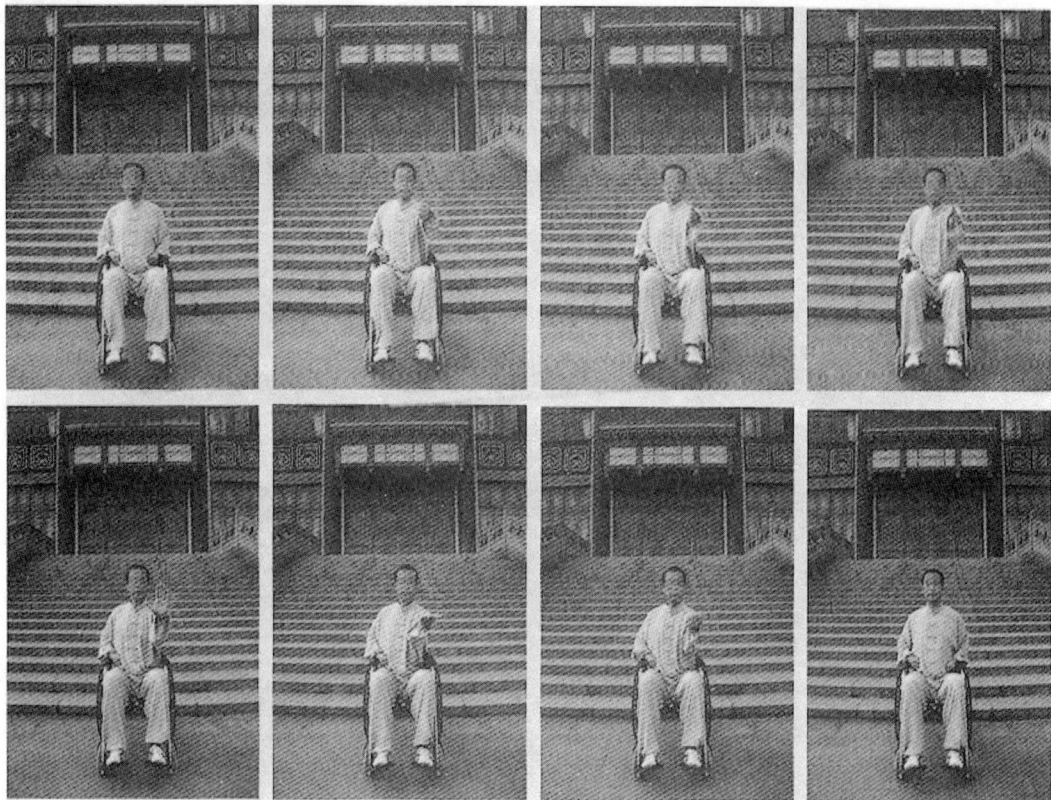

图 16-3-7　攒拳怒目

【动作要领】

1.冲拳时要拧腰顺肩,怒目瞪眼,注视冲出之拳,力达拳面,如推动马匹前行。

2.收拳时要肩肘松沉,以肩带动臂、腕旋转,抓握回收要运用内力,如倒拽牛尾后拉。

【功效与作用】

1.肩臂旋转,手指抓握,刺激手三阴、手三阳经脉,锻炼手臂和掌指的肌肉力量、灵活掌指关节。

2."肝开窍于目","怒目瞪眼"可刺激肝经,使肝血充盈,肝气疏泄顺畅。

(八)引气归元

1.两拳变掌,向体侧举起,掌心向上,举至头顶上方,掌心向下。

2.两掌指尖相对,经体前下落,按至腹前;目视前方。

3.上举、下落为1遍,共做6遍。

4.两手虎口交叉,叠掌贴于腹前,顺、逆时针缓慢地绕肚脐各3圈后,两掌分开,轻按大腿上方,指尖向前;目视前方(图16-3-8)。

【动作要领】

1.两掌侧举时,肩要松,肘微屈;两掌下落时,手经过之处,身体各部位要随之放松。

2.整个动作要轻柔、圆活、连贯。

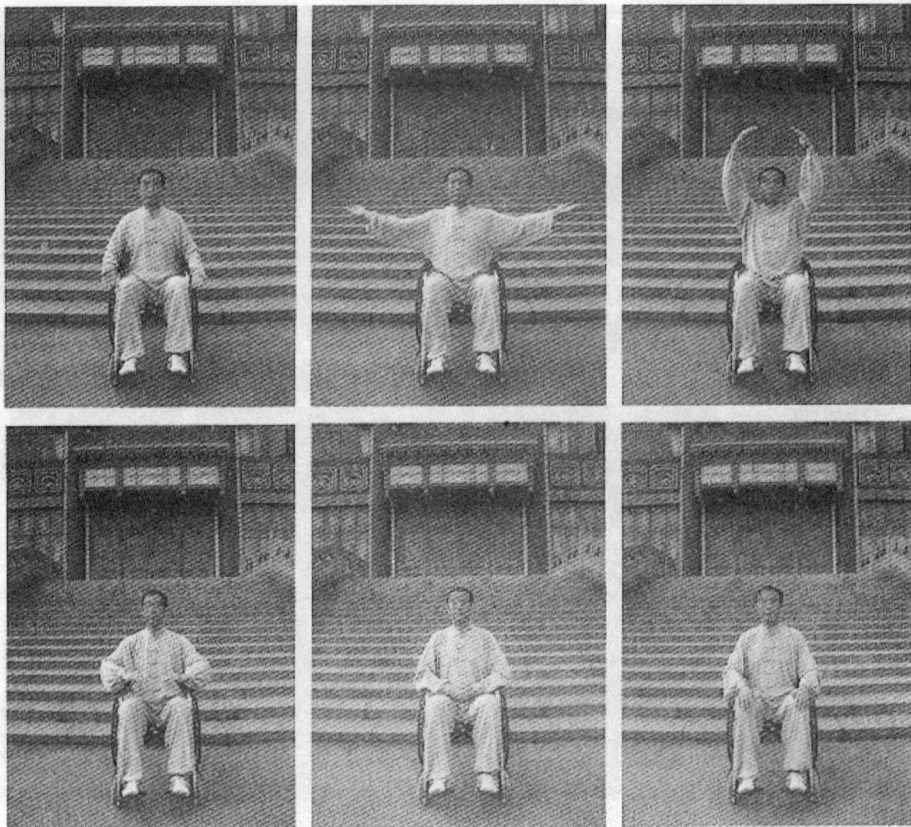

图16-3-8　引气归元

【功效与作用】

1.导引人体气机升降开合,贯通中脉。

2.将练习所得体内外之气,归入丹田,培补元气,起到和气血、通经脉、理脏腑的功效。

第四节　弹力绳抗阻训练

1.简介

弹力绳抗阻训练的优势:弹力绳易于携带,轻便可折叠;阻力来自弹力绳自身韧性而非地球重力,可自由扭动;没有惯性和动力,效果好;可模拟日常活动动作,增强身体功能。

2.锻炼方法及图示

(1)站姿肩上推举:目标肌肉:三角肌、肱三头肌。3~5组,每组8次,组间间歇1min。

①同时推举:将绳踩在脚下,两脚前后站立,两手持手柄在肩上,掌心向前,挺胸,吸气,呼气同时两手向上举至两臂伸直,但保持肘关节微屈。吸气还原至开始位置(图16-4-1)。

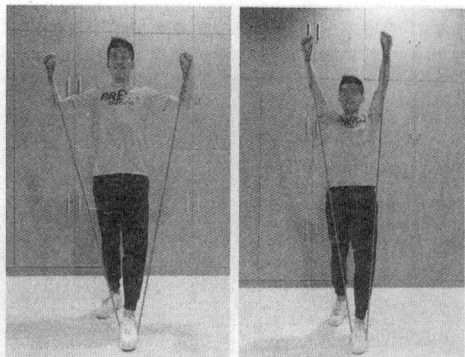

图16-4-1 同时推举

②交替推举:准备姿势站姿肩上推举,单手交替完成动作(图16-4-2)。

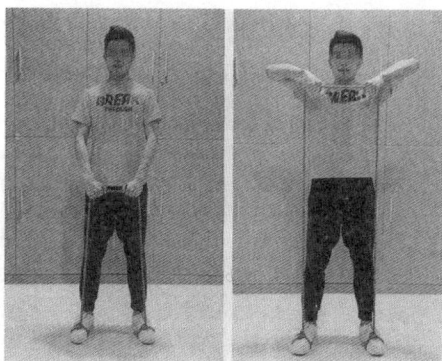

图16-4-2 交替推举

(2)直立划船:两脚平行站立,将绳的两端踩在脚下,两手抓住弹力绳的中间,两手间的距离大概20cm,挺胸抬头,吸气,呼气同时向上提起弹力绳至下颌,吸气向下还原,注意整个过程,两手是贴近身体的,感觉发力时抬起肘关节(图16-4-3)。目标肌肉:三角肌前束、斜方肌。3~5组,每组8次,组间间歇1min。

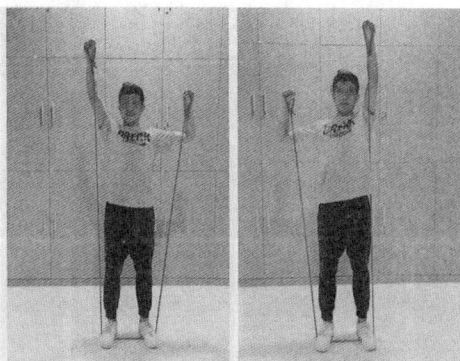

图16-4-3 直立划船

(3)侧平举:两脚前后或平行站立,将绳踩在脚下,两手持手柄在身体两侧,挺胸抬头,身体微前倾。手臂保持微屈,吸气,呼气时以肘关节带动外展手臂,当肘关节与肩部同高时停住,吸气还原到初始位置(图16-4-4)。目标肌肉:三角肌中束。3~5组,每组8次,组间间歇1min。

305

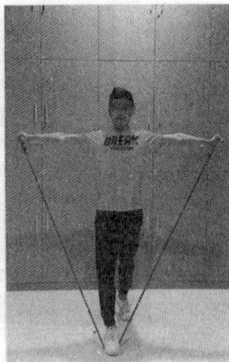

图 16-4-4　侧平举

（4）站姿反向飞鸟：将绳固定在头上的高度，两脚前后平行站立，挺胸抬头，身体稍后仰，两手握手柄在体前，保持手臂微屈，掌心相对或向下，吸气，呼气时将两手向后水平打开至身体两侧，吸气时还原。此练习强化三角肌的后束与斜方肌中部（图16-4-5）。目标肌肉：三角肌后束、斜方肌中部。3~5组，每组8次，组间间歇1min。

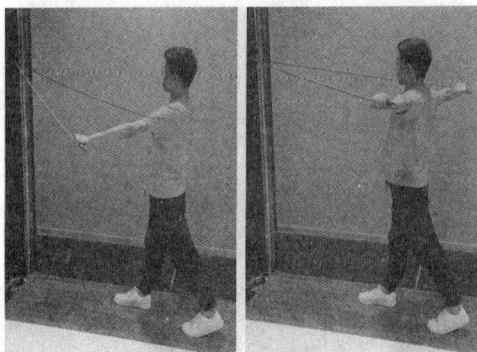

图 16-4-5　站姿反向飞鸟

（5）站姿前推：将弹力绳固定在与肩同高的位置，双脚前后平行站立，站距与髋关节同宽，收紧腰腹，上体稍前倾，挺胸，收缩肩胛骨，两手持绳，掌心向下，肘关节与肩同高或略低于肩；呼气时，将手臂向前推出，在即将伸直时停住，不要锁定肘关节，吸气还原到初始位置。如果弹力较大，无法保持身体稳定，可采用马步（图16 4 6）。

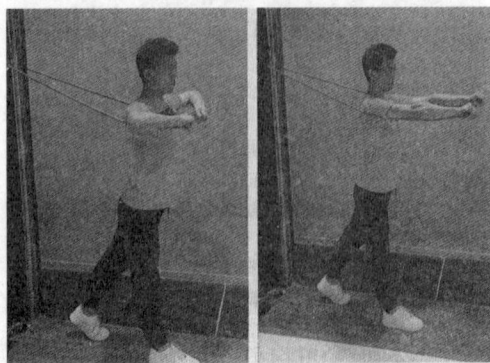

图 16-4-6　前平推

若要锻炼胸肌上部,可把弹力绳固定在较低位置,斜向上推(图16-4-7)。若要锻炼胸肌下部,可把弹力绳固定在较高的位置,斜向下推(图16-4-8)。目标肌肉:胸大肌。3~5组,每组8次,组间间歇1min。

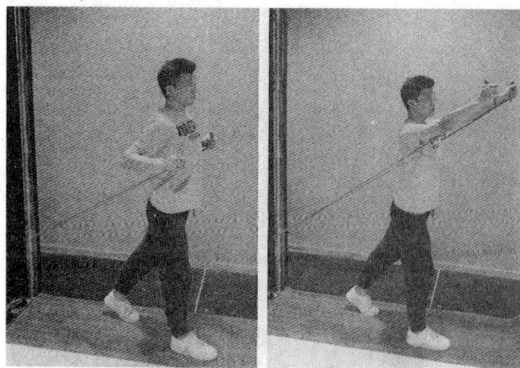

图16-4-7　站姿斜上推　　　　　　　　　图16-4-8　站姿斜下推

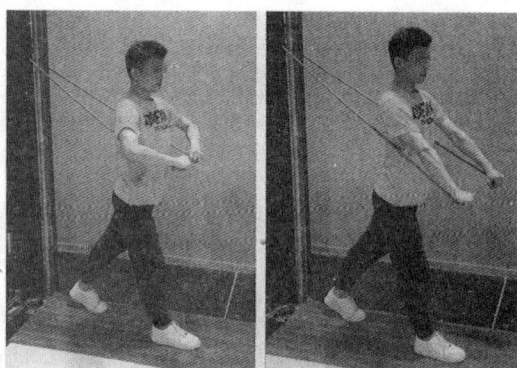

(6)下压:将绳固定在上方,面对绳,两脚平行站立,挺胸,身体稍前倾,两手握手柄大臂贴紧在身体两侧,弯曲手臂,掌心向下,吸气,呼气时向下伸直手臂。吸气时还原到初始位置。通过变换握法来锻炼不同位置(图16-4-9)。目标肌肉:肱三头肌。3~5组,每组8次,组间间歇1min。

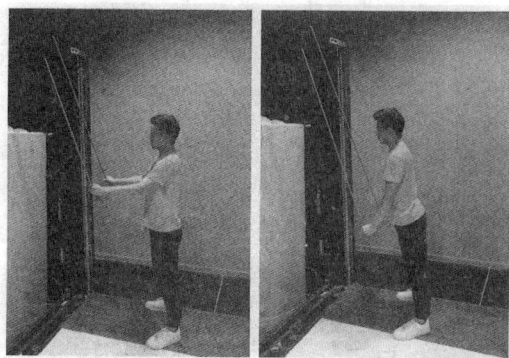

图16-4-9　下压

第五节　步　行

基本姿势:身体挺拔向上,颈部肌肉放松,两臂前后用力摆动,脚趾用力抓地。

呼吸:腹式呼吸方法,呼吸深长均匀。

步幅:步伐比日常自然步幅大10~20cm,带动全身更多肌肉参与运动。

速度:90~110步/min,4km/h。

心率控制：一般情况下青年人 130~140 次/min，老年人不超过 120 次/min。

时长和距离：每天行走 30~60min，距离 3~4km 或 3000~7000 步。

第六节　慢　　跑

基本姿势：挺直腰板，保持头部、颈部和背部一条直线，双眼平视前方。

上肢要求：双肩放松、自然下垂，要保持水平，胳膊自然微屈，双手半握拳，手臂随步伐尽量前后摆动。疲劳时，不要耸肩，可晃动肩膀放松。

下肢要求：臀部适度紧张，给身体持续向前的动力。放松蹬地腿的肌肉，迅速省力地将大腿向前摆出，摆动腿前摆时不要抬得过高，髋部随之自然前送，膝关节随惯性自然弯曲，保持步幅和步频。

脚部要求：着地应柔和而有弹性，用脚后跟和脚中部着地，然后快速向前滚动脚掌，接着前脚掌蹬地离开地面。落地瞬间身体重心不能下降过多，保持膝盖和脚尖在一个方向上，忌"内外八字脚"跑步。

呼吸方法：二步一呼、二步一吸或三步一呼、三步一吸。

心率控制：一般情况下青年人 130~140 次/min，老年人不超过 120 次/min。

前进速度：4~5km/h。

频率和时长：年龄≤18 岁者每周 4~5 次，每次跑 20~25min；年龄≥50 者每周 3 次，每次跑15~20min。

第七节　保　健　操

基本姿势：身体直立，保持头部、颈部和背部一条直线，放松肌肉和心情，双眼平视前方。

1.伸臂展体：直立位，两臂自然垂于大腿外侧；上步，两掌相对，两臂缓慢前上举，举至头顶上方，上体同时稍稍向后仰；动作的同时深吸气；两臂向前向下画弧，还原至大腿外侧，同时缓缓呼气；一举一放为一次，重复 6 个 8 拍（图 16-7-1）。

2.转体摆臂：直立位，两脚开立与肩同宽，两臂自然垂于大腿外侧；以腰部带动肩膀向左转，左臂屈肘随转体摆动至背后右下方，右臂屈肘随转体摆动至左肩上方，还原，向右转体做动作，左臂在前右臂在后。一左一右为一次，重复 6 个 8 拍（图 16-7-2）。

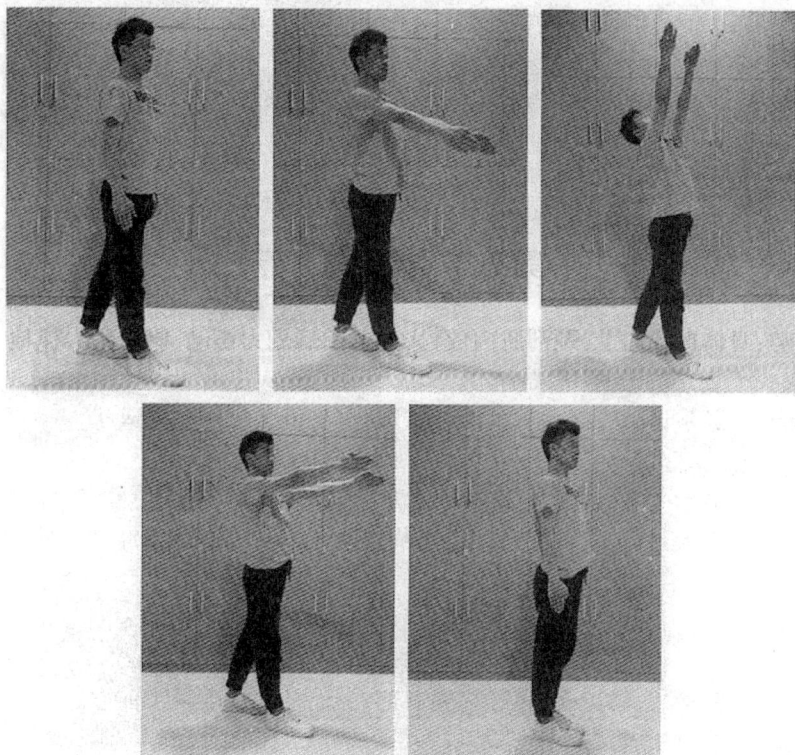

图16-7-1　伸臂展体

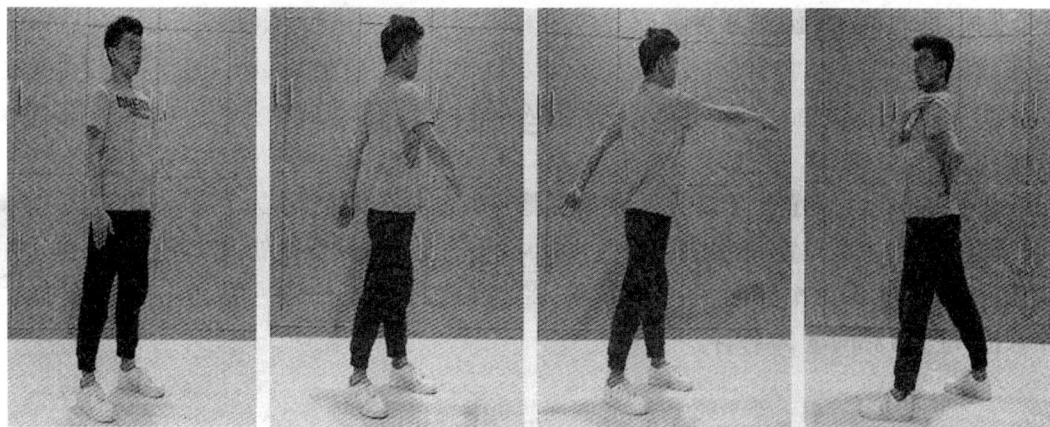

图16-7-2　转体摆臂

3.屈膝下蹲:直立位,两臂自然下垂于体侧;两臂前平举,掌心向下,吸气;两腿屈膝缓慢下蹲,呼气;缓缓站立,还原,吸气;一蹲一起为一次,重复6个8拍。下蹲和站立时,上身均保持直立(图16-7-3)。

注意事项:完成以上动作时,呼吸平稳,动作舒缓,尽可能使躯干、四肢伸展,肌肉拉伸。每天可练习一次,每次练习时间30min左右,动作间歇1~3min。

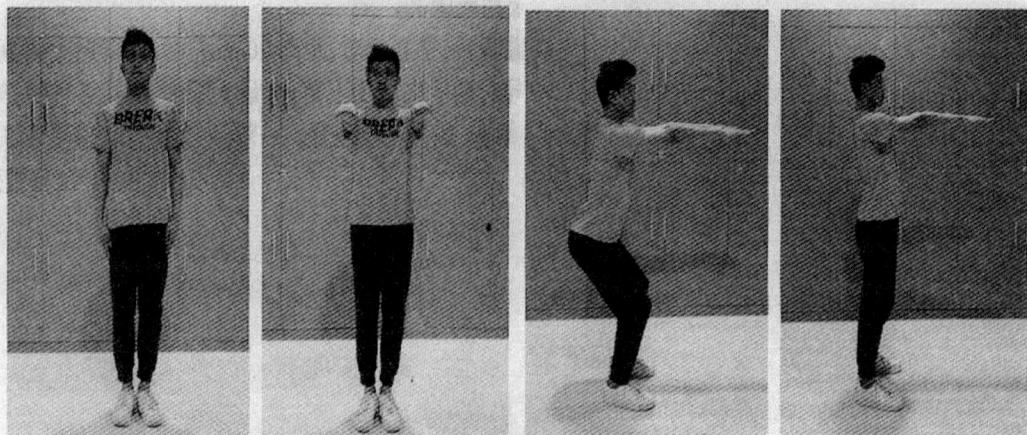

图 16-7-3　屈膝下蹲

第八节　肩后推举

基本姿势:坐位或站立位。

动作要领:两手握棒置于颈后肩上,握距略宽于肩宽,挺胸收腹。吸气,持棒向上推起至头顶后上方至两肘伸直,保持2~3s,呼气放松还原至起始位置。一举一放为一次,重复6个8拍,每个8拍间歇30s。

第九节　坐位抬腿

基本姿势:上身端正坐于椅子上,屈髋屈膝90°,也可靠在椅背上。

动作要领:大腿位置保持不变,吸气,将小腿抬高至与大腿等高处,并伸直小腿(可勾脚尖或自然平伸),保持5~10s后;呼气放松,将小腿放回原位。一抬一放为一次,重复8~10个8拍,每个8拍间歇30s。

第十节　仰卧飞鸟

基本姿势:仰卧长凳或床上。

动作要领:两手握哑铃,拳心相对,距离20cm左右,两臂向上伸直与地面垂直,屈膝,两脚踏平。两肘微屈,同时两手向两侧下落,至最大限度,维持2s,充分伸展胸大肌,然后两臂从两侧向上向内举起,恢复初始位置。一落一起为一次,重复3~5个8拍。

第十七章　帮助老年人参与社会活动

1999年世界卫生组织提出"积极老龄化"的倡议,将积极老龄化界定为"尽可能增加健康、参与和保障机会的过程,以提高人们老年时的生活质量"。老年人的社会参与问题关乎人类发展。2002年联合国第二届世界老龄大会正式提出将"积极老龄化"作为应对21世纪人口老龄化的政策框架。号召更多的老年人充分和有效地参与到社会经济、政治和社会生活中;老年工作基本原则"独立、参与、照料、自我实现、尊严"逐渐成为共识。因此,探讨"积极老龄化"精髓和核心的老年人社会参与理论基础及其路径选择是十分必要的。

第一节　如何维持老年人社会参与机能

全国老龄工作委员会发表的《中国人口老龄化发展趋势预测研究报告》中指出:"21世纪的中国将是一个不可逆转的老龄社会。"同时人口老龄化也已成为全世界共同关注的公共卫生问题。作为一个人口大国,我国老龄化的增长趋势也非常迅猛,目前我国60岁及以上人口比例已达13.3%;到2020年60岁以上老年人口将达到2.5亿,其中80岁以上高龄老年人超过3000万,老龄化水平将达到17.17%,预计2050年将形成人口老龄化高峰,60岁及以上老年人口达到4.3亿,老龄化水平达到30%。随着老龄人口的增加,老年人的健康状况备受关注,健康是影响社会参与的重要因素,同时社会参与同样影响健康状况。

积极老龄化战略是通过各种方式为老年人参与社会创造条件,老年人能更好地适应老龄化社会的发展变化;积极老龄化的核心理念是强调老年人作为家庭和社会的重要资源,应当积极面对晚年生活,通过参与社会活动来提高晚年物质生活和精神生活质量,为社会继续发挥余热,实现自我人生价值。

1996年和2012年《中华人民共和国老年人权益保障法》均专门设置《老年人社会参与》一章,为老年人进行社会参与提供了法律与政策的依据和基础。实现积极老龄化的途径在社区层面上正是通过老年人的社区参与来实现的。政府也提出了"老年人融入社会,参与社会发展"等口号,老年人通过社区参与来实现老有所为,树立积极的老年生活观,对整个社会都具有重要意义。

一、社会参与的概念

社会参与是一种公众的参与,是指个人通过一定途径和形式参与公共事务和公共活动的过程。是实现自身价值的一种行为模式,包括人际交往、闲暇活动和社会互动等多种形式,社会参与是对各种决策及其贯彻执行的参与。

二、老年人社会参与的概念和意义

1.老年人社会参与的概念

"老年人社会参与"这一概念最早源自20世纪40年代,由美国著名的社会学家欧内斯特·W.伯吉斯在他的象征互动理论中提出。伯吉斯将象征互动理论中的社会参与概念与老年人相结合,强调老年人生存的社会价值、老年人生命的终极意义,认为老年人可以在社会活动中做出应有的贡献。伯吉斯将社会参与的概念引入老年研究领域之后,老年人社会参与日益受到关注,但是迄今为止,对老年人社会参与概念的内涵与外延还没有形成统一、规范的界定。

2.老年人社会参与的意义

老年人的社区参与是老年人参与社会的主要途径。老年人作为社会、社区参与的主力军,一方面社会参与为老年人提供了更多的锻炼机会,增强老年人认知方面的储备,提高老年人健康意识和自我保健能力,改善老年人机体的健康功能,反映老年人生活状态与生活质量。另一方面社会活动参与频率越高、角色越积极的老年人,其归属感和成就感也越高。

三、老年人社会参与的前提条件

1.完善社会参与体制和机制,营造老年人社会参与环境。强调老年人继续在社会上发挥余热,参与社区开展的各种活动和事务,拥有良好人际关系网络的老年人更加积极主动地愿意与他人交往,社会参与程度也越高,更可能拥有高质量的人际支持网络,而宽广的社会网络和良好的人际关系可以增强人际交往,使老年人的自身价值得到充分体现。

2.大力发展老年教育,储备老年人社会参与的资源。联合国教科文组织提出终身教育是"知识社会的根本原理"。积极储备老年人人文社会科学方面的新知识、新观点,享受社会所带来的经济、文化、社会和教育等丰富的生活乐趣,胜任各种生活情趣的变化。

3.重视社区作用,加强社会公益。引导和管理志愿者服务机构,拓宽老年人参与社会的途径,搭建多元化参与空间。老年人参与社会的范围很广泛,社会需要提供足以满足老年人参与需求的社会领域和活动项目,包括参与社区服务、参加老年社团、接受老年教育等。社会参与所强调的是"老年人能够按照自己的需要、愿望和能力参与社会"。在此理念指引下还可以参与民间社团、老年协会、私营机构、老年大学、学术团体、文化团体、志愿者等活动。因此,除了政府提供的服务之外,家庭、志愿者、社区老年人组织,以及以社区为基础的组织都扮演着重要角色。拓宽不同的社会参与方式,增强老年人社会归属感,畅通老年人社会参与的渠道和信息。

4.较为丰富的老年人社会参与法律保障。人的需求是多元化的,基本的生理和安全需求是老年人社会参与的保障,表现为养老保障、患病就医、社会治安以及合法权益受侵害等方面。随着我国老年人社会保障水平和医疗卫生条件的改善,老年人基本的生理和安全需求得到满足,继续加强对老年人社会参与研究和政策制定能够帮助老年人追求更高层次的情感、尊重以及自我实现的需求。

其中,发展老年教育,储备老年人社会参与的资源是核心,增加老年人社会归属感,调动老年人社会参与意识是基本前提,搭建多元化的参与空间是老年人社会参与的施展平台。老年人社会参与所提供的必要条件和老年人自身的自觉性、主动性需协调一致,鼓励老年人按照自己的愿望,根据自己的能力选择适合自己的方式,参与各种社会活动。

第二节　适合老年人的社会活动

一、老年人社会活动的类型

老年人的社会活动是在团体、社区、组织内开展的语言交流活动、肢体活动、兴趣活动、文娱活动、公益活动、大型组织活动等。

(一)按照老年人社会参与活动内容划分

可以分为体育、文娱、艺术、旅游、会议、节庆、公益、社交等活动。如参与街道办事处开展的环境保护、社区服务、防灾赈灾等活动;老年人书法艺术展、珍贵记忆照片展等科普宣传展览;结合重大节日开展歌曲联唱活动、重阳节登高健步走活动等;社区内为老年人举办集体金婚仪式、年终举行联欢歌舞会等大型主题老年活动。

(二)按照老年人社会参与活动适合人群划分

1.高龄老年人(80岁以上)的社会活动

一般高龄老年人机体各器官功能明显衰退,肌肉萎缩,骨质疏松,长时间保持坐姿或者站姿会严重影响体内血液循环,迫使机体各系统之间的协调灵活能力降低,突发不测事故,这些情况要引起警惕和重视,必须谨慎从事。另外高龄老年人不能承受高强度的运动,因其易造成骨关节、肌肉的损伤,运动之后身体恢复过程慢,如过于劳累身体得不到恢复,反而会使身体机能下降,故高龄老年人选择社会活动要注意选择动作慢且有节奏的运动,例如:活动量较少的益智类游戏、文化创作、心灵驿站言语性的交谈、动作幅度小的运动健身类活动等。

2.中龄老年人(70~79岁之间)的社会活动

有一定活动能力、无肢体功能障碍的老年人,可选择爬山、健步走、广场舞中的慢步舞、老年太极拳、八段锦、科学发明创造、下棋等活动。

3.低龄老年人(65~69岁之间)的社会活动

体力、精力仍然很充沛的老年人,除了可选择中高龄老年人参与的活动内容外,还可以参与治安巡逻、社区清洁、老年帮扶、纠纷调解等社会性活动。

4.病患老年人的社会活动

结合老年人的身体状况,尽量通过活动维持其现存的生理机能,并争取恢复一些已丧失的功能。如认知功能障碍的老年人,可以通过智力激发法与记忆训练帮助其在活动中得到锻炼。可以借助器具开展活动,如我国台湾地区所倡导的音乐照顾活动,开发了一系列高龄老年人健康促进辅具,特别适用于有肢体残疾和功能障碍的老年人,可以在音乐的带动下让老年人融入集体。

(三)按照老年人社会参与活动的专业性质划分

1.学习活动类

老年大学和各种老年辅导班,主要包括食疗保健、烹饪、二胡、书画、唱歌、舞蹈、摄影、电脑等内容丰富、形式多样的课程;组织老年人阅读书报,凡是自己可以阅读者均鼓励自己阅读,对非自理的老年人可以由社会工作者帮助老年人读书报;聘请社会工作者、辖区家庭医生服务团队的社区护士、康复治疗师等,结合辖区实际情况,组织科普讲座,如高龄老年人居家照料知识讲座、运动与保健讲座、均衡饮食、老年人跌倒的预防、心理个案咨询、缅怀往事小组活动等内容,运用专业方法和专业技能开展团体活动,起到治疗、社会支持、促进个人交往等作用。

2.社会实践活动类

参加社会性公益活动,发动和组织辖区内老年人参与集体活动,培养老年人的自助、互助、自觉精神,让老年人有愉快的晚年生活并维护社区的稳定。鼓励老年人参与业余兴趣小组的策划、组织,体现娱乐性、自我满足感、再创造原则。

二、老年人社会活动原则

1.因人而异,选择适宜

老年人的社会活动多种多样,应根据自己的身体状况和环境条件,选择适宜的活动项目、活动时间及地点。服老是一个人清醒和睿智的表现,从老年人的实际出发,在参与社会活动过程中遵从稳当、稳重、缓慢的原则,做到不急不躁、不气不馁、平安缓和,方为适当、恰当,恰到好处!

2.循序渐进,量力而行

制订作息时间表,在活动时运动量的强度必须由小到大逐渐增加;运动的方式由易到难。根据老年人的特点,量力而行、适可而止。

3.自我监护,确保安全

在活动或锻炼过程中,提高警惕,加强防范,坚持安全第一。当出现不适感觉时,应立即停止活动;出现严重不适感觉时,应及时就医。

第三节　适合老年人的益智玩具

老年人的脑功能是用进废退,任何活动包括家务劳动,都有利于防止大脑退化。新加坡国立大学一项调查显示:烹饪、逛街购物比打麻将更有助于预防老年痴呆症;继续工作、经常做饭、购物的老年人,认知能力退化概率相对于从不做此类活动的老年人减少64%;有运动和完全没有运动的老年人相比,出现认知能力退化的概率只减少22%;社交活动对减轻认知能力退化的效果则更低,其认知退化的概率只降低了15%。研究证明,老年人记忆减退与很多因素有关,记忆的正常老化是可以延缓和逆转的,如果采用适当的干预措施如记忆训练、学会利用策略、改善信息加工过程,便可提高记忆能力,这表明老年记忆功能具有一定的可塑性。

老化现象是老年人普遍存在的问题,而在老化的各种表现中老年人智力的衰退对老年人生活和心理的影响尤为严重。适合老年人群使用的玩具,主要以休闲、益智为主。老年人对益智类玩具的需求是存在的,以日本为例,他们的老年人就很注重大脑益智训练,市场上也盛行能让老化的大脑重新焕发活力的书籍、玩具等益智产品。

一、竞赛类

(一)棋牌竞赛类

棋牌类玩具较容易买到,经常下棋或者打牌可以锻炼老年人的脑、眼、手的逻辑能力和协调能力。活动的目的是达到延缓衰老、预防老年记忆减退和老年痴呆等病症的发生,同时为老年人搭建相互交流、切磋技艺、展示风采的平台。推荐的有:扑克、象棋、桥牌、华容道、围棋、飞行棋、飞镖等玩具,除此之外,有些老年人喜欢打麻将牌,其也有益智作用,但应注意的是输赢不宜过大,同时不宜因"贪玩"久坐而引起其他不适。

(二)体育竞赛类

选择符合老年人身体特点、形式多样、因时制宜、因地制宜、保证安全的体育活动,以强身健体、延缓衰老、预防老年疾病等为直接目的。增强老年人自我保健、防病强身的意识和能力,树立科学健康的生活方式,营造文明辖区的良好氛围。

1.丢沙包是一项需要团队合作的游戏,它不仅锻炼人的沟通、协调能力,还能锻炼肌肉力量、弹跳力、跑跳能力和思维敏捷度,提高身体适应能力和协调性。老年人比较适合玩丢沙包,特别是独居在家,平日与社会接触不多的老年人,通过参加活动可以增强社会交往能力,变得健谈、乐观、宽容。

2.剪刀、锤子、布适宜一对一活动。

3.踢毽子要求游戏参与者具备闪转腾挪、眼观六路的功夫。适宜身体素质较好的老年人。平日里运动量不大的人,要循序渐进,不能过度运动。

(三)朗诵竞赛类

1.叙述:讲述难忘的大事小情。

2.联想:

(1)从部首猜字义,如:米+子=籽。

(2)从偏旁记读音,如:人+古=估。

二、智力激发法与记忆训练类

(一)智力激发法

1.往事回忆训练

怀旧作为一种正常甚至健康的状态,它的积极作用包括:可以帮助老年人调整心态、保持平和,帮助认识自我、宣泄忧伤和梳理心境。每一位老年人都有自己不平凡的经历,用过去事件和相关物体通过回忆,以激发远期记忆。目的在于增进社会化舒适感、愉悦感和促进沟通技巧,增强自信心、改善人际关系。

(1)个人的老照片,熟悉的风景照等;纪念册、纪念章;各种票证;女性老年人宜选老旧的刺绣等织物;男性老年人适宜老旧的手工制作的工具等。

(2)提前准备好老年人或家人的照片、纪念册、纪念章、票证等"旧物",做好相关的"故事"资料准备,利用上述"旧物",唤起老年人旧时记忆,同老年人一起回忆美好的时光,调节情绪。

2.实物定位训练

激发老年人回忆近期发生过的事件,包括事件发生的时间、地点、人物、环境,增加记忆。

3.再激发训练

通过组织讨论、思考和推论,激发老年人智力和认知能力。就老年人感兴趣的话题进行讨论,引导老年人对问题的思考和推理。研究证明,智力激发训练,对有痴呆倾向或早期痴呆的老年人,可明显改善其智力、认知力和记忆力。

(二)记忆训练

该方法与智力激发法中的往事回忆训练相似,通过训练视、听、记忆等,增加趣味,多以生活内容为背景,如说出最爱吃的食品及其做法;生活小窍门如旧物巧利用;猜猜看,比一比,有能力动笔写出来;照图写或默写等。注意根据条件不同,分组进行或自愿结合。

1.记忆力训练

（1）瞬时记忆（超短时记忆）训练。

①由家人念出一串不按顺序的数字，从两位数起，每次增加一位数，如第一次为56、23、74，第二次为234、768、456，念完后立即让老年人复述，直至不能复述为止。

②猜猜看，看图说话或写字。看图说话：看树上除树枝外还有什么？参考答案：左侧依次为：面向右的戴眼镜老年人、戴帽子老年人、面向左的老年人、面向右的两个老年人，左侧有5个人头像。右侧依次为：面向左的大胡子老年人、戴眼镜和戴帽子的老年人、面向下的小胡子老年人、面向上的戴眼镜老年人、面向左的老年人。右侧有5个人头像，合计有10个人头像。看图写字：这张人像是由哪些动物组成，认识它们吗？能否说出？如果老年人能写出，可在图左右侧分别写出动物的名字。

（2）短时记忆训练。

给老年人看几件物品，让其记住然后请他（她）回忆刚才看过的是什么东西。如：桌上的物品为手表、手机、纸和笔，遮盖后请老年人讲述，桌上物品有几种，它们的名字？如回答正确，可增加难度。如：张女士，中学教师；王先生，公司会计；李女士，医院大夫；赵先生，机关干部，请求老年人复述一遍，进一步再让老年人从中寻找规律。

（3）长时记忆训练。

①让老年人回忆最近到家里来过的亲戚朋友姓名，前几天看过的电视内容，以及家中发生的事情。家人要和老年人一起回忆，老年人想不起来时，可作适当提醒，但不要把具体内容告诉老年人。

②手工制作：老年人按照图纸拼出雪花、装甲车、风车、火箭等。开展健脑益智DIY活动，关注老年人所思、所想，DIY活动主要是为了满足老年人动手动脑的需求，预防智力衰退，延缓衰老，让老年人做到老有所为、老有所乐。

三、精细动作训练

现代科学研究表明，人的大脑中与手指相连的神经所占的面积较大，平时如果经常刺激这部分神经细胞，人脑会日益发达，达到心灵手巧。近年来人体活动中的手指运动对脑力的影响已受到生理学家的重视，研究表明：习惯先用右手者，左脑更发达，称为优势半球，它管理高级神经活动部分，偏重于语言、逻辑和计算等智力活动；而右脑则以空间识别、几何图形、音乐等活动占优势。

（一）高级精细动作

翻绳、挑棍、搭积木、拼图等游戏。

（二）中级精细动作

捡拾小物品。可以利用老年人家庭资源，如捡拾豆子、扣子或用线将扣子穿起来等。

（三）低级精细动作捡拾大物品

可借助儿童玩具，如棉布或毛绒玩具、皮球、碗、勺子等。

四、手指操

运动手部有益健康的原因是手部存在与人体器官相关的穴位，常运动能健身和改善脑供血。研究发现，常动手指可刺激大脑，延缓脑细胞衰老，改善记忆、思维能力，预防老年痴呆。因此让老年人学习手指操，通过复杂、精巧、娴熟的手指活动，使手与大脑皮层间建立更多的神经联系，以开发潜能、预防痴呆。

（一）手指操数数联系加减法

右利手主练左手，反之左利手主练右手。具体操作：五个手指各代表1个数字，大拇指代表数字1，各手指所代表的数字为前一个手指所代表数字的2倍，以此类推如下：食指代表数字2、中指代表数字4、无名指代表8、小拇指代表16（图17-3-1）。

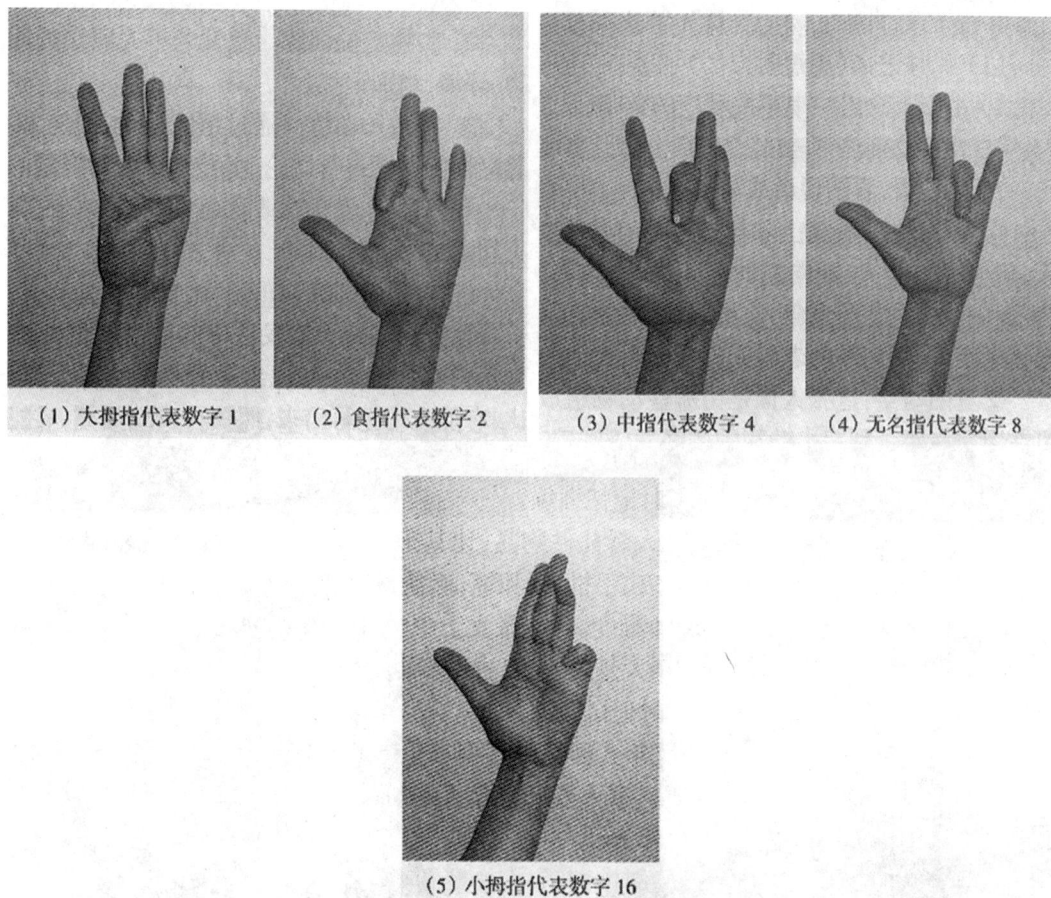

（1）大拇指代表数字1　　（2）食指代表数字2　　（3）中指代表数字4　　（4）无名指代表数字8

（5）小拇指代表数字16

图17-3-1　手指对应数字

数数从1开始：将计算在内的手指向掌心收缩，1即是大拇指内收至掌外侧小鱼际处，数到2时，将大拇指伸展，食指内收，以此类推，图下方是手指所代表的数字（图17-3-2）。

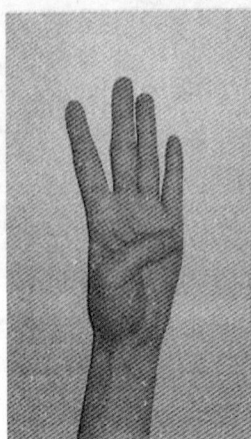
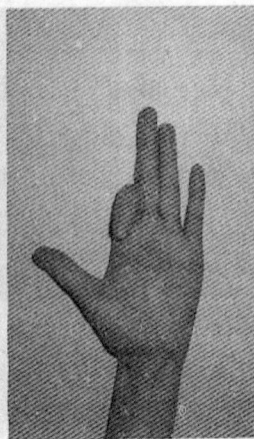
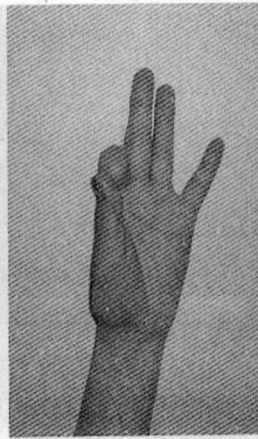
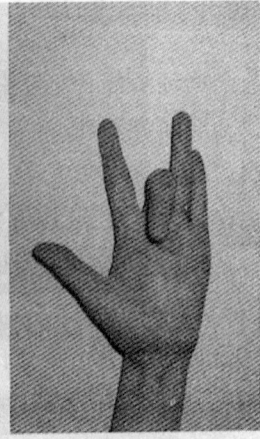

（1）1=大拇指内收　　（2）2=食指内收　　（3）3=1+2　　（4）4=中指内收

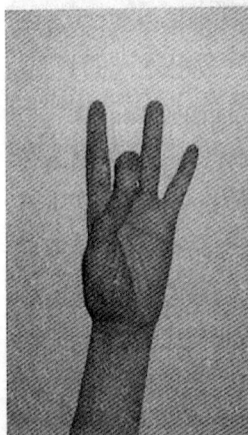
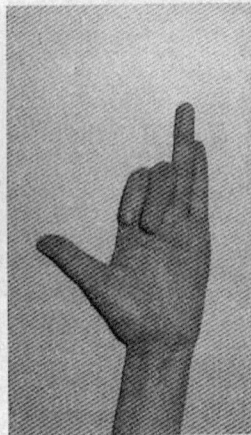
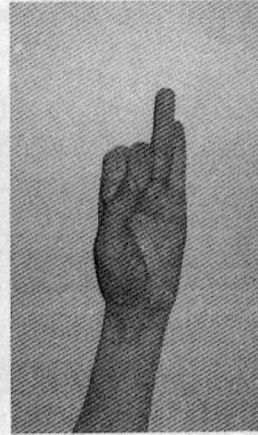
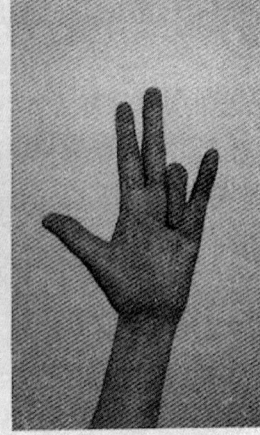

（5）5=1+4　　（6）6=4+2　　（7）7=1+2+4　　（8）8=无名指内收

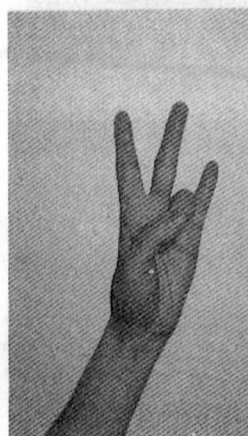
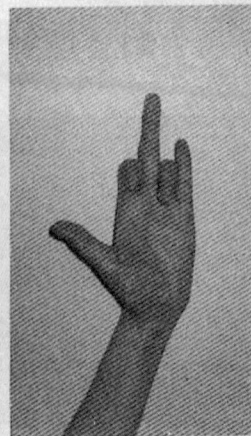
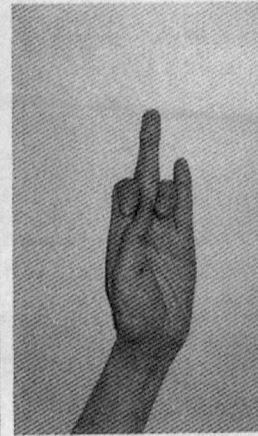
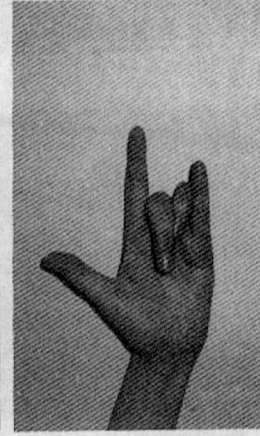

（9）9=1+8　　（10）10=2+8　　（11）11=1+2+8　　（12）12=4+8

（13）13=1+4+8　　　　　（14）14=2+4+8　　　　　（15）15=1+2+4+8

（16）16=小拇指内收　　　　　（17）17=1+16

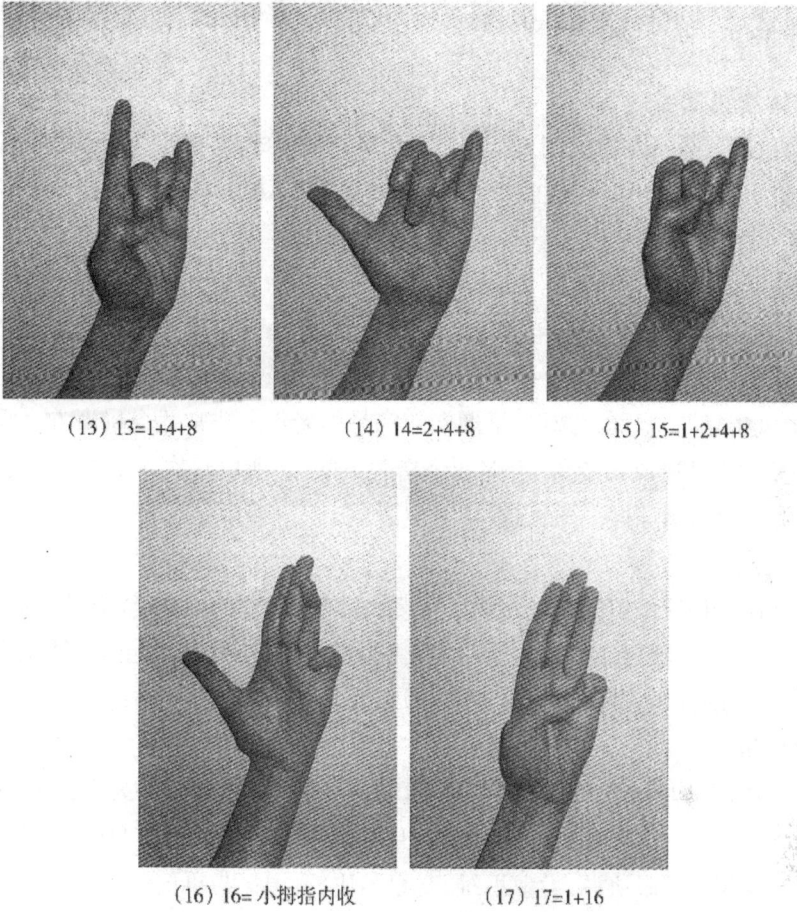

图17-3-2　手指操数数

（二）对指运动

双手拇指和食指相对交换,交替进行,逐渐将交替动作进行提速(图17-3-3)。

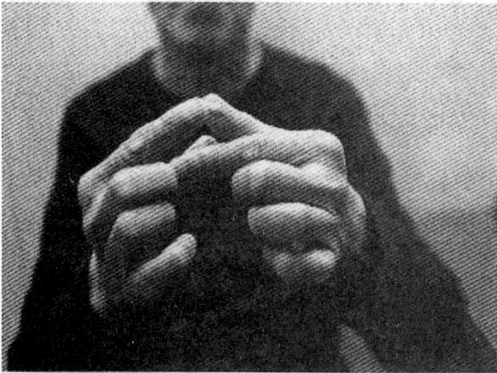

图17-3-3　对指运动

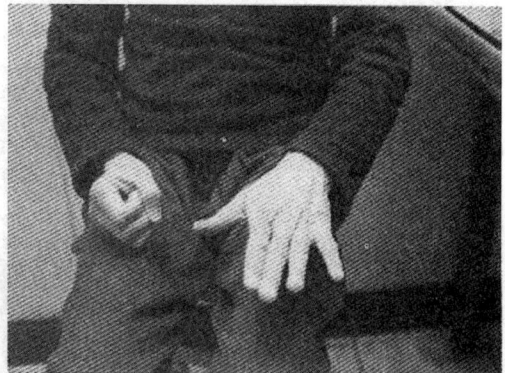

图17-3-4　双手配合运动

（三）双手配合运动

拳头捶腿,手掌搓腿,一手用全手掌搓腿,另一手握拳轻捶腿, 交替互换(图17-3-4)。

五、临摹或动手玩具

(一)球体涂色法

选择一直径为20cm左右的圆形充气皮(橡胶、塑料)球,将球平均分成6个部分。训练时让老年人将6个部分分别涂上红、黄、蓝三种颜色,但不能将相邻两个或几个部分涂成一种颜色,时间不限。

(二)魔方

也称鲁比克方块,20世纪80年代曾经风靡世界,近一两年魔方热又卷土重来。魔方可以锻炼人的记忆力、空间想象力、推理能力,对于预防和改善老年人记忆力减退有一定效果。高龄、中风康复期、记忆力减退、早期老年痴呆的老年人非常适合玩魔方。需要注意的是长时间玩魔方容易造成视疲劳、手腕和手指关节酸痛,所以每次玩魔方不宜超过20min。魔方最好经常用酒精棉球擦一擦,以保持卫生清洁。

(三)毛绒玩具

毛绒玩具往往是孩子们的心爱之物。可爱的小狗、俏皮的小猫、漂亮的娃娃,能带给人轻松愉快的感觉,对于独居、空巢、生活压力大的老年人同样受用。抚摸毛绒玩具能减轻心理压力,放松紧张的神经,带给人舒服、安逸的感受。

(四)七巧板

七巧板是中国的传统玩具,可以追溯到1000多年前的唐朝,原为文人的一种室内游戏,后在民间演变为拼图板玩具。有人统计,用七巧板至少可以拼出1600种图形。在拼图的过程中需要老年人手眼协调,发散思维,观察与比较,记忆与再记忆,创作与实践,在这样一个复杂却十分有趣的过程中,老年人的大脑、眼睛、手指得到了有效的锻炼。适合高龄、早期老年痴呆、记忆力减退、中风恢复期的老年人。

(五)黏土类玩具

黏土类玩具是可塑性和创意性比较强的玩具,能够激发老年人的想象能力,基本上完全是靠老年人的创意以及双手的操作来进行的。其次,能够培养老年人的思维发散性(图17-3-5)。

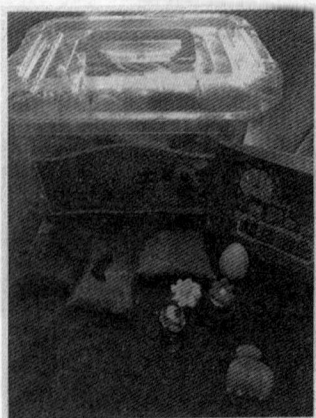

图 17-3-5　黏土游戏　　　　图 17-3-6　拼图游戏

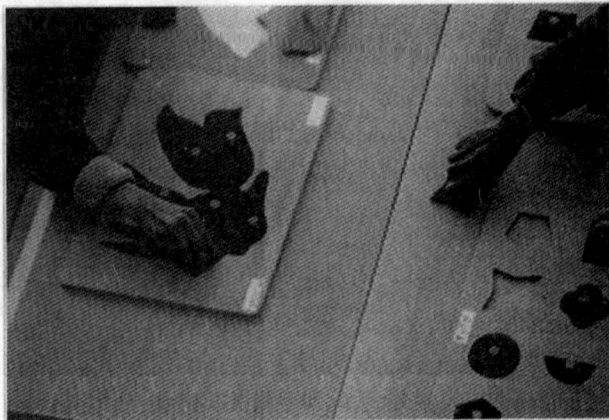

（六）拼图

由几百到上千块的小图片组成，游戏者要根据小图片的图案选择和确定合适的位置，最终拼成一张完整的、颇具艺术性和观赏性的大图。拼好一张大图可能需要几个小时甚至几天的时间，大功告成时，是最喜悦、最激动的时候，然而真正的乐趣在于拼起一张又一张小图片的过程。玩拼图游戏能提高人的观察力、判断力、推理能力，增加人的耐心、细心和专注力。常玩拼图游戏，能使老年人的视力更敏锐，头脑更灵活，注意力更集中，心境更平和，从而有益身心健康（图17-3-6）。

六、心理咨询及心理疏导

沙盘游戏又称箱庭游戏，是国际上很流行的心理治疗方法，在大学和成年人的心理诊所深受欢迎。通过唤起童心，人们找到了回归心灵的途径，进而身心失调、社会适应不良、人格发展障碍等问题在沙盘中均得以化解。沙盘游戏治疗的过程包括几个步骤：首先对来访者介绍沙盘游戏的沙和水的使用，介绍各种模具的类别和摆放位置，让来访者感到安全、自由，使其明白有充分的条件可以选择任何模具来做任何形式的创造。然后治疗师帮助来访者以一种自发游戏的心态来创造沙盘世界以及自由地表达内在的感受，这就是前面提到的"童心"唤起。一旦来访者能够以这样的童心来摆放沙盘，他就开始了借助沙盘探索自我的历程。来访者开始摆放沙盘世界，此时所奉行的是"非言语的治疗"原则，治疗师尽可能保持一种守护性和陪伴性的观察和记录，并努力让来访者自己和沙盘交流。在沙盘摆放结束后，治疗师开始陪同来访者对沙盘世界进行探索，努力对沙盘世界进行深入的体验和经历，在适当的地方给予共情，必要时给出建议性、隐喻性或提问性的诠释。在这些过程完成之后对沙盘世界拍照记录，这样做的目的是为整个沙盘游戏治疗疗程留下记录，也是对心路历程的一种纪念。

沙盘游戏治疗强调非言语性和非诠释性，以体验和经历为主。其目的在于自身经历与体验每种象征中所依附的无意识层面，也就是说真正认识这些模具和沙具，并和它们建立物质和心灵间的联系。

第十八章 与老人沟通技巧

第一节 与老年人沟通

一、沟通的概念及意义

沟通是指人与人之间、人与群体之间的信息交流、传递和理解,以期获得反应效果的过程。通过语言、姿势、表情或其他信号等方式,相互分享与交换信息、意念、信仰、感情与态度,以使双方能够相互理解。

沟通是一种极其普遍的行为,是人际交往中最主要的形式,是人与人之间交往的一座桥梁。沟通必须是有效的,所谓有效沟通是指信息发送者发出的信息与接受者得到的信息在意义上是相同一致的。通过有效沟通,人们可以分享彼此之间的感情和知识,也可减少或消除误会,增进相互之间的了解。

在日常生活中常用的沟通方式有语言沟通(口头沟通和书面沟通)和非语言沟通(面部表情、目光、身体姿势、触摸、倾听等)。影响沟通的原因包括沟通对象相互之间建立的第一印象,沟通技巧的使用如得体的称谓,注意语音、语调、语速和语气及配合使用非语言沟通技巧,沟通过程中的物理环境及社会环境,沟通对象的心理状况及个性特点,沟通对象的身体状况及年龄等。

与老年人关系的建立和发展是在沟通过程中实现的,因此,全面、准确地了解老年人心理状态及需要,注意沟通的艺术、技巧和有效的沟通方法是非常有必要的。老年人常因生理老化、独居或是丧偶等因素,孤独感突出,作为子女及专业照护人员,采用适当的方式与老年人进行沟通交流,使老年人感受到关爱,对促进老年人心理健康、家庭和睦及社会稳定均发挥着重要作用。

二、与老年人沟通的特点

（一）老年人因生理改变导致其沟通能力下降

老年人由于衰老或疾病，各器官和组织细胞逐渐发生形态、功能和代谢等一系列退行性变化，导致感觉功能和认知功能减退，容易出现判断力受损的现象，影响老年人的沟通能力。

1.皮肤。皮肤的老化是最早且最容易观察到的征象。皮肤中感受外界环境的细胞数减少，老年人的触觉和温度觉减退，对冷、热、痛、触觉等反应迟钝。

2.眼和视觉。随着年龄的增加，老年人的眼部老化导致其视力减退，视近物能力下降，出现远视、散光、对低色调难以辨认、对光的反应和调适能力降低等；如睫状肌及晶状体的改变，使视觉灵敏度降低，对低色调颜色，如蓝色、绿色及红色的感觉减退，视野明显缩小；玻璃体等的改变可引起飞蚊症等。

3.咽喉。由于喉部肌肉和弹性组织萎缩，声带弹性下降，故老年人发音的洪亮度减弱。

4.耳及听觉。随着年龄的增加，老年人听力逐渐下降，同时由于听神经的退行性病变，受内耳微小循环供血情况不良的不断影响，老年人常发生耳鸣，老年性耳聋多表现为双耳听力呈进行性减退。

5.认知功能。随着脑血管的退行性变化、脑血流的减少以及耗氧量的降低，老年人常出现记忆力减退、思维判断能力降低、反应迟钝等，这些因素均会对老年人正常的沟通交流产生影响。

（二）价值观的差别

老年人经历丰富，阅历深厚，形成了具有时代印记、相对独立的价值观，在沟通的过程中，不可避免地受固有价值观的影响，与年轻人当前价值观不同，导致老年人与年轻人沟通时存在代沟及自尊心受损现象，这对老年人的沟通带来不良影响。

（三）环境的变化

住院、入住养老院或与亲属分离等原因，使老年人需要不断适应陌生环境，阻碍了与老年人的有效沟通。同时随着科学技术的发展及社会的进步，现代化的沟通手段如手机、电脑等在日常沟通中发挥着越来越重要的作用，但由于老年人对接受新事物存在一定困难，也会对老年人的沟通交流产生影响。

（四）社交能力降低

老年人由于衰老或慢病、退休、独居等导致接受的信息量减少，社会支持逐渐降低，导致老年人与他人的联系减少、社交能力降低。

三、影响与老年人沟通的因素

老年人感觉功能与记忆功能均减退，容易出现误听、误判、误解，自尊心受损，同时离退休后的角色改变，导致老年人心理上的不平衡，因而产生一系列情绪反应，所以老年人不仅需要同情,更需要他人的理解和尊重,只有认识到这一点,才能顺利与老年人建立良好的关系。明确影响与老年患者沟通的因素,能更好地理解老年人,有助于与老年人进行顺畅的沟通(表18-1-1)。

表18-1-1 影响老年患者沟通的因素

影响因素	类别	表现
身体因素	感觉器官	视、听、味、触、嗅觉障碍
	认知功能	记忆力下降 思维判断能力下降 问题解决能力下降
	语言能力	表达能力下降 发音困难 失语症
心理因素	自我概念	缺乏自信心 不敢与人沟通
	认知与判断	心存偏见与误解 对人不信任
	压力应对能力	焦虑不安 心理状态不稳定
	死亡观	孤独寂寞 悲观绝望
环境因素	社会角色变化	退休社会接触减少 生活热情下降
	时代变迁	价值观多样性
	家庭结构变化	丧偶孤独感增加 独生子女

四、与老年人沟通的评估要点

与老年人建立良好的沟通关系之前,对其各方面进行评估,了解老年人的沟通习惯、影响沟通的因素、沟通的特点等,达到思想与情感的传递与反馈,避免由于话题不当、言行不当等阻碍信息的传递与交流(表18-1-2)。

表18-1-2 与老年人沟通的评估

评估方面	评估要点
一般情况	性别、年龄、出生地、民族、文化程度、婚姻状况等
健康状况	是否有听力视力障碍、认知障碍、既往疾病史等
社会角色	过去的职业、退休日期、现在的工作情况,个体所承担的角色以及角色行为是否恰当,角色满意度等
生活习惯	饮食与排泄、活动与休息、穿衣、仪容、沐浴等情况,是否有影响生活习惯的因素如疾病或衰老、环境变化等
与家属关系	家庭结构、对家属期望、与家庭成员的关系、家庭功能健全与否、家庭重大生活变化等

五、与老年人沟通的原则

(一)尊重老年人

尊重是一种美德,可以温暖老年人的内心,使沟通变得更加顺畅。老年人由于衰老或慢病、退休、独居等导致社交能力降低,心理障碍增加,会经常感到不被他人尊重,因此老年人对尊重的需要更为迫切。

(二)全面了解老年人

不同老年人的生活习惯不同、各自的信仰及价值观等不同,表达其思想、感情和意见的方式不同,若不了解这些情况,沟通过程中可能会造成很多误解,导致沟通不能顺利进行。

(三)说话与倾听

使用简洁、明确的语言传递信息,注意老年人的反馈;讲话时,节奏适中,过快老年人难以接受,过慢则显得对事情没把握;语调以平调和降调为主,即便使用提问,也应均衡规律,这样才显得沉稳有力,值得信任。同时,耐心倾听能表达对老年人的尊重和诚恳的态度,获得老年人的信任,此时无声胜有声的倾听是老年人倾诉的需要。

(四)非语言沟通的应用

非语言性沟通不但能传递信息,还能增进语言表达的效果,促进与老年人的情感共鸣。

六、与老年人沟通的常用技巧

根据不同的划分标准,沟通方式可分为语言沟通和非语言沟通两种类型(表18-1-3)。语言沟通是指沟通者以语言或文字的形式将信息传递给接受者的沟通行为。人与人之间的沟通,约35%属于语言沟通。语言沟通分为口头语言和书面语言沟通。非语言沟通是

表18-1-3　沟通方式分类

沟通方式	类别	作用
语言沟通	口头语言	口头语言沟通对外向的老年人而言,是抒发感情和维护社交互动的良好途径
	书面语言	老年人识字,结合书写方式沟通,能克服老年人记忆力减退而发挥提醒功能
非语言沟通	面部表情	在人际沟通中,来自面部表情的信息,更容易为人们察觉和理解,它是人们理解对方情绪状态最有效的一种途径
	目光接触	相对于面部表情,眼睛的运动更具有真实性,目光是最能反映一个人内心真实体验的非语言行为
	身体姿势	当语言无法清楚表达时,身体姿势能适时有效的辅助表达
	触摸	触摸是一种无声的语言,是一种很有效的沟通方式。在适当的时机或范围内给予老年人触摸行为,能使老年人感受到一种支持、鼓励和关注
	沟通距离	在与老年人沟通中,保持距离的敏感性,注意距离的有效性和舒适感所起的作用,促进沟通的顺利进行
	倾听	耐心倾听是获取老年人信息最直接、最有效的办法,可以缓解其心中的压抑

借助于非语言符号,如面部表情、目光接触、身体姿势、触摸、沟通距离、倾听等方式来增强语言交流的表现力、吸引力和效果。非语言沟通约占沟通形式的65%。非语言沟通对于因逐渐认知障碍而越来越无法表达和理解谈话内容的老年患者来说极其重要。

(一)创造良好的沟通环境,营造和谐沟通的氛围

了解老年人家庭生活环境和个性特点,给予老年人细致周到护理,态度和蔼,消除老年人的陌生感,建立良好互信的关系。与老年人交谈时要保持适当的距离、目光平视,让老年人有被重视的感觉。沟通时要保证老年人处于一个舒适的体位、安静的环境、充裕的时间,给予其安全舒适的环境。

(二)建立良好的第一印象

沟通时应面带微笑,具备热情饱满的精神面貌,清晰、悦耳、亲切的谈吐,协调的姿态、美观得体的着装,朴实的举止以及对老年人得体的称谓,这些均有利于在沟通过程中被老年人接受和信任,进而建立良好的互相信任的关系。

照护者与老年人初次交谈时,照护者应注意讲话的方式和态度,多用建议和商量的语气,不要用命令和强迫的语气;在回答与老年人病情有关的问题时,运用通俗易懂的话语进行解释,使老年人能正确认识自身的疾病,注意不可粗暴、注意力不集中、表现出匆忙的态度。另外,照护者要通过自身乐观的语言和行动,感染和鼓励老年人,使他们正确认识自身健康状态,提高其自身保护能力。

(三)培养良好的沟通素质

1.真诚、坦率的态度

要真诚地对待老年人,向老年人表达想法和态度,适时分享自己的感受和经历等方式,最终获得老年人内心的真实感受和想法,及时发现老年人的心理问题,并给予积极疏导。

2.得体大方的仪表

老年人可从照护者的仪表形象,了解照护者的心理特点、文化特征及个性特点。照护者端庄的仪表、沉着稳重的举止,可消除老年人的疑虑。

3.从容的表情及优雅的姿态

照护者面带微笑有助于消除老年人的陌生感和焦虑情绪,切忌夸张的表情和肢体动作。优雅的姿态不仅可以给老年人带来美的感受和信任感,也使自身维持最佳生理姿势,减少疲劳。

4.尊重老年人

尊重是沟通的基础。老年人由于自卑心理比较明显,迫切需要被重视和受到尊重。照护者在工作中可以根据老年人不同的年龄、性别、职业、文化程度等给予一个恰当的称谓,投以关切的目光。照护者应避免使用让老年人感到不信任的身体语言、语调和面部表情,避免在老年人面前交头接耳、小声说话,以免引起猜疑,增加其心理负担。沟通时双眼应注视老年人,认真倾听其叙说,即使是多次被提及的事情,也应表现出对其感兴趣,同时要有适当的反馈,可以用插话或点头、微笑、目光、表情等表示礼貌尊重。根据老年人的情绪变化,积极配合,适时做出反应,给予恰当的支持和鼓励,若老年人有不满的情绪,要耐心解释;老年人诉说苦衷时,要给予同情等。回答问题准确精练,尽量不讲题外话,说话自然,不紧张或惊慌,使老年人感觉到尊重和关爱。

5.掌握语言沟通技巧,确保沟通畅通

恰当运用语言表达技巧,让老年人听懂和理解谈话内容,是确保有效沟通的基础和前提。

(1)语言通俗易懂:必须使用简洁、明确的语言表达自己的意思,切忌使用模棱两可、含糊不清或过多专业的医学术语,对于听力下降者可稍增加音量,老年人不懂时可使用相同的词语适时多重复几遍,仍不懂时可适当改变话题,稍后再尝试不同的方式进行沟通。

(2)内容表达切题:针对老年人提出的问题,照护者应给予正面、详细的回答,切勿漫无边际,抓不住主要问题。

(3)注意语音、语调、语速及语气:咬字清晰,发音标准,可根据情况使用方言以增加亲切感;音量要恰当,与听力障碍老年人沟通时,可适度提高音量;音色要甜美柔和,增加亲切感;语速适中,语调以平调和降调为主,使用提问时,语调也应放得偏低,显得沉稳有力、值得信任。

(4)酌情应用口头语言和书面语言:适合内向的老年人,结合书面语言能克服老年人记忆力减退的问题,增加安全感及发挥提醒功能。同时,要巧妙地利用自己的语言,学会使用安慰性、鼓励性语言,以此来拉近与老年人的距离,促进沟通顺利进行(表18-1-4)。

表18-1-4　与老年人沟通时语言的选取

语言的选择	适用情况
安慰性语言	照护者对老年人在病痛之中的安慰,不仅使老年人听了心情愉快,感到亲切、温暖,而且有助于疾病的康复。照护者每天频繁与老年人接触交往,如果能注意发挥语言的积极作用,必将有益于老年人的身心健康,从而提高照护水平
鼓励性语言	照护者对老年人的鼓励,实际上是很重要的心理支持。鼓励性语言能调动老年人与疾病做斗争的积极性。照护者应当学会对不同的老年人说不同的鼓励性话语,促进老年人建立战胜疾病的信心
劝说性语言	当遇到老年人应该做而不情愿做某种事情时,照护者应以温和的态度劝说按要求做该做的事情。通常情况下,老年人在照护者"动之以情,晓之以理"的语言劝说下是会欣然接受,切忌强迫老年人去做
暗示性语言	积极的暗示性语言可以使老年人有意无意地在心理活动中受到良好的刺激,如看到老年人精神状态佳时,可以暗示说"您今天的气色越来越好,这说明治疗很有效"
指令性语言	当需要老年人必须严格执行某些动作或规定时,照护者使用指令性的语言也是必需的。例如静脉点滴时指令老年患者"不得随意调快速度";对肾脏和心脏疾患的老年人告诉他们一定要遵守低盐饮食等

与老年人沟通时使用书写方式要注意以下几点:为便于看清,应使用较大的字体,且注意文字颜色应与背景色对比度较高;对关键的词句应加以强调和重点说明(如选用不同的字体、颜色等);用词浅显易懂,尽可能使用非专业术语;运用简明的图表或图片来解释必要的过程合理运用小标签,并且贴于常见的地方以防记错或遗忘。

(5)重视与家属沟通:尊重老年人的家属,通过与他们的沟通,了解老年人需要的心理支持,在处理与家属关系时应做到和气、耐心、主动,力求减轻或解除家属的心理负担及思想负担。

(6)保护老年人隐私:注意保守老年人及其家庭的秘密,不可随意谈论老年人病情及其家庭事务。

6.善用非语言沟通技巧,提高沟通效果

由于老年人的组织器官生理功能衰退,其心理状态也发生了巨变,如果只重视语言沟通技巧而忽略非语言沟通技巧的应用,会大大影响沟通的有效性。非语言沟通因具有较强的表现力和吸引力,又可跨越语言不通的障碍,在与老年人的交流和沟通上往往显得比语言沟通更富有感染力,促进照护者与老年人的情感共鸣。

(1)面部表情:面部表情是沟通双方判断对方态度、情绪的主要线索。在与老年人沟通的过程中,照护者合理运用自己的面部表情,使之与老年人的情绪体验相一致,能有效促进相互关系。如照护者的微笑能使老年人消除陌生感,增加对照护者的信任感及安全感。

(2)目光接触:照护者与老年人的目光接触,可以产生许多积极的效应。照护者热情的目光可以使孤独的老年人得到温暖;照护者鼓励的目光可以帮助沮丧的老年人重建自信;照护者专注的目光可以给自卑的老年人带去尊重。

(3)身体姿势:照护者与老年人沟通时,要注意手势大方、得体,不宜指手画脚、手舞足蹈等,应采取轻松自如的姿态。如照护者风风火火、动作粗暴,会给老年人带来厌烦和恐惧心理;对使用轮椅代步的老年人注意不要俯身或利用轮椅支撑身体来进行沟通,而应蹲坐在轮椅旁边,以利于交流。

(4)触摸:摸是非语言沟通交流的特殊形式,包括抚摸、握手、依偎、搀扶等。触摸可表达照护者对老年人的关爱,而触摸他人或事物则可帮助老年人了解周围环境,肯定其存在价值。老年人常有沮丧、焦虑等心理状态,而此时通过一个细微的动作,如帮助老年人梳理一下蓬松的头发,握住老年人的手耐心倾听,或许相比语言沟通更有效。但触摸时切记:尊重老年人的尊严与其社会文化背景;渐进性地开始触摸,并观察老年人的反应;确定适宜的位置;确定老年人知道触摸者的存在方可触摸;对老年人的触摸予以正确的反应。

(5)沟通距离:老年人的沟通距离,应根据老年人的特点因人而异,对老年患者,沟通距离可近些,以示尊重或亲密。对于孤独的老年人,缩短沟通距离至0~0.46m,有利于情感沟通;但对一些敏感、沟通层次较低的老年人,人际距离应当疏远些,以0.46~1.2m为宜,给对方足够的个人空间,否则会使老年人有不安全感、紧迫感,甚至产生厌恶、愤怒、反抗。

(6)认真聆听,避免争辩:老年人由于种种原因产生不解、误会或由于言语障碍表述不清时,照护者都应该耐心、认真聆听,切忌注意力不集中,更不要争辩,在聆听全部叙述后再追问有没有其他问题,心平气和地给予解释或回答,往往会收到良好的效果。

第二节　与听力障碍老年患者的沟通

一、老年性耳聋概述

老年性耳聋是指老年人听觉系统随年龄增长逐渐衰老退变而出现的双耳对称性的、缓慢进行的感音神经听力减退。临床上多见于60岁及以上的老年人，通常情况下65~75岁的老年人中，发病率可高达60%。男性、有烟酒嗜好者及长期慢性消耗性疾病的心血管疾病为高发人群，耳聋给老年人的日常生活和社会交往活动造成很大不便，应注意预防保健。

老年性耳聋的病理变化比较复杂，范围广泛，但每一位个体的主要病变部位，一般仅限于1~2处，且个体差异较大。在此基础上，将老年性耳聋分为以下四种类型，见表18-2-1。

表18-2-1　老年性耳聋的类型

类别	特点
传导性耳聋	由于外耳、中耳发生病变，导致声音传导障碍所产生的听力下降
感音性耳聋	由于内耳、听神经或听觉中枢发生病变，导致声波换能及传导路径障碍或不能分辨声音所产生的听力下降
功能性耳聋	由于心理上受到某种创伤而产生的非器质性耳聋
混合性耳聋	由于耳的传音或感音结构先后或同时病变，使声音传导或识别障碍，所产生的听力下降

老年性耳聋主要是由于年龄增长而致听觉器官的退化，也与长期接触噪声、遗传因素、高脂饮食、微量元素缺乏、药物、环境、精神因素等有关。老年性疾病，如高血压、动脉硬化、高脂血症和糖尿病等是加速老年性耳聋的重要因素。另外，老年人由于骨质增生和沉积，使内耳道及附近的骨性小孔狭窄或闭塞，相应的神经纤维及神经细胞减少，是老年性耳聋的又一病因。

二、老年性耳聋患者的特点

老年患者的听觉随年龄的增长逐渐减退，早期不易察觉。出现原因不明的双侧对称性感音性耳聋，听力下降为缓慢的进行性加重并伴有高音耳鸣，常为高频声。开始时为间歇性，在夜深人静时出现，以后渐变为持续性，白天也可听见。耳鸣出现率随年龄而渐增，60~70岁时达到顶点，此后即迅速下降。多数伴有耳鸣的老年患者，随着年龄的增长，对耳鸣会逐渐感到"习惯"，以后耳鸣可以自动消失，因此老年患者不重视此问题，更不会积极接受治疗。

内耳功能改变首先从高频听力开始，逐渐向低频扩张，随着听力敏感度的普遍下降，需要对说话者提高说话声音，但老年患者又会感到刺耳、不适并有耳鸣，所以日常生活中主要表现为小声音听不到,放大声音又怕吵。随着高频听力的下降,对语言的分辨能力有所影响,此时患者出现听得见声音,听不清内容的情况,常需要别人重复,一般谈话中男人声音比女人声音和小孩语言易听懂。听觉高级中枢对音信号的分析减慢,反应迟钝,定位功能差,导致在噪声环境中听力障碍变大,故老年患者有喜欢静、喜欢听人慢语速讲话的特点。

老年人的沟通存在障碍,随着年龄的增长,老年患者听觉下降,然而在老年患者中有一种与年龄相关的"附加"听力丧失,导致他们在听阈水平相同时的言语功能较年轻者差,同时还有低估自身听力丧失的趋势,因此老年患者不认为这是问题,不积极进行治疗;然而照护者认为这是问题,造成老年患者和照护者意见不一。

多数老年患者不仅存在听觉障碍,同时有视觉或运动以及手指的灵巧性等其他影响身体健康状况的问题,导致佩戴助听器存在困难。

在嘈杂的环境中,老年患者对语言的理解力更差。老年患者即使听敏度损失较小,但在有噪声的环境中,其理解言语的难度要比听力正常的年轻人大很多。对于有听觉障碍的老年患者,其理解言语的难度更大。

三、与老年性耳聋患者沟通的评估要点

通过全面而准确的评估,了解老年性耳聋的状况,有助于个性化的照护计划的制订和实施,减轻老年性耳聋造成的不良影响,提高老年性耳聋患者的生活质量(表18-2-2)。

表18-2-2　与老年性耳聋患者沟通的评估要点

评估方面	评估要点
疾病情况	是否有慢病(如高血压、冠心病、动脉硬化、高脂血症、糖尿病等)、贫血、中耳病变等;既往有无使用耳毒性药物、用药种类、时间、剂量等
身体状况	是否有高频听力下降、听觉重振现象、言语理解不连贯、高频性耳聋等
生活习惯	是否有长期高脂饮食、影响听力的不良嗜好如吸烟、损伤鼓膜的挖耳习惯等
环境状况	是否嘈杂、安静程度、隐私保护、独立空间、影响注意力等因素
心理社会状况	是否有自卑感、孤独感、自信心降低、消极悲观等情绪

四、与老年性耳聋患者的沟通技巧

(一)环境准备

老年人出现耳聋时,应选择安静典雅的地方,保证隐私性,谢绝会客,避免电话、手机的干扰;保持环境的安静度,尽量减少环境中容易影响患者注意力的因素,如关掉电视或停止手中正在进行的工作。若老年性耳聋患者希望与照护者单独交谈时,应把交谈安排在单人房间进行,便于患者能够放心诉说某些不愿意被他人知道的信息。

(二)与老年性耳聋患者交谈技巧

1.确认。老年性耳聋患者常常感觉不到旁人的到来,照护者进入患者房间时可轻轻触摸或拍拍其肩膀或上臂,让其知道照护者的到来;沟通时应先判断并确认两侧耳朵的听力情况,选择听力较好的一侧与之讲话。

2.书写。对有文化的老年性耳聋患者可以用书写的方式进行交流,使沟通内容更加直观、条理,弥补由于听力损失引起的沟通障碍。

3.说话方式。与老年性耳聋患者沟通时,尽量放慢语速,讲话时应抑扬顿挫、保持均衡及规律;若老年患者不能理解照护者所使用的词汇,在重复时可用不同的词语来表达相同的意思,并注意观察老年患者的反应。

4.非语言沟通。非语言沟通技巧如面部表情、身体姿势、眼神,或者应用书面语言如书写卡片、图片等与老年患者沟通。

5.读口型。与老年性耳聋患者面对面沟通时,老年患者通过识别照护者的口型,帮助老年患者准确理解照护者传达的意思,实现沟通的准确性。

6.一对一沟通。能够更加从容地向老年性耳聋患者传递信息以及耐心倾听其想法,促进沟通的有效开展。

7.面对面沟通。沟通时应面对老年患者,让其看到你的面部表情和口型等,不要喊叫,要耐心地对待老年患者,应当与老年患者距离靠近,必要时贴近老年患者的外耳,使其能听清所表达的内容。

8.音量。老年性耳聋患者由于听力受损,交流时音量要适当高于年轻人。但是高音量的声音会让人感觉到不满的情绪,此时应将柔和的表情、关心的语气等方式加以配合,不致使声音变得生硬而让人误解。

(三)助听器选用

经专业人员测试后,根据老年人的听力情况选戴助听器。眼镜式助听器外观易被接受,但价格贵,鼻梁、耳郭受压明显,不宜长期使用;盒式助听器操作方便,开关和音量调节灵活,实用经济,但外露明显,辨识率较低,适合高龄、居家使用为主;耳内式助听器隐蔽,保留了人耳的固有功能,价格适中,但对外耳道固有共振频率有影响。

按照听力康复原则要求,双侧助听可发挥双耳定向作用,根据经济承受能力可单侧佩戴,也可双侧佩戴。轻、中度听力损失纯音听阈均值(pure tone average,PTA)≤70dB最好在较差耳佩戴助听器;中重度听力损失(PTA≤90dB)选择稍好的一侧耳佩戴。

初次佩戴助听器时,可由每天戴1~2h逐渐延长到6~8h,直到适应后全天佩戴,对耳道和助听器应定时清洗,保持清洁。

第三节　与言语障碍老年患者的沟通

一、言语障碍老年患者的概述

语言是我们日常交流和沟通中必不可少的工具,也是人类最基本、最重要的一种生存能力和社会行为。但由于疾病原因,如脑血栓、全喉切除或安置人工呼吸机等,老年患者可能会出现口头言语沟通障碍。

从发音方面考虑,老年患者的言语障碍包括构音障碍、失语症等;构音障碍的原因是伴随脑卒中出现的瘫痪,左侧瘫痪和右侧瘫痪都可导致构音障碍,小脑失调,帕金森病也可导致构音障碍。语言中枢损伤时会导致"失语症"。人类的语言中枢多在左脑内,因此,左脑损伤会导致"失语症",左脑前部受损引起的是Broca失语,表现为词汇贫乏,说话结结巴巴。左脑后部受损引起的是Wernicke失语,说话流利,但是常说错话,语言荒谬。如果脑部有小的损伤,会出现突然说不出话的"名词性失语",多数"名词性失语"的人身体方面、语言方面障碍较轻,为其提供精神上的支持非常重要。左脑完全损伤时会导致"完全性失语"。

二、言语障碍老年患者的特点

(一)构音障碍老年患者的特点

存在构音障碍的老年患者能说话,但是发音困难,口齿不清,因此不能将自己的意思传达给对方。发音器官与摄食器官几乎是共通的,此类老年患者通常伴有吞咽障碍。如小脑失调所致的构音障碍表现为器官的灵活性受到损伤,发爆破音时困难。帕金森病所致的构音障碍时表现为说话过程中越说越快,越说声音越小。

(二)失语症老年患者的特点

1.不能做的方面表达自己的想法:立刻明白别人说的话(特别是语速快的话、突然改变话题、很多人一起说话时);理解文字;记笔记、笔谈、打字等运用文字的表达形式。

2.能做的方面能体谅别人:能够理解别人说话的意图(询问、玩笑、责备、禁止、赞赏、轻蔑等)。右脑似乎可以领会表情、声调等;记忆、对障碍有自觉、有热情、能够控制感情;思考符合逻辑等。

三、与言语障碍老年患者沟通的评估要点

言语障碍老年患者因疾病等原因导致不能与照护者进行及时有效的沟通,全面而准确的评估有助于明确言语障碍老年患者的需求,提高照护质量,减轻照护负担(表18-3-1)。

表18-3-1 与言语障碍老年患者沟通的评估要点

评估方面	评估要点
疾病情况	是否有构音障碍如发音困难、口齿不清,是否有言语理解障碍如不能正确地听取对方的话、误解信息等
身体状况	是否有便秘、腹泻、失眠、发热、脱水等问题
环境状况	是否有噪声刺激、是否有影响注意力等因素
生活习惯	是否有不良嗜好以及询问日常饮食、排泄、沐浴、穿衣、移动等习惯
心理社会情况	是否有焦虑、孤独、抑郁、社交障碍等系列心理问题

四、与言语障碍老年患者的沟通技巧

与言语障碍老年患者沟通时,可事先约定一定的非语言沟通信息,可采用写字板、文字卡片、图画、描绘的符号或标识等方式传递信息,并辅以适当的手势、面部表情等身体语言进行交流;若老年患者的视力损害严重,不能看见身体语言,则采取触摸、握手等方式与老年患者进行交流。

(一)与构音障碍的老年患者沟通

1.让其缓慢、清晰地讲话,照护者注意倾听。

2.照护者一定要向其说"我可能听错你的话"。

3.必须牢记,要把听到的话原封不动地向言语障碍老年患者重复一遍。

(二)与失语症的老年患者沟通

1.失语症的老年患者思维清晰,有交流的愿望,但是说不出话。这种情况下需要观察老年患者的理解能力。如听到笑话是否发笑,是否不仅"嗯,嗯"地点头,还回答"不"等。

2.针对思考过程或说话意愿方面存在问题的老年患者,需要利用每天的日常生活动作促进交流。老年患者说不出话或说奇怪的话时,不要回避,应主动地与老年患者握手,通过握手能了解很多情况,如老年患者知道什么、能做什么、心情如何等。

3.一般失语症的老年患者再现比辨认难,不要勉强失语症的老年患者想起词语,最好是给出若干选项,让其选择。

4.在与失语症老年患者的沟通中,"尊重他们的想法"最难做到。失语症老年患者有自己的想法,但是不能很好地表达出来,很痛苦,令人着急。因此,不是勉强失语症老年患者说话,而是应做到"猜出他们的想法"。

5.尽管不能清楚表达想法,失语症老年患者仍然非常努力地思考,所以需要周围的人提供支持,与他们一起思考。

6.要用失语症老年患者能够接受的方式与其对话,引导他们更好地生活。例如,"是这个意思吗?""这个不好吗?"等。

7.失语症老年患者在恢复过程中,能够逐渐清楚地表达自己的意思,会出现"不行""不对""讨厌"等态度,这是好转的表现,不用担心。真正的对话从此开始,不久照护者就会惊奇地发现老年患者"已经能够思考这种难度的问题了"。

8.失语症的老年患者最大的特点是有温和的笑脸,用心周密,记忆和判断力准确,虽然语言能力较差,但是可以信赖。

第四节　与老年认知症患者的沟通

一、老年认知症的概述

老年认知症是由于慢性或进行性大脑结构的器质性损害引起的高级大脑功能障碍的一组综合征,是患者在意识清醒的状态下出现持久的、全面的智能减退。表现为记忆力、计算力、注意力、判断力、抽象思维能力、语言功能减退,情感和行为障碍,独立生活和工作能力丧失。该智能减退是获得性,而非先天性,可在任何年龄阶段发生,但以60岁以上的老年人中最多见。

随着老龄人口数量的不断增加,老年认知症已成为全世界所面临的公共卫生和社会问题。一方面发病率越来越高,另一方面老年认知症的演变过程缓慢,不容易被老年患者及照护者发现。据统计目前我国已有老年认知症患者700多万人,还在以每年至少30万人的速度增加。认知症不仅使老年患者不知所措,还会给其家庭和照护者带来巨大负担。通过与老年认知症患者有效沟通,能提高其生存时间和生活质量,减轻家庭负担,使其家庭成员得到安慰。

老年认知症一般可分为四种类型:阿尔茨海默病(alzheime disease,AD)、血管性认知症(vascular dementia,VD)、混合性认知症(mixed dementia,MD)和其他认知症(other dementia,OD)。在老年认知症中,AD是最常见的一种类型,占所有认知症的50%~70%,目前难以治愈。其次,VD占15%~20%。混合性认知症是指同时患有AD以及VD,其他类型认知症包括帕金森病、外伤性认知症等。

引起老年认知症不能简单仅用大脑的病变来说明,也有大脑萎缩的人未出现老年认知症。另外,我们在实际患病的老年患者中也可以注意到,搬家或入住养老机构等环境的变化,配偶去世等人际关系丧失,随着身体的老化而出现尿失禁、步行困难等身体功能障碍,这些因素会导致老年认知症的出现。还有周围人的应对措施,本人的生活经历或人生观、价值观等各方面的因素,总之导致老年认知症的原因非常复杂。

老年认知症是由于老年人不愿意接受自己衰老的现实,自然老化的现象或各种障碍导致的功能减退或人际关系变化造成的,可以认为是"与自己的关系障碍"。虽然大脑的病变是非常重要的危险因素,但是这样的关系障碍持续数年后,出现老年认知症情况也比较多见。

二、老年认知症患者的特点

老年认知症患者主要有三大综合征,即认知功能障碍、日常生活能力下降及特殊的行为问题。此三方面的症状并非平衡发展,而且每一位老年患者所表现的症状也不完全相同,需要针对个体的具体情况而采取相应的沟通技巧。

(一)认知功能障碍

老年认知症患者的认知功能受损表现为注意力不集中,对事物特别是过去不熟悉的事物丧失了主动的注意,立即发生的事情马上就忘记;记忆障碍是老年认知症的核心症状,开始时往往很轻微,在相当一段时间内不被人注意。开始时近期记忆减退,而远期记忆则保持,随着病程的进展,远期记忆也逐渐受累,并随时间推移而逐渐加重。定向障碍及视觉空间感知障碍,包括时间、地点、人物定向力受损,如不知道白天还是黑夜,不知道具体的季节,不认识自己的住址甚至自己的房间,甚至发生走失;失认及失用,表现为随着病情的加重,对周围环境中的人、家人及自己的认识能力下降,不能识别周围环境声音的意义,对语言的语音、语调不能辨认,从而不能理解语言的意义,感觉、肌力和协调运动正常,但不能进行有目的的动作;语言能力、计算能力、解决问题的能力下降等。如外出购物不会算账,不能自己管理财务,语言能力障碍表现为语言内容空洞、重复和累赘,命名困难,找不到合适的词语表达;思维内容障碍主要表现为妄想、多疑等。

(二)日常生活能力下降

随着病情的进展,老年认知症患者由于记忆、判断、思维等能力衰退而造成日常生活能力明显下降,逐渐需要他人照顾,对他人的依赖性不断增强。早期老年认知症患者生活自理活动大致正常,但是由于近期记忆受损,学习新知识、掌握新技能的能力下降,常需要别人的提醒和督促,职业活动和社交活动受损。老年认知症逐渐发展,患者的生活自理能力有较明显的下降,学习与工作已经基本无法正常进行。日常生活需要他人协助,如穿衣、如厕需要他人提醒,不能自己做饭和购物等,完全需要他人协助。晚期老年认知症患者生活完全不能自理,包括穿衣、梳洗、行走、洗澡、上厕所等都发生困难,生活需要他人照顾,有的患者完全卧床、肢体挛缩,无法从语言上表达自己的需要,无法与人进行交流。

(三)特殊的行为问题

大约90%的老年认知症患者在其病程中会发生某些特殊的行为问题,增加了照护者的照护难度,如表现为抑郁、情绪不稳定、照顾过程中发生抵抗行为、激越行为等。常用激越行为来表达老年认知症患者的常见行为症状,包括语言激越行为(如言语粗俗、重复话语、尖叫、呻吟、抱怨等)、身体激越行为(如打人、踢人等伤害自己和他人的行为)、情感行为障碍(如哭闹、反复寻求保证、排斥他人、情感迟钝和情感淡漠)和精神行为障碍(如幻觉、妄想、谵妄等),以及身体非激越行为(如徘徊、不修边幅、耻辱感消失、当众脱光衣服等)。

行为障碍的出现及行为问题的特殊表现与大脑的受损区域相关。随着认知功能下降及定向力障碍,老年认知症患者会误解或不能理解周围人,从而导致某些行为问题的发生。

三、与老年认知症患者沟通的原则

（一）尊重老年人及其感受

尊重老年认知症患者，尽量满足其合理要求，用诚恳的态度对待患者，切忌使用刺激性、讽刺性的语言，沟通时要有极大的耐心和爱心，充分发挥老年认知症患者保留的心理功能。

（二）接受而不是改变

接受老年认知症患者的症状，而不是试图去纠正他们的行为，给予老年患者以帮助，减轻认知症对其造成的不良影响。

1.保持同情心。老年认知症患者出现的不恰当举动都是由于病情引起，患者本身比较痛苦，与其沟通时，不能因沟通不畅而对老年患者生气，而应给予老年认知症患者同情和理解。

2.给予表达的机会。随着疾病的进展，老年认知症患者对情感的感受和表达是逐渐减退的，最后消失，因此对于病情重的老年患者，虽然讲话时他们不一定能听明白，但他会从微笑、抚摸、温和的语音语调来感受照护者的友好、尊重和体谅，同时也允许他们利用这些方式自我表达。

3.不要任意哄骗老年人。尽管老年认知症患者存在认知障碍及日常生活活动能力下降等，但是更应该尊重他门，不能哄骗他们，给予他们鼓励和支持，让他们感受到尊重、呵护与关心。

4.关心与爱护。虽然老年认知症剥夺了他们的认知能力，但是他们依然保留情感，保留对美好事物的感知能力，关心以及爱护他们，增强他们战胜疾病的信心。

四、与老年认知症患者沟通的评估要点

正确识别影响老年认知症患者沟通的因素，促使有效沟通的建立，进而采取有效措施，提高老年认知症患者的生存时间和生活质量，减轻照护者及家庭的负担（表18-4-1）。

表18-4-1　与老年认知症患者沟通的评估要点

评估方面	评估要点
患者因素	是否有判断能力和理解能力降低、不能执行较复杂的指示情况，是否有集中精神的能力降低、情绪容易波动、易发怒等
照顾者因素	是否有语速快、音调高对患者产生压力，是否有说话内容多、讯息复杂情况，是否有不必要的动作、语调、情绪使患者误会等
环境因素	是否有噪声干扰、光线不足、造成伤害的物品（如锐器、镜子等），是否有松动的地毯、过滑的地板引起跌倒等

五、与老年认知症患者的沟通技巧

在与老年认知症患者沟通之前，采用工具评估老年认知症的严重程度，有助于照护者

选择适宜的沟通技巧,常用工具有简易精神状态评价量表(mini mental state exam,MMSE),该量表是认知症的首选量表,操作简便,对主试者的要求不高,经训练后便可操作,适于社区和基层,其主要用途是筛查出需进一步诊断的对象。该量表最初规定的临界值是24分,由于MMSE评分受年龄、教育程度等因素影响,因此不同的教育程度有不同的临界值,文盲组≤19分、小学组≤22分、初中或以上组≤24分认为存在认知障碍。

照护者在掌握了老年认知症患者的特点后,使用特定的沟通技巧,能够更好地帮助老年患者表达情感和要求,得到安全感,提高生活质量。

(一)与老年认知症患者的语言沟通技巧

尽管老年认知症患者的语言沟通能力有不同程度的减退或障碍,但良好的语言沟通仍然是促进其与外界交流的重要途径。语言沟通的方式很多,口头沟通适合外向的老年患者,书面沟通适合性格内向的老年患者,老年认知症患者由于其语言表达能力、理解能力、判断力、适应能力等均有所减退,人格也发生改变,通常会出现退缩、寂寞和沮丧等,与其沟通时要评估老年患者的教育程度和理解能力,以便选择合适的语言表达,同时给患者提供足够的社交与自我表达的机会,予以正向鼓励。

1.一次说话内容不宜过多。说话内容过多,使得信息变得太复杂,导致老年患者误会或是分心。

2.语速不宜过快。照护者应该注意把握说话的速度,避免由于说话速度过快,导致老年患者产生心理压力,影响沟通的顺利进行。

3.语调适当。语调要平稳及缓慢,若老年认知症患者有听觉问题,可使用助听器及面对老年患者讲话,不宜高声或急促说话。

4.语言康复训练。照护者要有足够的耐心和恒心,交流时面向老年患者,让老年患者能看到说话者的表情,使用简短的句子,并做出示范让老年患者模仿,以提高语言表达能力。也可用单词或短语加视觉信号(如卡片、实物)进行训练,针对命名性失语、运动性失语等采取相应的康复训练措施。

5.书面沟通。对于有识字能力的老年患者,结合书写方式能够较为有效地克服老年认知症患者记忆减退的特点,发挥提醒功能。如果患者出现语言表达混乱,尝试让老年患者写下自己想要表达的内容,有利于沟通的顺利进行。

(二)与老年认知症患者的非语言沟通技巧

非语言沟通对于越来越无法表达和理解谈话内容的老年认知症患者来说极其重要,老年认知症患者可能较为依赖非语言沟通,因此要注意观察患者反应良好的非语言沟通技巧,并予以强化和多加运用。

1.面部表情。保持面部表情平和,不紧绷或皱眉,说话声音要略低沉平缓且带有欢迎的热情,可适时夸大面部表情以传达惊喜、欢乐、担心等情绪。照护者要注意保持微笑,其对老年患者的安慰胜过良药,在微笑中为老年患者创造一种愉悦、安全、可信赖的氛围。

2.目光。老年认知症患者通常因知觉缺损而对所处情境难以了解,容易走神,故应保持眼对眼的接触,用微笑、亲切的目光给予鼓励。但有的老年患者会觉得直接眼对眼的接触具有威胁感,遇到这种情况时应特别处理。

3.身体姿势。与老年认知症患者沟通之前,要让其知道沟通者的存在,以免惊吓到老年患者;沟通时使用缓和、明显的肢体动作来有效地辅助表达;对于使用轮椅代步的老年患者,适时坐或蹲在旁边,并保持眼睛双方在同一水平线;鼓励无法用口头表达的患者以身体语言表达,并及时给予反馈;说话时倾身向前以表示对对方的话题有兴趣,但是需注意不要让老年认知症患者有身体领域被侵犯的不适感。

4.触摸。老年认知症患者视、听力的渐进性丧失,容易受惊吓,因此尽量选择从功能良好的那一侧接触老年人,渐进性地开始触摸,持续地观察老年人的反应,观察老年人的面部表情和被触摸的部位是松弛还是紧绷,身体姿势是退缩向后靠还是接受向前倾,以判断老年患者是否接受与舒适,为下一步措施的选择提供依据;注意适宜的触摸部位,最易被接受的部位是手,其次是手臂、背部与肩膀,头部一般不宜触摸;研究发现,认知症患者病情严重时,抚摸、拥抱和爱抚非常重要,他们仍然能感受到触觉刺激。通过触觉和拥抱与疾病后期的老年认知症患者接触值得推荐。

5.沟通距离。老年认知症患者的沟通交流能力和处理外部刺激的能力往往存在缺陷,应为其创造一个安全、安静、相对固定、相对独立的环境,沟通的空间距离最好保持在90~120cm,以能看清对方的表情、说话不费力但能听得清楚为度。

6.倾听。善于倾听老年认知症患者的谈话,注意其讲话的声音、声调、流畅程度以及选用的词句,尽量理解其想表达的内在含义。倾听过程中,要全神贯注、集中精力、注意讲话。要注意保持眼神的接触,做到"心领神会";使用能表达信息的举动,如点头、微笑等,用心倾听,不仅表达了对患者的关心,还表达了对话题的兴趣,以鼓励老年患者继续说下去。

(三)与老年认知症患者的其他沟通技巧

创造性故事疗法的理念是给予认知症患者以人为本护理,并将以人为本护理理论在实践中应用。创造性故事疗法的核心观点是:认知症患者能够成长、学习和分享;认知症患者需要以其他的社会角色进行表达;每个人都有创造力;在创造性故事疗法中,强调故事和关系/情感同等重要;没有错误的答案。

创造性故事疗法能够让认知症患者意识到并充当其他社会角色,而不仅仅是患者。这里应为认知症患者提供一些积极的、有价值的社会角色,如说故事的人、艺术家、朋友、舞者、社区成员等,有明确的社会角色能促进活动引导者、工作人员或照顾者与认知症患者的交流沟通。

创造性故事疗法的基本形式是在一个安静、舒适的环境,6~10名认知症患者围坐成半圆,每人手上拿着图片。活动引导者使用开放性提示鼓励讲故事的人,并在移动白板上记录并显示所有的答案。活动引导者不纠正讲故事的人,而是提供所需的、利于创造的帮助(如更多的时间、恰当的提示),以鼓励认知症患者对图像做出想象、创造。活动引导者将答案编织成一个包容性的故事并定期回读给讲故事的人,帮助他们继续发展故事或结束故事。创造性故事疗法也能一对一的形式开展。

创造性故事疗法与其他替代疗法的不同之处:提倡以人为本的护理,并不是简单地与他人娱乐,而是与他人合作的同时用语言、行动、绘画、摄影或音乐等方式表达自己;关注认知症患者的社会角色,而不仅仅是患者这一角色。该疗法认为认知症患者在疾病的任何阶段都能够与他人建立关系、能成长、能有目标。创造性故事疗法依赖于参与者的创新能力而不是记忆力,参与者不会因为认知功能障碍而感到沮丧。创造性故事疗法为认知症患者提供一种安全、被接受的自我表达环境,当个体被鼓励、被认可、被证实,沟通就自然产生了。

经过多年的研究和实践发现,创造性故事疗法对认知症患者及其照顾者有重要的价值,能够激励认知症患者,锻炼他们的想象能力、思维能力,分享他们的想象成果;倡导认知症患者超越缺失,认识自己的长处,重拾自信,感受自身价值;提高认知症患者创造能力及生活质量,是加强人与人之间联系的有效方式。

第十九章　老年人安宁疗护

学习目标：

1. 掌握：临终老年人及家属的照护原则。
2. 熟悉：临终老年人的生理、心理变化及需求；临终老年人家属的需求。
3. 了解：临终、安宁疗护的基本概念、照护模式的发展及伦理与法律问题。

　　生老病死是人类自然发展的客观规律，死亡是人生旅途的必经之路，也是生活过程的最后一个阶段。在我国社会已经进入老龄化的背景下，作为医务人员，在老年人将要到达人生终点的时刻，了解其心理和生理反应，提供身心两方面恰当、正确的照护，尊重老年人的意愿，维护老年人的尊严，提高临终老年人的生命质量十分重要。同时，对临终老年人的亲属，给予安慰和指导，使其早日从悲伤中得以解脱也是十分必要的。

第一节　死亡与临终及不同生死观

一、相关定义

（一）死亡

　　死亡有多种定义，如死亡是机体整体功能的永久性停止，是机体生命活动和新陈代谢的终止；死亡是指由存活到濒死的变化历程；死亡是一个不可逆的自然现象，是生命轮回的一种体现等。

　　目前死亡标准分为心死亡和脑死亡两种。

　　1. 心死亡。是指人的血液循环完全停止，脉搏、呼吸停止，这是人类公认的死亡标准，也是最容易观察和测得的形式。

　　2. 脑死亡。是指脑组织或脑细胞全部死亡，包括脑干在内的全脑功能完全、永久、不可逆性的丧失和停止，它是判定人体死亡的科学标准。但是脑死亡的标准至今尚未统一。1973年，第八届国际脑电图和临床生理学会议提出定义：脑死亡是包括小脑、脑干在内的全脑功能的不可逆转的丧失。目前认为：脑死亡即包括脑干在内全脑功能完全、不可逆转地停止，而不管脊髓和心脏功能是否存在。或者定义为：脑死亡是脑细胞广泛、永久地丧失了全部功能,范围涉及大脑、小脑、脑桥和延髓。即发生全脑死亡后,虽心跳尚存,但脑复苏已不可能,个体死亡已经发生且不可避免。

(二)临终

临终又称濒死,是指各种疾病或损伤造成人体主要脏器趋于衰竭,接受根治性和姑息性治疗后,病情仍加速恶化,各种迹象显示生命即将终结,也就是通常所说的各种疾病的终末阶段。研究表明,临终时限可因死因病情不同而异。一般来说,因疾病、意外导致的猝死临终时限较短,猝死的临终时限常常为6~24h,而慢性疾病的临终时限相对较长。

从临床实用角度,临终患者是指在医学上已经被判定在当前医疗技术水平下治愈无望的疾病,估计在6个月内即将死亡的患者。凡诊断明确、治愈无望、估计生命期在3~6个月的晚期疾病老年人,都属于临终老年人的范围。

生存期评价工具分为普通适用型与疾病特定型。常用的普遍适用型生存期评价工具包括:姑息功能评价量表(palliative performance scale)、姑息预后评分(palliative prognostic scale)、老年人一年内死亡率指数(prognostic index 1-yr mortality older adults)、死亡风险指数评分(mortality risk index score)等。常用的疾病特定型生存期评价工具,包括:姑息预后指数(palliative prognosticindex)、癌症预后量表(cancer prognostic score)、中国预后量表(Chinese prognostic score)。各类生存期评价工具的预测能力并不相同,短到3d,长则可达1年。

二、死亡过程

认识死亡的过程,对每一个人都至关重要。坦然接受每一个阶段的到来,心不慌乱,会非常有利。

人类整个生命过程从受精卵结合或分娩开始,其后获得生物性或社会性生命。濒死阶段和整个生存阶段比起来是短暂的,这个过程称为"在死""死程",但由于其可逆性,故不属于死亡,但在死亡学中占有很重要的位置。濒死之后的"死"人们习惯称呼为死亡,死亡是一个单向、不可逆的过程。

死亡的过程分为三期。

(1)濒死期:死亡前主要生命器官功能极度衰竭,脑干以上部位的功能处于深度抑制状态或丧失,而脑干功能依旧存在。表现为意识模糊或丧失;循环功能丧失,血压下降,四肢湿冷;呼吸系统衰竭,呼吸衰弱或困难;消化系统紊乱,代谢障碍,肠蠕动减慢或停止;感知觉消失等。

(2)临床死亡期:中枢神经系统的抑制过程已由大脑皮层扩散到皮层下部位,延髓极度抑制。表现为心跳、呼吸停止,反射消失。若能得到有效救治,则有复苏的可能。

(3)生物学死亡期:全身器官、组织、细胞均停止生命活动,该期之后,整个机体无复苏可能。随着生物学死亡的进展,相继出现尸冷、尸斑、尸僵及尸体腐烂等现象。

三、临终老年人对死亡的态度

随着身体功能的衰退和丧失,心理与精神状态方面、身体健康方面的变化,老年人通常比年轻人更害怕死亡、更回避死亡。但也有学者认为,老年人因为都有亲朋好友的死亡经历,会经常思考死亡的相关问题,反而不害怕死亡,不回避死亡问题,会更客观面对和接受死亡的事实。

一般老年人对死亡和濒死会有以下表现:

1.理智对待:当面对死亡即将来临之时,客观对待,安排好家庭及身后之事。

2.积极面对:这类老年人有强烈的生存意识,会想尽办法延长生命,以顽强的毅力与疾病做斗争。

3.接纳死亡:很多老年人,将死亡看成自然规律。

4.解脱:有些老年人由于心理、精神等方面问题,造成他们对生活已没有兴趣,悲观失望,不再留恋生活。

5.恐惧死亡:一些老年人十分惧怕死亡,过分珍惜生命,不想失去美好的生活,想尽办法寻求起死回生的方法来挽救生命。

第二节 临终的生理、心理变化与需求

一、临终老年人的生理变化特点及生理需求

(一)生理变化

临终是死亡前的一种状态,有的人会突然死亡,不表现临终前各系统的临床表现,大部分人则逐渐衰竭而死亡。其生理变化如下:

1.循环衰竭:由于心肌收缩力下降,心搏出量减少,致有效循环血容量不足,血压下降、表现为皮肤苍白,四肢厥冷,肢体出现瘀血、瘀斑和少尿等。

2.呼吸衰竭:由于呼吸中枢抑制、呼吸肌无力、分泌物无法排出致呼吸困难,表现为鼻翼呼吸、张口呼吸、潮式呼吸或临终呼吸,呼吸频率变快或变慢,呼吸深度变深或变浅,直至停止。

3.胃肠道功能紊乱:胃肠道蠕动减慢,表现为恶心、呕吐、腹胀、食欲缺乏、便秘或腹泻、脱水等。

4.体温失常:由于体温调节中枢功能紊乱或因感染所致,出现高热或低体温。

5.肌张力下降或丧失:表现为周身软瘫、下颌下垂、上睑下垂、吞咽困难、大小便失禁等。

6.神经精神症状:视力最先消失,最终感觉能力丧失;睡眠障碍或淡漠、嗜睡、昏睡、昏迷,也可产生幻觉等。

(二)生理需求

为了满足老年人的最基本需要,解除不适,可以从下列症状入手进行评估,以解决临终老年人生理上的不适,在一定程度上满足其生理需要。

1.控制疼痛。面临死亡时,身体上的疼痛常使患者无法忍受,所以医务人员需及时评估,发现老年人的疼痛,并及早采取干预措施。疼痛评估方法包括:交谈法、观察与临床检查、疼痛评估工具(如:数字评分法、文字描述评定法、视觉模拟评分法、面部表情疼痛评定法)。

2.控制各种不适症状。临终前的各种不适给老年人带来痛苦,医务工作者可以从老年人的主观感受以及临床检查进行评估。

(1)恶心呕吐、呼吸困难评估:主要通过与老年人的交谈,从主观感受中获得,也可以从临床观察中获得。

(2)厌食评估:包括临床各项检查,如体重指数(BMI)、体脂含量和食欲,通过评估发现可以干预解决的问题(如口腔黏膜干燥等),并采取措施积极恢复老年人的营养供给。

(3)便秘和腹泻评估:通过观察和询问可了解老年人的排泄情况,评估便秘和腹泻带来的并发症(如心力衰竭、脱水及电解质紊乱等)也很重要。

(4)压疮评估:从老年人是否长期卧床、营养状况、是否存在失禁等情况,根据 Braden 评分法、Norton 皮肤评分表等进行评估。

二、临终老年人的心理变化及需求

(一)临终老年人的心理过程

美国著名心理分析医生伊丽莎白·库伯勒·罗斯通过对大量晚期老年人的访谈及研究老年人临近死亡前的心理活动,将濒死过程分成五个心理阶段:拒绝、愤怒、挣扎、沮丧和接受。

1.第一阶段:否认与隔绝。大多数患者无论是在一开始就被明确告知病情或起初不明真相、随后意识到自己患有绝症时,第一反应往往经历否认阶段,产生不同程度的否认情绪,"不""这不可能"。否认是暂时的自我防御机制,意义在于抗击痛苦,帮助重拾自我,激发出其他稍平和的心理防御机制,不久会转为在一定程度上的接受态度。

2.第二阶段:愤怒。随着最初否认的无济于事,继之出现愤怒、狂躁、嫉妒或怨恨之情,"为什么会是我"。愤怒根源是由于生活秩序完全被打乱,无法充分享受生活、实现自己的人生计划,常把怨气撒在他人身上。

3.第三阶段:交涉。该阶段是与残酷事实的讨价还价、做交涉和拖延时间阶段,自我设定一个最后期限,在这个期限内实现一桩心愿、完成一件自我的承诺。

4.第四阶段:抑郁。当晚期患者对自己的状况再也无法否认,当出现越来越多的征兆、变得越来越虚弱时,患者无法做到一笑了之、无动于衷,也无法做到怨气冲天时,取而代之的将是一种强烈的失落感和焦虑,这种焦虑来自对生活、情感等的焦虑,也来自患者在等待与这个世界永别过程中产生的悲伤。

5.第五阶段:接受。经历了前面几个阶段,最终进入到对死亡既不感沮丧,又不感愤怒的阶段。患者不再惋惜自己将失去精彩的人生美景,而是默默守候离去的那一刻,睡眠也不再是为了逃避现实或病痛折磨间隙的短暂休息,这一阶段的睡眠变得像婴儿一样单纯,对一切事物都不再有任何兴趣,重新找到了安宁。

(二)濒死体验

濒死体验是指极少数人在生存的临终阶段末期,接近死亡的极短暂时间内,客观表现为似乎已经死亡、实际上为死亡时刻的自我心理感受。他们在经历这一阶段的心理感受后,生命又逆转到清醒的生存状态,从而能对他人回忆和叙述这一心理感受。

濒死体验的基本表现:

1.安详与轻松阶段。濒死的早期,濒死者认为自己慢慢漂浮在黑暗中,感到平静安详,57%持有这种看法。

2.意识溢出体外。濒死者感到自己的意识游离在半空,作为旁观者漠然地看着医务工作者抢救自己的躯体,35%的人有这种体验。

3.通过黑洞与噪声出现。濒死者感觉自己被吸入黑洞,自己的身体被挤压,黑洞里出现噪声,23%有这种体验。

4.与亲朋好友欢聚。黑洞尽头感受到一束光,光线之后的洞口出现自己活着或已死亲人告诉濒死者安然度过死亡,或他们还未死,要回到原来的躯体中。

5.光亮中的回顾和宇宙融合。表现为极其强烈丰富的瞬间,回忆是迅速交替的,他们回忆时表示不愿意离开光亮,想与其融二为一,觉得自己与宇宙合二为一,这种经历的人10%。

(三)临终老年人的心理需求

临终老年人的心理需求和健康人的心理需求一样,基本包括五个层次,即基本的生理需求、安全需求、爱与归属需求、自尊和自我价值需求、自我实现需求。常见心理需求有以下几种:

1.维护自己尊严的需求。人们习惯有尊严地生活。临终老年人也希望维持自我形象的完整,保持自己的尊严,认为维持自我形象的完整不但是自己自尊的来源,也是让他人尊重的依据。虽然这属于较高层次的需求,对于临终老年人,这种保持和维护自己尊严的心理活动往往占主导地位。

2.强烈执着与依恋的需要。临终患者会认为自己过去所拥有的财富、事业、家庭和朋友都会因死亡的来临而消失不见,这种强烈的被剥夺的体会,让患者觉得人生在世最后终究一场空而产生强烈的失落感。在失落的同时,患者对人间一切便产生难以割舍的执着与爱恋,所以有时会让家人感到过度的感情压力。

3.不被遗弃的需求。临终老年人十分担心被亲人遗弃,自己陷入孤独,同时又担心过分依恋给亲属造成情感上的负担,出现又想又怕的反应。

4.参与的需求。临终老年人原有自己的独立自主性,不希望由于生病就成为亲人的负担,完全失去自己的自主能力,这是亲属应顺从老年人的想法、方式,让其产生参与感,这样有助于临终老年人体验积极的自我肯定。

(四)临终老年人心理需求评估

医务人员要尽可能关注临终老年人情绪和行为的改变,观察期出现的生理心理反应,尊重老年人的意愿,维护老年人的尊严,提供合理合法的服务。同时,要重视对临终老年人进行精神心理状况的评估,即对患者进行抑郁、焦虑、睡眠障碍和压力的评估。

1.抑郁评估工具:评估抑郁障碍的量表分为自评量表和他评量表。常用的评估量表有Zung抑郁自评量表、抑郁自评量表(SDS)、汉密尔顿抑郁量表、贝克抑郁量表等。

2.焦虑评估工具:常用的评估量表包括:Zung焦虑自评量表、焦虑自评量表(SAS)、汉密尔顿焦虑量表、贝克焦虑量表、焦虑抑郁状态与特质问卷等。

3.睡眠障碍评估工具:常用的有匹兹堡睡眠质量指数量表、睡眠日记等。

4.压力评估方法:压力的测量方法包括生理测量和心理测量。生理测量是通过测查神经及内分泌等维度的压力反应来看个体承受的压力,这种测量非常精确,但操作很困难。心理测量以问卷法为主,包括客观压力测量和主观压力测量,如对压力源可用生活事件量化进行评估,对于压力应对方式可用应对问卷进行评估。

第三节 临终老年人亲属的需求

临终不仅给老年人带来痛苦,也会引起老年人亲属痛苦的心理反应。老年人临终前后,亲属承受着巨大的痛苦和折磨,有时亲属往往比老年人更难以接受死亡的事实。

一、临终老年人亲属面临的压力

1.生理和环境压力:由于家庭中出现临终老年人,家庭成员心理上无法接受并带来痛苦。而心理、生理相互作用,同时会给亲属带来一定由心而生的身体状况变化。而对老年人的照顾对亲属本身造成的能量耗损也给亲属带来生理上的压力。

由于医疗费用带来的经济负担,某些家庭可能无法全部承担,当没能享受相应的医疗报销保险政策时,家庭就会陷入来自社会环境方面的困难境地。

2.社会性压力:当家庭中有成员走向临终阶段时,家庭内部的角色成分、功能扮演都要发生调整,面对一定的压力,这时候需要一些社会支持系统,来协调帮助家庭渡过这一关。

3.心理性压力:亲属们会出现面对亲人濒死的消息,表现出震惊、否认、悲伤、恐惧和不舍的情绪,在照顾老年人时也因担心疾病的进展而焦虑不安,因缺乏照顾知识和技能而内疚自责,因无法扭转病情而绝望无助等一系列压力。

4.隔离性压力:由于面对濒死亲友的悲伤情绪以及照顾老年人而对自己带来的体能消耗、经济压力等原因,亲属们往往不会主动参与之前的组织活动,从而产生一种消极避世的情绪。此时完备的社会支持体系,能帮助亲属走出悲伤,有助于家庭安定,医务人员此时可以提供社会照顾,培养同情心理解亲属,为其提供宽慰、指导性建议。

二、居丧者悲伤的发展过程

死亡对于老年人是痛苦的结束,对于亲属则是悲伤的高峰。悲伤是由于失去自己心爱的人或对自己非常重要的人所造成的自我丧失而产生的心理反应,这种反应是十分自然和正常的。心理学家派克斯提出个人悲伤的过程可分为4个不同的阶段,这4个阶段是循序渐进的,每个阶段间的转换是逐渐推进的,中间没有明显的界线。居丧者经历4个阶段大体需1年的时间。

1.麻木。丧失亲人的第一个反应是麻木和震惊,特别是突然和意料之外的亲人死亡。产生这种反应的人可能会发呆几分钟、几小时甚至几天,不能通过正常渠道发现自己的悲伤。

2.渴望。麻木反应之后是内心的悲痛,并常常表现为渴望见到自己已逝去的亲人,真切地期望死去的人能够回来。虽然知道寻找死去的人是白费工夫的事,但仍反复思考死者去世前发生的事情,似乎这样做可以发现以前什么地方出了错,现在可以纠正过来。有时丧失亲人的人会强烈感觉到死者的存在,经常看到死者的影子或听到死者的声音。

3.颓丧。悲痛的程度随着时间的推移渐渐消减,但与此同时丧失亲人者会变得颓丧,感到人生空虚没有意义,并对周围的事物不感兴趣。

4.复原。悲痛逐渐消减到了可以被接受的程度,并开始积极地探索可以面对的世界。这时沮丧者往往意识到只有放弃原有的自我,放弃不现实的希望,才能有新的开始,生活仍然充满着希望。

居丧者经历1年左右的发展过程,通常悲伤也不会完全终结,甚至对一些人来说,悲伤永远也不会终结。但是,对于经历过悲伤发展阶段的人而言,虽然在亲人去世后很长一段时间仍会偶然触景生情,再度思念失去的亲人,并出现悲伤感,这时的悲伤已经融进了许多令人快乐的思念,即常常回忆与亲人在一起的幸福时光,或回忆失去的人曾给予自己的令人难忘的关怀和帮助,这种思念与感觉会作为居丧者新生活的一个组成部分。

第四节　安宁疗护理念、概念及照护模式的发展

一、概念

"安宁疗护"按照世界卫生组织(WHO)的定义,它是一种临床方法,对面临威胁生命疾患的痛苦患者和他们的亲人提供整体的关怀,预防和缓解身心痛苦,通过各种临床措施进行早期识别、积极评估,缓解疼痛和控制躯体、社会、心理和心灵其他痛苦症状的一门学科。

姑息医学带来的益处主要是改善症状(尤其是疼痛),提高生活质量,其次是合理使用医疗资源,如减少不必要的住院、检查和治疗以及入住重症监护室。目前已经有很多研究证实姑息医学的效用。安宁疗护特指生命末期的照护,是对即将死亡的患者所提供的关怀,属于姑息关怀的一部分。

二、安宁疗护的理念

1.重视生命的价值。正如姑息关怀的创始人桑德斯所说:"您是重要的,因为您是您!即使活到最后一刻,您仍然是那么重要。我们会尽一切努力,帮助您安然逝去,但也会尽一切努力,让您好好活到最后一刻!"

2.正视死亡。死亡是一种自然现象,死亡是人生命不可或缺的部分。老年人和亲属接受老年人即将离世的事实,对于老年人达到生命的圆满,缓解亲属在老年人离世后的哀伤至关重要。双方做好准备,老年人安详离世的可能性更大。

3.维护老年人的尊严与权益。老年人的决定得到尊重,老年人在生命的最后阶段尽量少痛苦,是老年人的权益,应当给予最大的尊重。因此,对于临终老年人,需要继续缓解痛苦的治疗,停止一些会给老年人甚至亲属带来痛苦的医疗手段。在制订疗护计划时,应当充分考虑到这一点。

三、安宁疗护模式

安宁疗护由缓和医疗团队提供。缓和医疗团队由医生、护士、社会工作者、心理治疗师、理疗师、专职人员、药师和志愿者组成,团队成员根据具体情况有所增减。疗护目的是给予老年人包括生理、心理及心灵等各方面的照护,对亲属从面对死亡到居丧支持。临终关怀可以在机构和家中进行。院内可以采取会诊和专科病房两种模式。

1.会诊模式。老年人在非姑息专科治疗,姑息团队为老年人提供专业的症状处理意见,与亲属沟通,提出适合老年人及家庭的决策,同时给予老年人和亲属心理社会支持。部分医院也在尝试将缓和医学的内容整合入ICU、外科病房常规照护模式内,以期更好地帮

助患者及家属。

2.缓和医疗病房。在住院部建立以缓和医疗为主的专科病房。进入缓和病房需要满足一些条件：如生存期短、症状控制不佳、亲属痛苦在其他病房无法缓解等。目前的证据显示缓和医疗病房的优势是减少医疗花费，能够给予老年人和亲属更全面的关怀，更容易达到老年人的"善终"。

相当一部分的老年人希望在家中离世，对于症状控制较好、老年人及亲属已经做好准备、社区姑息医学支持较好的情况下，这不失为一种好的选择。

第五节　安宁疗护的伦理和法律问题

随着医学的不断发展，临终老年人通过积极的抢救和治疗，可维持相当长一段时间的生命。临终关怀在老年人临终时，并不一定采取所有可能的抢救措施，医生、老年人、亲属常常会放弃、拒绝或撤除某些抢救、治疗措施，而使老年人自然、安详地死亡，在老年人临终时放弃、拒绝或撤除某些抢救、治疗措施过程中，往往涉及一些伦理和法律问题。

一、安宁疗护的相关伦理问题

（一）安宁疗护面临的伦理冲突

1.医疗保护中保密原则与知情同意中告知原则的伦理冲突。在我国，对于临终患者，医务人员和家属担心患者得知病情后，不能承受自己病情严重带来的心理打击，一般提倡保护性医疗措施，即对患者隐瞒病情。而知情同意原则要求临床医师在为患者做出诊断和治疗方案后，必须向患者提供包括诊断结论、治疗决策、病情预后及诊治费用等方面真实、充分的信息，使患者或家属经深思熟虑自主做出选择。因此，在老年患者的临终关怀服务中，我们经常遇到医疗保护中保密原则与知情同意中告知原则的伦理冲突。

2.中国传统孝道文化与尊重患者自主权之间的伦理冲突。传统孝道，是一种社会伦理，强调子女尽心竭力为父母送终。为了"尽孝"，临床上经常可以看到一些无力被抢救过来的临终老年人，家属不惜一切代价要求医务人员为老年人进行抢救和治疗，不但给老年人造成身心痛苦，同时也加重亲属的经济负担和社会医疗资源的浪费。

不同的老年人，作为独立的个体，必然有其各异的需求，尊重、满足老年人的个体需求才是真正的孝道，也将与"不以延长生命为唯一目的，而以减轻临终患者的身心痛苦为宗旨"的临终关怀伦理原则相符。

3.临终关怀中的死亡商讨与传统死亡观之间的伦理冲突。我国传统文化中，追求的是健康长寿，对死亡采取避而不谈的态度，认为它是不幸和恐惧的象征，尤其是对老年人更不能谈论死亡，是忌讳的。而安宁疗护死亡在老年人、亲属、医务人员之间公开化，不但造成人们情感上的强烈冲击、难以适应,更是对中国传统文化的挑战。

4.临终关怀的理念与传统医德观的伦理冲突。医务人员的传统医德就是救死扶伤,并从中获得职业荣誉感。安宁疗护却要求医务人员承认对某些身患绝症的晚期患者无能为力,直接对其职业荣誉感产生冲击,导致对医疗职业行为能力的怀疑,将导致医务人员在潜意识中产生抵触情绪。

(二)安宁疗护的伦理原则

1.尊重自主原则:老年人及亲属有知情和决定治疗方向的权利。尊重老年人及家人的决定,签署相应的文书,例如知情同意书。医方需要保护老年人隐私,尊重老年人的权利及尊严。

2.多行善的原则:选择治疗的时候,要以对老年人有益为原则,保证老年人的痛苦得到最大程度的减轻。

3.少作恶的原则:选择伤害最小的治疗,防止治疗和检查过度,不让老年人冒不必要的风险。

4.公正的原则:公正使用有效的医疗资源,遵守法律,尊重伦理道德。

二、安宁疗护的相关法律问题

(一)临终老年人的权利

1.临终之前,老年人有权享受一般正常人的权利。

2.老年人有权获知自己的疾病进展情况。

3.老年人有权参与、决策诊疗过程,并有权对任何医疗和护理措施知情同意,并有权拒绝治疗。

4.临终老年人有权要求不承受痛苦。

5.老年人有权要求陪伴,有权利要求不孤独。

6.信仰和欲望有权利获得满足。

7.有权利要求全面细致的照护。

8.有权利保持希望感。

9.有权利要求对自己的疑问得到真实的回答。

10.有权利得到尊重和尊严。

(二)主动放弃治疗和抢救的法律问题

1.医生主动放弃治疗和抢救。老年人或其亲属的同意,医生主动放弃治疗和抢救,会直接与有关法律相违背。医生主动放弃治疗和抢救,会与医生的契约义务产生矛盾。从民法上讲,医疗行为是医疗契约中医生的给付行为,患者挂号就诊,医生接受就诊义务,契约已经成立,医生主动放弃治疗和抢救属于单方面终止合同。为了避免不必要的法律纠纷。医生在放弃治疗和抢救前,应尊重患者及亲属的要求,在患者及亲属充分理解疾病的性质、治疗前景及放弃治疗和抢救的后果,并签署书面意愿后进行,签署的书面意愿应保存在病历中。

2.老年人主动放弃治疗和抢救。根据人类自律性原则,老年人对自己的身体如何处置有着不受限制的自决权,所以身患绝症时,为放弃治疗而撤回其对治疗的同意,并不构成违约,而是老年人行使其自决权的一种。但是这种自决权要受一定限制,法律规定的特定传染病患者无权撤销其治疗的同意权。

在老年人主动放弃治疗或经建议同意放弃治疗时,要考虑老年人放弃或同意放弃治疗的意思表达的有效性。只有老年人有效地放弃或同意放弃治疗才能使医生从原已成立的医疗契约中解脱出来,停止对老年人的治疗和抢救。老年人意思表达的有效性应该符合民事法律行为,包括形式要件和实质要件。形式要件是指以何种方式做出放弃治疗和抢救的表达,实质要件是指意思表达的真实性和合法性。例如,老年人在丧失行为能力之前,针对以后其可能的丧失行为能力或意思表达能力时,如昏迷、植物人、脑死亡等情形下的治疗预先做出放弃的行为,应该是有效的,据此,医生和亲属可以放弃抢救和治疗。

3.老年人亲属主动放弃治疗和抢救。老年人与亲属之间有着各种感情关系和财产关系,在法律上,老年人亲属对老年人也有诸多权益和义务,如亲情权、继承权、抚养权和抚养义务、赡养权和赡养义务、监护权和监护义务。由于放弃治疗和抢救的决定会对老年人亲属的法律权利和义务产生巨大影响。因此,在做出是否放弃治疗和抢救决定的过程中,法律应给予老年人亲属一定的发言权。老年人亲属针对老年人做出是否放弃治疗和抢救的意思表达应在一定范围内得到法律的认可。

但是,老年人本人放弃治疗和抢救的意思表达应首先得到尊重,老年人的决定权是第一位的,只有在老年人无法做出意思表达时,如永久性昏迷、植物人、脑死亡等情况下,老年人家属才有权做出放弃治疗和抢救的决定。

第六节　临终老年人及亲属的照护原则

一、临终老年人的照护原则

(一)进入临终时期的照护

当老年人进入临终阶段,治疗目标就要调整为以身体舒适为主。

1.及时识别进入临终状态的老年人:临终老年人的日常生活活动能力明显下降,对日常生活能力的评估常可以帮助我们判断老年人的预后。Karnofsky和东部肿瘤协作组(eastern cooperation oncology group,ECOG)量表是晚期致死性疾病老年人预后的关键指标。我们推荐姑息功能量表(palliative performance score,PPS)。

如果没有量表,对临终的判断也可以参考以下症状:卧床不起、不思饮食、吞咽困难、无力闭眼、失禁及无力排便等。

以下体征也能预示老年人进入临终阶段：呼吸频率变化、喉头痰响、血压下降，脉搏细速、皮肤湿冷有斑纹、少尿、精神状况异常、整日昏睡、注意力涣散、不辨晨昏、要求回家、看见过世的人、谵妄、烦躁、激动、昏迷。如果老年人出现桡动脉搏动弱、缩唇呼吸、少尿、无尿、潮式呼吸、死前喉鸣，常提示老年人将在两天内死亡。

2.及时与老年人及其照顾者进行沟通：如果患者有决策能力，最好制订生前遗嘱，如安排财产、指定委托人，提前决定好在临终时是否采取一些激进的措施，例如气管插管、心肺复苏以及选择在家里还是医院离开人世。如果患者出现昏迷或者痴呆，预先的计划或遗嘱就非常重要，所有患者都最好预先指定委托人，因为患者随时可能失去决策能力。

沟通包括两方面的内容：

（1）对于濒死的老年人，需要明确但有人情味地告知老年人及亲属关于即将离世的消息，帮助他们正确地释放恐惧和希望等各种情绪。适当告知亲属正常的死亡过程，例如呼吸频率、分泌物、神志的改变，使亲属有心理上的准备。

（2）征求意见：包括在哪里进行照护、是否进行插管等侵入性措施、是否进行心肺复苏。在谈话时应避免简单地把治疗归类于"侵入性"和"舒适性"两种，有时候需要综合考虑，两者兼顾，但是比例有所不同。对于已经进入临终阶段老年人而言，心肺复苏有害无益，但它却很可能是老年人和亲属想要的。所以要通过积极的沟通，确认老年人和亲属的意愿。

（二）识别症状，评估疗效

临终老年人会有各种症状及功能下降，最常见的症状包括呼吸困难、恶心、谵妄、焦虑以及分泌物在气道里的喀喀声。舒适性的医疗可能是老年人的最佳选择，医生可以根据经验，判断患者可能出现哪些症状，提前准备好一些让老年人舒适的药物，以保证老年人需要时能尽快用上。尤其是居家老年人，要提前预备一些可能需要的药物。

处理症状首先要学会评估症状。当老年人临近死亡时，症状评估会变得更加困难，因为大部分老年人变得无法沟通。尤其是当老年人意识障碍时，我们只能通过老年人的表情和行为改变，例如因为疼痛而不愿意活动进行间接评估。还需要综合考虑照护者、医护人员提供的线索，必要时也可以进行诊断性治疗。

由于经验判断受多种因素的影响，很多评估工具被引入这个领域，包括Edmonton症状评估量表、Memorial症状评估简表、MD Anderson简明症状量表、Rotterdam症状对照表及症状困扰评估量表等，还有关注某种症状的量表，如简明疼痛量表（brief pain inventory，BPI）。量表不仅能够帮助我们识别症状，也能帮助我们评估治疗效果。

（三）症状处理

临终患者会有多种症状，处理症状的原则是充分评估，找出原因，如果原因无法去除，那么重点就要放在对症处理，减少患者的痛苦。在处理症状时，需要关注心理，因为痛苦是一种主观感觉。因此，非药物治疗和药物治疗同样重要。

临终患者的症状很多，本章重点描述常见症状及濒死患者的部分症状。

1.疼痛

极度的疼痛可能会引起大部分患者的功能下降,直接影响患者的日常生活能力、心理、情绪以及社会交往。癌症患者应该常规筛查是否有疼痛,因为很多患者的疼痛通常表现为烦躁、精神食欲不佳等症状,而只有在被问起时才诉说有疼痛,姑息医疗中有大量关于癌痛评估及处理的证据。

(1)疼痛评估:疼痛评估要覆盖生理、心理、功能和社会四个方面。除了详细询问疼痛和癌症病史、治疗过程,仔细检查疼痛部位以外,也需要关注疼痛以外的其他躯体症状、同时存在的精神问题和其他医学问题。因为疼痛会直接影响到患者的生活质量,所以还需要了解疼痛可能会给患者带来的躯体、心理和信仰等方面的影响,例如乳房切除、截肢和开胸手术就常带来心理和躯体方面的影响。

疼痛评估的目的包括:评估患者的疼痛特点以及对身体功能、生活质量的影响;了解应该首先安排什么检查和治疗;了解疼痛的原因(疾病引起、治疗引起的还是其他原因);对疼痛进行分类(感知性疼痛、神经性疼痛、心理性疼痛还是复合型疼痛);确定肿瘤的进展范围以及是否有机会进行抗肿瘤治疗;发现可以治疗的并发症(包括躯体、医疗和心理问题)。

(2)疼痛的治疗:如果得到适当、规范的治疗,70%~90%的患者能够很好地控制疼痛。但是,目前40%癌痛患者尚未得到充分的控制。

止痛是姑息治疗的主要内容,而全面的止痛治疗应该覆盖生理、心理、社会和宗教。要达到理想的效果,需要多种治疗方式,如药物、理疗、行为治疗、神经调节治疗及介入性治疗等的合理搭配。在安排治疗策略时需要考虑可行性和治疗之间的矛盾。

评估能够帮助缓解疼痛的性质及原因,找出其病理生理学改变。如果情况发生变化,应该再次评估。正确的起始治疗依赖于对疼痛原因的正确判断。比如,神经性疼痛的治疗就有别于感知性疼痛。如果是神经性疼痛,首选抗抑郁剂和加巴喷丁/普瑞巴林;如果疼痛局限,也可以辅助使用局部止痛药;二线药物是阿片类和曲马多。如果是感知性疼痛,则选用阿片类和非麻醉性药物。

非阿片类麻醉药包括:传统非甾体类消炎镇痛药(NSAIDs)、对乙酰氨基酚以及环氧化酶2抑制剂(COX-2)。对乙酰氨基酚治疗骨关节炎不如NSAIDs那么有效,大剂量使用时对有肝脏疾病的患者可能造成肝脏损害。老年患者也要尽量避免使用NSAIDs。加巴喷丁和普瑞巴林对神经痛有效,抗抑郁剂里面三环类和五羟色胺-去甲肾上腺素受体抑制剂(SNRI)有效。

阿片类(吗啡、美沙酮等)是一类有效控制癌痛的药物,现在越来越多地用于慢性非癌性疼痛。需要注意几点:只有中到重度,且严重影响生活质量和身体功能的非癌性疼痛才使用;其次,在用药前,需要向患者告知此类药物的利弊(对驾驶安全的影响和成瘾的可能性),还需要根据患者的病史尤其是有没有物质滥用史来综合考虑。如果患者要开车或者工作,医生需要向患者交代此类药物对安全的潜在风险,尤其是刚开始用药或剂量调整期。

在使用阿片类药物的时候要先用短效制剂进行剂量滴定,之后再换成缓释剂型;按时而不是按需用药,还需要密切观察副作用。对容易有滥用问题和依从性差的患者应该进行尿检。对于刚开始用药的、调整剂量的和用药剂量大的患者要注意药物过量的风险。阿片类药物的常见副作用有呼吸抑制、顽固性便秘、恶心呕吐。如果镇静出现在刚用药或加量时,可能只是一过性,另外肠道给药可能减少便秘的问题。

(3)不同疼痛类型的选药。

①所有类型的疼痛。糖皮质激素(地塞米松、泼尼松、甲基泼尼松龙等)对神经痛、骨痛、包膜牵张、绞痛、淋巴水肿或颅内压增高引起的头痛均有效。但因缺乏证据,对癌痛患者不特别推荐使用糖皮质激素,目前还是经验性使用。对于慢性癌痛,如果患者使用阿片类药物效果不佳,且合并抑郁情绪时,可以使用抗抑郁剂(证据级别3)。五羟色胺-去甲肾上腺素再摄取抑制剂(SNRI)如度洛西汀或二代三环类药物,如地昔帕明和苯内胺。对于局部疼痛可以尝试使用利多卡因透皮贴剂或含有非甾体类消炎镇痛药或辣椒素的霜剂。对于顽固的疼痛,可以考虑使用口鼻吸入的四氢大麻酚+大麻二酚复方制剂(例如Sativex)。

②神经痛:多种辅助镇痛药都对阿片类药物不敏感的癌痛先行试用。如果神经痛使用阿片类药物效果不佳,有明显抑郁情绪的患者可以使用抗抑郁剂[如SNRI(证据级别3)]、二代三环类抗抑郁剂(如地昔帕明),如果患者出现乏力症状,还可以选用安非他酮。如果患者是无抑郁症状的神经痛,则可首选加巴喷丁或普瑞巴林(证据级别3),后者用药更为简单。如果患者是紫杉醇或铂类等化疗药物引起的神经痛,可以选用度洛西汀。使用阿片类或抗惊厥药物效果不佳的病例,建议换用抗抑郁剂或抗惊厥药、大麻类药物或α_2-肾上腺能激动剂(如替扎尼定)。局部疼痛可以使用利多卡因透皮贴剂。

③骨痛:多处骨痛者如果无禁忌,可以使用非甾体类消炎镇痛剂或阿片类药物,还可以加用一些辅助药物。推荐使用二磷酸盐治疗骨转移痛,不仅减轻疼痛,还减少骨折。对用阿片类药物效果不好者可使用糖皮质激素,尤其是"疼痛危象"(严重渐进性疼痛,用阿片类药物无效)的晚癌患者。内照射是针对转移到骨的肿瘤治疗,其风险有骨髓抑制。

④肠梗阻所致疼痛:对无法手术的肠梗阻,推荐使用奥曲肽帮助减少胃肠液分泌。一般使用多药联合,除奥曲肽外,还联合阿片类药物、抗胆碱能药物(胃长宁)和小剂量糖皮质激素。

2.疲乏

仔细采集病史和体征,准确找到疲乏原因,针对性制定治疗方案。

(1)疲乏的一般治疗:包括保存体力和保持良好睡眠习惯。做好计划:减少消耗体力的活动,计划好每天甚至每周需要做的事情,接受他人的帮助,只做喜欢的、必要的事情,步骤尽量简洁;把需要在同一个地方做的事情集中做,规划好,不用赶时间。劳逸结合,干活、锻炼有度,感觉累了就休息,即使状态好也不要过劳。洗澡洗头尽量用淋浴,洗浴用品放在一起,坐着洗澡,最好有台子或扶手可以休息手臂,用好拿的长柄刷子或海绵擦背洗脚,使用液体香皂或把香皂用布袋子装好挂在墙上以免滑落。洗完澡后穿浴袍,不用毛巾擦。用长柄梳子、升高马桶以便起坐。衣服要便于穿脱,尽量不选套头衫或扣子、拉链在后面的款式衣服,选不用系带的鞋子。穿鞋袜时抬脚而不是俯身,使用鞋拔子等。

常用物品放到平胸的高度,易于拿取,清洗碗碟尽量简洁或使用洗碗机。如果做饭累,请别人帮忙、叫外卖或到饭馆吃。少食多餐,备点零食。

(2)针对病因进行治疗:急性疲乏常由可逆的原因引起(如心衰、感染);慢性疲乏常与肿瘤相关,可以由疼痛、焦虑、失眠、心理问题等造成,其中感染、脱水、代谢和内分泌紊乱是可以治疗的。药物副作用或相互作用也可能造成疲乏,所以要追问用药史,适当调整剂量或给药间隔。临终患者最常见原因是贫血。贫血可能是由于缺铁、出血或缺乏叶酸、维生素 B_{12},不同情况其治疗方法也不一样。输血或用促红素也要考虑基础疾病(例如慢性肾病、姑息性化疗患者、HIV 患者适合使用促红素)。

终末期患者可以尝试使用两周的糖皮质激素(地塞米松)或醋酸甲地孕酮。中枢兴奋剂(哌甲酯等)目前只推荐用于阿片类药物引起的过度镇静,严重疲乏者使用糖皮质激素和甲地孕酮无效或禁忌的也可以试用,其他可能有用的非药物治疗包括适度锻炼、瑜伽、认知行为治疗等。

3.恶心呕吐

恶心呕吐是重症患者常见的不适,该症状对生活质量影响很大。常见原因有:治疗尤其是放化疗,慢性疾病(肝肾功能损害、艾滋病和心衰),药物(化疗药物、阿片类药物、非甾体药物、洋地黄类、铁剂、抗生素、茶碱、抗抑郁剂、抗惊厥药物等),代谢障碍(高钙血症、低钠血症、酮症),中毒和物质依赖;胃肠梗阻、便秘、胃轻瘫、感染或刺激(放化疗),胸腹腔肿瘤,颅内压增高(感染、出血肿瘤等),前庭病变,情绪问题(焦虑)等。

恶心呕吐处理:即使没有进行放化疗,晚癌患者也常有慢性恶心的症状,在慢性肾脏疾病、艾滋病和心衰患者中同样如此。通过病史和体格检查,多数恶心的原因都能找到,有的患者可能同时存在两种以上因素。至于患者是否应该进行实验室或影像学检查,则取决于患者的预后,如果检查弊大于利或检查不能改变现有治疗,则没有必要。

医生应该努力寻找和治疗可逆的病因,针对性地进行治疗(证据级别4)。如纠正代谢异常,灌肠治疗便秘、药物引起的恶心呕吐,通过换药、肿瘤脑转移的患者使用糖皮质激素和局部治疗(放疗或者手术)都能有效缓解症状。

胃轻瘫的患者常有胃胀、吐出上一顿的食物等现象,可使用促动力药如灭吐灵。对于找不到原因的恶心呕吐,在排除了肠梗阻后也可以使用灭吐灵(证据级别3)。慢性阻塞性肺病和终末期心衰的患者的恶心呕吐常与药物不良反应有关,在心衰患者使用止吐药的时候需要考虑其对Q-T间期的影响。肾功能衰竭的患者常有胃及十二指肠动力障碍,使用促动力药物有效,备选药物为氟哌啶醇和奥曲肽。终末期肝病患者恶心呕吐的原因有胃轻瘫、腹压增高、循环毒素和胆红素增高等。严重肝功损害的患者昂丹司琼不宜超过 8mg/d,灭吐灵<60mg/d。

长期使用胃复安(>3个月)有导致迟发性运动障碍的风险,因此,3个月后是否还继续使用,需要医生权衡,并与患者进行讨论确定。不能使用胃复安的终末期患者可以使用中枢性镇吐剂,如氟哌啶醇、氯氮平和奥氮平,五羟色胺3受体抑制剂,如昂丹司琼也可以考虑。不能口服的患者可以采用胃复安、地塞米松或氟哌啶醇静脉或皮下注射,一般不主张从肛门给药,因为药物短效,给药次数过多会造成不适。各种药物效果都不佳时,可以试用针灸或穴位按摩。

4.濒死患者的症状

(1)饮食问题:濒死老年人会不吃不喝,研究发现他们并非因此而不舒服。研究证实,脱水及濒死老年人可以减少排便次数,也相应减少了因此带来的不适。肿瘤脱水导致的肿块缩小可以使疼痛减轻、气道分泌物减少、消化液减少而更少呕吐。因此,如果老年人脱水,但却并无不适,就不需要刻意去纠正,因为补液可能带来新的痛苦,例如水肿。很多时候只需要减轻老年人口干症状就足够。口干症状可以通过频繁清洁口腔、含漱凉水、嚼口香糖和使用人造唾液等方法得到缓解。如果针对放疗引起的口干,可以使用针灸或毛果芸香碱。常常没必要为此给老年人补液。

(2)口腔护理:口腔健康影响社交、进食、说话和吞咽。终末期老年人常有口腔问题,例如疼痛、唾液分泌不足、吞咽困难和黏膜感染。因此,口腔护理是姑息关怀的重要部分,应当每天至少2次,保持口腔适当的滋润及清洁,无异味。

(3)呼吸困难:呼吸困难的非药物治疗包括对老年人及亲属进行安抚,缓解其焦虑情绪。采用面部凉风法、冥想、转移及音乐疗法等。吸氧、无创呼吸机甚至药物,例如吗啡、镇静剂都能对呼吸困难有所帮助。但要注意一点,尽量减少治疗所带来的新的不适。

(4)死亡咯咯声:是由于老年人无法排出气管内分泌物造成,但是深部吸痰会给老年人造成明显不适。如果声音来自喉部,可以把床头抬高30°,使唾液得以吞下,也可以轻柔抽吸口腔内分泌物。此外,可以使用一些减少分泌物的药物,如抗胆碱能药物。

(5)临终谵妄:老年人死亡前的躁动不安,常给护理者和家人造成巨大心理负担。最重要的是找到并去除原因,例如疼痛,针对有疼痛的晚癌老年人,即使到临终,也不应停止给予镇痛剂,否则容易引起老年人因疼痛而躁动不安。对于临终谵妄的老年人,必要时可以采取姑息镇静方法,降低老年人的意识清醒度而弱化痛苦的感觉。

(四)减少医源性痛苦

停止不必要的药物和检查,停掉使老年人不舒服的任何医疗手段和监测,即使是氧气管让老年人不舒服,也应该取下来。

二、临终老年人亲属的照护原则

老年人临终前后,亲属承受着巨大的痛苦和折磨。因此,全方位临终关怀应包括安抚照顾其亲属。

(一)照护原则

1.通过对老年人的关怀照顾,使亲属的心理得到安慰。

2.帮助亲属对老年人的病情进展及预后有一个正确的了解和认识,在有充分心理准备的基础上,积极配合医护人员,完成对老年人的临终照顾。

3.指导亲属参与临终照顾,为亲人做最后一些事,少一些"没有照顾亲人"的遗憾和折磨。

4.给予亲属心理上支持,建立起相互合作的关系和氛围,让亲属感觉到有人与他们共同面对,彼此扶助。

5.医护人员与亲属共同努力料理后事,使老年人"善终"的同时,使亲属欣慰。

(二)居丧支持的内容和方法

居丧支持是临终关怀实践中在临终老年人去世前后向临终老年人亲属提供的一种社会支持服务,通常从临终老年人进入濒死期开始,即开始协助临终老年人亲属做好后事准备;在老年人去世后,则协助办理丧葬事宜,并重点做好亲属的居丧辅导工作,早期帮助他们接受老年人的离开,鼓励他们释放悲伤情绪;后期帮助他们适应没有老年人的生活,重建新的生活模式。

根据国外经验,对亲属的居丧辅导工作一般需持续1年。居丧照护的内容和方法,大致可分为以下5个方面:

1.陪伴和聆听:通常此时的悲伤者最需要的是一位能够理解而且有同情心的听众。因此,对于临终关怀居丧照护者而言,如何适时地引导他们说出内心的悲伤与痛苦是非常重要的。在居丧照护过程中成为一名好的听众,比成为一名好的劝导者更为重要。

2.协助办理丧事:包括协助悲伤者组织、完成葬礼,可达到以下目的:①帮助悲伤者接受死者已逝的事实;②给予悲伤者表达内心悲痛的机会;③将亲朋好友聚在一起,向悲伤者表达关怀与爱,提供支持与帮助;④肯定死者在社会中的地位和影响,悲伤者通常可以在办理丧事过程中,将其内心的悲痛得到宣泄。

3.协助悲伤者把心中的哀伤用多种形式表现出来:①协助悲伤者哭出来。哭泣是悲伤者最平常的情感表达方式,哭不是懦弱的表现,也不是没有能力处理事情的表现。悲伤者需要哭泣,这是一种很好的缓解内心悲伤情绪的有效方式。临终关怀居丧照护者应协助悲伤者自由、痛快地哭出来,而不要压抑其内心的悲痛;②协助悲伤者表达愤怒的情绪;③协助悲伤者表达罪恶感。在这方面,既要给予悲伤者表达罪恶感的机会,同时又要适当地澄清悲伤者非理性和不切实际的想法。

4.协助悲伤者处理实际问题及早恢复日常作息:亲人去世后居丧者家中会有许多实际问题需要处理,应深入了解他们的实际困难,积极提供切实的支持和帮助。

5.帮助悲伤者适应新生活:①协助悲伤者独立生活;②协助悲伤者建立新的人际关系;③鼓励悲伤者积极参与社会活动。

第二十章　常用中医保健技术

中医保健技术是以中医理论为基础,经络理论为指导的外治法,是用中医针灸疗法、中药热疗外敷、刮痧、拔罐、推拿按摩以及中药熏蒸足疗等方法达到祛风散寒、活血化瘀、温经通络、消炎止痛等综合调理的目的。对不同年龄阶段都可起到良好的保健效果,在防治已病和调理未病方面效果显著。

第一节　推拿按摩

推拿按摩是通过手法功力直接作用及经络系统进一步发挥的调整作用来防病治病的,具有疏通经络、镇静止痛、调和气血、放松肌肉、消除疲劳、缓和不适感等作用,适用于肌肉酸胀、疼痛、麻木、瘫痪、萎缩,关节疼痛或活动障碍,如扭伤、半身不遂、椎间盘突出、颈椎病、肩周炎、骨质增生等。

一、常用手法

推法:用指、掌或肘进行单方向直线运动。操作时紧贴体表,用力要稳,速度缓慢均匀,使肌肤深层透热而不擦破皮肤。

拿法:用单手或双手的拇指与其他手指对合呈钳形,进行有节律的拿捏。操作时用力要由轻到重,再由重到轻,动作要缓和而连贯。

按法:用指、掌、肘或肢体其他部位着力,按压一定的部位或穴位。按压时方向要与体表垂直,着力部位要紧贴体表,不可在皮肤上产生滑动;点按穴位要准确,用力以病人有酸、胀、热、麻等感觉为度。

揉法:用指、掌、肘等部位着力于体表一定的部位上,做圆形或螺旋形的活动。动作要缓和、协调,可沿顺时针或逆时针方向操作,频率约每分钟120次。

滚法:依靠腕关节的伸屈动作来促使手掌背部在人体体表来回滚动。操作时应紧贴治疗部位,不宜跳动,腕关节的屈与伸应保持相等均匀的压力,以避免手背与体表撞击,每分钟来回摆动120次左右。

搓法:用双手掌着力,挟住被推拿的肢体,相对用力,相反方向,做来回快速搓动,同时做上下往返移动。在操作时双手用力要对称,动作柔和而均匀,来回搓动要快,上下移动要慢。

拍法:用半握拳或手掌上下交替进行叩打。操作时腕部要放松自由屈伸,使动作轻快、柔和而有节奏。

抖法:用单手或双手握住肢体远端,在轻微的持续牵引下,稍用力做连续小幅度的上下快速抖动。抖动的幅度要小,频率要快,用力不要过大。抖动波要沿肢体远端方向传导。

二、哪些人不适合按摩

1.诊断不明确的急性脊髓损伤或伴有脊髓症状的患者。

2.骨折、骨关节结核、骨髓炎、骨肿瘤及严重的老年骨质疏松。

3.严重的心、肺、肝、肾功能衰竭的病人或身体过于虚弱者。

4.各种急性传染病、急性腹膜炎包括胃、十二指肠溃疡穿孔者。

5.有出血倾向或有血液病的患者。

6.避免在有皮肤损伤的部位施手法。但在有褥疮的部位周围施轻手法改善局部血液循环,可使缺血性坏死的创面逐渐愈合。

7.妊娠3个月以上的妇女的腹部、臀部、腰骶部不宜施手法。

8.精神病病人或精神过度紧张者不宜推拿治疗。

三、按摩需要注意哪些问题

1.体位:体位的选择对操作者和感受者都十分重要。合适的体位能使感受者舒适、肌肉放松,能维持较长时间;同时利于操作者的手法运用及力量发挥。

2.强度:一般而言,压力越大刺激越强,在经络、穴位等敏感的部位感受更为明显,青壮年力量手法可以略重,老年人、儿童或肌肉松软者要适当减轻。

3.用力原则:在操作过程中,用力要注意"轻—重—轻",即开头结尾力轻,中间可略微加重,而在某一部位操作时要轻重交替。

4.手法衔接:操作时需要注意手法的变换,根据病情的需要,变换自然连续,不犹像,不拖沓。

第二节 艾 灸

艾灸是采用野生植物艾叶,借助火力、药力直接作用于病灶,通过经络腧穴的传导,来调节机体平衡,可用于感冒、头痛、失眠、慢性腹泻、慢性支气管炎、中风、重症肌无力、慢性溃疡性结肠炎、糖尿病、周围性面神经麻痹、慢性肾炎、阳痿、早泄、不孕不育、精液异常症等病的治疗及保健。

1.艾灸方法

（1）直接灸。是将大小适宜的艾炷，直接放在皮肤上施灸。施灸时需将皮肤烧伤化脓，愈后留有瘢痕者，称为瘢痕灸，常用于治疗哮喘、肺结核等慢性疾病，但在家庭中应谨慎使用。不使皮肤烧伤化脓，不留瘢痕者，称为无瘢痕灸，是临床及家庭常用的方法，可治疗一般虚寒性疾病。

（2）间接灸。是用药物将艾炷与施灸腧穴部位皮肤隔开进行施灸的方法。

①隔姜灸。将鲜姜切成直径2~3cm、厚0.2~0.3cm 的薄片，中间以针刺数孔，然后将姜片置于应灸的腧穴部位或患处，再将艾炷放在姜片上，点燃施灸。待艾炷燃尽，再易炷施灸，直至灸完规定的壮数，以使皮肤红润而不起泡为度，常用于因寒而致的呕吐、腹痛、腹泻及风寒痹痛等。

②隔蒜灸。将鲜大蒜头切成厚0.2~0.3cm 的薄片，中间以针刺数孔，然后置于应灸的腧穴部位或患处，再将艾炷放在蒜片上，点燃施灸。待艾炷燃尽，易炷再灸，直至灸完规定的壮数，多用于治疗肺结核及初起的肿疡等证。

③隔盐灸。用纯净的食盐填敷于脐部，或于盐上再置一薄姜片，上置大艾炷施灸。多用于治疗伤寒阴证或吐泻并作、中风脱证等。

④隔附子饼灸。附子研成粉末，用酒调和做成直径约3cm、厚0.8cm 的附子饼，中间以针刺数孔，放在应灸的腧穴部位或患处，上面再放艾炷施灸，直到灸完所规定壮数为止。多用于阳痿、早泄或疮疡久溃不敛等证。

（3）艾条灸。

①温和灸。施灸时将艾条的一端点燃，对准应灸的腧穴部位或患处，距皮肤2~3cm，进行熏烤。熏烤使患者局部有温热感而无灼痛为宜，一般每处灸5~7min，至皮肤红晕为度。对于昏厥、局部知觉迟钝的患者，操作者可将中、食二指分开，置于施灸部位的两侧，这样可以通过操作者手指的感觉来测知患者局部的受热程度，以便随时调节施灸的距离，防治烫伤。

②雀啄灸。施灸时，并不将艾条点燃的一端与施灸部位的皮肤固定在一定距离，而是像鸟雀啄食一样，一上一下活动地施灸。另外也可均匀地向上、下或左、右方向移动，或做反复的旋转施灸。

③回旋灸。用点燃的艾条在皮肤上往复盘旋灸。用于面积较大的肢体麻木、皮肤病。

（4）温灸器灸。温灸器是用金属特制的一种灸具，其筒内套有小筒，小筒四周有孔。施灸时，将艾条绒或加掺药物装入温灸器的小筒，点燃后，将温灸器的盖扣好，即可置于腧穴或应灸部位，进行熨灸，直到所灸部位的皮肤红润为度。有调和气血，温中散寒的作用。

2.延年益寿保健灸

穴位：足三里穴（位于小腿前外膝眼下3寸，胫骨前嵴外侧一横指处）、气海穴（位于腹正中线脐下1.5寸处）、关元穴（位于腹正中线脐下3寸处）。

分组:第一组:关元穴、气海穴、左侧足三里穴;第二组:关元穴、气海穴、右侧足三里穴。

方法:选准穴位后,点燃药用艾条,分别对准第一组穴位,每穴悬灸10min,以各穴位皮肤潮红色为度。第2d用同样的方法悬灸第二组穴位。如此交替悬灸,连续3个月为1个疗程。休息1周,再继续第2个疗程。艾灸时注意力集中,艾火与皮肤的距离,以受灸者能忍受的最大热度为佳。注意不可灼伤皮肤。

3.哪些情况不适合艾灸

(1)凡暴露在外的部位,如颜面,不能直接灸,以防形成疤痕,影响美观。眼球属颜面部,也不能灸。

(2)皮薄、肌少、筋肉结聚处,妊娠期妇女的腰、骶部及下腹部,男女的乳头、阴部、睾丸等不能施灸。另外,关节部位不要直接灸,大血管处、心脏部位不能灸。

(3)极度疲劳、过饥、过饱、醉酒、大汗淋漓、情绪不稳或妇女经期,颜面部、颈部及大血管走行的体表区域、黏膜附近均不得施灸。

(4)某些传染病、高烧、昏迷、抽风期间,或身体极度衰竭、形瘦骨立者等忌灸。

(5)无自制能力的人如精神病患者等忌灸。

4.家庭艾灸要注意什么

(1)专心。施灸时要思想集中,专心致志,耐心坚持,不要在施灸时分散注意力,以免艾条移动,不在穴位上,徒伤皮肉,浪费时间。另外可能引起局部痛觉降低而被烫伤,如果施灸不当,局部烫伤可能起疱,产生灸疮,一定不要把疱弄破,要注意防止感染,如果已经破溃感染,要及时使用消炎药。在施灸前,要将所选穴位用温水或酒精棉球擦洗干净,灸后注意保持局部皮肤适当温度,防止受凉,影响疗效。

(2)定位。要注意穴位的准确性和体位舒适,要找准部位、穴位以确保灸治的效果。体位一方面要适合艾灸的需要,另一方面要舒适、自然。除瘢痕灸外在灸治过程中,要注意防止艾火灼伤皮肤,尤其幼儿患者。如有起泡时,可用酒精消毒后,用毫针将水泡挑破,消毒即可。

(3)防火。现代人的衣着不少是化纤、羽绒等质地,很容易燃着,因此施灸时一定要注意防止落火,尤其是使用艾灶灸时更要小心谨慎,以防艾灶翻滚脱落。用艾条灸后,可将艾条点燃的一头塞入直径比艾条略大的瓶内,以利于熄灭,并注意检查艾条有未熄灭。偶有灸后身体不适者,如身热感、头昏、烦躁等,可令患者适当活动身体,饮少量温开水,或针刺合谷、后溪等穴位,可使症状迅速缓解。

(4)保暖。因施灸时要暴露部分的体表部位,在冬季要注意保暖,同时还要注意室内温度的调节并开窗换气,保持空气新鲜洁净。

(5)安全。如果是家庭成员之间互相施灸,要注意施灸距离的调节,对于皮肤感觉迟钝者,可用另一只手的食指和中指置于施灸部位两侧,以感知施灸部位的温度。这样,既不致烫伤皮肤,又能收到好的效果。

(6)顺序。要掌握施灸的程序,如果灸的穴位多且分散,应按先背部后胸腹,先头身后四肢的顺序进行。

（7）剂量。施灸要循序渐进,初次使用艾灸要注意掌握好刺激量,先小剂量,灸的时间短一些、壮数少一些,以后再加大剂量,不要一开始就大剂量进行。

（8）时间。一般不要在饭前空腹时或饭后立即施灸。

第三节　刮　　痧

刮痧是我国的一种传统治疗手法,刮一刮,不仅能排出身体内的"毒气",而且能够调整气血、恢复阴阳平衡,从而达到治疗疾病的目的。用边缘光滑的牛角、嫩竹板、瓷器片等工具,蘸食油、清水或刮痧油,在体表部位由上而下、由内向外刮拭,具有清热解毒、活血化瘀、开泄毛孔、疏通经络、排毒驱邪、消炎止痛等作用。可用于感冒发热、头痛、咳嗽、呕吐、腹泻以及高温中暑、各种神经痛、脏腑痉挛性疼痛等,还能预防疾病、促进恢复、强身健体、减肥及美容。

1.刮痧手法

（1）刮痧工具的选择。刮痧板多采用牛角、嫩竹板、瓷器片等,形状多为长方形,边缘有圆形突起,圆润、光滑。牛角本身就具有一定的清热解毒等药用功效,用牛角刮痧板操作可加强治疗作用和疗效。刮痧之前,为了防止划破皮肤,还要在皮肤表面涂一层润滑剂,香油、色拉油都可以用。当然,有条件的话,最好采用专门的刮痧油。

（2）拿刮板法。用手掌握刮板,治疗时,刮板厚的一面对手掌,保健时,刮板薄的一面对手掌。

（3）刮拭角度。刮板与刮拭方向保持90°到45°进行刮痧。

（4）刮拭方向和力度。颈、背、腹、上肢、下肢部从上向下刮拭,胸部从内到外刮拭,包括上下、内外、左右。刮痧时用力均匀,刮痧部位尽量拉长。

（5）刮痧补泻手法。补刮、泻痧、平补平泻刮法主要根据刮痧的力量和速度来区分（见表20-3-1）。

表20-3-1　刮痧补泻手法

手法	力量	速度（频率）
补刮	小（轻）	慢
泻痧	大（重）	快
平补平泻	适中	适中

2.常见病刮痧操作

（1）失眠刮痧操作手法。

①头部:以头顶（百会穴）为中心,分别向前（至前额神庭穴）、后（至发际边凹处安眠

穴),左、右(至太阳穴)刮拭。

②肩部:双侧肩周部(从上到下至肩井穴)。

③背部:脊椎、腰椎两侧1.5寸(膀胱经:心腧至肾腧穴)。

④下肢:膝下外侧下缘1寸(足三里穴)。

⑤小腿内侧:内踝尖上3寸胫骨后缘处(三阴交穴)。

⑥足面:拇一、二趾间(行间穴)。

(2)感冒刮痧操作手法。

①取冷水半碗作为润滑剂,操作时,右手食指和中指弯曲、沾水,在病人鼻梁上部、颈部、胸部、脊柱两侧处,自上而下刮之,先轻后重直至皮肤出现紫红色出血斑点即可。

②左手拉患者手掌,右手掌从患者的肘关节往下擦至腕关节处数次,再抖动若干次,并抓住手指关节向外拉,听见关节响声即可。

③左手抓住患者下肢,右手从膝关节擦到脚掌处若干次,双手抓住脚掌抖动数次,并抓住脚趾朝外拉。听到关节响声即可。

④根据患者体质服用藿香正气水10~20ml,患者会立即感到舒服轻松。

3.哪些人不宜刮痧

虽然刮痧的刺激强度不是很大,适应证也较广泛,但以下情况不适宜刮痧。

(1)患有皮肤溃疡等皮肤病。因为刮痧要刮皮肤表层,若有溃疡,容易破裂感染,加重病情。

(2)患有血友病或白血病。由于刮痧会使局部充血,血小板少者应慎刮。

(3)需要刮痧的部位有外伤。比如手臂挫伤、背部破皮或腿部骨折等。

(4)孕妇。特别是腹部、腰骶部等部位不能刮痧,否则容易引起流产。

(5)心力衰竭、肾功能衰竭、肝硬化腹水或全身重度浮肿等患者。这些人刮痧易对身体造成更大的伤害。

(6)下肢静脉曲张患者。此类人群最好不刮痧,如要刮痧也应谨慎,刮拭方向应从下向上,手法尽量放轻。

4.刮痧注意哪些问题

(1)刮痧治疗时应注意室内保暖,避免风直吹刮拭部位。

(2)出痧后30min内忌洗凉水澡。

(3)刮痧后尽量不要喝酒或吃辛辣食物,忌食生冷瓜果和油腻食物。

(4)刮痧部位未退痧之前,不宜在原处再次进行刮拭出痧。

(5)出痧后可饮一杯温开水(最好为淡糖、盐水),并休息半小时。

(6)刮痧后不宜发怒,应保持情绪平静。

(7)如刮痧后出现不适,应立即去医院诊治。

(8)刮痧不可避免地会产生一些皮肤损伤,如果刮痧板的消毒不过关,肯定会导致交叉感染。另外,每个人的皮肤上都会寄生一些细菌,刮痧板如果不经消毒,就会无形中变成传播细菌的途径,殃及其他刮痧者。

第四节　拔　　罐

拔罐是以杯罐为工具，借热力排去其中的空气产生负压，吸附于皮肤，造成皮肤瘀血现象的一种疗法。拔罐局部的温热作用不仅使血管扩张、血流量增加，而且可增强血管壁的通透性和细胞的吞噬能力。因此，拔罐可对人体起到治病防病、强身保健的作用。

1.拔罐手法

(1)准备：玻璃火罐数个，根据部位选择号型大小，镊子1把，95%酒精棉球，酒精灯1台，新毛巾4条。

(2)检查：检查是否合乎适应证，检查拔罐的部位和病人体位，检查罐口是否光滑和有无残角破口。

(3)操作方法：先用干净毛巾，蘸热水将拔罐部位擦洗干净，然后用镊子镊紧棉球稍蘸酒精，点燃酒精灯，燃着棉球，往玻璃火罐里一闪，迅速将罐子扣在皮肤上。

(4)留罐时间：留罐时间一般10~15min。

(5)起罐：左手轻按罐子，向左倾斜，右手食、中二指按准倾斜对方罐口的肌肉处轻轻下按，使罐口漏出空隙，透入空气，吸力消失，罐子自然脱落。

(6)火力大小：酒精多，火力大则吸拔力大；酒精少，火力小则吸拔力小。罐子叩得快则吸力大；叩得慢则吸力小。

(7)间隔时间：可根据病情来决定。一般来讲，慢性病或病情缓和的，可隔日1次；病情急的可每日1次或多次，例如发高烧，关节炎急性发作、急性胃肠炎等病，每日1~2次，甚至3次，皆不为过，但留罐时间不可过长。

(8)疗程：一般以12次为1疗程，如病情需要，可再继续几个疗程。

(9)部位：肩端、胸、背、腰、臀、肋窝以及颈椎、足踝、腓肠肌等肌肉丰厚、血管较少的部位，皆可拔罐。

2.拔罐部位

人们常常在拔罐时不知道怎样找合适部位，也就是说不懂得在身体的哪些部位可以拔罐，一般情况下可采取以下办法：

(1)选择局部疼痛部位。身体局部疼痛的部位，往往就是病邪聚集的地方。因此，在局部拔罐即可起到拔除病理产物的作用，如坐骨神经痛可配合拔腰部，手臂麻痛考虑颈椎病者，同时在颈臂等处拔罐效果更好。

(2)选择穴位拔罐。按照穴位拔罐疗效更好，一般需分析病因辨证取穴，例如类风湿性关节炎患者畏寒肢冷可在督脉拔罐治疗，以生阳祛寒。需要注意的是：穴位是点，拔罐是面，拔罐以面覆点，故对穴位位置的准确度要求较低。

3.拔罐要注意什么

(1)体位须适当,局部皮肉如有皱纹、松弛、疤痕凹凸不平及体位移动等,火罐易脱落。

(2)根据不同部位,选用大小合适的罐。用投火法拔罐时,火焰须旺,动作要快,使罐口向上倾斜,避免火源掉下烫伤皮肤。用闪火法时,棉花棒蘸酒精不要太多,以防酒精滴下烧伤皮肤。用贴棉法时,须防止燃着棉花脱下。用架火法时,扣罩要准确,不要把燃着的火架撞翻。用煮水罐时,应甩去罐中的热水,以免烫伤病人的皮肤。

(3)在应用针罐时,须防止肌肉收缩,发生弯针,并避免将针撞压入深处,造成损伤胸背部腧穴均宜慎用。

(4)在应用刺血拔罐时,针刺皮肤出血的面积,要等于或略大于火罐口径。出血量须适当,每次总量成人以不超过10ml为宜。

(5)在使用多罐时,火罐排列的距离一般不宜太近,否则因皮肤被火罐牵拉会产生疼痛,同时因罐子互相排挤,也不宜拔牢。

(6)走罐时,在拔罐口涂适量润滑油(可用红霉素或以凡士林和甘油按适当比例调和代替),拔罐不宜太紧,缓慢移动罐体,可同时起到拔罐和刮痧的双重作用。适用于面积较大且平滑的部位,如颈、肩部及腿部等,但皮肤有破溃者不宜用,不能在骨突出处推拉,以免损伤皮肤,或使火罐漏气脱落。

(7)起罐时手法要轻缓,以一手抵住罐边皮肤,按压一下,使气漏入,罐子即能脱下,不可硬拉或旋动。

(8)拔罐后针孔如有出血,可用干棉球拭去。一般局部呈现红晕或发绀色(瘀血)为正常现象,会自行消退。如局部瘀血严重者,不宜在原位再拔。如留罐时间过长,皮肤会起水泡,小的不需处理,防止擦破引起感染即可;大的可以用针刺破,流出泡内液体消毒,覆盖消毒敷料,防止感染。

4.家庭拔罐常见的禁忌有哪些

(1)体质过于虚弱者不宜拔罐,因为拔罐中有泻法,反而使虚者更虚,达不到治疗的效果。

(2)孕妇及年纪大且患有心脏病者拔罐应慎重。孕妇的腰骶部及腹部是禁止拔罐部位,极易造成流产。在拔罐时,皮肤在负压下收紧,对全身是一种疼痛的刺激,一般人完全可以承受,但年老且有心脏疾病的患者在这种刺激下可能会使心脏疾病发作。

(3)局部有皮肤破溃或有皮肤病的患者不宜拔罐。

(4)拔罐时不宜留罐时间过长(一般拔罐时间应掌握在8min以内),以免造成起泡(尤其是患有糖尿病者,应尽量避免起泡所带来的感染概率)。

(5)若有拔罐后不慎起泡,一般直径1~2mm内散发的(每个罐内少于3个),可不用处理,自行吸收。但直径超过1cm,每个罐内多于3个或伴有糖尿病及免疫功能低下者,应及时到医院处理。

(6)注意罐子的清洁,如每人应专用1套罐具,每次使用后应对罐具进行清洗、消毒、防止感染。

（7）因儿童皮肤娇嫩，且未发育完全，拔罐前需咨询临床中医师，确保安全。

第五节　药　　浴

药浴是用药液或含有药液的水洗浴全身或局部的一种方法，其形式多种多样：洗全身浴称药水澡；局部洗浴的又有烫洗、熏洗、坐浴、足浴等。尤其烫洗最为常用。药浴用药与内服药一样，亦须遵循处方原则，辨病辨证，谨慎选药，即根据各自的体质、时间、地点、病情等因素，选用不同的方药，发挥最大的效用。

1.药浴手法

（1）煎药溶解。将药物粉碎后用纱布包好，用10倍于药包（粉）的开水浸泡5~10min；或直接把药物放在锅内，加清水适量，浸泡20min，然后再煮30min。将药液倒进浴盆内，待温度适度时即可洗浴。

（2）调好水温。根据自己的耐热习惯在39~45℃之间调整水温，如果首次泡浴没经验水温就调到夏天39℃、冬天42℃，并且在泡浴过程中适当调整温度。

把溶解好的药包和药水同时倒入木桶里以后要用手揉捏药包，把里面的有效成分挤压出来。

首次泡药浴因为没有经验，所以有一些身体反应后就有些害怕不敢再泡下去。事实上，只要在耐受范围内，就应鼓励自己多坚持一段时间，最好达到10min以上，直到发现有排毒反应后再休息，另外可以采用中间休息2~3次，每次3min的方法来缓解身体不适，只要累计泡浴时间达到20min即可。

（3）根据反应调整水温。不同的人耐受力有很大的差别，所以第一次进水5~8min时要根据对于水温的感受，及时调整水温，以达到最佳的效果，否则水温高了会感到难以忍受，水温低了又没有效果。直到几次泡浴后对水温的耐受力有了把握，根据经验就可以把温度调整到位，达到满意的效果。

2.哪些人不适合药浴

（1）中度以上高、低血压病史，心脏功能不良者慎用。

（2）有严重哮喘病者应避免使用，或遵医嘱。

（3）皮肤有较大面积创口时应慎用。

（4）孕妇及女性月经期间避免使用。

（5）具有严重过敏史的人慎用。

3.家庭药浴要注意哪些问题

中药浴必须请中医师针对病情对症下药，并按照医嘱制作药汤，切勿盲目自行择药。

泡浴前必须先淋浴洁身,以保持药池的卫生。浴后应立即用温清水冲洗干净,拭干皮肤,及时穿衣服。一般而言,热水药浴(39~45℃)适用于风湿性关节炎、风湿性肌痛、类风湿性关节炎、各种骨伤后遗症、肥胖及银屑病等;神经过度兴奋、失眠、一般疼痛、消化不良等的药浴温度,以相当于或稍低于体温为宜;25~33℃适用于急性扭挫伤。药浴时,室温不应低于20℃,局部药浴时,应注意全身保暖,夏季应避风,预防感冒。

初浴时,水位宜在心脏以下,3~5min身体适应后,再慢慢泡至肩位。洗浴时间不可太长,尤其是全身热水浴。由于出汗过多,体液丢失量大,皮肤血管充分扩张,体表血液量增多,造成头部缺血而发生眩晕或晕厥。一旦发生晕厥,应及时扶出浴盆,平卧在休息室床上,同时给病人喝些白开水或糖水,补充体液与能量。或用冷水洗脚,使下肢血管收缩,头部供血充足。

严重心衰、严重肺功能不全、心肌梗死、冠心病、主动脉瘤、动脉硬化、高血压患者、有出血倾向者以及老年人、儿童慎用水温39℃以上的药浴,而应以接近体温之药液沐浴,并有家人或医护人员陪护,且沐浴时间不宜过长。妊娠或经期女性不宜泡药浴,尤其不宜盆浴及坐浴。

全身泡热药浴易发生晕厥,故浴后要慢慢地从浴盆中起身;泡药浴时出现轻度胸闷、口干等不适,可适当饮水或饮料;若有严重不适,应立即停止药浴。

饭前、饭后半小时内不宜进行全身药浴。饭前药浴,由于肠胃空虚,洗浴时出汗过多,易造成虚脱。饭后立即药浴,可造成胃肠或内脏血液减少,血液趋向体表,不利消化,可引起胃肠不适,甚至恶心呕吐。临睡前不宜进行全身热水药浴,以免兴奋后影响睡眠。

第六节 穴位贴敷

穴位贴敷是指在某些穴位上贴敷药物,通过药物和穴位的共同作用,治疗疾病的一种方法。穴位贴敷法既有穴位刺激作用,又能通过皮肤组织对药物有效成分的吸收,发挥明显的药理效应,因而具有双重作用。除极少数有毒药物外,本法一般无危险和毒副作用,使用较为安全方便。对于老年体弱者、药入即吐者尤为适宜。

1.穴位的选择

穴位贴敷疗法的穴位选择与针灸疗法是一致的,也是以脏腑经络学说为基础,通过辨证选取贴敷的穴位,并力求少而精。此外,还应结合以下选穴特点:

(1)选择离病变器官、组织最近、最直接的穴位贴敷药物。

(2)选用阿是穴贴敷药物。

(3)选用经验穴贴敷药物,如吴茱萸贴敷涌泉穴治疗小儿流涎、威灵仙贴敷身柱穴治疗百日咳等。

2.贴敷药物选择

(1)贴敷药物。凡是临床上有效的汤剂、丸剂,一般都可以熬膏或为研末用作腧穴贴敷。

(2)使用通经走窜、开窍活络之品。常用的药物有冰片、麝香、花椒、白芥子、乳香、没药、肉桂、细辛、白芷、姜、葱、蒜等。

(3)多选气味醇厚,或力猛有毒之品。如生南星、生半夏、生川乌、生草乌、巴豆、斑蝥、蓖麻子、大戟等。

(4)选择适当溶剂调和贴敷药物或熬膏,达到药力专、吸收快、收效速的目的。

(5)醋调贴敷药能起到解毒、化瘀、敛疮等作用,虽用药猛,可缓其性;酒调贴敷药,则有行气、活血、通络、消肿、止痛作用,虽用药缓,可激其性;油调贴敷药,又可润肤生肌。常用溶剂有水、白酒或黄酒、醋、姜汁、蜂蜜、蛋清、凡士林等。

3.贴敷方法

根据所选穴位,采取适当体位,使药物能敷贴稳妥。贴药前,定准穴位,用温水将局部洗净,或用乙醇棉球擦净,然后敷药。也有使用助渗剂者,在敷药前,先在穴位上涂以助渗剂或助渗剂与药物调和后再用。

对于所敷之药,无论是糊剂、膏剂或捣烂的鲜品,均应将其很好地固定,以免移动或脱落,可直接用胶布固定,也可先将纱布或油纸覆盖其上,再用胶布固定。目前有专供贴敷穴位的特制敷料,使用固定都非常方便。如需换药,可用消毒干棉球蘸温水或各种植物油,或石蜡油轻轻揩去粘在皮肤上的药物,擦干后再敷药。

一般情况下,刺激性小的药物,每隔1~3d换药1次,不需溶剂调和的药物,还可适当延长至5~7d换药1次;刺激性大的药物,应视患者的反应和发泡程度确定贴敷时间,数分钟至数小时不等,如需再贴敷,应待局部皮肤基本正常后再敷药。

对于寒性病证,可在敷药后,在药上热敷或艾灸。

4.适应范围

穴位贴敷法适应范围相当广泛,不但可以治疗体表的病症,而且可以治疗内脏的病症;既可治疗某些慢性病,又可治疗一些急性病症。

5.治疗病症

主要有感冒、咳嗽、哮喘、自汗、盗汗、胸痹、不寐、胃脘疼、泄泻、呕吐、便秘、食积、黄疸、胁痛、头痛、眩晕、口眼歪斜、消渴、遗精、阳痿、月经不调、痛经、子宫脱垂、乳痈、乳核、疮疡肿毒、喉痹、牙痛、口疮、疟疾、关节肿痛、跌打损伤、小儿夜啼、厌食、遗尿、流涎等。此外,还可用于防病保健。

6.注意事项

(1)凡用溶剂调敷药物时,需随调配随敷用,以防蒸发。

(2)若用膏药贴敷,在温化膏药时,应掌握好温度,以免烫伤或贴不住。

(3)对胶布过敏者,可改用肤疾宁贴膏或用绷带固定贴敷药物。

(4)对刺激性强、毒性大的药物,贴敷穴位不宜过多,贴敷面积不宜过大,贴敷时间不宜过长,以免发泡过大或发生药物中毒。

(5)对久病体弱消瘦以及有严重心脏病、肝脏病等的患者,使用药量不宜过大,贴敷时间不宜过久,并在贴敷期间注意病情变化和有无不良反应。

(6)对于孕妇、幼儿,应避免贴敷刺激性强、毒性大的药物。

(7)对于残留在皮肤的药膏等,不可用汽油或肥皂等有刺激性物品擦洗。

第二十一章 常见疾病和症状的药膳食疗方

第一节 糖尿病药膳食疗方

1.下消双耳汤

材料:白木耳 10g,黑木耳 2g,瘦肉丝 10g,枸杞子 10颗,嫩姜、葱适量。

做法:先将肉丝放入水中烧开,然后添加黑木耳,汤沸后再加白木耳,最后加上枸杞子和适量的盐、葱花及姜即可。

提醒:糖尿病患者常常会口渴,并伴随肾虚,这道药膳中的黑木耳具有补肾作用,同时对于高血压患者也有帮助。

2.黄芪炖鲈鱼

材料:黑皮黄芪30g,红枣 20颗,鲈鱼 1条,鲜香菇50g,胡萝卜 1个,姜、葱适量。

做法:先把黄芪和红枣放入水中煮开,再把香菇及胡萝卜切好放入锅中,等汤再次烧开之后,再放入鲈鱼同煮,最后添加适量的姜、葱花及盐就可以了。

提醒:糖尿病患者常有伤口难以愈合的困扰,这道药膳中的黄芪对伤口排脓有所帮助。

3.玉竹乌梅茶

材料:玉竹、北沙参、石壶、麦门冬各15g,乌梅5颗。

做法:在水壶中放3~4杯的水,再将各项药材一一放入壶中煮沸即可。

提醒:糖尿病患者常常会口渴,玉竹乌梅茶具有生津止渴的作用,其中的玉竹有补益作用,北沙参能滋阴润燥。

4.人参知母茶

材料:参须半束,知母30g。

做法:首先把4~6杯水煮沸,然后添加参须、知母。

提醒:人参知母茶既能补气清热,又能止咳润燥,非常适合口干舌燥的人饮用。

5.耳聪目明粥

材料:山药、枸杞子各20g,菟丝子、覆盆子各10g,良质米50g。

做法:先把白米熬成粥,再将菟丝子、覆盆子加水煮成高汤。将高汤加入煮得黏稠的粥中,盖上锅盖用大火煮至沸腾。改用小火后再添加枸杞子及山药。

提醒:长期的糖尿病常会造成视力退化,耳聪目明粥不但能明目,还具有壮阳补精、健脾益肾的功能,不但适合糖尿病患者食用,也适合青少年视力保健。

第二节　贫血药膳食疗方

1.贫血

贫血是缺铁性贫血、巨细胞性贫血、溶血性贫血、再生障碍性贫血和其他继发性贫血等的总称。临床以面色苍白或萎黄无华、唇甲色淡、困倦乏力、气短头晕、动则心悸、形体消瘦和出血为特征,贫血属中医"血虚""虚劳""虚黄"等范畴。

2.贫血症的一般表现

发色黯淡、头昏眼花、心悸失眠,甚至月经失调等。此症长期不治,将形成恶性循环,引起免疫力下降,许多疾病也会乘虚而入,健康将受到全面威胁。只要是女性就比较容易患上缺铁性贫血,这是因为女性每个月生理期会固定流失血液。所以平均大约有20%的女性、50%的孕妇都会有贫血的情形。

3.常见病型

(1)心脾两虚、气血双亏。除有上述贫血的一般特征外,尚有饮食无味、语声低微、脉虚软无力等。可有鼻衄、齿龈或皮肤出血,妇女则月经量少色淡,甚则闭经。

(2)肝肾阴虚、精血亏损。头晕目眩,目赤耳鸣,腰酸腿软,遗精盗汗,颧红潮热,手足心热,舌质红,脉细数。

(3)血亏气虚,脾肾阴虚。除有贫血特征外,兼有畏寒肢冷,少气懒言,舌淡苔白,脉沉细。

4.食疗中药

(1)猪肝。只用猪肝炒食、煮食。

(2)羊肝。取羊的肝脏,去筋膜,洗净,煮熟食用。

猪肝、羊肝作用相同,为补肝养血、明目的佳品。各型贫血均可用之。

5.药膳复方

(1)黄豆皂矾丸。炒黄豆60g,煅皂矾30g,共研为细末,以大枣煎汤成丸剂。每次6g,一日2次。皂矾主要含硫酸亚铁,故本方可用于缺铁性贫血。

(2)枣参丸。大枣10个,蒸软去核后,加人参3g,同蒸至烂熟,捣匀为丸,分1~2次服用。

(3)代参膏。龙眼肉30g,放碗内,加白糖少许,一同蒸至稠膏状,分3~4次服用,用沸水冲服。

(4)荔枝红枣汤。荔枝30g,大枣30g,加水煎汤服。

6.推荐几样家常的补血食物

(1)黑豆。我国古时向来认为吃豆有益,多数书上会介绍黑豆可以让人头发变黑,其实黑豆也可以生血。黑豆的吃法随个人喜好,如果是在产后,建议用黑豆煮乌鸡。

(2)发菜。发菜的颜色很黑,不好看,但发菜内所含的铁质较高,用发菜煮汤做菜,可以补血。

(3)胡萝卜。胡萝卜含有很高的维生素B、C,同时又含有一种特别的营养素——胡萝卜素,胡萝卜素对补血极有益,用胡萝卜煮汤,是很好的补血汤饮。不过许多人不爱吃胡萝卜,建议把胡萝卜榨汁,加入蜂蜜当饮料喝。

(4)面筋。这是一种民间食品,一般的素食馆、卤味摊都有供应,面筋的铁质含量相当丰富。而补血必须先补铁。

(5)菠菜。这是最常见的蔬菜,也是有名的补血食物,菠菜内含有丰富的铁质、胡萝卜素,所以菠菜可以算是补血蔬菜中的重要食物。

(6)金针菜。金针菜含铁量最大,比大家熟悉的菠菜高了20倍,铁质含量丰富,同时金针菜还含有丰富的维生素A、B_1、C和蛋白质、脂肪及秋水仙碱等营养素。

(7)龙眼肉。龙眼肉就是桂圆肉,龙眼肉除了含丰富的铁质外还含有维生素A、B和葡萄糖、蔗糖等。补血的同时还能治疗健忘、心悸、神经衰弱和失眠症。龙眼汤、龙眼酒之类也是很好的补血食物。

(8)萝卜干。萝卜干本来就是有益的蔬菜,它所含的维生素B极为丰富,铁质含量很高。它是最不起眼最便宜但却是最好的养生食物,铁质含量除了金针菜之外超过其他一切食物。

7.注意事项

(1)如果贫血不十分严重,就不必去吃各种补品,只要调整饮食就可以改变贫血的症状。比如首先要注意饮食,要均衡摄取肝脏、蛋黄、谷类等富含铁质的食物。如果饮食中摄取的铁质不足或是缺铁严重,就要马上补充铁剂。维生素C可以帮助铁质的吸收,也能帮助制造血红素,所以维生素C的摄取量也要充足。其次多吃各种新鲜的蔬菜,许多蔬菜含铁质很丰富,如黑木耳、紫菜、发菜、荠菜、黑芝麻、莲藕等。

(2)贫血者最好不要喝茶,多喝茶只会使贫血症状加重。因为食物中的铁,是以3价胶状氢氧化铁形式进入消化道的。经胃液的作用,高价铁转变为低价铁,才能被吸收。可是茶中含有鞣酸,饮后易形成不溶性鞣酸铁,从而阻碍了铁的吸收。其次,牛奶及一些中和胃酸的药物会阻碍铁质的吸收,所以尽量不要和含铁的食物一起食用。

第三节 高血压药膳食疗方

一、高血压病

又称原发性高血压,以40岁以上的病人为多见。是一种由于中枢神经及体液系统功能紊乱,引起以动脉血压增高为主要临床表现的全身慢性疾病。近年来世界卫生组织对高血压的诊断标准定为血压经常超过 140/90mmHg。多数病人无自觉症状,体格检查时才发现,表现有头痛、头晕眼花、失眠、烦闷、乏力、记忆力下降。高血压病后期,常可并发心、脑、肾脏疾病。推荐以下中医辨证治疗高血压病的养生食谱。

二、膳食种类

1.肝阳上亢型

(1)临床表现。眩晕、头胀痛、耳鸣、易怒、面红、目赤、口唇舌红、苔黄、弦数。

(2)食疗药膳。

①绿豆粥:绿豆50g、白米50g。先煮绿豆,放入少许碱、矾,至熟,再入米煮成粥,入糖即可食用。

②海蜇拌菠菜:菠菜根100g,海蜇皮100g,香油、盐、味精适量。先将海蜇洗净切丝,再用开水烫过,然后将开水焯过的菠菜根与海蜇加调料同拌,即可食用。每日1次。

③海蜇荸荠汤:海蜇头60g(漂洗去咸味)、荸荠60g,共煮汤服。每日1次。

2.肝肾阴虚型

(1)临床表现。眩晕、耳鸣、健忘、失眠多梦、腰酸腿软、舌质红、苔白、脉弦细数。

(2)食疗药膳。

①海参粥:海参20g、白米60g,煮粥调味食用。

②淡菜皮蛋粥:淡菜30g、皮蛋1个、粳米60g,共煲粥调味服食。

③发菜蚝豉粥:发菜3g、蚝豉60g、瘦猪肉5g、大米60g,煲粥调味服食。

④淡菜紫菜汤:淡菜50g、紫菜6g,先将淡菜加水煮软煮熟,再加紫菜,稍煮片刻,调味服食。

3.阳气虚弱型

(1)临床表现。眩晕、耳鸣、心悸、腰膝酸软、畏寒肢冷、便溏、小便清长、舌质淡红苔白、脉沉细。

(2)食疗药膳。

①杜仲炖猪腰:猪腰2个,杜仲30g,一同炖熟调味食用。

②桂心粥:白米100g,桂心末7g,先用白米煮粥,粥半熟入桂心末,再文火煲片刻,熟时趁热食用。

③韭菜煮蛤蜊肉:韭菜100g,蛤蜊肉150g,加水适量煮熟,调味服食。

4.瘀血阻络型

(1)临床表现。眩晕、健忘、失眠、心悸、面或唇色紫黯、舌有紫斑或瘀点、脉弦涩或细涩。

(2)食疗药膳。

①桃仁莲藕汤:桃仁10g,莲藕250g,将莲藕洗净切成小块,加清水适量煮汤,调味饮汤食莲藕。

②桃仁牛血汤:桃仁10g,新鲜牛血200g(切成块状),与桃仁加清水适量煲汤,食盐少许调味,饮汤食牛血。

③醋煲青蟹:青蟹250g,醋50g,煮熟,加糖调味服,每日1次。

5.其他

(1)芹菜粳米粥:芹菜连根120g,粳米250g。将芹菜洗净,切成六分长的段,粳米淘净。芹菜,粳米放入锅内,加清水适量,用武火烧沸后转用文火炖至米烂成粥,再加少许盐和味精,搅匀即成。芹菜里面的芹菜素有降压作用,这款粥适用于肝火上炎或阴虚阳亢型高血压病。

(2)双耳汤:银耳、黑木耳各9~12g,以温水浸泡,洗净后,放入碗中,加适量水和冰糖,置锅中蒸1h后取出,吃银耳、黑木耳,饮汤。每日1~2次。适用于高血压病、动脉硬化或兼有眼底出血者,以肝肾阴虚型尤为适宜。

第四节　胃溃疡食疗药膳方

1.田七鸡蛋羹

材料:田七末3g,藕汁30ml,鸡蛋1个,白糖少许。

做法:将鸡蛋打破,倒入碗中搅拌;用鲜藕汁及田七末,加白糖,与鸡蛋搅匀,隔水炖熟服食。

功效:可治血瘀型胃溃疡、十二指肠溃疡以及出血。

2.白胡椒煲猪肚汤

材料:白胡椒略打碎15g,猪肚1只(去杂,洗净)。

做法:放水适量,慢火煲,调味后服食。

功效:适用于虚寒型溃疡病。

3.银耳红枣粥

材料:银耳20g,红枣10枚,糯米150g。

做法:按常法煮粥。

功效:适用于脾胃虚弱型溃疡病患者。

4.莲子粥

材料:莲子30g,大米100g。

做法:按常法煮粥,每天食用,连续服1月。

功效:适用于脾胃虚弱型溃疡病。

5.糯米粥

材料:糯米或粳米100g,红枣7枚。

做法:按常法煮粥,熟至极烂,经常食用。

功效:适于脾胃虚弱型溃疡病,可治胃及十二指肠溃疡。

6.怀山粥

材料:怀山药100g,粳米100g。

做法:一起加水煮成稀粥,每天1剂,分3次饮服。

功效:适用于脾胃虚弱型胃及十二指肠溃疡。

第五节　胃炎药膳食疗方

1.仙人掌猪肚汤

材料:仙人掌30~60g,猪肚1个。

做法:将仙人掌装入猪肚内,入锅加适量水,以文火炖至热烂,饮汤,食猪肚。

功效:行气活血,健脾益胃;适用于气滞血瘀,胃痛牛久不愈等症。

2.包心菜粥

材料:包心菜500g,粳米50g。

做法:先将包心菜水煮半小时,捞出菜后,入粳米煮粥。温热服,每日服2次。

功效:缓急止痛,适用于胃部急痛。

3.土豆粥

材料:新鲜土豆250g(不去皮),蜂蜜适量。

做法:将土豆洗净、切碎,用水煮至土豆成粥状即可。服用时加蜂蜜,每日清晨空腹食用,连服15d。

功效:缓急止痛,适用于胃脘隐痛不适等症。

4.胡椒葱汤

材料:胡椒粉2g,葱白3g,姜6g。

做法:先烧开水,下姜、葱白,煮沸而成姜葱汤。用热姜葱汤,送服胡椒粉,或将胡椒粉放入姜葱汤中即成。

功效:暖胃行气止痛,适用于胃寒痛症。胃热痛者忌服。

5.桂皮山楂汤

材料:桂皮6g,山楂肉10g,红糖30g。

做法:先用水煎山楂肉15min,后入桂皮,待山楂肉将熟熄火,滤汁入红糖,调匀即可,趁热饮服。

功效:温胃消食止痛;适用于胃脘痛症。

第六节　关节炎药膳

1.桑葚桑枝酒

材料:新鲜桑葚500g,新鲜桑枝100g,红糖500g,白酒1000g。

做法:将桑枝洗净、切断,与桑葚、红糖同入酒中浸泡,1个月后可饮。随量饮用,以不醉为度。

2.牛膝桂心

材料:山茱萸100g,怀牛膝100g,桂心60g。

做法:将以上原料洗净,晒干或晾干,共研成细末,备用。每日1次,每次3g,以黄酒送服。

3.牛膝酒糟

材料:牛膝500g,糯米1000g,甜酒曲适量。

做法:先将牛膝洗净,同放入砂锅中,加适量水煮2~3次,取部分药汁浸糯米,另一部分药汁于糯米煮熟后,拌和甜酒曲,于温暖处发酵为酒糟。每日1次,每次取酒糟30g煮食。

4.川乌粥

材料:制川乌2g,姜汁10滴,粳米30g,蜂蜜适量。

做法:将川乌研末,粳米洗净,同放入瓦锅,加适量水,沸后加入川乌,用文火煮2~3h,待米熟烂后加入生姜汁和蜂蜜,搅匀,再煮1~2沸即可。佐餐食用,随量服食。

第七节　肩周炎药膳

1.归参羊肉汤

材料:当归、党参、川芎、白芍各1g,桑枝、羌活各15g,甘草5g,羊肉500g,调料适量。

做法:将羊肉洗净切块,诸药布包,加水同炖至羊肉熟后,去药包,再加食盐、味精、葱、姜、辣椒等调味,煮沸服食。

2.桑枝大枣粥

材料:桑枝30g,大枣10枚,大米50g。

做法:将桑枝水煎取汁,加大米、大枣煮粥,每日2次,作中、晚餐服用。

3.附桂猪蹄汤

材料:附片10g,桂枝10g,桑枝30g,羌活15g,猪蹄1对,调料适量。

做法:将猪蹄去毛杂洗净剁块,诸药布包,加水同炖至猪蹄熟后,去药包,加食盐、味精、胡椒等调味,煮沸服食。

4.当归二枝粥

材料:当归、桂枝各10g,桑枝30g,大米100g。

做法:将诸药水煎取汁,加大米煮为稀粥服食,每日2次。

5.葛根桂枝苡仁粥

材料:葛根30g,桂枝15g,薏苡仁30g,粳米60g,盐适量。

做法:先将葛根、桂枝加适量水煮沸30min去渣取汁,再将薏苡仁、粳米放入药汁中,煮沸后用文火慢熬,至米烂粥熟时加盐调味,分2次温服,每日1剂。

6.芪归炖鸡

材料:黄芪30g,当归20g,童子鸡1只,生姜、盐各适量。

做法:先将童子鸡宰杀去毛及内脏后洗净,再将黄芪、当归、生姜洗净放入鸡腹中,入砂锅内加适量水及盐,用小火慢炖2h,吃鸡肉喝汤,3d 1剂。

第八节　颈椎病药膳食疗方

1.脊髓型

材料:黄芪100g,干地龙(酒浸)30g,红花、赤芍各20g,当归50g,川芎10g,桃仁(去皮尖,略炒)15g,玉米面400g,小麦面100g,白糖适量。

做法:将地龙烘干研粉,黄芪、红花、当归、赤芍、川芎浓煎取汁;将地龙粉、白糖、玉米面、小麦面混匀,并以药汁调和成面团,分制成20个小饼;将桃仁匀布饼上,入笼中蒸熟(或用烤箱烤熟)。每次食饼1~2枚,每日2次。

2.颈型

材料:胡椒根100g,蛇肉250g。 配料:黄酒、葱、姜、花椒、盐各适量。

做法:将胡椒根洗净,切成3cm的段,将蛇剖腹除去内脏洗净,切成2cm长的段;将蛇肉、胡椒根放入锅内,加葱、姜、盐、黄酒、清水适量,用武火烧沸后,转用文火烧熬至蛇肉熟透即成。分次服食。

3.神经根型

材料:红花100g,当归50g,赤芍50g,桂皮50g,40%乙醇适量。

做法:将上药干燥粉碎成粗末,用40%乙醇1000ml,浸渍10~15d,过滤,补充一些溶剂继续浸渍药渣3~5d,过滤,添加至1000ml即得。口服每次10~20ml,每日3~4次。

4.椎动脉型

材料:蛤士蟆油45g,罐头青豆15g,枸杞子10g。调料:姜、葱。

做法:将蛤士蟆油盛入瓦钵里,加清水500g、甜酒汁15g、葱节、姜片,蒸2h,使其初步胀发,取出,去掉姜、葱,沥尽水;除去油上面的黑色筋膜,大的成数块,盛于钵内,加清水500g、甜酒汁15g,蒸2h,使其完全胀发,捞入大汤碗中;枸杞子洗净,将清水180g、冰糖50g,盛入大碗内蒸1h,待冰糖溶化时弃去沉淀物倒入盛蛤士蟆油的碗内。佐餐食用。

5.交感型

材料:菊花10g,生山楂15g,草决明15g(打碎),冰糖适量。

做法:三药同煮,去渣取汁,调入冰糖。代茶饮。

第九节　哮喘药膳食疗方

1.虫草炖鸭

材料:水鸭肉250g,冬虫夏草10g,红枣4个。

做法:将冬虫夏草、红枣(去核)洗净。水鸭活杀,去毛、肠脏,取鸭肉洗净,斩块。把全部用料一起放入砂锅内,加开水适量,文火隔开水炖3h。调味即可。随量饮汤食肉。

功效:补肾益精,养肺止咳。

适应证:支气管哮喘属于肺肾两虚者,症见咳喘日久,体弱形瘦,食欲不振等。

2.丝瓜凤衣粳米粥

材料:丝瓜10片,鸡蛋膜2张,粳米30g。

做法:用鸡蛋膜煎水取汁,煮粳米粥1碗,加入丝瓜再煮熟,加盐、味精、麻油少许调味。

每日1次,趁温热服完。

功效:清热化痰,止咳平喘,调和脾胃。

适应证:适用于热性哮喘病人,见呼吸急促,喉中有哮鸣声,咳嗽阵作,痰黄黏稠,心烦口渴,舌红、苔黄腻、脉滑数等。

3.杏仁猪肺粥

材料:杏仁10g,猪肺90g,粳米60g。

做法:将杏仁去皮尖,洗净。猪肺洗净,切块,放入锅内出水后,再用清水漂洗净。将洗净的粳米与杏仁、猪肺一起放入锅内,加清水适量,文火煮成稀粥,调味即可。随量食用。

功效:宣肺降气,化痰止咳。

适应证:哮喘属于痰饮内盛者,症见咳嗽、痰多、呼吸不顺,甚则气喘,喉中哮鸣,胸脯满闷,脉滑等。

4.芡实核桃粥

材料:芡实30g,核桃仁20g,红枣10个,粳米50g。

做法:以上各味与粳米同煮成粥,分次服食,也可常食。

功效:补肾纳气定喘。

适应证:哮喘缓解期,属于肾虚不能纳气者,症见气短乏力,动则息促气急,畏寒肢冷,腰酸膝软,耳鸣、舌淡、苔白滑、脉沉细等。

5.莱菔子粳米粥

材料:莱菔子20g,粳米50g。

做法:莱菔子水研滤过,取汁约100ml,加入粳米,再加水350ml左右,煮为稀粥,每日2次,温热服食。

功效:下气定喘,健脾消食。

适应证:可作为哮喘的辅助治疗,特别是痰多气急、食欲不振、腹胀不适的病人。

6.参苓粥

材料:党参30g,茯苓30g,生姜5g,粳米120g。

做法:将党参、生姜切薄片,茯苓捣碎泡半小时,取药汁2次,用粳米同煮粥,一年四季常服。

功效:补肺益气,固表止喘。

主治:哮喘缓解期,肺气亏虚者。

第十节　腰疼药膳食疗方

1.三七地黄瘦肉汤

材料:三七12g打碎,与生地30g、大枣4个、瘦猪肉300g入砂锅。

做法:加适量水,大火煮沸后改小火煮1h至瘦肉熟烂,放调盐适量。饮汤吃肉,隔日1剂。

功效:活血化瘀,止痛。主治气滞血瘀型急性腰椎间盘突出症。

2.三七炖田鸡

材料:肥田鸡2只(约200g)去皮、头、内脏,三七15g打碎,大枣4个去核,同入炖盅。

做法:加适量水,大火煮沸后改小火炖1~2h。饮汤吃肉,1剂/d。

功效:益气活血,消肿止痛。主治气虚血瘀,脾胃虚弱型腰椎间盘突出症。

3.三七猪脚筋汤

材料:猪脚筋200g,精瘦肉50g。

做法:放入沸水后捞入砂锅,加三七15g(打碎)、大枣4个、水共煎沸后改小火煮1~2h。饮汤吃肉,1剂/d。

功效:活血定痛,强筋壮骨。主治气滞血瘀,肾气亏虚型腰椎间盘突出症。

4.乌头粥

材料:川乌(研末)5g,蜂蜜适量,生姜2片,粳米50g,同入砂锅。

做法:加适量水慢火熬成稠粥。早、晚服食,1剂/d。

功效:祛风、散寒、除湿。主治寒湿痹阻较甚型腰椎间盘突出症。

5.当归生姜羊肉汤

材料:当归、生姜各30g切大片,羊肉500g。

做法:放入沸水后晾凉,切块。羊肉、当归、生姜、红枣1枚同时放入砂锅,加适量水共煎,沸后撇沫,改小火慢煮至羊肉熟烂。随量饮汤吃肉,隔日1剂。

功能:温经散寒,活血定痛。主治阴寒内盛,气血凝滞型腰椎间盘突出症。

6.杜仲猪尾汤

材料:杜仲15g,猪尾2条。

做法:煮汤常服。

功效:主治腰椎间盘突出症。

7.杜仲核桃猪腰汤

材料:猪肾(猪腰)1对切片,大枣2个去核,杜仲10g,核桃肉20g,生姜2片,米酒3ml。

做法:同入炖盅,加水共煎沸后改小火炖1h。饮汤吃肉,1剂/d。

功效:益气补肾,壮腰助阳。主治肾气不足型腰椎间盘突出症。

8.枸杞水鱼补肾汤

材料:水鱼(鳖)1只切块,枸杞子、山药各30g,熟地15g,红枣6个,生姜3片。

做法:共入炖盅,加适量水。大火烧沸后改小火炖1h。随量饮汤吃肉,隔日1剂。

功效:益气养血,滋阴补肾。主治肾阴亏虚,气血不足型腰椎间盘突出症。

第十一节 腰肌劳损药膳食疗方

1.枸杞羊肾粥

材料:鲜枸杞叶500g,洗净,切碎;羊肾2只,洗净,去筋膜、臊腺,切碎;大米250g。

做法:加水适量,用小火煨烂成粥,加调味品食用。每日1次,连服7~10d。

2.鹌鹑枸杞杜仲汤

材料:鹌鹑1只,去毛及内脏;加枸杞30g、杜仲15g。

做法:加水共煎,去药渣,食肉饮汤。每日1次,连服5~7d,间断服用。

3.黄鳝杜仲汤

材料:黄鳝250g,猪肾1只,杜仲15g。

做法:共炖熟,食肉喝汤。连服3d。

4.猪肾黑豆汤

材料:猪肾2只,黑豆100g,陈皮5g,小茴香5g,生姜2片。

做法:共煮熟,加调味品食用。隔日1次,连服5~7次。

5.核桃红黄饮

材料:核桃60g切细。

做法:加水适量煮熟,再加入红糖30g、黄酒60ml,稍加热后趁热饮服。每日1次,连服5~7d。

6.杜仲猪肾汤

材料:杜仲30g,猪肾2只。

做法:加食盐少许炖汤服。每日1次,连服7~10d。

7.续断杜仲猪尾汤

材料:猪尾2条,去毛洗净,加续断、杜仲各25g。

做法:置砂锅内煮熟,加盐少许,去药渣,食猪尾饮汤。连服5~7d。

第十二节 偏头痛药膳食疗方

1.桑菊豆豉粥

材料:桑叶10g,甘菊花15g,豆豉15g,粳米100g。

做法:先将桑叶、甘菊花、豆豉水煎取汁,再将洗净的粳米放入砂锅煮成稀粥,加入药汁,稍煮即成。

功效:具有疏风清热、清肝明目之功,适用于风热所致偏头痛,证见头痛而胀、口渴便秘者。

2.山药枸杞炖猪脑

材料:怀山药30g,枸杞30g,猪脑1只,黄酒、精盐少许。

做法:将猪脑浸于碗中,撕去筋膜备用,再将怀山药、枸杞分别用清水洗净,与猪脑一起放入锅里,加水适量,炖2h后,加黄酒、精盐,再炖10min即可。

3.疏肝止痛粥

材料:香附9g,玫瑰花3g,白芷6g,粳米或糯米100g,白糖适量。

做法:将香附、白芷水煎取汁,再将粳米洗净后加入药汁和水,煮至水沸,将漂洗干净的玫瑰花倒入,用文火慢熬10min,服时加糖。

功效:具有疏肝解郁、理气止痛之功效,能防治偏头痛,经常服用能明显减少偏头痛的发作次数。

4.葱白川芎茶

材料:葱白2段,川芎10g,茶叶10g。

做法:放入杯中,开水冲泡,去渣温饮。每日1剂,多次冲饮。

功效:具有祛风止痛之功,适用于风寒之邪引起的偏头痛。

第十三节 肾虚药膳食疗方

1.桂圆枸杞粥

材料:桂圆肉30g、枸杞20g。配料:大米80g、清水800ml、冰糖30g。

做法:枸杞、桂圆洗干净备用,将大米洗淘干净放进锅里,放适量的水,放入桂圆冰糖共熬,粥煮开后放入枸杞再煮5min即可。

功效:桂圆补益心脾,补肾润肺,养血安神,适用于肾虚引起的失眠多梦等症。

2.锁阳羊肉粥

材料:锁阳10g,羊肉100g,大米100g。

做法:将羊肉剁细备用。然后将锁阳倒入锅中水煎去渣,过10min后倒入羊肉、大米一同煮成粥品,可根据个人口味加入调味品。

功效:温阳补肾,适合于肾亏所致的腰膝酸软、畏寒怕冷等症状。

3.当归红枣粥

材料:当归15g,红枣50g,白糖20g,粳米50g。

做法:先将当归用温水浸泡片刻,加水200g,先煎浓汁100g,去渣取汁,与粳米、红枣和白糖一同加水适量,煮至粥成。每日早晚温热服用,10d为1个疗程。

功效:补肾补血,调经活血,适用于肾亏引起的气色亏损、畏寒怕冷等症状。

4.长寿粥

材料:芡实、苡仁各400g,山药1500g,糯米500g,人参、茯苓各150g,莲子250g,白糖适量。

做法:将苡仁置于热锅中翻炒一下,捞出后研成粉末,糯米也是同样做法。将所有原料混合到一起搅拌均匀,煮成粥品,每天吃2次。

功效:能有效治疗腰酸,尿频能症状,能益肾补气。

5.阿胶糯米粥

材料:糯米小半杯,阿胶一片的1/3,红糖1勺,红枣2粒,枸杞少许,当归1片,北芪少许。

做法:阿胶磨碎备用。糯米洗干净泡一下,红枣、枸杞、当归、北芪洗干净,放进砂锅,开火煮开后用勺子搅一下防止粘锅,然后小火煮到粥黏,放阿胶和红糖,拌匀即可关火。

6.天门冬粥

材料:天门冬15~20g,粳米60g,冰糖适量。

做法:先煎天门冬取浓缩汁,去渣,入粳米煮粥,沸后加入冰糖适量,再煮溶化。

功效:早晚各服1次,能够治疗肾阴不足,阴虚内热,津少口干等症状,有滋阴润肺,生津止咳的功效。

7.益智粳米粥

材料:粳米50g,益智仁5g。

做法:首先将益智仁研成粉末,将粳米淘洗干净放入砂锅中,加入清水,先用大火煮沸,再转用小火熬成粥品。加入益智仁粉末及调味品,稍煮片刻即可。

功效:适用于治疗肾虚肾亏引起的腰酸以及腹部冷痛等症。

第十四节　失眠药膳食疗方

1.核桃桂枣粥

材料：核桃 20g，桂圆 20g，红枣 8 颗，小米 150g，糖 1 小匙，开水 400ml。

做法：①小米洗净后，以等量的水泡半小时，再沥去水分。②核桃、桂圆切小块。红枣去核，切碎。③将小米、桂圆、红枣和水倒入汤锅内，以大火煮至沸。再转小火熬煮 20min，小米米粒开成粥状。④加入碎核桃和糖拌匀，即可享用。

功效：小米味甘性温，健胃和脾、助除湿、安眠；红枣味甘性温，归脾、胃经，有助养脾胃之气、养阴血而安神。

核桃味甘性温，有润肺、健胃、补血、养神，并含丰富的色氨酸，有助补充血清素，稳定情绪，因而容易入睡。

2.谷糠杞菊粥

材料：谷糠 30g，枸杞子 30g，菊花 15g，粳米 100g，红枣 10 枚。

做法：先将谷糠、枸杞子、菊花浓煎取汁，去掉药渣，加入粳米和红枣，红枣最好先剖开，煮粥食用。

功效：谷糠杞菊粥中的枸杞子、菊花、红枣有补肝肾、明肝目、安心神的功效。该粥可治疗老年体虚、失眠多梦、头晕、久视昏暗、耳鸣、反应迟钝、腰膝酸软等症。

3.麦皮牛奶粥

材料：麦皮 100g，牛奶 100g，砂糖 100g，黄油 5g，精盐适量。

做法：先将麦皮用清水浸泡半小时，加清水如常法煮粥，将熟食倒入牛奶，再煮约 10min，加入砂糖、黄油、精盐，煮到麦皮已烂，稀稠适当时即可食用。

功效：麦皮牛奶粥中的麦皮即小麦的皮壳。牛奶具有优质且均衡的营养价值，改善大脑功能之作用十分明显，还有安睡促眠的功效。该粥可治脾胃不适、夜卧不安、营养不良、身体消瘦等症。

4.米糠枣莲粥

材料：米糠 30g，高粱米 30g，炒酸枣仁 15g，莲子 30 个。

做法：先将高粱米、炒酸枣仁洗净，用牙签把莲子里的莲心取出，随同米糠，加清水适量，煮成粥。每晚临睡时食用。

功效：米糠枣莲粥中酸枣仁养心安神，是治疗失眠的首选中药。莲子能清心火、宁心神。该粥适合治疗顽固性失眠，对失眠患者伴有心神不宁、善惊易烦等症者有较好疗效。

5.莲子桂圆粥

材料：莲子肉 50g，桂圆肉 30g，糯米 60g。

做法:加水同煮成粥,做早餐食之。

功效:适合多梦易醒、心悸健忘、体倦神疲、饮食无味、面色少华的患者。

莲子功专养心、益肾、补脾。桂圆既能补脾气,又能养心血而安神,《得配本草》言其"益脾胃,葆心血,润五脏,治不寐"。此粥适用于劳伤心脾、气血不足之不寐,颇有效验。

6.玄参百合粥

材料:玄参15g,百合30g,合欢皮15g,粳米100g。

做法:先水煎以上3味药,取汁,加米煮粥,晨起做早餐食之。

功效:适合心烦不寐、头晕耳鸣、口干津少、腰酸梦遗、五心烦热的失眠患者。玄参为滋阴降火要药。百合滋阴兼清心安神。合欢皮为治虚烦不寐之妙品。诸药合之,使阴虚除,心火降,志得宁,眠亦酣。

上面介绍了治疗失眠的六款药膳粥,容易失眠的人睡前一定要注意避免情绪起伏、不要听旋律劲爆的音乐,晚上最好不要喝茶、喝咖啡。

第十五节　咳嗽药膳食疗方

1.萝卜猪肺止咳汤

萝卜1个、猪肺1个、杏仁15g。加水共煮1h,吃肉饮汤。清热化痰、止咳平喘,治久咳不止、痰多气促。

2.冰糖炖梨化痰止咳

将新鲜的梨去皮,剖开去核,加入适量冰糖,放入锅中隔水蒸软即可食用。

3.豆腐糖止咳化痰平喘

豆腐500g,红糖、白糖各100g。在豆腐当中挖一窝,纳入红、白糖,放入碗内隔水煮30min,一次吃完,连服4次。清热、生津、润燥,治咳嗽痰喘。

4.玉米须橘皮治咳嗽

玉米须、橘皮各适量。共加水煎,日服2次。止咳化痰,治风寒咳嗽、痰多。

5.花生沙参汤治咳嗽少痰

花生米、白果、百合、北沙参各25g,冰糖适量。水煎取汁,加冰糖,每日1剂。润肺化痰,治久咳痰少、气短咽干。

6.黄精冰糖止咳平喘

黄精(中草药)30g,冰糖50g。将黄精洗净,用冷水发泡,置砂锅内,再放入冰糖,加水适量,将锅置炉上,以武火煎煮,后用文火煨熬,直至黄精烂熟为止,每日2次。

吃黄精饮汤可清肺、理脾、益精,用治肺燥肺虚之咳嗽、干咳无痰、咯吐不利、食少口干、肾虚精亏等。

第十六节　嗓子干痒疼痛药膳食疗方

金银花又名忍冬花,忍冬是一种具有悠久历史的常用中药,始载于《名医别录》,自古以来就以其药用价值广泛而著名。金银花性寒、味甘,入肺、心、胃经,具有清热解毒、抗炎、补虚疗风的功效,主治胀满下痢、温病发热、热毒痈疡和肿瘤等症,对头昏头晕、口干作渴、多汗烦闷、急性乳腺炎、败血症、阑尾炎等病症均有一定功效。用连翘、板蓝根煎金银花汤可以治疗腮腺炎;连翘金银花凉汤可治疗外感发热咳嗽。同时将金银花、菊花、桔梗和甘草加水煮沸10min,候凉,当饮料饮用,可治疗咽喉炎和扁桃体炎。

1.冰糖雪梨银耳汤

(1)将2个雪梨去皮洗净,切成1cm见方的小块,然后放入瓦罐或搪瓷锅中煮。

(2)把银耳放入盆中,加入清水中泡发,大约10min后摘去根部,用手撕成小朵,放入锅中与雪梨同煮。

(3)雪梨和银耳在锅中煮大约20min时,加入冰糖,喜欢吃甜的可以多放点冰糖,加入冰糖后用勺子反复搅动,直到冰糖溶化。

2.金银花枣茶

材料:金银花茶7g,红枣10g,陈皮3g,甘草2g,枸杞子10g,冰糖、水适量。

做法:

(1)将金银花与陈皮用清水洗净后,放入清水中浸泡约1min。

(2)再放入甘草和枸杞子,并放入红枣和冰糖,搅匀,静置半小时。

(3)倒入炖锅中,加盖,高温炖约40min,炖好后用漏网过滤一下即可饮用。

第十七节　"补冬"药膳食疗方

冬至节气,意味着进入数九天,迎来最寒冷的天气,《易经》中有"冬至一阳生"的说法。这是因为节气运行到冬至这一天,阴极阳生,此时人体内阳气蓬勃生发,最易吸收外来的营养,而发挥其滋补功效。

一、冬至遵循三个基本原则

1.冬令气候趋寒,天地阳气潜藏,应之人体,冬季亦为人体养精蓄锐的最佳时段。在起居上,应早睡晚起。有晨练习惯的人群应注意,晨练时间不宜过早,以免诱发呼吸道及脑血管疾病,或使原有疾病复发。

2.药补。在这个阶段,有些人喜欢药物的冬令进补,比如膏方,膏方中加入不少甘甜滋润补养药物,服用时感滑润爽口,既能进补,又能治病。

3.俗话说,药补不如食补,在冬季适宜能恰当选择既美味又具有补益身体的食物,无疑会让大家接受。在冬季适宜补益的食品中,中医又分为几大类。

(1)温补类食物,如鸡肉、羊肉、牛肉、鲫鱼等,但过多地进食温补类食品,容易上火。

(2)平补类食物,如莲子、芡实、核仁、赤豆、银耳、猪肝等,这些食物既无偏寒、偏温的特性,大枣、燕窝、蛤士蟆,又无滋腻妨胃的不足。

(3)滋补类食物,如木耳、黑枣、芝麻、黑豆、猪脊、海参、龟肉、甲鱼、鲍鱼等,具有滋阴益肾、填精补髓的功效。

二、常用"补冬"药膳处方

按照中国人的习惯,从立冬开始至冬至前后是对身体"进补"的大好时节,大家称为"补冬"。正确的"补冬",能使身体强壮而又保持窈窕。

1.八珍:当归、地黄、枸杞、芍药、白术、茯苓、大枣、甘草。

2.四神(又称"四臣"):莲子、芡实、山药、茯苓。

3.四物:当归、川芎、芍药、地黄。

4.单方:人参、当归、田七、杜仲等。

烹调方法:将准备好的中药,如八味、四味、二味或一味,放入大壶内,接着准备家禽(鸡、鸭)或野禽(雉鸡、斑鸠等),还有猪脚(肘子)、猪肚、腰子、鳗鱼、鳖等,经过处理后再放入大壶中,然后倒入水和酒,或仅使用酒来慢慢炖煮。

三、注意事项

"补冬"最好在身体状况良好时进行,患有感冒而发烧或咳嗽时应避免。"四神"的药性特别温和,而且富有滋养又能强化肠胃,因此即使处于感冒体力衰弱的情况下只要有些食欲,即应多加食用。

第十八节　冬季七款养生药膳汤

1.虫草熟地老鸭汤

材料:冬虫夏草10g,熟地黄40g,红枣(去核)6枚,老鸭1只。调料:盐、葱、姜、料酒适量。

做法:将冬虫夏草、熟地黄、红枣洗净,老鸭宰杀后去毛、内脏、头颈及脚,洗净后余水。

然后把冬虫夏草、熟地黄、红枣放入鸭腹腔内,置于炖盅里,加开水适量,文火隔水炖3h,调味后即可食用。

功效:滋肾补肺、润燥止咳。

2.紫苏生姜红枣汤

材料:鲜紫苏叶10g,生姜3块,红枣15g。

做法:先将红枣放在清水里洗净,然后去掉枣核,再把姜切成片。将鲜紫苏叶切成丝,与姜片、红枣一起放入盛有温水的砂锅里煮沸,之后改用文火炖30min。然后将紫苏叶、姜片捞出来,继续用文火煮15min。

功效:此汤具有暖胃散寒、助消化行气的作用。

3.胡椒猪肚汤

材料:白胡椒30~50粒,猪肚1个。调料:盐、葱、姜、料酒适量。

做法:先将猪肚洗净,锅内注水,将猪肚下锅,加入白胡椒,煲2个小时左右,汤稠肚烂时,加入食盐、味精即可食用。

功效:此汤可在饭前饮用。胡椒有温中散寒作用,猪肚有健胃养胃的功效。

4.太子参炖鸡汤

材料:太子参8g,鸡250g。调料:盐、葱、姜、料酒适量。

做法:将鸡切块,在沸水中焯后,将水倒掉。将鸡与太子参一起,放入葱、姜、料酒,加清水炖约2个小时,至熟透后加入盐稍煮几分钟即可。

功效:滋阴补虚,温中益气。特别适于秋冬女性进补,调养产后虚弱等。禁忌:高血压及肾炎、胃炎患者不宜多食。

适合人群:体虚或产后虚弱的女性。

5.枸杞海参鸽蛋汤

材料:海参25g,枸杞子25g,鸽蛋150g。调料:盐、葱、姜、料酒适量。

做法:将海参切成条状,把葱、姜切成碎末备用。将葱姜爆炒后,加入适量水,把海参放入锅内,水开后,加入调料,鸽蛋,用大火煮20min后放入枸杞子,改为小火炖10min左右,即可食用。

功效:补肝肾,益精气,丰肌肤。

6.当归阿胶鹿肉汤

材料:鹿肉300g,当归3g,阿胶8g,红枣10g,枸杞2g。调料:盐适量。

做法:将当归、红枣用砂锅煎制8~10min,滤渣留汁。将鹿肉切块过水,然后换清水入锅。加入当归、红枣及原汁、阿胶、枸杞,小火炖1h。烂熟后放入盐,稍煮即可。

功效:补血活血,益气调经,特别适合于贫血女性。

7.杜蓉猪腰汤

材料:猪腰150g,杜仲8g,肉苁蓉5g。调料:盐、葱、姜、料酒适量。

做法:将猪腰剔去筋膜,切花刀。将杜仲和肉苁蓉一起在砂锅中煎约20min,留汁备用。将猪腰及葱、姜、料酒放入锅中,加入清水,炖约40min。加入杜仲、肉苁蓉,一起炖至熟,再放入盐稍煮即可。

第十九节 养生药膳食疗方

萝卜有很多种,其中,白萝卜是最为常见的,它既可以当成日常蔬菜来食用,也可以全株入药,有"小人参"之称,很适宜老人食用。

中医认为,萝卜的茎叶性味辛、苦、温,可以和胃,治疗消化不良、咽喉肿痛、下痢赤目;而萝卜的根能利水消肿,治疗痢疾、食积腹泻、胸膈饱闷等症。

一、治感冒

1.糖醋萝卜菜

材料:白醋、白糖、盐适量,白萝卜500g。

做法:

(1)白萝卜不用去皮,清洗干净后切薄片,然后撒一些盐,搅拌一下,放置30min。

(2)把腌制好的白萝卜装入盘里,倒入适量的白醋和白糖,搅拌均匀即可。

功效:治疗上呼吸道感染、流行感冒、普通感冒,老人经常服用也有保健功效。

2.萝卜茅根汤

材料:白茅根25g(鲜白茅根加倍),葱白5节,白萝卜250g。

做法:白萝卜去皮,洗净切块,与其他材料一起放入锅里,加清水煮至萝卜烂熟即可,代茶饮用。

功效:治疗流行性感冒,去掉葱白能治疗燥热引起的鼻出血。

二、萝卜粥治消化不良

材料:大米100g,白萝卜500g。

做法:白萝卜去皮,洗净切丝,大米洗净,二者一起放入锅中,加水煮成粥即可。

功效:治疗消化不良,消食下气,宽胸祛痰。

三、萝卜猪肺汤防秋燥

材料:南、北杏仁各7g,白萝卜500g,猪肺1具。

做法:白萝卜去皮洗净切小块,猪肺洗净切小块,猪肺先放沸水汆烫一下,然后都放入锅中,加水煮熟即可。

功效:治疗秋燥引起的肺部不适、干咳,对阴虚、久咳不愈也有疗效。

第二十二章　精神病人的护理

第一节　神经症病人的护理

神经症作为一组常见的心理障碍,主要见于综合医院的内科、中医科及心理咨询门诊,很少有病人到精神专科就诊。神经症病人占门诊病人的6%~15%,女性多于男性,40~50岁年龄段患病率最高。世界卫生组织根据各国的调查资料推算,人口中罹患神经症者约为重性精神病的5倍,综合性医院对神经症的识别率和诊断率低。随着社会的发展,其发病率呈明显的增长。由于神经症症状常妨碍正常的工作、学习,病人感到痛苦,严重影响着人们的身心健康。

一、概述

(一)概念

神经症,旧称神经官能症,不是一个特定的疾病单元,是一组表现为烦恼、紧张、抑郁、焦虑、恐惧、强迫症状、疑病症状或神经衰弱等症状的一大类精神障碍。

神经症是一组精神障碍的总称。虽然各亚型都有些不同的特殊症状和表现,但它们之间却还有一些相同之处:起病多与人格特征或精神应激有关;体格检查不能发现脑器质性病变或躯体疾病作为临床症状的基础;自知力大都良好,有痛苦感,有求治要求;社会功能相对完好,行为一般保持在社会规范允许范围之内;病程多持续迁延或呈发作性。

(二)流行病学特点

神经症的流行病学资料,世界各国的数据不尽相同,但一般认为患病人群远高于各种重性精神疾病,可高出数倍及数十倍不等。我国各地区所做的调查,由于重点多为重性精神病,神经症专病社区调查报道较少,而且这些有限的报道中其患病率数据也远远低于国外,有些数据则仅仅基于就诊于专业机构人群的估测,结果不具可比性。

上海市虹口区精神卫生中心曾经在1997年1月至7月,按国际标准诊断开展了社区大样本神经症专病调查,颇具代表性。此次调查结果显示,神经症的总患病率为28.7‰。其中男性29.40%,女性70.60%,男女患病比例约为1:2.4。患病率以60~69岁和70~79岁年龄段最高,患病率依年龄的增长,呈逐步增高的趋势。神经症各亚型,依患病率高低次序为焦虑性障碍(10.22‰)、抑郁性神经症(9.34‰)、躯体化障碍(4.23‰)、神经衰弱(3.61‰)及癔症(1.32‰)。调查还发现,神经症的患病因素除性别、年龄有差异外,不同的婚姻状况、教育程度及职业种类亦显示易罹倾向与保护作用的差异。丧偶人群易罹患神经症。受教育程度与神经症患病呈负相关,随着受教育程度的升高,神经症患病率呈递减趋势。职业状况中,退休人员患病率高居榜首(56.29‰),其次为无业的家庭妇女(49.45‰),余依次为工人(27.29‰)、干部(16.19‰),技术人员患病率最低(4.06‰),提示神经症的职业分布与以往传统概念已有变化。

(三)常见神经症病人的临床特点

1.恐惧症

恐惧症,是一种以过分和不合理地惧怕外界客体或处境为主要表现的神经症。病人明知没有必要,但仍不能防止恐惧发作,恐惧发作时往往伴有显著的焦虑和自主神经症状。病人极力回避所害怕的客体或处境,或是带着畏惧去忍受。

根据所恐惧的客体对象,目前将恐惧症分为三种类型:

(1)场所恐惧症:病人害怕的对象主要为某些特定环境,如广场、闭室、黑暗场所、拥挤的场所、交通工具(如拥挤的船舱、火车车厢)等,其关键临床特征之一是过分担心处于上述情境时没有即刻能用的出口。这一类型是恐惧症中最常见的一种,约占全部病例的60%。

(2)社交恐惧症:又称社会焦虑恐惧症。病人害怕的对象主要为社交场合和人际接触。有的人害怕见人时脸红或坚信自己脸红已被别人看到,因而惴惴不安,称赤面恐惧症;有的人害怕看到别人的眼睛,怕跟别人的视线相遇,称为对视恐惧症。

(3)特定的恐惧症:病人害怕的对象主要是场所恐惧和社交恐惧中未包括特定物体或情境,如动物(如昆虫、鼠、蛇等)、高处、黑暗、雷电、鲜血、外伤、打针、手术或尖锐锋利物品等。其他基本特征与上述两类恐惧症相同。

2.焦虑症

焦虑症以焦虑、紧张、恐惧情绪为主的神经症,伴有自主神经系统症状和运动不安等特征,并非由于实际的威胁所致。且其紧张惊恐的程度与现实情况并不相称。临床上分为惊恐发作和广泛性焦虑。

(1)惊恐发作:又称急性焦虑。据统计约占焦虑症的41.3%,是一种突如其来的惊恐体验。其特点是发作的不可预测和突然性,反应程度强烈,焦虑、紧张明显,病人常体会到濒临灾难结局的害怕和恐惧,发作后常迅速终止。发作的主要症状因人而异,但几乎所有惊恐发作病人都伴有对死亡的恐惧,或害怕失去控制,部分病人有出冷汗、手抖、站立不稳等。通常起病急骤,终止迅速,发作时间短则5~20min,长则不超过1h。

(2)广泛性焦虑:又称慢性焦虑或自由浮动性焦虑,是焦虑症最为常见的表现形式其特征,为泛化且持续的焦虑,不局限于特定的外部环境。症状高度变异,除焦虑心情外,伴有显著的自主神经症状(表现为心悸、心慌、出汗、胸闷、呼吸急促、口干、恶心、尿频、尿急、皮肤潮红或苍白等)和肌肉紧张以及运动性不安(主要包括舌、唇、指肌震颤以及坐立不安、肢体发抖、全身肉跳、肌肉紧张性疼痛等)。

3.强迫症

强迫症是指一种以强迫症状为主的神经症,特点是有意识的自我强迫与反强迫并存,两者强烈冲突,使病人感到焦虑和痛苦,病人明知这种观念和思想来源于自我,但违反自我的意愿,虽极力抵抗却无法控制和摆脱。

临床上根据其表现,大体可将强迫症划分为强迫思想和强迫动作两类。

(1)强迫思想:根据其时间上的顺逆方向可分为两大类,一是回顾性的,二是前瞻性的。回顾性的主要表现为强迫回忆和强迫怀疑,脑内反复呈现以往的某种经历,自知不必,欲罢不能。前瞻性的主要表现为强迫性担心、焦虑,唯恐出现某种事情,多为不幸的、意外的、灾难性的。

(2)强迫动作:往往是继发的,如由强迫怀疑引起的反复检查、反复核对行为。这种继发性的防范行为由于当时能缓解病人的紧张不安,一经采用便相当固定、难以摆脱,久而久之,缓解紧张的效应日渐下降,病人企图通过更多地重复这种行为或增加新的仪式动作来弥补,逐渐演变成一套系列化的复杂的操作规程,使病人整天纠缠于强迫行为的模式之中,稍有违反便惴惴不安,使病人工作效率下降,社会功能明显受损。

4.躯体形式障碍

躯体形式障碍是一种以持久地担心或相信各种躯体症状的优势观念为特征的神经症。此类患者常就诊于综合医院,以躯体不适为主诉,但患者的躯体不适或症状不能得到辅助检查的支持。即便如此,患者仍坚信其对自身症状的看法,且由于得不到他人对症状的认可,常伴有焦虑或抑郁情绪。通常旁人能发现患者该表现,有明显的精神因素或生活事件的诱因,但是患者却拒绝承认心理因素的存在或影响,回避对此类问题的讨论。分为以下五种亚型:

(1)躯体化障碍:是一种以多种多样、经常变化的躯体症状为主的神经症。病人的症状可涉及身体的任何系统或器官,最常见的是胃肠道不适(如疼痛、打嗝、反酸、呕吐、恶心等;异常的皮肤感觉可如瘙痒、烧灼感、刺痛、麻木感、酸痛等),皮肤斑点、性及月经方面的主诉也很常见。多为慢性波动性病程,常伴有社会、人际及家庭行为方面长期存在的严重障碍。女性远多于男性,多在成年早期发病。

(2)未分化躯体形式障碍:病人躯体症状的主诉具有多样性、变异性的特点,但构成躯体化障碍的典型性不够,除病程短于2年外符合躯体化障碍的其余标准,应考虑为本诊断。

(3)疑病症:是一种以担心或相信患严重躯体疾病的持久性优势观念为主的神经症,病人因为这种症状反复就医,各种医学检查阴性和医生的解释均不能打消其疑虑。即使病人有时存在某种躯体障碍,也不能解释所述症状的性质、程度或病人的痛苦与优势观念,常伴有焦虑或抑郁。对身体畸形(虽然根据不足)的疑虑或优势观念也属于本症。本障碍男女均有,无明显家庭特点(与躯体化障碍不同),常为慢性波动性病程。

(4)躯体形式自主神经紊乱:是一种主要受自主神经支配的器官系统如心血管、胃肠道、呼吸系统发生躯体障碍所致的神经症样综合征。病人在自主神经兴奋症状的基础上,又发生了非特异的但更有个体特征和主观性的症状,如部位不定的疼痛、烧灼感、沉重感、紧束感、肿胀感,经检查这些症状都不能证明有关器官和系统发生了躯体障碍。

(5)持续性躯体形式疼痛障碍:是一种不能用生理过程或躯体障碍予以合理解释的持续、严重的疼痛。情绪冲突或心理社会问题直接导致了疼痛的发生,经过检查未发现相应主诉的躯体病变。病程迁延,常持续6个月以上,并使社会功能受损。诊断需排除抑郁症或精神分裂症病程中被假定为心因性的疼痛、躯体化障碍以及检查证实的相关躯体疾病与疼痛。

5.神经衰弱

神经衰弱指一种以脑和躯体功能衰弱为主的神经症,以精神易兴奋却又易疲劳为特征,表现为紧张、烦恼、易激惹等情感症状,以及肌肉紧张性疼痛和睡眠障碍等生理功能紊乱症状。这些症状不是继发于躯体或脑的疾病,也不是其他任何精神障碍的一部分。多缓慢起病,就诊时往往已有数月的病程,并可追溯导致长期精神紧张、疲劳的应激因素。偶有突然失眠或头痛起病,却无明显原因者。病程持续或时轻时重。近年来,神经衰弱的概念经历了一系列变迁,随着医生对神经衰弱认识的变化和各种特殊综合征和亚型的分出,在美国和西欧已不作此诊断 CCMD-3工作组的现场测试证明,在我国神经衰弱的诊断也明显减少。

(四)治疗

治疗神经症的最佳办法通常为药物治疗与心理治疗的联用。一般来说,药物治疗对于控制神经症的症状具有效果,但由于神经症的发生与心理社会应激因素、个性特征有密切关系,病程常迁延波动,可因生活事件的出现而反复发作。因此,系统的心理治疗可能更重要,其不但可以缓解症状,还有可能根治部分病人。在各种分型治疗中,不同的病人或同一病人不同的治疗阶段可有所侧重。具有精神症状的病人,应用抗精神病药进行对症治疗;广泛性焦虑或焦虑症状明显者可选中、长半衰期的苯二氮䓬类药物,此药物对单纯型恐惧具有暂时缓解效果;抗抑郁药物三环类氯米帕明对恐惧症、强迫症具有疗效;SSRI类,如帕罗西汀、舍曲林等治疗社交焦虑障碍以及强迫症。认知治疗对焦虑症、强迫症、疑病症及神经衰弱的病人不良认知的改善,方可对抗此类疾病的病程迁延性;行为治疗中的系统脱敏法对焦虑症、恐惧症、强迫症均具有良好的效果;精神分析、森田疗法以及中医心理疗法均可对部分神经症病人有效。

二、常见神经症病人的护理

(一)护理评估

1.健康史

收集病人的健康资料。主要包括个人史、母亲孕产史、家族史以及社会、文化、教育情况等,有无患过其他躯体疾病及治疗情况。

2.起病特点

神经症起病多与心理因素、病前人格特征或精神应激有关。

(1)恐惧症病人是否主动地追溯到与发病有关的某一事件,如意外事件的惊吓,童年听讲过的内容恐怖的故事,或病人经历的对心理发展不利的生活事件等;是否具有胆小、怯懦、被动等病前人格特征。

(2)焦虑症病人是否长期面临威胁或处于不利环境中。

(3)强迫性病人是否在幼年时表现为过分要求严格与完美无缺,以及是否病前有精神创伤史。

(4)躯体形式障碍病人是否发生与发病有关的不愉快生活事件或心理冲突。

(5)神经衰弱病人是否具有敏感、多疑、胆怯等性格特征,是否发生诱发神经衰弱的重要原因,如工作、学习负担过重,长期情绪不满,亲人亡故等。

3.生理状况

神经症病人大都有心理性的躯体形式障碍,这主要是心理痛苦在躯体上的表现,没有器质性的改变。在评估病人的睡眠、营养、水电解质平衡、食欲、躯体各器官功能时,对病人的躯体不适主诉要分清是器质性的还是功能性的,以便做出正确的处理。

4.自理行为状况

不同类型的神经症有其特有的心理或行为的异常表现。

(1)恐惧症病人有无不敢出门、回避某种场所或事物的特点。

(2)焦虑症病人有无长期感到紧张和不安,做事有无心烦意乱,或有无突然出现强烈的恐惧感或者濒死感的特点。

(3)强迫性病人有无过分谨小慎微、严格要求或追求完美的性格特点,有无反复检查、思考等痛苦的想法特点。

(4)躯体形式障碍病人有无过度关注自身健康状况、四处求医的特点。

(5)神经衰弱病人有无精神萎靡、疲乏无力等精神易疲劳的特点。

5.社会状况

评估病人受教育情况、职业、社会交往技能、行为自控能力、生活方式、家庭教养方式、经济状况及支持系统;家属的护理能力和照顾病人的意愿;家属情绪状况等神经症病人的人格特点与人格障碍具有较高的同病率,常出现人际关系紧张。如恐惧症、焦虑症病人是否有因敏感、易紧张而造成人际关系不良。强迫症病人是否有因其过分严格、处境紧张而难与人交往。神经衰弱病人是否具有因敏感、自卑、多疑、情绪不稳定等造成的人际关系紧张。

6.辅助检查

躯体检查常无明显异常。

(二)常见护理诊断/问题

1.焦虑。与紧张担心、不愉快的观念反复呈现有关。

2.恐惧。与所害怕的客体或无法控制恐惧的情绪有关。

3.失眠。与焦虑等不良情绪引起的生理症状有关。

4.社会交往障碍。与缺乏自信、依赖心理、耻辱心理、回避行为有关。

5.感知觉紊乱。与躯体化症状有关。

6.皮肤完整性受损。与强迫性洗涤有关。

（三）护理目标

1.病人能表达内心感受，叙述焦虑的性质和症状；病人能适应焦虑；病人能掌握一种或多种有效的缓解焦虑等情绪的方法，如森田疗法、放松训练和自我催眠，并付诸行动；病人主诉焦虑减轻或消失。

2.病人能表达内心恐惧的感受，叙述恐惧的对象和性质；病人能掌握正确应对恐惧的方法；病人主诉恐惧减轻或消失。

3.病人能叙述妨碍睡眠的原因，能够掌握促进睡眠的方法；病人主诉睡眠得到改善。

4.病人能表达内心孤独、缺乏自信的感受；病人能够参与社交活动。

5.病人能对躯体化症状有所认识，能正确认识躯体感觉异常与所患疾病有关；病人感觉恢复正常。

6.病人能在督促下参加每日的工娱治疗，转移对自我症状的注意力，学会日常皮肤护理；病人皮肤愈合。

（四）护理措施

1.基础护理

恐惧症、焦虑症以及强迫症病人情绪紧张、整日忧心忡忡，躯体形式障碍病人的躯体不适，使病人除关注自身的焦虑体验外，无暇顾及日常生活料理，包括洗浴、更衣甚至一日三餐的饮食。护士应协助病人洗漱、更衣，做好个人卫生。对进食不能自理的病人，观察并督促病人每日进餐，保证食入量及水量。对有严重躯体疾患的老年病人，除应严密监测外，要调整饮食结构，加强营养物质的摄入，增加钙质食物的补充，以防骨折发生。

2.生活护理

睡眠障碍是神经症病人最为痛苦的症状之一。各种分型的神经症病人尤其是神经衰弱病人常有入睡困难、早醒、易醒等症状。护士应提供安静的环境，如空气新鲜的病房、温度适宜、周边环境安静等。找出诱发睡眠障碍的因素，帮助病人改善睡眠。指导病人养成按时作息的生活习惯，鼓励病人参加适宜的娱乐活动及体育锻炼，如睡前热水泡脚、饮牛奶、按摩涌泉穴等方法。严重的病人应予以精神安慰及药物治疗。强迫洗涤严重的病人会出现皮肤破损，故应每日对病人的皮肤进行评估，如有破损要记录损伤程度。指导病人使用性质温和，对皮肤刺激较小的洗涤用品。洗涤时尽量控制适当的水温，洗涤过后擦护肤霜或药膏。鼓励病人多参加户外活动，以促进病人心理康复，同时减少病人洗涤时间。

3.安全护理

抑郁情绪的病人、急性焦虑发作的病人以及强迫症状较重的病人均可因情绪低落出现自伤自杀行为，故对这类病人不能放松对威胁行为的预防。应为他们提供安全的环境，病房内应避免危险工具的存放，避免病人接触一切危险物品，专人看护，定期实施检查。

4.心理护理

护士应保持冷静沉着的态度,鼓励病人表达自己的焦虑和不愉快的感受。在与病人交流时,应音调柔和、速度慢、字句简明,并鼓励病人表达自己的想法和感受,使他们感受到被尊重,并学习自我表达,提升其自我价值感。这有利于病人释放内心储积的焦虑能量,帮助病人认识自己的焦虑,也帮助护士发现病人的心理问题,制订相应的护理措施。对恐惧症病人应与其共同讨论对危险情境的反应及原因,鼓励病人多做感到安全的活动、酌情陪伴、采取转移注意力或应用系统脱敏疗法针对性护理,教会病人自我放松的方法,如慢跑、深呼吸运动、自我催眠。强迫症病人可以应用森田疗法顺其自然的理念,减轻病人强迫观念和强迫行为所致的痛苦体验。

5.康复护理

在康复期要帮助病人认识和正确对待致病因素和疾病性质,克服个性缺陷,教会病人正确应对创伤性体验和困难,恰当处理人际关系,防止疾病复发。鼓励病人积极参加社会活动,体现自身价值,增强治病信心,参加康复训练,以利身体康复。

6.健康教育

指导病人正确认识神经症的知识,认识到个体特点与疾病的关系,掌握有效的应对方式,从容面对生活中可能发生的应激事件;指导家属对疾病知识的了解,配合治疗护理,并做好病人出院后家庭治疗护理,防止复发。针对恐惧症病人及家属,应指导病人提高自信心,勇敢面对所逃避的对象,学会减轻焦虑的方法。针对焦虑症病人及家属,应指导家属正确面对焦虑症状,给予病人适度的关心与关注,鼓励病人从事可以胜任的工作,转移注意力,从而减少焦虑程度。针对强迫症病人及家属,让病人及家属认识到强迫症的本质,应指导要关注儿童性格培养,不要过分严格要求子女,预防强迫症的发生,鼓励病人积极参加集体活动与文娱活动,培养兴趣爱好,培养顺其自然的生活理念。针对神经衰弱病人及家属,应让其了解睡眠健康知识,学会建立合理健康的睡眠规律。

(五)护理评价

1.病人神经症症状减轻或好转。

2.病人能使用恰当的心理防御机制及应用技巧,减轻不适感觉。

3.病人能与他人建立良好的人际关系。

4.病人正确认识疾病,采取合适的处理措施和行为。

5.病人基本的生理及心理需要得到满足。

6.病人社会功能基本恢复。

第二节　情感性精神障碍病人的护理

情感性精神障碍是一类临床常见的重性精神障碍,抑郁症是其中比较常见的亚型,在所有精神障碍中自杀率最高。据世界卫生组织统计,目前位居世界第四大疾病的抑郁症,全球发病率约11%,约有3.4亿人患此病,预计到2020年抑郁症可能成为仅次于心脏病的人类第二大疾患,跃居疾病总负担首位。人们对抑郁症的恐惧感日益增加,但综合性医院对抑郁症的识别率和诊断率却极低,严重影响着个人与家庭的和谐发展及社会的文明进步。

一、概述

(一)概念

情感性精神障碍又称心境障碍,是以情感或心境异常改变(高涨或低落)为主要临床特征的一组精神障碍,伴有与异常心境相对应的认知、行为、人际关系等方面的障碍。本病可出现幻觉、妄想等精神病性症状,常以周期性或循环性方式复发,如有些女病人的发病或病情变化呈现出与月经周期相关的特点。一般认为情感性精神障碍的预后较精神分裂症好,但慢性化趋势较明显。

(二)流行病学特点

情感性精神障碍的流行病学方面直到近50年来才有较为科学可靠的调查评估,由于采用的诊断标准、文化差异等的不同,中国的调查结果与美国等西方国家也有明显不同。我国参照ICD-9和DSM-Ⅲ制定出统一的诊断标准,于1982年、1993年对部分地区进行了精神障碍流行病学调查,江西省又于2002年采用复合性国际诊断交谈检查为诊断工具进行了精神障碍患病率调查,结果发现总体上情感性精神病总患病率有逐年增加的趋势。女性抑郁症的患病率高于男性1倍以上,而双相障碍的男女患病率之比为1:1.2。心境恶劣非常常见,终生患病率约6%,时点患病率约3%。2001~2005年Michael Phillips教授等人在我国山东、浙江、青海、甘肃四省随机抽取了96个市、267个乡村的63 004人,发现抑郁症的患病率为6.1%,农村患病率(2.24%)高于城市(1.57%)。双相障碍的起病年龄平均为30岁,抑郁症的起病年龄平均为40岁,临床研究发现近年来起病年龄有年轻化的趋势。

(三)常见情感性精神障碍病人的临床特点

1.躁狂发作

典型病例会出现情感高涨、思维奔逸、意志活动增强,临床习惯称之为"三高"症状。

(1)情感高涨:是躁狂发作时的主要症状,病人表现出超乎寻常的异常喜悦,表情轻松愉快甚至洋洋自得吗,内心幸福,无忧无虑。这种高涨的情绪与周围环境相适应,并无显著冲突,病人轻松幽默的言行也会感染周围人,特别是早期病情较轻时常不被视为异常。

有的病人在情感高涨的同时表现出易激惹,病人会因为小事而大发雷霆,特别是有人对自己提出质疑、批评时勃然大怒,恶言相向甚至出现暴力行为。有的病人在病程中会以易激惹为主。通常,在患病初期以情感高涨为主,而后期以易激惹为主。

(2)思维奔逸:是指思维内容增多,联想速度加快。病人自觉思维特别灵活,言语增多,滔滔不绝,夸夸其谈,丝毫不觉得疲惫。有时可以出现音联意联、随境转移。在情感高涨的基础上,病人可以出现夸大观念或妄想,过高地评价自己,但与现实相联系,并不十分荒谬,持续时间也较短暂。

(3)意志行为增强:主要表现为活动增多,整日忙碌不停。爱说笑,喜欢热闹,愿意当众表现自己,或发号施令指挥别人,最终却一事无成。缺乏判断力,挥霍钱物,无缘无故请客吃饭或是赠送物品。不负责任,对自己的家人提出无理要求或发生暴力行为。这种整体精神活动的增强与客观环境较为协调,其情感、思维、行为的增多比较协调,属于协调性精神运动性兴奋。

(4)伴随症状:病人常因过度忙碌没有时间休息,对睡眠和饮食的需要减少。常出现入睡困难,但却毫无疲倦之感;本能意向如食欲、性欲的亢进,病人会出现抢食、暴饮暴食,但因为活动过多,反而出现体重下降,甚至衰竭,尤其是体弱、年老者。另外,病人可能在情感高涨、思维奔逸、夸大思维的基础上,出现幻听、被害妄想、关系妄想等症状。轻躁狂病人可保持一定自知力而病情重的病人一般自知力不完整,否认患病,也很少有躯体不适的主诉。

(5)躁狂发作的几种形式:①情感高涨不明显,而以易激惹为主。②谵妄性躁狂:在一段时间躁狂发作后由于过度耗竭而导致意识障碍,出现谵妄,如不及时治疗可危及生命。③混合性发作:既往无躁狂、抑郁的表现,发病时有躁狂与抑郁症状同时或交替出现。

2.抑郁发作

临床表现可分为核心症状、心理症状群和躯体症状群、典型重度抑郁的病人表现为情感低落、思维迟缓和意志减退,与躁狂发作截然相反,因此也称为"三低"。

(1)核心症状:心境或情绪低落、兴趣缺乏以及乐趣丧失是抑郁发作的核心症状,这些症状是诊断抑郁的关键,诊断时应具备其中之一。①情绪低落:病人整个情绪是低沉的、高兴不起来、苦闷,具有晨重暮轻的特点,即凌晨醒来心情最为苦闷,觉得度日如年,而日落后明显好转。情绪低落常导致无助感、无用感、无希望感,病人觉得艰辛难过,严重时可产生自杀观念甚至行为,认为结束自己生命是最好的解脱。也会在情绪低落基础上,继发自罪观念或妄想而引发自杀行为。50%左右的抑郁病人会出现自杀观念,轻者感到活着痛苦、没意思,重者求死欲望强烈并付诸行动,有10%~15%最终死于自杀。有的病人虽然内心郁闷痛苦,但外表并不暴露出来,谈笑如常,称为"微笑性抑郁"。少数病人会杀死别人后再自杀或是自首以求一死,称为"扩大性自杀"。因此,对抑郁病人必须及早治疗和干预。②兴趣缺乏或乐趣丧失:病人对过去喜欢做的事情失去兴趣,或者即使能进行也体会不到乐趣,只是敷衍了事,或是为了消磨时间、希望摆脱悲观失望情绪而进行。

（2）心理症状群。① 情感方面：焦虑较多见，常与抑郁伴随出现，情绪烦躁、易激动，并伴有自主神经功能紊乱的躯体症状出现，可能掩盖抑郁情绪。② 认知方面：可以有幻觉妄想症状，例如与抑郁心境相一致的自罪妄想、疑病妄想、幻听等，或者不具有抑郁基调的被害妄想、没有情感色彩的幻听等，以继发性为主。还可以出现注意和记忆减退，认知扭曲，对所有事情都做出悲观的认知评价。重症抑郁病人还会出现思维迟缓，自觉思路变得缓慢，头脑不灵活。绝大多数病人自知力完整，主动求治，但自杀意念强烈。出现精神病性症状者常缺乏自知力。③ 意志行为方面：精神运动性迟滞，病人整个精神活动减少甚至完全抑制，情绪低落、思维迟缓、注意减退、记忆减退、意志减退、活动减少减慢，甚至出现"抑郁性木僵"。有的病人却恰恰相反，以紧张烦躁为主，头脑中思绪繁杂混乱，静不下心来，称为"精神运动性激越"。当病人自杀意念强烈时，可以有意志增强。

（3）躯体症状群：经常出现的症状有睡眠紊乱、食欲下降、体重减轻、精力不足等。病人主诉的躯体不适常涉及多个脏器，掩盖原有的抑郁情绪，而反复在综合医院就诊求治，常被诊断为自主神经功能紊乱。

3.双相障碍

双相障碍是指反复（至少2次）抑郁和躁狂交替或混合发作，病人表现为与前一次发作相反的临床状态，或躁狂与抑郁同时存在，表现均很突出，或躁狂与抑郁在数小时内迅速交替，或处在交替或混合发作的缓解期。首发抑郁病人有5%～10%会在以后更改诊断为双相障碍。

4.持续性心境障碍

表现为持续性并常有起伏的心境障碍，每次发作很轻，没有或极少严重到躁狂或抑郁的程度，一般一次发作要持续数年，有时甚至占据一生中的大部分时间，社会功能受损较轻。主要包括恶劣心境（抑郁心境持续或反复至少2年，正常心境很少持续几周，常伴有焦虑、躯体不适和睡眠障碍，无明显精神运动性抑制，无精神病性症状，从不出现躁狂）和环性心境障碍（轻躁狂和轻抑郁持续或反复交替发生至少2年，发病与性格基础关系密切）。

（四）治疗

通常将躯体治疗（药物和电抽搐治疗ECT等）和心理治疗结合运用来治疗情感性精神障碍。

1.抑郁发作的治疗

抑郁症首次发作后的5年内自杀率最高，抑郁反复发作会加重慢性残缺症状或成为难治性抑郁，加重功能残疾。因此早期发现，早期、全程治疗非常重要。开始治疗的时间越早，对缩短病程的效果越显著。药物与治疗方案的选择要根据病人病情、年龄等具体情况来制订个体化的方案，尽可能单一用药，使用最低有效剂量，疗效不佳时根据不良反应和耐受情况逐步递增剂量至足量、足疗程，如仍无效可考虑两种抗抑郁药联合使用。一般不主张联用两种以上抗抑郁药。

（1）药物治疗：目前临床一线用药是新型抗抑郁药物，例如以氟西汀为代表的SSRLS，虽然起效慢（2～3周），但与疗效相近的三环类抗抑郁药相比，不良反应显著减轻，安全性高,对工作、生活的影响较小,治疗方案简化,病人可以很好地耐受,提高了服药的依从性。其他还有米安色林、曲唑酮、文拉法辛等。抗癫痫药拉莫三嗪用于治疗双相障碍的抑郁症状,被认为是抗抑郁疗效最好的心境稳定剂。

双相障碍时可以加用锂盐,出现精神病性症状时可加用抗精神病药利培酮、奥氮平等,对共患的其他躯体疾病或物质依赖也要积极予以治疗。首次抑郁发作治愈后应维持用药至少6个月以预防复发,停药时应缓慢减量。

(2)改良ECT:对于重度抑郁病人疗效可达90%,起效快,对于重症抑郁发作,特别是有强烈自罪自责观念、明显自杀倾向和企图的病人尤其适用。改良ECT后仍要继续用药维持治疗。

(3)心理治疗:躯体治疗的同时,进行心理治疗也非常重要。例如认知疗法,可以矫正认知扭曲,减少复发;人际心理治疗可以教会病人处理人际交往问题,提高社会适应能力;支持性心理治疗可以提高病人治疗依从性,增强信心和安全感。另外,减少来自家庭的不良刺激也同样重要,因此,有必要进行婚姻和家庭治疗。

2.躁狂发作的治疗

(1)药物治疗:首选碳酸锂,但起效较慢,短则7～14d,一般需要3～4周才起效,因此需要合并一些抗焦虑药、抗精神病药等。在保证用药安全的前提下,尽快加量至有效血药浓度。急性治疗最佳血锂浓度为0.8～1.2mmol/L,维持治疗为0.4～0.8mmol/L。1.4mmol/L为有效浓度上限,超过此值易中毒。由于碳酸锂的治疗量和中毒量接近,因此在用药时要检测血锂浓度。此外,丙戊酸盐、卡马西平、氯硝西泮、劳拉西泮等也可用于躁狂发作的治疗。

(2)改良ECT:对急性重症躁狂发作或锂盐治疗无效的病人有一定疗效,如同时正在应用锂盐进行治疗,应相应地减少剂量。

二、常见情感性精神障碍病人的护理

(一)躁狂发作病人的护理

1.护理评估

(1)健康史。① 个人成长史:病人是否属于适应不良人格,如自卑、敏感、容易焦虑等。②遗传史:病人是否有精神疾病家族史。③ 生活史:病人是否遭遇了负性应激事件。

(2)生理状况。病人有无交感神经兴奋症状,如面色红润、双目有神、心率加快等,以及过度活动、摄入不足造成的体重减轻,有无因对睡眠需要减少而出现的睡眠障碍等。

(3)心理状况。有无情绪增高或易激惹;有无言行的增多、行为的改变如挥霍、过分喜爱社交等;有无注意力易转移、计划易改变;有无幻觉妄想症状;有无暴力倾向等。

(4)社会状况。有无打抱不平、热心助人、请客吃饭、分发物品等行为;有无人际关系的显著变化;家庭对病人目前状况所持态度如何。

(5)辅助检查。躯体检查常未见明显异常。

2.常见护理诊断/问题

(1)有对他人施行暴力行为的危险:与情绪易激惹有关。

(2)营养失调:低于机体需要量,与消耗增多、摄入减少、饮食无规律有关。

(3)睡眠型态紊乱:与病情导致睡眠需要减少有关。

(4)思维过程改变:与情感高涨引起认知障碍有关。

3.护理目标

(1)病人能描述自己的内心体验和感受,用适当的方式表达不满,逐渐学会控制自己的冲动行为,安心住院,配合医疗与护理,不发生暴力行为。

(2)病人能按要求按时按量进食,逐渐养成正确的进餐习惯,保持适当的活动量,保证营养供应均衡。

(3)病人能遵医嘱服用安眠药物入睡,随着病情控制,养成良好的睡眠习惯,能够不依靠安眠药物即可保持充足的睡眠。

(4)病人能觉察自己想法的不当之处,与护士商讨应对的方法,病态思维逐渐减轻或消失,对自己有正确评价,建立起良好的人际关系。

4.护理措施

(1)基础护理。限制病人过度的活动,保证营养和水分的足量摄入,为病人提供便于携带的高热量、高能量的食物,进餐时要防止病人抢食、暴食和噎食,必要时单独进餐。为病人创造安静舒适的睡眠环境,睡前不要做易引起兴奋的事情,必要时遵医嘱服用安眠药物。

(2)生活护理。督促病人整理好自己的个人卫生,及时给予表扬以强化正确的行为。

(3)安全护理。对暴力行为风险较高的病人,要对其进行动态评估,做好护理记录,护士要善于观察暴力先兆症状,采取预防性的护理措施来杜绝暴力行为的发生。例如建立融洽的护患关系,做好心理护理,提高病人的依从性,教会病人当行为难以自控时要及时告诉医生和护士。当病人出现情绪激动、愤怒、威胁性言语增多时,应将其安置在隔离室,特别是墙面地面都是软质材料的房间,提供合理的宣泄途径,防止损伤破坏性行为发生,15~20min巡视1次。一旦发生暴力行为要及时控制场面,保护护患双方的安全。暴力行为解除后要做病人的心理护理,了解原因和病人前后的心理状态,与病人一起分析,共同商讨以后的解决办法。在执行医嘱时,要确保安全,防止病人藏匿药物、拒服药物或乱拿药物,注意观察疗效、不良反应和病人的心理反应。

(4)心理护理。护士要与病人建立治疗性信任关系,对其活跃的思维和行为要善于因势利导,多表扬,少批评,适当发挥其积极性,让其参与一些病房活动的组织工作。与躁狂病人沟通时要善于引导谈话,防止话题分散或转移。对夸大妄想和被害妄想的病人,要根据其症状的特点、性质来纠正其错误的认知,当病人陈述病态思维时,可以将自己的态度和认识告诉病人,护患双方共同商讨。但当其情绪较为激动时不要与其争论是非对错,预测病人可能产生的行为,注意防范。要注意提高病人的依从性,可以和病人一起对比治疗前后的疗效、及时表扬与多种形式的鼓励来强化病人的遵医行为。

(5)康复护理。可以通过活动有目的地训练病人的生活技能和社会交往技能,例如协助护士维持病房秩序、配合教学查房、排练节目等,既让病人感受自己的价值,又可以在这些活动中学会自我控制,有利于病情恢复。病人常感到精力充沛,又很难善始善终地做事,可以安排一些容易完成、没有竞争性、体力强度中等或稍强的镇静性工娱治疗,如清扫病室卫生、跑步等,在这些活动中要指导病人如何正确地表达意愿、如何恰当地与其他人交往,并使过剩的精力得以适当发泄。

(6)健康教育。宣传坚持服药、定期复查的重要意义。指导病人与人沟通的技巧,指导家属提供良好的家庭支持,例如识别复发前期或早期的症状,如失眠、白天情绪变化等,发现异常持续1周以上,应该立即送病人就诊。指导家属对病人过分的言行不必一味迁就,可以与医生保持联系,随时就诊。

5.护理评价

(1)病人的情绪是否平稳,是否消除了暴力行为风险,没有发生暴力行为。

(2)病人是否保持正常的就餐行为,体重是否减轻。

(3)病人的睡眠是否充足,是否得到了良好的休息。

(4)病人的认识是否合理,是否学会求助他人的技巧和建立有效的应对方式。

(二)抑郁发作病人的护理

1.护理评估

(1)健康史。① 个人成长史:病人是否属于适应不良人格,如自卑、敏感、容易焦虑等。② 遗传史:病人是否有精神疾病家族史。③ 生活史:病人是否遭遇了负性应激事件,强度、频率、持续时间如何。

(2)生理状况。病人可以主诉多种身体不适,如恶心、腹胀、胃肠道不适、胸闷、气短、头痛、头晕等,以自主神经功能紊乱为主。

(3)心理状况。有无核心症状如心境低落、兴趣缺乏或乐趣丧失,有无精力不足或过度疲劳,有无自卑、绝望、罪恶感,有无自杀意念或行为,有无思维迟缓、注意减退,有无早醒、入睡困难等睡眠障碍,有无幻觉妄想症状等。

(4)社会状况。病人是否出现回避社交、人际关系的改变等情况,是否有出现家庭角色功能的改变。

(5)辅助检查。实验室和影像学等检查是否有组织器官器质性病变的证据。

2.常见护理诊断/问题

(1)有自杀的危险:与情绪低落、自责自罪有关。

(2)营养失调,低于集体需要量:与食欲下降或木僵状态导致摄入减少有关。

(3)睡眠型态紊乱:与自身调节机制紊乱有关。

(4)思维过程改变:与认知障碍有失。

(5)焦虑:与情绪不能自控有关。

3.护理目标

(1)病人如果出现自杀想法,能够告诉医护人员,不发生自杀行为。能用谈话、写字等方式宣泄和求助,消除或不发生自杀的想法。

(2)病人能配合护理人员的喂饭或在劝导下自主进食,适当活动,食欲和食量不断增加,恢复病前的进食水平。

(3)病人能遵医嘱服用安眠药物入睡,随着病情控制,养成良好的睡眠习惯,能够不依靠安眠药物即可保持充足的睡眠。

(4)病人能在劝说下与人交流自己的想法,特别是痛苦和不安,能够接受护士的劝解,逐渐消除病态思维,对自己有正确的评价,逐渐与人进行良好的沟通。

(5)病人学会识别焦虑,并掌握两种以上缓解焦虑的方法,焦虑情绪逐渐消失。

4.护理措施

(1)基础护理。病人常会出现食欲缺乏,护士要注意饮食搭配,既要营养均衡,又能引起病人食欲,陪伴进餐或者喂食;对出现睡眠障碍的病人,白天可以适当地增加其活动量,减少卧床时间,睡前采取一些助眠措施,必要时遵医嘱给予安眠药物。

(2)生活护理。病人可能因情绪低落影响个人的生活自理,如个人卫生、衣物的更换等,护士应提醒、督促或适当协助病人来完成。对木僵的病人,护士要保证床褥干燥平整,保持肢体功能位,做好排泄、皮肤、口腔等方面的护理,并做好记录。

(3)安全护理。护士要密切观察病情,贯彻执行病房的安全管理制度,确保治疗的开展。抑郁首次发作后的5年内自杀率最高,因此护士要对病人的自杀风险进行动态评估。对有自杀倾向的病人,不要刻意回避有关自杀的话题,应启发病人说出内心的真实想法,与病人共同寻找解决办法,可以动员病人的"亲友团"来配合劝说,要让病人看到事情的多面和多种解决办法,增强信心和勇气。对有自杀计划的病人要专人24h监护,重点交接,密切观察病人言行举动。对故意掩盖自杀意图的病人要善于识别,及时做好病情记录。对实施自杀的病人,要立即抢救,并通知家属。

(4)心理护理。护士要与病人建立治疗性信任关系,设身处地地换位思考,理解和同情病人,接纳其病态表现,可以定期抽时间陪伴病人,鼓励其倾诉内心痛苦。也可以与病人共同商讨一些护理措施,让病人感受到尊重和温暖。在护患沟通中,要注意纠正病人"习惯性"的负向自我认识,并在集体活动、日常活动中多让病人有发表意见、参与表现的机会,树立其自信。对自罪妄想的病人,要启发回忆过去积极、成功、高兴的事,纠正其负性认知和不良情绪,指导病人用积极的心态面对未来;对疑病妄想的病人,要通过必要的躯体检查来证实其躯体健康,讲清疾病性质,对病人诉说的身体不适仅短期的、必要的关心,不要事事都予以过分关注。当病人诉说的躯体不适减少减轻时,要及时给予鼓励和肯定,强化积极的感受。对实施自杀的病人,经过抢救病情平稳后要做好抢救后的心理护理,不能歧视和埋怨,要一如既往地关心病人,了解其自杀前后的心理状态,继续做好自杀风险评估,完善护理措施。

(5)康复护理。抑郁病人常感到无力、易疲乏,可以安排一些难度小、体力强度轻的兴奋性工娱治疗,如绘画、折纸、散步、浇花、观看娱乐节目等,护士要严格执行工娱治疗的护理常规,防止病人出走和收集危险物品。

(6)健康教育。要向病人及家属反复强调以下内容：①坚持服药,绝对不能擅自增减药量或停药。情感性精神障碍是一种易复发疾病,以抑郁发作为例,如果抗抑郁治疗不足3个月,几乎所有病人都可能出现症状复燃。抑郁复发次数越多、病程越长,病人越容易复发,发作持续时间越来越长,加重精神残疾,预后差。②提供良好的家庭支持,包括和谐的家庭氛围、完整的监护和连续的经济支持,缺少其中任何一个内容都会影响病人康复,增加复发的概率。要教会病人家属识别复发前期或早期的症状,如失眠、白天情绪变化等,发现异常持续1周以上,应该立即送病人就诊。对病人诉说的躯体不适,要排除器质性病变。遵从医生的医嘱,随诊。③必要的社会心理康复措施。社会、社区应该关心、接纳病人,有自由交流的空间,有就业岗位,定期组织病友联谊会,大家共同探讨最近的生活及遇到的问题,求得解决办法。通过日间医院、社区康复中心、福利工作站等来实现这一目的,家属也应予以安全、巩固训练等方面的强化。

5.护理评价

(1)病人的情绪是否得到了改善,是否将自杀风险控制到最低,病人没有发生自杀。

(2)病人是否恢复正常饮食,生命体征是否平稳。

(3)病人的睡眠是否充足,是否有良好的精神面貌。

(4)病人的认识是否合理,是否学会求助他人的技巧和建立有效的应对方式。

(5)病人是否能使用有效的方法来缓解焦虑。

第三节　精神分裂症病人的护理

精神分裂症是精神活动与周围环境不协调的精神病,它严重威胁人类健康,对病人自身带来严重的不良后果,同时作为与之关系密切的家属,也因为长期与其共同生活而备受社会歧视和压力,从而对家庭及家庭成员的生活质量造成严重影响,且给家庭带来巨大的经济负担,它对家庭的影响超过了糖尿病、冠心病、癌症等慢性疾病。

一、概述

(一)概念

精神分裂症是一组病因未明的精神疾病,具有感知、思维、情感、行为等多方面的障碍,以精神活动和环境不协调为特征。病人一般无意识障碍和智能障碍,部分病人可出现认知功能损害。多起病于青壮年,常缓慢起病,病程迁延,有慢性化倾向和衰退的可能,但部分病人可保持痊愈或基本痊愈状态。

(二)流行病学特点

调查显示,精神分裂症是各类精神障碍中患病率最高的精神疾病,约占我国住院精神疾病病人的50%、慢性精神疾病病人的60%。本病可见于各种社会文化和各个地理区域中,该病在成年人口中的终生患病率为1%。总体来说,发病率在发达国家高于发展中国家,女性高于男性,城市高于农村,家庭经济水平越低发病率越高。国外资料表明,精神分裂症者发展成物质依赖的危险性增加,尤其是尼古丁依赖达90%。有50%的精神分裂症病人曾试图自杀,约10%的病人最终死于自杀。

(三)临床分型及特点

一般按临床症状群、起病、疗效及预后情况等分型:

1.偏执型

偏执型又称妄想型,是精神分裂症中最常见的一个亚型。多在青壮年和中年起病,起病缓慢或呈亚急性,早期病人不易被发现,病初敏感多疑,逐渐发展为以相对稳定的妄想为主要特征,以关系、被害妄想最多见,其次是嫉妒、影响、夸大和钟情妄想,大多数病人常同时存在几种妄想。病人常伴有幻觉,以言语性幻听最常见。如病人无故认为周围的人都想迫害他,感到自己的思想、行动和感情都受到外力的影响,甚至一举一动也被别人控制、操纵,认为被安装了窃听器,受某种电波控制等。本型治疗彻底可得到较满意缓解。

2.单纯型

单纯型约占精神分裂症病人的2%,好发于青少年,起病隐匿缓慢、持续进展,以阴性症状为主,极少出现幻觉妄想,或仅出现一过性的幻觉妄想。早期可出现类似神经衰弱症状,如失眠、工作及学习效率下降等。临床症状主要是日益加重的孤僻退缩、生活懒散、情感淡漠、精神活动日益贫乏和社会功能下降。本病病人早期不易观察,容易认为是思想问题或性格问题而不能及时就诊,在多种因素影响下,往往经过数年病情日益明朗,加重时才被发现,治疗效果和预后差。

3.青春型

青春型多在青春期发病,起病较急,病情进展快。表现为思维散漫、情感改变(如喜怒无常、情感幼稚)。伴有片段妄想和幻觉,行为紊乱明显,兴奋冲动,症状常变化难测,不少病人行为紊乱带有明显的性色彩。病情进展迅速,可有波动,甚至有短暂的自发缓解,容易复发。目前认为,经过系统治疗、坚持服药,有望获得较好的预后。

4.紧张型

紧张型起病急,多在青壮年发病。病程多呈发作性。主要症状为交替出现的紧张性木僵和紧张性兴奋。紧张性木僵者早期出现行为缓慢、少语懒动、食欲缺乏,重者出现不食不眠、不动不语,对环境变化毫无反应,呈蜡样屈曲,但病人对周围的感知仍存在,事后均能回忆。紧张性兴奋者可有冲动行为,言语刻板,较少产生精神衰退。此型自行缓解较其他型常见,这种病理状态持续的时间可长可短,可以突然消失,也可以逐渐消失。治疗效果较其他型好。

5.未分化型

未分化型是指病人符合精神分裂症的诊断标准,有明显的阳性症状,但又不符合偏执型、青春型、单纯型和紧张型的诊断标准的一组病人。Ⅰ型(阳性)症状指精神功能的异常或亢进,包括幻觉、妄想、明显的思维形式障碍、反复的行为紊乱和失控。Ⅱ型(阴性)症状指精神功能的减退或缺失,包括情感平淡、言语贫乏、意志缺乏、无快感体验、注意障碍。

(四)治疗与预后

1.治疗原则

(1)药物治疗是最关键的治疗手段。用药应系统而规范,强调早期、足量、全疗程治疗。药物选择应根据疾病的临床类型及特点、病程及症状特点。药物剂量应遵循从低至高,缓慢加量的原则。急性期应以控制精神症状,提高病人的自知力为主要目标;慢性期的治疗应以药物治疗的同时,加强心理康复训练,以减少和预防病人衰退,提高病人适应社会生活的能力为主要目标。

(2)心理治疗和社会康复训练是治疗中必不可少的手段。临床症状消失,自知力恢复仅仅是临床痊愈的标准,要使病人达到全面的社会康复,心理治疗和社会康复训练是必不可少的治疗手段。

(3)维持治疗对减少和预防病人复发、衰退具有肯定的作用。维持治疗应个体化,剂量为治疗期剂量的1/2~2/3,一般情况下不能突然停药。

(4)无论是急性用药还是维持治疗,以单一用药为原则,出现不良反应时应酌情减量,严重时应停药或换其他精神分裂症药物治疗。

2.治疗方法

(1)抗精神病药物治疗:是目前最有效的治疗方法。药物治疗应系统而规范,强调早期、足量、足疗程、单一用药、个体化用药的原则。常见药物有两种:①经典药物:又称神经阻滞剂,主要通过阻断DA受体起到抗幻觉妄想的作用,按临床特点分为高效价和低效价两类。前者以氯丙嗪为代表,镇静作用强,抗胆碱能作用明显,对心血管和肝功能影响较大,锥体外系副作用较小,治疗剂量比较大;后者以氟哌啶醇为代表,抗幻觉妄想作用突出,镇静作用很弱,心血管及肝脏毒性小,但锥体外系副作用较大。②非经典药物抗精神病治疗:近年来问世的非经典抗精神病药物通过平衡阻滞5-HT与D_2受体,起到治疗作用,不但对幻觉妄想等阳性症状有效,对情感平淡、意志减退等阴性症状也有一定疗效。代表药物有利培酮、奥氮平、氯氮平等。

(2)环境、心理治疗和社会心理康复:对改善精神症状、提高自知力、增强治疗的依从性、稳定病情、减少复发、促进病人回归社会有极其重要的作用。急性期病人经系统、充分的药物治疗。病情明显好转时,应及时给予支持性心理治疗,提高病人的自知力,解除其思想顾虑,增强治愈疾病的信心和正确认识和对待家庭及工作环境中各种心理应激,加强病人与医护人员、社会和家庭的联系。开展社区康复治疗,在社区设立康复机构,如工疗站、工疗车间等,对慢性病人进行康复、日常生活能力、职业劳动能力和人际交往能力训练,以提高病人回归社会后的社会适应能力。

(3)电休克治疗:是一种有效的治疗方法,运用广泛。精神分裂症青春型、紧张型或伴明显抑郁症状的病人,经多种抗精神病药物治疗效果不明显,宜选择电休克治疗,但需严格掌握禁忌证,以确保病人的安全。需要强调的是,禁止用电休克疗法作为威胁恐吓病人或打击报复病人的手段。电休克治疗一般疗程为6~12次。

3.预后

由于近代治疗的进展,社会环境的改善,改变了精神分裂症的自然病程,因而预后已有很大改善。有利于预后的一些非治疗因素是:起病年龄较晚,急性起病,发作短暂,阳性症状为主或伴明显的情感症状,病前人格无明显偏离正常,社交与适应能力良好,家族无精神分裂症史,病人已婚及家庭关系和睦,女性预后一般好于男性。大约有1/3的病人可获临床痊愈。

二、精神分裂症病人的护理

(一)护理评估

1.健康史

(1)现病史。此次发病的时间、表现、有无诱因、对学习工作的影响程度、就医经过、饮食、睡眠情况、是否服用安眠剂等。服药后有无药物不良反应等。

(2)既往史。既往有无躯体器质性病变,如癫痫、脑栓塞等疾病。有无重大负性生活事件或其他诱因,发病时间及表现、治疗情况。是否坚持服药、病后的社会交往能力等。

(3)个人成长史。病人是否为足月顺产者;母孕期及围生期有无异常;成长及智力情况;生活能否自理;病人病前性格是内向型还是外向型;学习、工作能力如何。

(4)家族史。病人近系三代以内是否存在精神病性家族史。

2.躯体功能状态的评估

(1)病人的生命体征:体温、呼吸、脉搏、血压是否正常。

(2)饮食、睡眠、二便情况:病人能否独立进食,是否有营养失调、电解质及代谢功能紊乱;有无入睡困难、早醒、多梦等;大小便能否自理,有无便秘、尿潴留等。

(3)病人肌张力是否增强,有无皮肤受伤、肢体畸形、功能障碍等。

(4)病人日常生活能否自理,衣着是否整洁。

3.心理精神状况的评估

(1)思维状态评估:病人有无思维联想障碍,有无幻觉、妄想,幻觉、妄想的表现形式和内容。

(2)情绪情感状态评估:有无抑郁、焦虑、兴奋、易激惹,有无情感平淡、情感迟钝、情感反应与周围环境是否相符等。

(3)意志行为状态:病人的意志是否减退,行为是否被动、退缩等。

(4)自知力:病人是否存在自知力,对疾病有无求治的愿望。

4.社会功能状况的评估

(1)人际交往能力:病人的人际交往能力如何,与周围人是否容易建立亲密关系,是否有社会退缩、回避等表现。

(2)支持系统:同事、同学、亲属对病人的态度是否改变,其主要亲人如父母能否提供时间、知识和钱物等资源,其他家庭成员能否提供支持、理解、帮助和不排斥。

(二)常见护理诊断/问题

1.思维过程改变。与思维内容障碍(妄想)、思维逻辑障碍、思维联想障碍等有关。

2.有对自己或对他人施行暴力的危险。与幻听、妄想、精神运动性兴奋、缺乏自知力等有关。

3.不合作。与自知力缺乏,对药物不良反应产生恐惧、违拗有关。

4.营养失调。低于机体需要量与受幻觉、妄想影响而拒食,消耗过大及摄入不足有关。

5.睡眠型态紊乱。与妄想、幻觉、兴奋、环境陌生、不适应、睡眠规律紊乱等有关。

6.卫生、穿着进食、如厕自理缺陷。与怪异行为、精神衰退导致生活懒散有关。

7.社交障碍。与妄想、情感障碍、思维过程改变有关。

(三)护理目标

1.通过护理,取得病人信任,病人能接受治疗、配合护理。最大限度减轻幻觉、妄想症状。

2.病人能合理控制情绪,住院期间无自杀及伤人毁物事件发生。

3.病人愿意配合治疗和护理,主动服药,能描述不配合治疗的不良后果。

4.病人通过护理后能主动进食,通过改变病人不良行为和生活方式使体重维持在正常水平。

5.病人睡眠得到改善,睡眠时间能到保证,并能学会一些应对失眠的方法。

6.病人保持衣物整洁,身体清洁无异味,在一定程度上可生活自理或协助完成。

7.病人对疾病的知识有所了解,主动与他人建立关系,愿意参加集体活动。

(四)护理措施

1.安全护理

精神分裂症病人由于病人认知、情感、行为、意志等精神活动具有明显障碍,易出现冲动、伤人毁物、自杀自伤、出走等异常行为。这些异常行为对病人自身及他人和环境具有威胁和不可预测性,甚至带来严重后果。因此,安全护理是精神科护理工作中最重要的部分。

(1)严密观察,掌握病情。护理人员应高度重视安全护理,严格执行工作常规。提供一个安全、安静的环境。重症病人(兴奋躁动、伤人毁物、自杀自伤、木僵、拒食、出走以及伴有严重躯体疾病人)应安置在重症监护室内、实行24h专人护理。将冲动或易激惹的病人分开活动与居住。做好精神药物治疗中护理工作,包括保证病人按医嘱服药,注意药物疗效观察及不良反应的处理等。夜间、凌晨、午间等时间以及医护人员交接班时段等较容易发生意外,护士应提高警惕,密切观察。

(2)病房的安全管理。注意病房的安全管理,病房设施安全工作,勤查勤修,各门户随时上锁。禁止将玻璃制品、刀具、绳索、打火机等危险用品带入病房。病人应在医护人员的看管下使用指甲剪、针线并应及时收回。在病人入院、会客、假出院或外出返院时应加强检查防止将危险品带进病房,每天整理床单位时注意检查有无积存药品、皮带、锐器等,每周做一次安全检查并做好记录。

2.生活护理

(1)饮食护理。①了解病人不进食的原因,有针对性地采取相应的护理措施。对于有被害妄想而拒食的病人,可以采用集体进食,让病人任选饮食或者采取示范法,让别人先吃一口再让病人吃,以解除病人疑虑。对于兴奋、行为紊乱不知进食者,宜单独进食,以免干扰其他病人进食。对于木僵病人可进食半流质或容易消化的食物,但不宜强行喂食;对于害怕食物中毒而拒食者,可让病人自己到配餐间参与备餐或集体进餐;对于年老吞咽功能差或因服用抗精神病药物出现锥体外系反应的病人,应注意防噎;对于暴饮暴食者要严格控制摄入量;对于完全拒食1d以上者,应静脉输液或予鼻饲以维持营养和提供液体。②注意评估进餐后情况,有无腹胀、腹泻等,记录进食量,每周称体重1次。

(2)睡眠护理。①为病人提供良好的睡眠条件,保持环境安静,温度适宜,避免强光刺激。②评估病人睡眠情况,了解病人睡眠紊乱的原因。合理安排作息制度,鼓励病人白天尽量多参加集体活动,以保证夜间睡眠质量。晚上睡觉前可用热水泡脚,服用温牛奶,听轻音乐,避免服用咖啡、茶、兴奋类饮料,避免睡前看刺激的书籍或电视。对严重睡眠障碍病人,可遵医嘱使用镇静催眠药物辅助睡眠。③护士夜间巡房时做到"四轻",即说话轻、走路轻、关门窗轻、操作轻。注意观察病人的睡眠情况,防止病人蒙头睡觉或假睡。

(3)生活护理。①对于能自理者,制订合理的作息计划,指导并帮助病人搞好个人卫生,如刷牙、洗脸、洗澡、理发等,逐渐训练病人穿衣、进食、排便的能力和习惯,教会病人日常生活的技巧,训练其生活自理能力。②对木僵等生活不能完全自理的病人,应做好卫生护理、生活料理,如口腔护理、皮肤护理、女病人经期的护理、大小便护理等。

3.心理护理

(1)与病人建立良好的护患关系。护士要注意观察病人情绪情感反应的程度和言行,及时预测病人心理生理需要,主动满足病人需求,使病人感到自己是被重视和接纳的,以建立良好的护患关系,取得病人信任,深入了解病情,顺利完成观察和护理工作。

(2)正确运用沟通技巧。应耐心倾听,鼓励其说出对疾病和有关症状的认识和感受;交谈时,态度应亲切温和,语言具体、简单、明确,给病人足够的时间回答问题,不要轻易评论妄想的内容,也不可与其争辩。运用心理咨询技巧,解决病人所面临的心理压力。

4.对症护理

(1)幻觉状态的护理。对有幻觉的病人,要了解病情,从病人的表情、言语、情绪和行为的表现中了解。根据幻觉出现的内容、次数和时间,根据病人对幻觉所持的态度合理安置病室。专人护理,及时阻止病人在幻觉支配下产生的伤人毁物等行为。对沉浸在病态体验中影响日常生活的病人,应给予帮助,保证其基本需要,给予同情和理解,让病人感受到关心和信任。

(2)妄想状态的护理。对有妄想的病人,应接纳病人,仔细观察了解病人妄想的内容、特点。从关心病人的日常生活入手,主动询问,建立信任的关系。在症状活跃期,应安置在重症监护室,随时观察情绪变化。交谈时不可贸然否定病人的妄想内容,病人叙述妄想内容时要耐心倾听,掌握病人妄想的内容,接受病人对妄想的情感体验,否定其对妄想与幻觉内容的认知。在病情好转时及时进行治疗性沟通,帮助病人逐渐恢复自知力。

(3)兴奋状态的护理。分裂症病人在病程的每一个阶段都可能出现兴奋状态,甚至出现冲动暴力行为,尤以急性期多见。其护理原则是预防兴奋的发生,减少或避免兴奋引起的伤害,护士要掌握病人兴奋状态的行为特点、规律和发生攻击行为的可能性。当病人处于兴奋状态发生冲动时,护士要了解冲动发生的原因、诱发因素、持续时间等,控制好自己的情绪,耐心劝导,联合其他医护人员,从侧面或后面予以有效地控制,及时制止冲动行为的发生和造成的不良后果。

(4)木僵状态的护理。木僵状态是较深的精神运动抑制,要认真执行保护性医疗制度。病人终日卧床不起,不语、不动、不食,要做好生活护理,注意保暖,做好口腔护理、皮肤护理,注意病人排泄情况,避免压疮、吸入性肺炎和口腔溃疡等并发症的发生。同时保证病人的营养和液体的摄入,适时采用喂食或鼻饲食物等,以维持水、电解质、能量代谢平衡。要密切观察病情变化,警惕有些病人由木僵状态突然转入紧张性兴奋及冲动、伤人、毁物等行为,必须加强防范,防止病人自伤和伤人。

(5)情感淡漠病人的护理。护理人员要训练自己去"同感"病人的孤独、寂寞,坚持以真诚、友善的态度接纳病人、关心病人,让病人感受到外界的一切总是安全的、值得信赖的。教会病人日常生活技能训练,开展针对性的行为治疗,通过正性的激励,培养良好的生活习惯。鼓励病人参与工娱治疗和体育锻炼,扩大社交范围,改善病人的社会适应能力,提高生活质量。

(6)不合作病人的护理。护士应主动关心、体贴、照顾病人,使病人感受到自己是被接纳、被重视的。选择恰当的时机,与病人建立良好的护患关系,宣教有关知识,说明治疗的重要性。严格执行操作规程,做到发药到手、看服到口,确保药物服下;对拒不服药的病人,除耐心劝导外,可鼻饲、肌注长效针剂或静脉给药。密切观察病人服药后的治疗效果和不良反应,鼓励病人表达对治疗的感受和想法,一旦出现药物副作用应及时与医生联系并果断处理。

5.健康教育

(1)对病人。使病人认识到坚持服药对防止病情复发的重要性。按时门诊复查,服从治疗,坚持服药;指导病人掌握症状复发的先兆、发现药物不良反应的方法;帮助病人建立自理模式;鼓励病人参加综合康复活动,加强工娱治疗,保持规律的生活制度,积极应对社会环境压力。

(2)对家属。指导家属学习精神分裂症的相关知识和预防复发的常识。了解病情波动。复发的早期症状,以便及时就医;督促病人服药,并观察药物的不良反应;教会积极应对各种危机(冲动、伤人毁物、自伤自杀)的方法,争取获得家属、亲友的支持和社会支持,以减少或消除复发因素。

（五）护理评价

1.病人的精神症状缓解的情况,自知力恢复的情况。

2.病人在住院期间能否控制自己的情绪,有无意外事件和并发症的发生。

3.病人能否主动配合治疗和护理,并参加娱乐活动。

4.病人能否自行进食,营养及代谢是否发生紊乱。

5.病人的睡眠是否改善,是否掌握几种失眠的应对方法。

6.病人的日常生活是否能自理,或能否在协助下保持身体、衣物的整洁。

7.病人的生活技能和社会交往技巧的恢复情况。

参 考 文 献

1.范利,王陇德.中国老年医疗照护:基础篇.北京:人民卫生出版社,2017

2.皮红英,张立力.中国老年医疗照护:技能篇 日常生活和活动.北京:人民卫生出版社,2017

3.张继英.养老护理员(初级 中级).北京:中国劳动社会保障出版社,2006

4.倪荣,王先益.居家养老护理.杭州:浙江大学出版社,2009

5.张继英.养老护理员(基础知识).北京:中国劳动社会保障出版社,2008

6.李小寒,尚少梅.基础护理学:第四版.北京:人民卫生出版社,2006

7.马小琴.护理学基础.杭州:浙江科学技术出版社,2005

8.刘淑娟.长期护理.台北:华杏出版社服务股份有限公司,2007

9.虞美秀.居家服务实务与技术.台北:合记图书出版社,2001

10.张继英.养老护理员.北京:中国劳动社会保障出版社,2006

11.陈宇,阎青春.养老护理员:基础知识.北京:中国社会出版社,2004

12.金宏义,陈雪萍.社会特殊人群护理.杭州:浙江大学出版社,2008

13.金宏义,王临虹.重点人群的保健.北京:人民卫生出版社,2000

14.田荣云,曾繁荣.医学伦理.北京:人民卫生出版社,2003

15.黄剑琴,彭嘉琳.老年人照护技术.北京:科学技术文献出版社,2007

16.石风英.康复护理.北京:人民卫生出版社,2002

17.王成双,王成云.家庭使用保健操.呼和浩特:内蒙古人民出版社,2002